TEMA

PERGUNTAS E
RESPOSTAS
EM
MASTOLOGIA

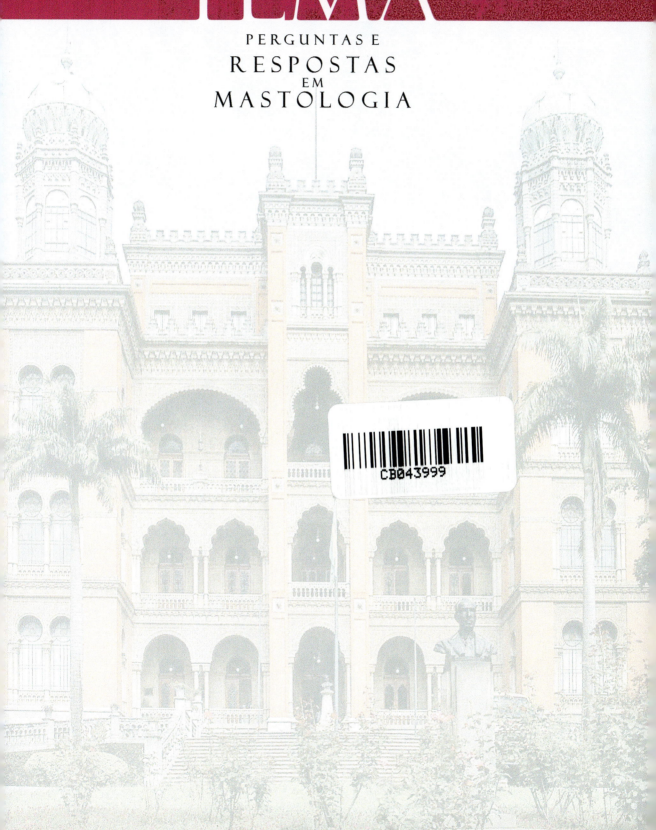

TEMA

Perguntas e
Respostas
em
Mastologia

Roberto Vieira
Mestrado e Doutorado pelo IFF – FIOCRUZ
Graduado pela Faculdade de Medicina de Petrópolis
Chefe do Serviço de Mastologia do IFF – FIOCRUZ
Coordenador do Projeto de Pesquisa Câncer de Mama e Genética do IFF – FIOCRUZ
Professor da Pós-Graduação Stricto Sensu do IFF – FIOCRUZ
Chefe de Clínica do Departamento de Ginecologia do IFF – FIOCRUZ, do
Departamento de Ginecologia do IFF –
FIOCRUZ e de Clínica da Maternidade Clóvis Correia da Costa do IFF – FIOCRUZ
Professor da Universidade Federal Fluminense
Título de Especialista em Mastologia (TEMA)
Membro da American Society of Breast Disease
Membro Titular da Sociedade Brasileira de Mastologia
Especialização pelo Departamento de Oncologia da
Universidade de Cambridge – Inglaterra
Curso Avançado pela European School of Oncology – Milão, Itália
Especialização pelo Institut Gustave Roussy – Paris, França

Segunda Edição

REVINTER

TEMA – Perguntas e Respostas em Mastologia, Segunda Edição
Copyright © 2017 by Livraria e Editora Revinter Ltda.

ISBN 978-85-372-0685-0

Todos os direitos reservados.
É expressamente proibida a reprodução
deste livro, no seu todo ou em parte,
por quaisquer meios, sem o consentimento,
por escrito, da Editora.

Contato com o autor:
dr.rvieira@gmail.com

CIP-BRASIL. CATALOGAÇÃO NA PUBLICAÇÃO
SINDICATO NACIONAL DOS EDITORES DE LIVROS, RJ

V718t

Vieira, Roberto
Tema: perguntas e respostas em mastologia/Roberto Vieira. – 2. ed. – Rio de Janeiro:
Revinter, 2017.
il.

Inclui bibliografia e índice
ISBN 978-85-372-0685-0

1. Medicina. 2. Mamas – Doenças – Problemas, questões, exercícios. I. Título.

16-34609   CDD: 616.079
                     CDU: 612.017

Livraria e Editora REVINTER Ltda.
Rua do Matoso, 170 – Tijuca
20270-135 – Rio de Janeiro – RJ
Tel.: (21) 2563-9700 – Fax: (21) 2563-9701
livraria@revinter.com.br – www.revinter.com.br

Dedicatória

Este livro é dedicado à minha esposa, Margarida,
aos meus filhos, Danielle e André Luiz,
à minha nora, Jovita,
ao meu genro, Jean Marc,
e aos meus netos: Margot, Agathe, Luiza, Blaise, Carolle e Izabella.

Palavras do Autor

Após publicação de seis livros didáticos, com a finalidade de contribuir para a formação de futuros especialistas, estou lançando, neste ano, o livro intitulado *TEMA – Perguntas e Respostas em Mastologia*, fruto de um trabalho árduo de um grupo de colaboradores do mais alto nível científico, os quais são reconhecidos como referência em suas especialidades, dentro da mastologia.

Nosso principal objetivo é o de que possamos ter, no Brasil, um grande número de médicos com título de especialista em mastologia – TEMA, fazendo com que a assistência médica brasileira consiga mudar nossa triste realidade da mortalidade das mulheres com câncer de mama.

Em um país com 204,4 milhões de habitantes, é inconcebível que tenhamos, atualmente, apenas 1.300 médicos com o TEMA, fazendo com que este déficit de profissionais não consiga atingir com perfeição o diagnóstico precoce e o tratamento que as mulheres brasileiras merecem. Em uma incidência de 58.000 novos casos de câncer de mama para o ano de 2016 (INCA), 12.000 vão a óbito em menos de cinco anos.

Sabemos que não é possível interferir na incidência do câncer de mama, pois o mesmo é multifatorial e acompanha o crescimento de um país. Podemos, no entanto, intervir na curva da mortalidade, com um diagnóstico precoce com 90% de cura da doença, aumentando assim a sobrevida das pacientes com câncer de mama. Desta forma, poderemos ficar com as mesmas taxas de mortalidade dos países do primeiro mundo, como Estados Unidos, França, Inglaterra e outros. Apesar de ser a segunda causa de morte das mulheres do mundo, poderemos atingir o mesmo platô da curva de mortalidade destes países, curva esta que vem decrescendo a cada ano.

Eu e todos os meus colaboradores esperamos que, por meio da leitura deste livro, consigamos aumentar a taxa anual de aprovação no concurso do TEMA, fazendo com que tenhamos uma Sociedade Brasileira de Mastologista composta por um grande número de jovens médicos brasileiros.

Prof. Dr. Roberto Vieira
www.drrobertovieira.com

Prefácio

A SBM foi fundada em 1959 por um grupo de médicos e visionários que anteciparam a importância do câncer de mama, que veio a se tornar um problema de saúde pública. Desde então começou a capacitar médicos para a prevenção e o tratamento da doença. Na gestão de um de seus eternos presidentes, o ilustre doutor Hiram Lucas, foi criado o Título de Especialista em Mastologia (TEMA) que passou a habilitar os aprovados em concurso específico com o reconhecimento da Associação Médica Brasileira.

A partir dos anos 1980, começaram a ser aceitas mudanças no tratamento do câncer de mama que se encontrava inalterado há cerca de 100 anos, quando Halsted propôs a sua consagrada cirurgia. Passou a ser aceito o tratamento conservador e, ao mesmo tempo, muitos progressos foram conquistados com relação ao câncer de mama, trazendo uma relação interminável de novos conhecimentos. A Mastologia, como previra Antonio Figueira Filho (Tota), tornou-se multidisciplinar, exigindo conhecimentos dos especialistas não somente nos aspectos cirúrgicos, mas também em diversas áreas, como no estudo das imagens, no tratamento sistêmico, no nível molecular, de cirurgia plástica, de medicina nuclear, de genética e de anatomia patológica.

Realizado todos os anos, o concurso do TEMA aumentava o seu grau de dificuldades, paralelamente aos avanços, exigindo dos candidatos um maior esforço e mais tempo para a capacitação.

Desde cedo, o Professor Roberto José da Silva Vieira passou a se dedicar ao desenvolvimento do diagnóstico, prevenção e tratamento do câncer de mama, em seus serviços de Ginecologia e de Mastologia, principalmente no Instituto Fernandes Figueira, preparando os seus internos, residentes e estagiários. Simultaneamente, passou a realizar, pioneiramente, cursos anuais de atualização em Mastologia, também no IFF, para o qual trazia *experts* nacionais e internacionais para as conferências e mesas-redondas. De todo o Brasil compareciam às aulas médicos e estudantes que lotavam o auditório da instituição até altas horas.

As provas do TEMA continuavam a acontecer não só com provas escritas, mas também com provas orais, nas quais os professores procuravam averiguar a capacidade prática dos candidatos, baseadas, principalmente, em casos clínicos. Mais uma vez a sensibilidade do professor Roberto Vieira fez com que tivesse a ideia de lançar um livro objetivo, de perguntas e respostas comentadas para ajudar os candidatos. Assim surgiu o *TEMA – Perguntas e Respostas em Mastologia*.

A primeira edição de *TEMA – Perguntas e Respostas em Mastologia* foi um sucesso. Parecia uma continuação dos cursos realizados no IFF, servindo para o preparo de candidatos e, também, para a atualização de médicos, principalmente mastologistas e ginecologistas, e a iniciação de estudantes e residentes no mundo da Mastologia. O caráter objetivo e abrangente do livro com perguntas importantes e respostas comentadas por especialistas de renome fizeram do livro uma leitura obrigatória para interessados na abordagem das doenças e alterações das mamas. Como em seus cursos, aulas, artigos e livros, o professor Roberto Vieira, introduzia profissionais de outras áreas, importantes para a multidisciplinaridade da especialidade, como psicólogos, fisioterapeutas e nutricionistas.

Certamente, foram muito importantes o apoio e a participação da Editora Revinter – sempre presente nas grandes obras da Mastologia brasileira.

Atualmente, os grandes tratados não são mais tão determinantes para o preparo e atualização dos especialistas. Indispensáveis por sua abrangência e por sua grandeza, o livro-texto não consegue, em suas edições, acompanhar as novas descobertas, as mudanças nas condutas e os novos tipos de tratamentos que surgem em uma velocidade impressionante. A divulgação acontece por meio de artigos, os famosos *papers*, aos

Prefácio

quais se tem acesso pela internet. Anualmente, novas diretrizes são apresentadas em simpósios e publicações internacionais, como o Simpósio de San Antonio, da ASCO, da RSNA, Saint Gallen e, anualmente, o National Cancer Comprehensive Network – NCCN. Livros compactos, abordando temas específicos da especialidade, são lançados com frequência, com mais facilidade e rapidez do que os inestimáveis livros-textos. À semelhança do que se publica *on-line*, neles aparecem mais rápido os resultados, comentários e conclusões de *trials* internacionais.

A nova edição de *TEMA – Perguntas e Respostas em Mastologia* é uma atualização importantíssima. Vem como resultado dessa mudança na obtenção de conhecimentos e da evolução científica. Os *experts* fo-

ram novamente convocados e outros novos estudiosos (também valiosos) dos assuntos foram convidados a dar suas contribuições. O resultado é um livro objetivo, abrangente e de leitura obrigatória. Não somente para os candidatos aos concursos de Mastologia, mas também para os apaixonados pela especialidade.

Carlos Ricardo Chagas PHD
Doutorado em Medicina pela UFRJ
Ex-Presidente da Sociedade Brasileira de Mastologia
Ex-Presidente da Sociedade Brasileira de Mastologia,
Regional do Rio de Janeiro
Coordenador do Curso de Especialização em
Mastologia da Escola Médica de Pós-Graduação da
PUC-Rio

Reconhecimento

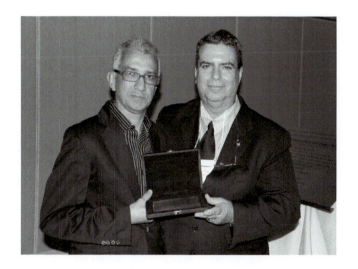

Agradecemos ao Sr. Sergio Dortas
o apoio e o incentivo acadêmico à Mastologia Brasileira.

Homenagem a João Luiz Campos Soares

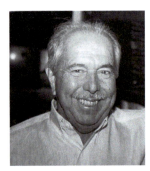

João Luiz Campos Soares é uma presença emblemática na Mastologia brasileira. Dotado de personalidade firme e marcante, foi um dos principais responsáveis pela criação e pela consolidação da especialidade entre nós. Discípulo do Professor Alberto Lima de Moraes Coutinho – fundador da seção de Mastologia do INCA, da Sociedade Brasileira de Mastologia e do ensino da Cancerologia no País – deu prosseguimento com dignidade e competência ao trabalho do mestre pelo qual tinha veneração.

Nesta assinalada trajetória, chefiou, por muitos anos, as seções de Mama no INCA, no Hospital de Oncologia (antigo Inamps) e no Hospital Mário Kroeff, o qual dirigiu por muitos anos. Seus seguidores e admiradores estão presentes em todos os estados.

Sempre dotado de notável compleição e força física, no vôlei, seu esporte preferido, foi bicampeão brasileiro, campeão sul-americano e, mais recentemente, campeão do torneio de praia para veteranos no Rio. Figura componente do cenário nas manhãs diárias no calçadão da Vieira Souto, sempre de *short* preto, descalço e sem camisa, bronzeado pelo sol. Sorridente, em paz com a vida e consigo mesmo, com um repertório sempre atualizado de piadas. Nos fins de semana, assinava o ponto na "rede da Montenegro" (posteriormente, Rua Vinícius de Moraes) na praia de Ipanema. Neste local, e com a turma do João, cresceu e se destacou o nosso grande ídolo e atual técnico Bernardinho.

O contraponto do nosso atleta, João Luiz, era a simplicidade, a suavidade e a sensibilidade. Deixou-nos, como último legado, seu livro de Trovas, publicado este ano, do qual registro alguns versos:

Tenha sempre muita fé
Guarde pra não se esquecer
A vida é como ela é
E não como a gente quer
Veja o lado bom da vida
Se você quer ser feliz
Se, porém, disso duvida
Vai ser sempre infeliz
A vida, pra mim, é uma aula
Onde aprendo a ser feliz
Deus me deu ainda a Paula
Sandra, Leila e João Luiz

João Luiz Campos Soares não só deixará saudade entre nós como uma lacuna que dificilmente será preenchida.

José Carlos do Valle

A Perda de um Presidente

Dr. João Luiz Campos Soares
(23/3/1931 – 4/11/2008)

"Homens como Camilo [Cienfuegos] surgirão do povo e viverão para o povo. Nossa única compensação ante a perda de um companheiro tão querido é saber que o povo de Cuba produz homens como ele. Camilo vive e viverá no povo." [*Carece de fontes*?]

Como este autor (desconhecido), temos certeza de que homens e mastologistas como o Dr. João Luiz Campos Soares têm surgido desde a fundação da SBM. Sendo, da mesma forma, a única compensação ante a perda de um companheiro tão querido, saber que especialistas como ele vêm sendo forjados pela SBM, mercê daquilo que cultivaram seus fundadores e seguidores.

Com certeza, assim pensava o Dr. João Luiz Campos Soares ao prantear a morte do Prof. Alberto Coutinho, primeiro presidente da SBM:

"Mais que tudo, o Prof. Alberto Coutinho ofere-ceu-nos um legado de honestidade, de justiça, de respeito a todos aqueles que com ele conviveram, de amor ao estudo, o que lhe conferiu uma invejável cultura médica e humanista. Felizes aqueles que com ele puderam desfrutar do seu dia a dia e colaborar na realização de seus intentos. Os que não tiveram esta ventura que se mirem na sua vida, procurando beneficiar-se de sua herança médica e social, dando continuidade ao que pregou e realizou, forjando o aprimoramento do seu próprio caráter e seguindo o seu exemplo que, como afirmava o Padre Antônio Vieira, é o melhor dos Sermões".

O Dr. João Luiz Campos Soares ingressou no Instituto Nacional de Câncer, como estagiário, em 1949; concluiu a residência médica em 1954, integrou o Serviço de Mastologia (chefiado pelo Dr. Alberto Coutinho) e, finalmente, chefiou este serviço por vários anos. Foi, também, chefe do Serviço de Mastologia do Hospital de Oncologia/Inamps (hoje, Hospital do Câncer II/INCA) por inúmeros anos. Foi membro da Câmara Técnica de Mastologia do Conselho Regional de Medicina do Estado do Rio de Janeiro, desde a sua criação. Excepcional e exímio cirurgião, foi responsável pela formação profissional de centenas de cirurgiões-oncológicos, de diversas gerações e turmas, que hoje exercem suas atividades em todo o território nacional. Muitos vieram, de todo o País, ao Rio de Janeiro para ver sua arte em realizar mastectomias radicais a Halsted.

Dr. João Luiz Campos Soares e a Sociedade Brasileira de Mastologia

Dr. João Luiz Campos Soares – Participante do primeiro Serviço de Patologia Mamária do Brasil e fundador da Sociedade Brasileira de Mastologia.

O primeiro Serviço de Patologia Mamária foi o do INCA, fundado pelo Prof. Alberto Lima de Morais Coutinho, o seu primeiro chefe, e que teve como primeiro assistente o Dr. João Luiz Campos Soares, após a criação das Divisões Especializadas, quando o INCA se transferiu do Hospital Gafrée Guinle, no Rio de Janeiro, para o prédio atual da Praça Cruz Vermelha, em 14 de abril de 1957. Em 1959, foi organizado o primeiro curso de Patologia Mamária, com duração de três meses. Ao término deste curso, no dia 6 de junho de 1959, foi fundada a Sociedade Brasileira de Patologia Mamária, sendo o Professor Alberto Coutinho o seu primeiro presidente.

Em 1968, trouxe ao Brasil dois dos principais responsáveis pelo desenvolvimento do tratamento do câncer de mama para o Simpósio Internacional sobre Câncer de Mama: C. D. Haagensen e Umberto Veronesi.

Dr. João Luiz Campos Soares e o I Congresso Brasileiro de Mastologia – Rio de Janeiro, 1 a 4 de setembro de 1971

Participação determinante na realização do nosso primeiro congresso, realizado no Hotel Glória, cujo

A Perda de um Presidente

presidente foi o Prof. Alberto Coutinho. Como fosse incerta uma presença de participantes que assegurasse o pagamento do evento, o Dr. João Luiz sugeriu que o I Congresso Brasileiro de Mastologia fosse realizado, simultaneamente, com o Congresso de Ginecologia e Obstetrícia que se realizaria no mesmo período. O que se viu foi uma superlotação do espaço destinado à Mastologia. Um sucesso retumbante o qual o Dr. João Luiz não se cansou de relembrar e sempre com o mesmo entusiasmo.

Dr. João Luiz Campos Soares. Presidente da Sociedade Brasileira de Mastologia (1972-73)

Nesta gestão, foram criados vários Capítulos de Mastologia (como eram chamadas as atuais Regionais), sendo que o de São Paulo já havia sido criado em 1967, tendo como presidente o Prof. João Sampaio Góes Júnior:

Capítulo de Brasília (presidente, José Antonio Ribeiro Filho); Capítulo de Niterói, RJ (presidente, Davison São Paulo Meirelles); Capítulo de Salvador, BA (presidente, Lair Ribeiro de Castro Ribeiro); Capítulo de Recife, PE (presidente, Jaime de Queiroz Lima); Capítulo de Belém, PA (presidente, Cláudio Pastor Dacier Lobato); Capítulo de Campinas, SP (presidente, José Aristodemo Pinotti); Capítulo de São José do Rio Preto, SP (presidente, Edilberto Araújo); Capítulo de Botucatu, SP (presidente, Geraldo Nunes Filho); Capítulo de Ribeirão Preto, SP (presidente, Ítalo Baruffi); Capítulo de Fortaleza, CE (presidente, Roberto Cabral Ferreira).

Inscrição para um Portão de Cemitério

Na mesma pedra se encontram, conforme o povo traduz: Quando se nasce – uma estrela, Quando se morre – uma cruz. Mas quantos que aqui repousam hão de emendar-nos assim: "Ponham-me a cruz no princípio... E a luz da estrela no fim!"

Mário Quintana

Carlos Ricardo Chagas
Presidente da Sociedade Brasileira de Mastologia

Entrevista com Dr. João Luiz Campos Soares

Quando o senhor foi eleito presidente da SBM e qual foi o período de gestão?
1972-1973 – 2 anos

Poderia fornecer-nos os dados pessoais:
Nome completo – João Luiz Campos Soares
Naturalidade – Rio de Janeiro, RJ
Idade – 74 anos
Formação acadêmica – Faculdade Nacional de Medicina da Universidade do Brasil – 1954

Especialização e títulos e homenagens – Títulos de Especialista em Ginecologia e Obstetrícia, Cancerologia e Mastologia, Titular do Colégio Brasileiro de Cirurgiões.

Homenagens com Medalhas da Sociedade Brasileira de Combate ao Câncer; Faculdade de Medicina de Belém, PA; Hospital Estadual Carlos Chagas; Instituto Nacional de Câncer (1963-1968); Mário Kröeff, da Sociedade Brasileira de Cancerologia; Sociedade Brasileira de Mastologia Regional do Rio de Janeiro; Colégio Internacional de Cirurgiões; Colégio Brasileiro de Cirurgiões; Seção de Mastologia INCA III; e do Instituto Oswaldo Cruz.

Prêmio João Luiz Campos Soares instituído pela Fundação Oswaldo Cruz.

Ocupação atual – Clínica Particular, Membro da Câmara Técnica do Conselho Regional de Medicina do Estado do Rio de Janeiro e Membro do Conselho Deliberativo do Hospital Mário Kröeff.

Breve currículo – Instituto Nacional de Câncer (INCA): ex-residente, ex-médico, fundador e ex-chefe da Seção de Mastologia; do Hospital Mário Kröeff: ex-médico e ex-diretor; do Hospital de Oncologia Inamps: fundador e ex-chefe da Seção de Mastologia; da Sociedade Latino-Americana de Mastologia: Fundador e ex-secretário-geral; da Sociedade Brasileira de Mastologia: fundador, Membro Honorário, ex-tesoureiro-geral, ex-secretário-geral e ex-presidente.

É autor de alguma publicação?
Ligadura das Artérias Hipogástricas no Câncer Avançado do Colo Uterino – Arquivos de Oncologia – Vol. IV – n.º 1 – 1969; Year Book of Cancer – 1962-1963; Câncer Mamário Bilateral – Cancerologia Conceitos Atuais – Cap. II – Ed. Guanabara Koogan – 1980 – Págs. 96 a 103; Tumores Benignos das Mamas – Cap. 39 – Ginecologia Medsi – Págs. 607-624 – 1988; Cirurgia Conservadora no Câncer de Mama – Cap. 18 – Câncer de Mama – Ed. Guanabara Koogan – Págs. 122-130 – 1994; Sarcoma I da Mama – Cap. 34 – Câncer de Mama – Ed. Revinter – Págs. 278-296 – 1999.

Quais as principais realizações da sua gestão?
Fundação das Regionais da Sociedade Brasileira de Mastologia de São Paulo e regionais por cidades: Belém, Fortaleza, Natal, João Pessoa, Recife, Salvador, Brasília, Niterói, Botucatu, São José do Rio Preto, Ribeirão Preto, Campinas.

Qual o maior desafio de ser presidente?
Tornar a Sociedade "Brasileira" – só existiam os capítulos Rio de Janeiro e São Paulo. Realizaram-se 36 reuniões em vários Estados do Brasil em 2 anos.

Como avalia a importância da campanha anual – Semana Nacional de Incentivo à Saúde Mamária?
Acho que deve ser permanente.
Quais as sugestões que daria para o novo presidente?
Educação do povo e atualização dos especialistas em função dos constantes progressos da medicina. Incrementar pesquisas, estatísticas de frequência e resultados. Elaboração de protocolos nacionais e associação aos internacionais, coordenar protocolos e angariar fundos que permitam a sua realização.

Homenagem a Antonio S. Figueira Filho, um dos mais Brilhantes Profissionais da Mastologia Brasileira (1946–2015)

Roberto Vieira

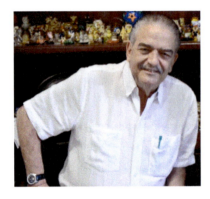

Segunda-feira, dia 20 de julho de 2015, pela manhã, sentimos um vazio em nossos corações.

Partia nosso amigo, o médico e professor Dr. Antonio Simão dos Santos Figueira.

Figura ímpar da Mastologia brasileira, homem de personalidade marcante, onde chegava, sua presença irradiava sabedoria e empatia. Transparente em seus diálogos, não temia as reflexões de suas palavras e dizia o que queria em qualquer situação, defendendo seu modo de pensar.

Estava sempre presente em congressos, se atualizando. Seus alunos chegaram a criar a associação dos ex-alunos do Prof. Antonio Figueira. Preparou inúmeros discípulos em todo o Brasil, perpetuando seus ensinamentos em várias universidades e hospitais brasileiros.

Presença sempre marcante em inúmeros congressos, pois era um debatedor polêmico e cheio de questionamentos.

Casado com a Sra. Elizabeth, a quem muito amava e respeitava e que teve uma presença de suma importância em sua vida profissional. Além de mãe dedicada, também atuava em sua clínica, administrando seu trabalho e como psicóloga dava apoio às suas pacientes.

Tiveram 4 filhos: Antonio, Marília, Cristina e Guilherme; e quatro netos.

Teve grande influência no reconhecimento pelo Conselho Regional de Medicina (CRM) para que a nossa especialidade em Mastologia ocupasse, hoje, o número 25 das especialidades reconhecidas pelo CRM.

Presidente de vários congressos nacionais e internacionais, sempre se preocupou em convidar especialistas estrangeiros para que nós, brasileiros, estivéssemos sempre em dia com as condutas atualizadas no mundo, já que naquela época a Internet não atuava com tanta eficiência como nos dias de hoje.

Presidente da Sociedade Brasileira de Mastologia Regional de Pernambuco (RP) e Nacional, fez um trabalho brilhante em prol da Mastologia no Brasil.

Nascido no Recife, formou-se em Medicina em 1971 pela Universidade de Pernambuco (UPE) e tornou-se um dos maiores especialistas brasileiros em Mastologia. Estudou em Londres, Inglaterra, no Guys Hospital, onde aprimorou a sua formação. Foi professor do curso de Medicina da Universidade Federal de Pernambuco (UFPE) e da UPE, que decretou luto oficial por sete dias, quando de seu falecimento. Era diretor da Faculdade de Ciências Médicas da instituição (FCM), sendo eleito em 2014 para um mandato de quatro anos.

Pioneiro na oncoplastia no Brasil, sempre se preocupou em dar à mulher com câncer de mama um tratamento digno e não mutilador, melhorando a sua inserção no contexto social e familiar.

Foi presidente da Sociedade Internacional de Mastologia e criou a Associação Pernambucana dos Amigos do Peito. Também era consultor científico do Instituto Materno-Infantil de Pernambuco e sobrinho do fundador da unidade de saúde, Fernando Figueira.

Ficará sempre em nossa lembrança como um brasileiro que cumpriu seu dever. Descanse em paz.

Colaboradores

ALICE BRANDÃO
Radiologista da Clínica Radiológica Luiz Fellipe Mattoso e
IRM – Ressonância Magnética, RJ

ALINE HELEN DA SILVA CAMACHO
Médica-Patologista de O Aleph Patologia Cirúrgica,
Citopatologia e Imunopatologia, RJ
Médica-Patologista do Hospital Geral de Bonsucesso/MS, RJ

ANA CAROLINA PADULA RIBEIRO
Fisioterapeuta
Aperfeiçoamento em Pesquisa Oncológica pelo INCA

ANA CRISTINA ROSMANINHO CALDEIRA
Médica-Patologista e Citopatologista de O Aleph Patologia
Cirúrgica, Citopatologia e Imunopatologia, RJ

ANDREA ALVES DA SILVA
Título de Especialista em Mastologia (TEMA)
Médica do Ambulatório de Doenças das Mamas da Enfermaria
28 da Santa Casa da Misericórdia do Rio de Janeiro

ÂNGELO DO CARMO SILVA MATTHES
Vice-Presidente da Sociedade Brasileira de Mastologia,
Região Sudeste
Docente Titular da Faculdade de Medicina do
Centro Universitário Barão de Mauá – Ribeirão Preto

ANGELO GUSTAVO ZUCCA MATTHES
Mastologista do Departamento de Mastologia e Reconstrução
Mamária do Hospital de Câncer de Barretos
Fellow da Divisão de Cirurgia Reconstrutora do
Instituto Europeu de Oncologia
Doutorando em Mastologia pelo Departamento de Ginecologia,
Obstetrícia e Mastologia da Faculdade de Medicina de
Botucatu da Universidade Estadual Paulista

ANKE BERGMANN
Fisioterapeuta
Mestrado e Doutorado em Ciências da Saúde pela
ENSP/FIOCRUZ
Professora Adjunta e Membro do Grupo de Pesquisa em
Reabilitação da UNISUAM
Chefe da Divisão de Ensino do
Instituto Nacional de Câncer – CEDC/INCA
Coordenadora Científica da FISIOLYMPH

ANTONIO ABILIO
Geneticista Clínico do Ministério da Saúde
Mestrado em Genética pela Universidade Federal do
Rio de Janeiro
Especialização em Oncogenética pelo Instituto Nacional de
Câncer, RJ, e pelo City of Hope, Los Angeles, Califórnia

ANTONIO ALEXANDRE DE CASTRO
Médico-Patologista de O Aleph Patologia Cirúrgica,
Citopatologia e Imunopatologia, RJ

BERTHA ARAÚJO
Oncologista Clínica do Hospital dos Servidores do
Estado e Oncoclínica Rio de Janeiro
Membro da Sociedade Brasileira de Oncologia Clínica

CARLOS MANOEL MENDONÇA ARAÚJO
Doutorado em Radioterapia pela
Universidade Federal do Rio de Janeiro
Diretor do Departamento de Radioterapia do
Instituto Nacional de Câncer, RJ
Diretor e Médico do Centro Radioterápico da Gávea, RJ
Presidente da Sociedade Brasileira de Radioterapia

CARLOS RICARDO CHAGAS
Presidente da Sociedade Brasileira de
Mastologia – 2008-2010
Doutorado em Medicina pela
Universidade Federal do Rio de Janeiro
Coordenador da Câmara Técnica de
Mastologia do Conselho Regional de Medicina do
Estado do Rio de Janeiro
Título de Especialista em Mastologia (TEMA)
Chefe do Curso de Pós-Graduação em Mastologia da
Pontifícia Universidade Católica do Rio de Janeiro
Membro Titular do Colégio Brasileiro de Cirurgiões (Mastologia)

CÉLIA MARIA PAIS VIÉGAS
Mestrado em Biociências Nucleares pela
Universidade do Estado do Rio de Janeiro
Doutorado em Radioterapia pela
Universidade Federal do Rio de Janeiro
Coordenadora Científica do Departamento de Radioterapia do
Instituto Nacional de Câncer, RJ
Médica do Centro Radioterápico da Gávea, RJ

EDUARDO BANDEIRA DE MELLO
Oncologista Clínico do Hospital dos Servidores do
Estado e Oncoclínica Rio de Janeiro
Membro da Sociedade Brasileira de Oncologia Clínica e da
American Society of Clinical Oncology

EDUARDO MEDEIROS
Oncologista Clínico da Oncotech Rio de Janeiro
Membro da Sociedade Brasileira de Oncologia Clínica e da
American Society of Clinical Oncology

Colaboradores

ELIZABETH DE CARVALHO ALVES

Médica-Patologista e Citopatologista de O Aleph Patologia
Cirúrgica, Citopatologia e Imunopatologia, RJ

ELYZABETH AVVAD PORTARI

Professora-Assistente da Disciplina de Anatomia
Patológica da Faculdade de Ciências Médica da
Universidade Estadual do Rio de Janeiro
Pesquisadora-Assistente do Departamento de Anatomia
Patológica do Instituto Fernandes Figueira – FIOCRUZ
Mestrado em Anatomia Patológica pela
Universidade Federal do Rio de Janeiro
Doutoranda pelo Programa de Pós-Graduação da FISCLINEX
(Fisiologia Clínica e Experimental) da Universidade Estadual do
Rio de Janeiro

EUDERSON KANG TOURINHO

Professor Adjunto Doutor do Departamento de
Radiologia da Universidade Federal do Rio de Janeiro
Chefe da Seção de Diagnóstico por Imagem do
Instituto de Ginecologia da
Universidade Federal do Rio de Janeiro
Coordenador da Câmara Técnica de Radiologia do
Conselho Regional de Medicina
Membro Titular do Colégio Brasileiro de Radiologia e da
Comissão de Ultrassonografia da Sociedade Brasileira de Mastologia
Professor da Escola Latino-Americana de Imagenologia Mamária

FERNANDA PHILADELPHO ARANTES PEREIRA

Título de Especialista em Radiologia e Diagnóstico por
Imagem pela Associação Médica Brasileira e pelo
Colégio Brasileiro de Radiologia
Residência Médica em Radiologia e Diagnóstico por
Imagem no Hospital Universitário Pedro Ernesto da
Universidade Estadual do Rio de Janeiro
Especialização em Ressonância Magnética pela
Clínica de Ressonância e Multi-Imagem, RJ
Médica do Setor de Radiologia Mamária da
Clínica de Diagnóstico por Imagem (CDPI), RJ
Membro Titular do Colégio Brasileiro de Radiologia, da
Sociedade Norte-Americana de Radiologia e da
Sociedade Americana de Doenças da Mama

FLÁVIA MARIA DE SOUZA CLÍMACO

Mestrado e Doutorado em Medicina pela
Universidade Federal do Rio de Janeiro
Médica do Serviço de Ginecologia do
Hospital Universitário Clementino Fraga Filho da
Universidade Federal do Rio de Janeiro
Chefe do Setor de Mastologia do
Serviço de Ginecologia do Hospital Geral de Ipanema, MS
Título de Especialista em Mastologia (TEMA)
Especialização em Ginecologia e Obstetrícia pela
Federação Brasileira de Ginecologia e Obstetrícia (TEGO)
Presidente do Departamento de Medicina Nuclear da Sociedade
Brasileira de Mastologia (2008-2010)
Membro da Câmara Técnica de Mastologia do
Conselho Regional de Medicina do Estado do
Rio de Janeiro e da Diretoria da Associação de Ginecologia e
Obstetrícia do Estado do Rio de Janeiro (2007-2010)

FLÁVIA NASCIMENTO DE CARVALHO

Fisioterapeuta do Serviço de Oncologia do
Hospital da Lagoa, RJ
Fisioterapeuta do Serviço de Fisioterapia em
Mastologia Oncológica do Centro Municipal de
Reabilitação de Engenho de Dentro, RJ
Especialização em Fisioterapia em Oncologia pelo INCA
Vice-Presidente da Associação Brasileira de Fisioterapia Oncológica
Vice-Coordenadora da Câmara Técnica de Oncologia do CREFITO-2
Fisioterapeuta da FISIOLYMPH

GABRIELA MARTINS

Especialização em Radiologia e Diagnóstico por Imagem pela
Associação Médica Brasileira e pelo
Colégio Brasileiro de Radiologia
Residência Médica em Radiologia e Diagnóstico por
Imagem no Instituto Nacional de Câncer (INCA), RJ
Especialização em Ressonância Magnética na
Clínica CDPI e Multi-Imagem, RJ
Chefe do Setor de Radiologia Mamária da Clínica CDPI, RJ
Médica da Clínica Multi-Imagem, RJ
Membro Titular do Colégio Brasileiro de Radiologia
Membro da Sociedade Norte-Americana de Radiologia da
Sociedade Americana de Doenças da Mama

GILBERTO AMORIM

Coordenador do Grupo de Oncologia Mamária do
Oncologistas Associados
Oncologista Licenciado do HCIII – INCA

JOSÉ CARLOS DE JESUS CONCEIÇÃO

Doutorado em Ginecologia pela
Universidade Federal do Rio de Janeiro
Professor-Associado de Ginecologia da
Universidade Federal do Rio de Janeiro
Chefe do Serviço de Ginecologia do
Hospital Universitário Clementino Fraga Filho da
Universidade Federal do Rio de Janeiro
Título de Especialista em Mastologia (TEMA)

JUAN SEBASTIÁN SÁNCHEZ TOBAR

Médico pela Universidade Internacional do Equador, UIDE
Pós-Graduação em Cirurgia Geral pela Fundação
Técnico-Educacional Souza Marques na 10ª Enfermaria da
Santa Casa da Misericórdia do Rio de Janeiro
Pós-Graduação em Mastologia pela Pontifícia Universidade
Católica do Rio de Janeiro, MED-PUC-Rio, RJ
Fellowship em Cirurgia Geral e Oncológica pelo Metro Health
Hospital, Cleveland/EUA com Dr. Christopher McHenry

JÚLIA DIAS

Médica pela Universidade Federal do Rio de Janeiro, UFRJ
Residência Médica em Ginecologia e Obstetrícia pelo Instituto
Nacional da Mulher, da Criança e do Adolescente – IFF/FIOCRUZ, RJ
Título de Especialista em Ginecologia e Obstetrícia pela FEBRASGO
Pós-Graduação em Mastologia pelo Instituto Nacional da
Mulher, da Criança e do Adolescente – IFF/FIOCRUZ, RJ
Fellow em Oncoplastia e Reconstrução Mamária pela Clinique de
L'Orangerie, Estrasburgo/FR com Dr. Jean Marc Piat

JULIANE R. MAGNO SILVA

Fisioterapeuta da FISIOLYMPH e da
Santa Casa da Misericórdia – 28ª Enfermaria, RJ
Especialização em Psico-Oncologia pelo SBPO
Especialização em Fisioterapia na Saúde da Mulher pela FIOCRUZ

KELLY ROSANE INOCENCIO

Especialização em Fisioterapia Neurológica pelo INCA
Fisioterapeuta do Serviço de Fisioterapia em Mastologia
Oncológica do Centro Municipal de Reabilitação de
Engenho de Dentro, RJ

LAURA GUSMAN

Médica do CEPEM
Residência Médica em Ginecologia e Obstetrícia do
Instituto Fernandes Figueira da FIOCRUZ
Médica pela Faculdade Souza Marques, RJ

LAURA ZAIDEN

Pós-Graduação em Mastologia pelo
Instituto Fernandes Figueira da FIOCRUZ
Médica do CEPEM
Residência Médica em Ginecologia e Obstetrícia do
Instituto Fernandes Figueira da FIOCRUZ
Médica pela Universidade Federal de Juiz de Fora, RJ

Colaboradores

LEONARDO HOEHL CARNEIRO
Médico-Patologista de O Aleph Patologia Cirúrgica,
Citopatologia e Imunopatologia, RJ
Médico-Patologista do Hospital Central da Polícia Militar e do
Hospital Universitário Clementino Fraga Filho da
Universidade Federal do Rio de Janeiro

LETICIA BONADIMAN ABRÃO
Médica-Patologista de O Aleph Patologia Cirúrgica,
Citopatologia e Imunopatologia, RJ
Especializanda em Hematopatologia no
Instituto Nacional de Câncer (INCA)

LUIZ CLAUDIO SANTOS THULER
Coordenador de Educação do
Instituto Nacional de Câncer (INCA)
Professor Adjunto da Universidade Federal do
Estado do Rio de Janeiro
Professor da Pós-Graduação do
Instituto Nacional de Câncer (INCA)

LUIZ FERNANDO PINHO DO AMARAL
Título de Especialista em Mastologia (TEMA)
Professor-Assistente de Ginecologia da
Universidade Estadual do Rio de Janeiro
Professor Adjunto da Universidade Federal do
Estado do Rio de Janeiro
Mestrado em Medicina pela
Universidade Federal do Rio de Janeiro
Título de Especialista em Ginecologia pela FEBRASGO

MÁRCIA MARIA ALVES DE CARVALHO STEPHAN
Psicóloga pela Pontifícia Universidade Católica do Rio de Janeiro
Mestrado em Psicologia pela Fundação Getúlio Vargas, RJ
Doutorado em Psicologia pela *Vrije Universiteit* de Amsterdam
Psico-Oncologista pela SBPO
Presidente da Estadual RJ da SBPO
Membro do Comitê de Psicomastologia da SBM

MÁRCIA OLIVEIRA
Radiologista da Clínica Radiológica Luiz Fellipe Mattoso e
IRM – Ressonância Magnética, RJ

MARIA CELESTE ESTEVES
Advogada pelo Instituto Metodista Bennett
Licenciatura em Letras pela Universidade Santa Úrsula
Cursos de Especialização em Gerenciamento no Exterior

MARIA DE FÁTIMA GAUI
Oncologista Clínica do Instituto Nacional de Câncer e da
Clínica Cetho Rio de Janeiro
Membro da Sociedade Brasileira de Oncologia Clínica e da
American Society of Clinical Oncology

MARIA GISELI DA COSTA LEITE FERREIRA
Fisioterapeuta do HCIII – Temporário/MS
Aperfeiçoamento em Pesquisa pelo INCA
Especialização em Fisioterapia em Oncologia pelo INCA
Aperfeiçoamento em Fisioterapia em Mastologia pelo INCA
Especialização em Ergonomia pela
Pontifícia Universidade Católica do Rio de Janeiro

MARIA JULIA GREGORIO CALAS
Título de Especialista em Mastologia (TEMA)
Título de Qualificação em Mamografia pela FEBRASGO
Membro do Departamento de
Ressonância Magnética da SBM (2007 a 2010)
Membro do Departamento de
Ultrassonografia da SBM (2002 a 2005)
Mestrado em Radiologia pela
Universidade Federal do Rio de Janeiro
Médica do Setor de Radiologia Mamária da
Clínica de Diagnóstico por Imagem (CDPI), RJ
Membro da Sociedade Americana de Doenças da Mama

MÁRIO ALBERTO COSTA
Oncologista Clínico do Instituto Nacional de Câncer e
Oncoclínica Rio de Janeiro
Membro da Sociedade Brasileira de Oncologia Clínica,
American Society of Clinical Oncology e
Sociedade Brasileira de Mastologia

MELISSA QUIRINO SOUZA E SILVA
Médica-Residente de Mastologia do
Instituto Nacional de Câncer, Hospital do Câncer III, RJ
Residência Médica em Ginecologia e Obstetrícia no
Hospital Central da Polícia Militar do Rio de Janeiro
Médica pela Faculdade de Medicina de Petrópolis

NATHALIE QUARESMA PIMENTEL
Médico-Patologista de O Aleph Patologia Cirúrgica,
Citopatologia e Imunopatologia, RJ

OSCAR FIGUEIRA JUNIOR
Residência Médica em Ginecologia e Obstetrícia no
Hospital Municipal da Piedade, RJ
Residência Médica em Mastologia no
Instituto Fernandes Figueira da FIOCRUZ
Título de Especialista em Ginecologia e Obstetrícia pela
FEBRASGO
Título de Especialista em Mastologia (TEMA)
Médico do Instituto Fernandes Figueira da FIOCRUZ
Médico Responsável pelo Setor de Mastologia do
Instituto de Oncologia Sul Fluminense e do
Hospital Universitário Sul Fluminese – Vassouras, RJ
Sócio Titular da Sociedade Brasileira de Mastologia

PATRÍCIA PONTES FRANKEL
Médica do Hospital dos Servidores do Estado, MS/RJ
Mestrado em Saúde da Mulher e da Criança pelo IFF/FIOCRUZ
Membro da Sociedade Brasileira de Mastologia
Membro do Departamento de Informação Virtual e
Atualização Continuada
Título de Especialista em Mastologia (TEMA)

PRISCILA GELLER WOLFF
Especialização em Alergia e
Imunologia Clínica pela ASBAI-AMB
Pós-Graduação em Pesquisa na Área de
Alergia e Imunologia pela Universidade de São Paulo
Consultora em Imunologia da Huntington Centro de
Medicina Reprodutiva Rio de Janeiro
Médica do Corpo Clínico do Hospital Albert Einstein, SP
Membro da Academia Americana de Alergia,
Asma e Imunologia
Membro Internacional do Colégio Americano de
Alergia, Asma e Imunologia

RACHEL FONSECA
Título de Especialista em Patologia pela AMB-SBP
Título de Especialista em Citopatologia pela AMB-SBC
Residência Médica em Anatomia Patológica pelo INCA, RJ
Médica-Patologista do INCA do
Hospital Municipal da Piedade, RJ
Patologista do Setor de Radiologia Mamária
Intervencionista da Clínica de Diagnóstico por Imagem (CDPI), RJ

RAFAEL HENRIQUE SZYMANSKI MACHADO
Título de Especialista em Mastologia (TEMA)
Mestrado em Medicina pela
Universidade Federal do Rio de Janeiro
Membro da *American Society of Breast Disease*
Chefe do Serviço de Ginecologia do
Hospital Salgado Filho, RJ
Responsável pelo Setor de Mastologia do
Serviço de Ginecologia do Hospital Salgado Filho, RJ
Mastologista do Serviço de Ginecologia do
Hospital da Lagoa, RJ

xviii Colaboradores

REGINA ÁVILA MACIEL
Médica-Patologista e Citopatologista de O Aleph Patologia Cirúrgica, Citopatologia e Imunopatologia, RJ

RENATA CARDOSO RIBEIRO SCHULZ
Médico-Patologista de O Aleph Patologia Cirúrgica, Citopatologia e Imunopatologia, RJ
Médica-Patologista do Hospital da Beneficência Portuguesa de Campos, RJ

ROBERTA ACAR PEREIRA
Residência em Anatomia Patológica no
Hospital Universitário Gaffrée e Guinle da
Universidade Federal do Estado do Rio de Janeiro
Especialização em Anatomia Patológica pela
Pontifícia Universidade Católica do Rio de Janeiro
Mestranda em Anatomia Patológica pela
Universidade Federal do Rio de Janeiro
Médica-Patologista dos Laboratórios Branne & Lapac, do
Laboratório Bio Neo e do Hospital Geral de Nova Iguaçu –
Hospital da Posse, RJ

ROBERTO ALFONSO ARCURI
Médico-Patologista e Citopatologista de O Aleph Patologia Cirúrgica, Citopatologia e Imunopatologia, RJ
Médico-Patologista do Instituto Nacional de Câncer (INCA)
Doutorado em Patologia pela Universidade Federal Fluminense

ROBERTO VIEIRA
Mestrado e Doutorado pelo IFF – FIOCRUZ
Graduado pela Faculdade de Medicina de Petrópolis
Chefe do Serviço de Mastologia do IFF – FIOCRUZ
Coordenador do Projeto de Pesquisa Câncer de Mama e Genética do IFF – FIOCRUZ
Professor da Pós-Graduação *Stricto Sensu* do IFF – FIOCRUZ
Chefe de Clínica do Departamento de Ginecologia do IFF – FIOCRUZ, do Departamento de Ginecologia do IFF – FIOCRUZ e de Clínica da Maternidade Clóvis Correia da Costa do IFF – FIOCRUZ
Professor da Universidade Federal Fluminense
Título de Especialista em Mastologia (TEMA)
Membro da *American Society of Breast Disease*
Membro Titular da Sociedade Brasileira de Mastologia
Especialização pelo Departamento de Oncologia da Universidade de Cambridge – Inglaterra
Curso Avançado pela *European School of Oncology* – Milão, Itália
Especialização pelo *Institut Gustave Roussy* – Paris, França

SABRINA ROSSI PEREZ CHAGAS
Oncologista Clínica da Universidade Estadual do Rio de Janeiro e da Oncoclínica Rio de Janeiro

SANDRA MENDES CARNEIRO
Título de Especialista em Mastologia (TEMA)
Mastologista da Secretaria Municipal do Rio de Janeiro – Polo de Mama
Membro Titular do Colégio Brasileiro de Cirurgiões – Mastologia

SUSANNE CROCAMO
Oncologista Clínica do Hospital do Câncer III/INCA
Oncologista Clínica da Oncoclínica/CEO
Chefe do Núcleo de Pesquisa Clínica do Hospital do Câncer III/INCA

SUZANA SALES DE AGUIAR
Fisioterapeuta do Hospital da Lagoa, RJ
Fisioterapeuta FISIOLYMPH, RJ
Mestranda em Epidemiologia Ambiental pela ENSP/FIOCRUZ
Aperfeiçoamento em Pesquisa pelo INCA
Especialização em Fisioterapia em Oncologia pelo INCA
Membro da Câmara Técnica de Fisioterapia em Oncologia do Crefito 2
Secretária-Geral da Associação Brasileira de Fisioterapia em Oncologia

VALÉRIA COSTA DE OLIVEIRA
Psico-oncologista
Pós-Graduação em Terapia Cognitiva-Comportamental e suas Aplicações pela UNESA, RJ

VÂNIA RAVIZZINI MANOEL SONDERMANN
Coordenadora Médica do Setor de Imagenologia Mamária do Centro de Estudos e Pesquisas da Mulher (CEPEM)
Título de Especialista em Ginecologia e Obstetrícia pela FEBRASGO (TEGO)
Membro da Comissão de Habilitação em Mamografia (FEBRASGO)
Membro da Comissão de Ultrassonografia da SBM

VIVIANE FERREIRA ESTEVES
Mastologista do IFF – FIOCRUZ
Doutoranda em Saúde da Mulher e da Criança pelo IFF – FIOCRUZ
Mestrado em Saúde da Mulher e da Criança pelo IFF – FIOCRUZ
Membro da Sociedade Brasileira de Mastologia
Membro do Departamento de Genética e Presidente do Departamento de Reprodução Humana e Mastologia
Título de Especialista em Mastologia (TEMA)

WALDYR GOMES DA COSTA NETO
Residência em Cirurgia Geral no Hospital de Clínicas de Teresópolis (Hospital Universitário da UNIFESO)
Pós-Graduação em Mastologia pela Universidade Gama Filho na 28ª Enfermaria da Santa Casa da Misericórdia do Rio de Janeiro
Membro da Sociedade Europeia de Câncer de Mama
Membro da Sociedade Brasileira de Mastologia
Professor da Pós-Graduação em Mastologia da Universidade Santa Úrsula, RJ
Supervisor Acadêmico da Pós-Graduação Médica no Âmbito do SUS da FUNRIO/SMSDC

WEDERSON CLAUDINO
Médico do Oncologistas Associados
Presidente da Associação de Pesquisa Clínica e Oncologista do HCIII – INCA

Sumário

Pranchas em Cores xxiii

Parte I

Anatomia e Desenvolvimento da Mama 1

CAPÍTULO 1

Anatomia e Embriologia 3
Patrícia Pontes Frankel ▪ Viviane Ferreira Esteves
Roberto Vieira ▪ Juan Sebastián Sánchez Tobar

CAPÍTULO 2

Histologia e Fisiologia da Mama 9
Elyzabeth Avvad Portari ▪ Juan Sebastián Sánchez Tobar

CAPÍTULO 3

Anomalias do Desenvolvimento Mamário 15
Patrícia Pontes Frankel ▪ Viviane Ferreira Esteves
Roberto Vieira ▪ Juan Sebastián Sánchez Tobar

Parte II

Diagnóstico e Manejo das Doenças Benignas 21

CAPÍTULO 4

Anamnese e Exame Físico 23
Oscar Figueira Junior

CAPÍTULO 5

Diagnóstico Clínico das Alterações Mamárias 27
Oscar Figueira Junior

CAPÍTULO 6

Lactação – Fisiologia e Patologia 31
Patrícia Pontes Frankel ▪ Viviane Ferreira Esteves
Melissa Quirino Souza e Silva ▪ Roberto Vieira

CAPÍTULO 7

Histopatologia das Lesões Benignas da Mama 35
Elyzabeth Avvad Portari

CAPÍTULO 8

Neoplasias Benignas 43
Viviane Ferreira Esteves ▪ Patrícia Pontes Frankel ▪ Roberto Vieira

CAPÍTULO 9

Doenças Infecciosas da Mama 49
Melissa Quirino Souza e Silva ▪ Viviane Ferreira Esteves
Patrícia Pontes Frankel ▪ Roberto Vieira

CAPÍTULO 10

Mastalgia 53
Melissa Quirino Souza e Silva ▪ Viviane Ferreira Esteves
Patrícia Pontes Frankel ▪ Roberto Vieira

CAPÍTULO 11

Fluxos Papilares 57
Viviane Ferreira Esteves ▪ Patrícia Pontes Frankel ▪ Roberto Vieira

Parte III

Imagenologia Mamária e Procedimentos Invasivos 61

CAPÍTULO 12

Técnica e Interpretação de Mamografia 63
Euderson Kang Tourinho

CAPÍTULO 13

Ressonância Magnética Mamária 69
Alice Brandão ▪ Márcia Oliveira

CAPÍTULO 14

Mamografia e Ultrassonografia Mamária 83
Vânia Ravizzini Manoel Sondermann

CAPÍTULO 15

Procedimentos Invasivos 87
Maria Julia Gregorio Calas ▪ Gabriela Martins
Fernanda Philadelpho Arantes Pereira ▪ Rachel Fonseca

CAPÍTULO 16

Detecção Precoce do Câncer de Mama 99
Euderson Kang Tourinho ▪ Júlia Dias

CAPÍTULO 17

Sinais e Sintomas do Câncer de Mama e Métodos Diagnósticos Complementares 103
Patrícia Pontes Frankel ▪ Viviane Ferreira Esteves ▪ Roberto Vieira

xix

Sumário

Parte IV

História Natural do Câncer de Mama, Marcadores Biológicos e Epidemiologia ... 107

CAPÍTULO 18
Fundamentos de Epidemiologia e Estatística Aplicados à Interpretação de Dados e Estudos Clínicos.............................109
Luiz Claudio Santos Thuler ▪ Juan Sebastián Sánchez Tobar

CAPÍTULO 19
Epidemiologia do Câncer de Mama 115
Luiz Claudio Santos Thuler ▪ Júlia Dias

CAPÍTULO 20
História Natural do Câncer de Mama...........121
Carlos Ricardo Chagas ▪ Sabrina Rossi Perez Chagas
Luiz Fernando Pinho do Amaral

CAPÍTULO 21
Carcinogênese Mamária 125
Susanne Crocamo ▪ Júlia Dias

CAPÍTULO 22
Biologias Celular e Molecular no Câncer de Mama 129
Susanne Crocamo ▪ Júlia Dias

CAPÍTULO 23
Genética e Câncer de Mama 133
Susanne Crocamo ▪ Antonio Abilio ▪ Júlia Dias

CAPÍTULO 24
Imunologia do Câncer de Mama 143
Priscila Geller Wolff ▪ Júlia Dias

CAPÍTULO 25
Outras Síndromes Genéticas Associadas ao Câncer de Mama...............147
Viviane Ferreira Esteves ▪ Patrícia Pontes Frankel ▪ Roberto Vieira

Parte V

Estadiamento e Histopatologia do Câncer de Mama 151

CAPÍTULO 26
Lesões Proliferativas e Não Proliferativas 153
Viviane Ferreira Esteves ▪ Patrícia Pontes Frankel ▪ Roberto Vieira

CAPÍTULO 27
Citologia e Histopatologia do Câncer de Mama ... 157
Aline Helen da Silva Camacho ▪ Ana Cristina Rosmaninho Caldeira
Antonio Alexandre de Castro ▪ Elizabeth de Carvalho Alves
Leonardo Hoehl Carneiro ▪ Leticia Bonadiman Abrão
Nathalie Quaresma Pimentel ▪ Regina Ávila Maciel
Renata Cardoso Ribeiro Schulz ▪ Roberto Alfonso Arcuri
Júlia Dias

CAPÍTULO 28
Estadiamento 171
Laura Zaiden ▪ Laura Gusman ▪ Patrícia Pontes Frankel
Viviane Ferreira Esteves ▪ Roberto Vieira
José Carlos de Jesus Conceição ▪ Flávia Maria de Souza Clímaco
Júlia Dias

CAPÍTULO 29
Outras Questões de Patologia 179
Roberta Acar Pereira

Parte VI

Fatores Prognósticos e Carcinoma *In Situ* da Mama........................187

CAPÍTULO 30
Fatores Prognósticos e Preditivos do Câncer de Mama................189
Mário Alberto Costa ▪ Bertha Araújo
Eduardo Bandeira de Mello ▪ Eduardo Medeiros
Maria de Fátima Gaui ▪ Sabrina Rossi Perez Chagas
Júlia Dias

CAPÍTULO 31
Carcinoma *In Situ* da Mama...................195
José Carlos de Jesus Conceição ▪ Flávia Maria de Souza Clímaco
Patrícia Pontes Frankel ▪ Viviane Ferreira Esteves ▪ Roberto Vieira
Júlia Dias

Parte VII

Manejo do Câncer de Mama 203

CAPÍTULO 32
Cirurgia do Câncer de Mama..................205
José Carlos de Jesus Conceição ▪ Flávia Maria de Souza Clímaco
Júlia Dias

CAPÍTULO 33
Reconstrução Mamária 211
Ângelo do Carmo Silva Matthes ▪ Angelo Gustavo Zucca Matthes

CAPÍTULO 34
Princípios de Cirurgia Estética das Mamas 217
Ângelo do Carmo Silva Matthes ▪ Angelo Gustavo Zucca Matthes

CAPÍTULO 35
Biópsia do Linfonodo Sentinela 223
Carlos Ricardo Chagas ▪ Rafael Henrique Szymanski Machado
Luiz Fernando Pinho do Amaral ▪ Sandra Mendes Carneiro
José Carlos de Jesus Conceição ▪ Flávia Maria de Souza Clímaco
Júlia Dias

CAPÍTULO 36
Hormonoterapia..............................231
Gilberto Amorim ▪ Wederson Claudino ▪ Júlia Dias

CAPÍTULO 37
Quimioterapia do Câncer de Mama 237
Gilberto Amorim ▪ Wederson Claudino
Mário Alberto Costa ▪ Eduardo Bandeira de Mello
Maria de Fátima Gaui ▪ Sabrina Rossi Perez Chagas ▪ Júlia Dias

CAPÍTULO 38
Radioterapia no Câncer de Mama 247
Célia Maria Pais Viégas ▪ Carlos Manoel Mendonça Araújo

CAPÍTULO 39
Acompanhamento após Câncer de Mama.......257
Mário Alberto Costa ▪ Eduardo Bandeira de Mello
Eduardo Medeiros ▪ Sabrina Rossi Perez Chagas

Sumário

CAPÍTULO 40

Prevenção Primária do Câncer de Mama 261
Viviane Ferreira Esteves ▪ Patrícia Pontes Frankel ▪ Roberto Vieira
Júlia Dias

CAPÍTULO 41

Tratamento Paliativo 267
Gilberto Amorim ▪ Wederson Claudino

Parte VIII

Problemas Terapêuticos Especiais em Câncer de Mama 271

CAPÍTULO 42

Carcinoma Inflamatório 273
Luiz Fernando Pinho do Amaral ▪ Carlos Ricardo Chagas
Sabrina Rossi Perez Chagas ▪ Júlia Dias

CAPÍTULO 43

Carcinoma Oculto da Mama 279
Carlos Ricardo Chagas ▪ Sandra Mendes Carneiro
Andrea Alves da Silva ▪ Rafael Henrique Szymanski Machado
Luiz Fernando Pinho do Amaral ▪ Júlia Dias

CAPÍTULO 44

Câncer de Mama Bilateral 283
Laura Gusman ▪ Laura Zaiden ▪ Patrícia Pontes Frankel
Viviane Ferreira Esteves ▪ Roberto Vieira
José Carlos de Jesus Conceição ▪ Flávia Maria de Souza Clímaco

CAPÍTULO 45

Recidivas Locais após Cirurgias 289
Mário Alberto Costa ▪ Eduardo Bandeira de Mello
Sabrina Rossi Perez Chagas

CAPÍTULO 46

Tumores Filoides e Sarcomas 293
Carlos Ricardo Chagas ▪ Luiz Fernando Pinho do Amaral
Rafael Henrique Szymanski Machado ▪ Andrea Alves da Silva
Sandra Mendes Carneiro ▪ Júlia Dias

CAPÍTULO 47

Doença de Paget da Mama 299
Carlos Ricardo Chagas ▪ Andrea Alves da Silva
Luiz Fernando Pinho do Amaral
Rafael Henrique Szymanski Machado ▪ Sandra Mendes Carneiro
Júlia Dias

Parte IX

Câncer de Mama em Populações Especiais . 303

CAPÍTULO 48

Patologia Mamária no Homem 305
Viviane Ferreira Esteves ▪ Patrícia Pontes Frankel ▪ Roberto Vieira

CAPÍTULO 49

Câncer de Mama na Gravidez e Lactação 309
Patrícia Pontes Frankel ▪ Viviane Ferreira Esteves ▪ Roberto Vieira
José Carlos de Jesus Conceição ▪ Flávia Maria de Souza Clímaco
Júlia Dias

CAPÍTULO 50

Câncer de Mama em Pacientes Jovens e Idosas . . 315
Carlos Ricardo Chagas ▪ Sandra Mendes Carneiro
Luiz Fernando Pinho do Amaral
Rafael Henrique Szymanski Machado

Parte X

Manejo de Problemas Associados ao Câncer de Mama 319

CAPÍTULO 51

Linfedema de Membro Superior – Prevenção e Tratamento 321
Anke Bergmann ▪ Flávia Nascimento de Carvalho
Kelly Rosane Inocencio ▪ Maria Giseli da Costa Leite Ferreira

CAPÍTULO 52

Fisioterapia no Câncer de Mama 333
Anke Bergmann ▪ Ana Carolina Padula Ribeiro
Juliane R. Magno Silva ▪ Suzana Sales de Aguiar

CAPÍTULO 53

Aspectos Psicossociais do Câncer de Mama 345
Valéria Costa de Oliveira ▪ Márcia Maria Alves de Carvalho Stephan

CAPÍTULO 54

Bioética e Mastologia 351
Maria Celeste Esteves ▪ Márcia Maria Alves de Carvalho Stephan
Revisado por Waldyr Gomes da Costa Neto

CAPÍTULO 55

Medicinas Legal e Social Aplicadas 361
Maria Celeste Esteves

Pranchas em Cores

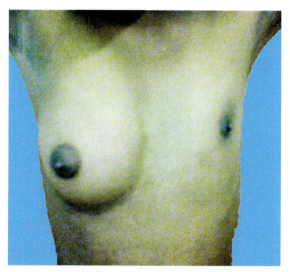

Capítulo 3, Pergunta 1 (p. 15)

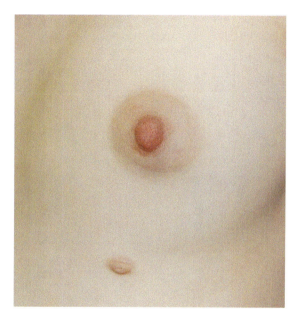

Capítulo 3, Pergunta 2 (p. 15)

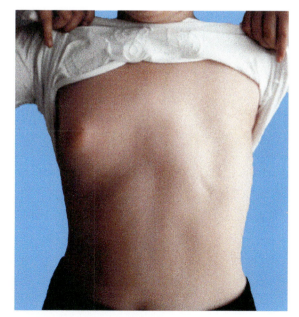

Capítulo 3, Pergunta 3 (p. 16)

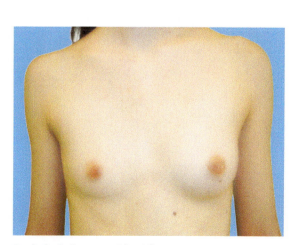

Capítulo 3, Pergunta 4 (p. 16)

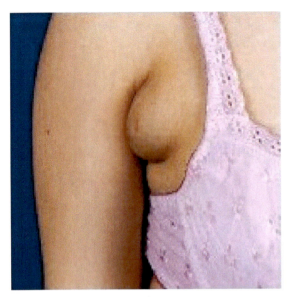

Capítulo 3, Pergunta 8 (p. 16)

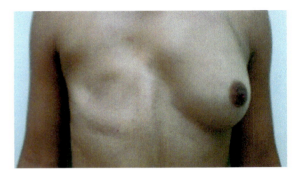

Capítulo 3, Resposta 5 (p. 18)

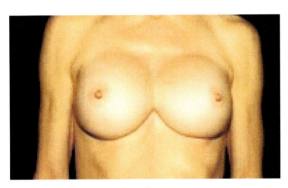

Capítulo 3, Resposta 7 (p. 18)

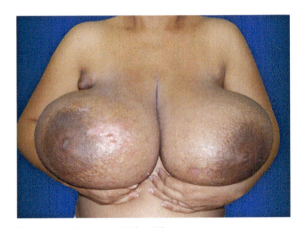

Capítulo 3, Resposta 12 (p. 19)

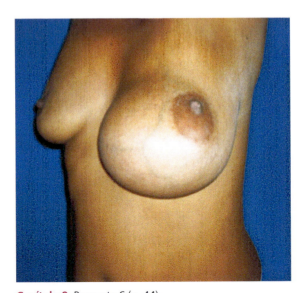

Capítulo 8, Pergunta 6 (p. 44)

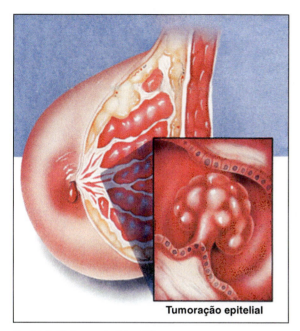

Capítulo 8, Resposta 5 (p. 46)

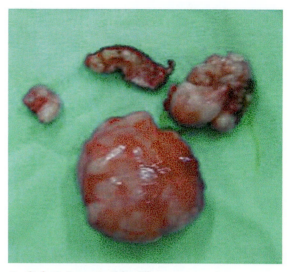

Capítulo 8, Resposta 7 (p. 46)

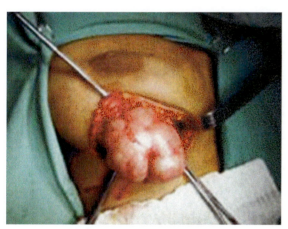

Capítulo 8, Resposta 8 (p. 47)

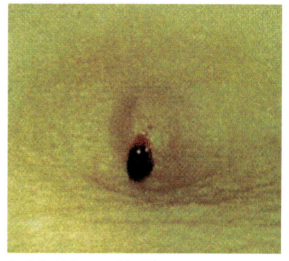

Capítulo 11, Resposta 6 (p. 59)

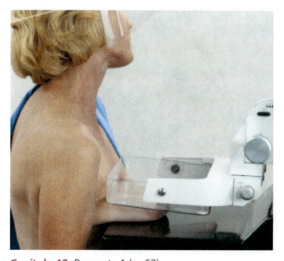

Capítulo 12, Pergunta 1 (p. 63)

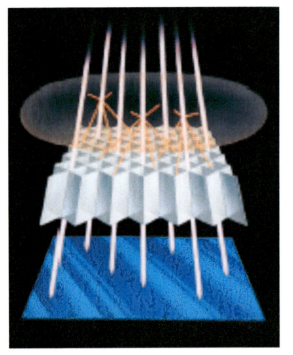

Capítulo 12, Pergunta 4 (p. 63)

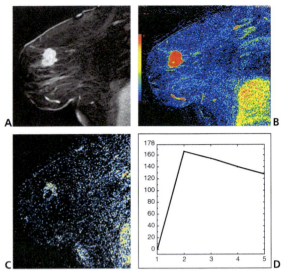

Capítulo 13, Resposta 7 (p. 76)

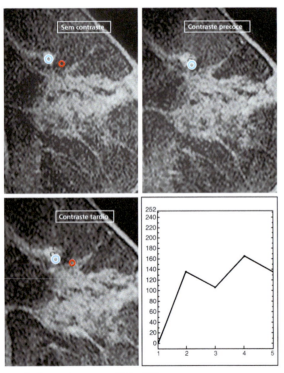

Capítulo 13, Resposta 12 (p. 78)

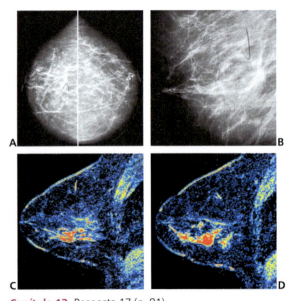

Capítulo 13, Resposta 17 (p. 81)

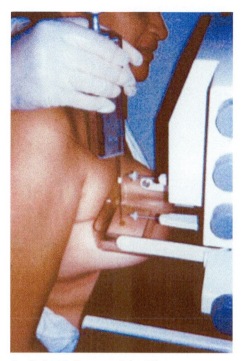
Capítulo 16, Pergunta 3 (p. 99)

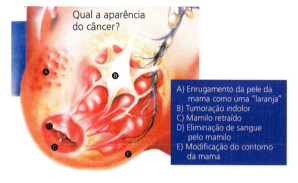
Capítulo 17, Resposta 1 (p. 105)

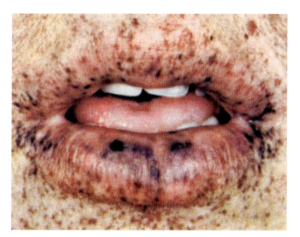
Capítulo 25, Pergunta 9 (p. 148)

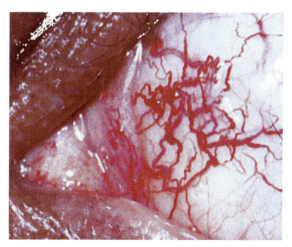
Capítulo 25, Resposta 5 (p. 149)

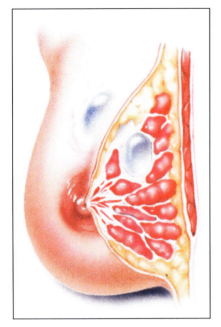

Capítulo 26, Resposta 7 (p. 155)

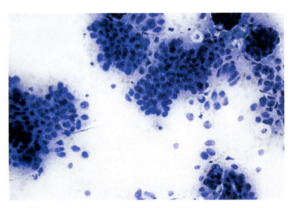

Capítulo 29, Pergunta 16 (p. 181)

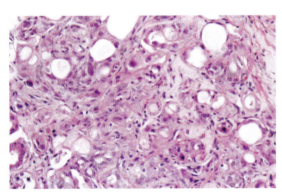
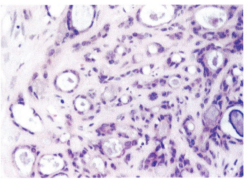

Capítulo 29, Pergunta 17 (p. 181)

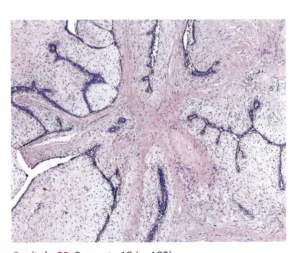

Capítulo 29, Pergunta 18 (p. 182)

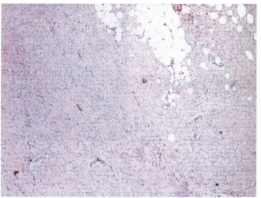
Capítulo 29, Pergunta 19 (p. 182)

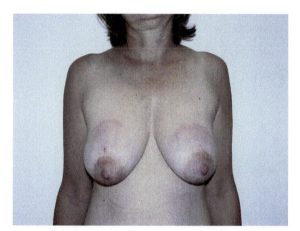
Capítulo 34, Pergunta 2 (p. 217)

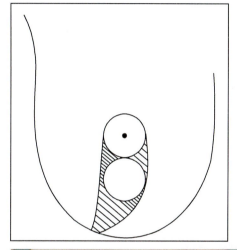

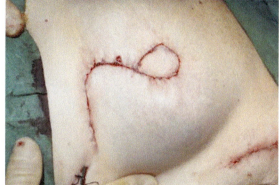
Capítulo 34, Resposta 5 (p. 220)

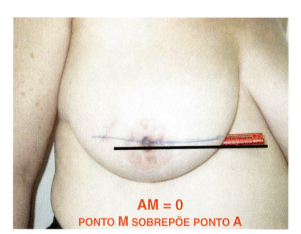
Capítulo 34, Resposta 9 (p. 222)

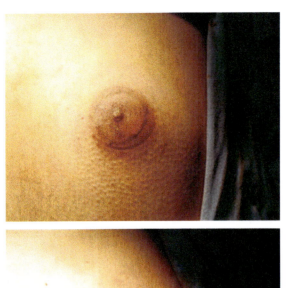
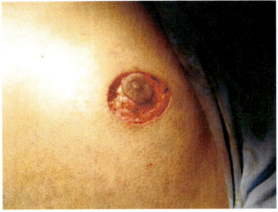
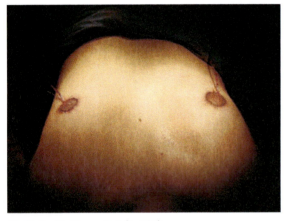

Capítulo 48, Resposta 2 (p. 307)

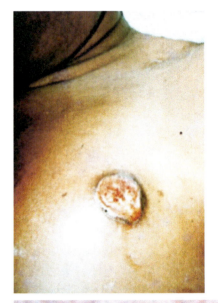
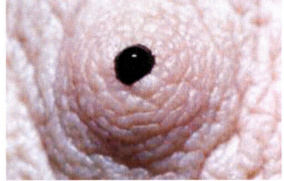

Capítulo 48, Resposta 4 (p. 307)

TEMA

PERGUNTAS E
RESPOSTAS
EM
MASTOLOGIA

Parte I

Anatomia e Desenvolvimento da Mama

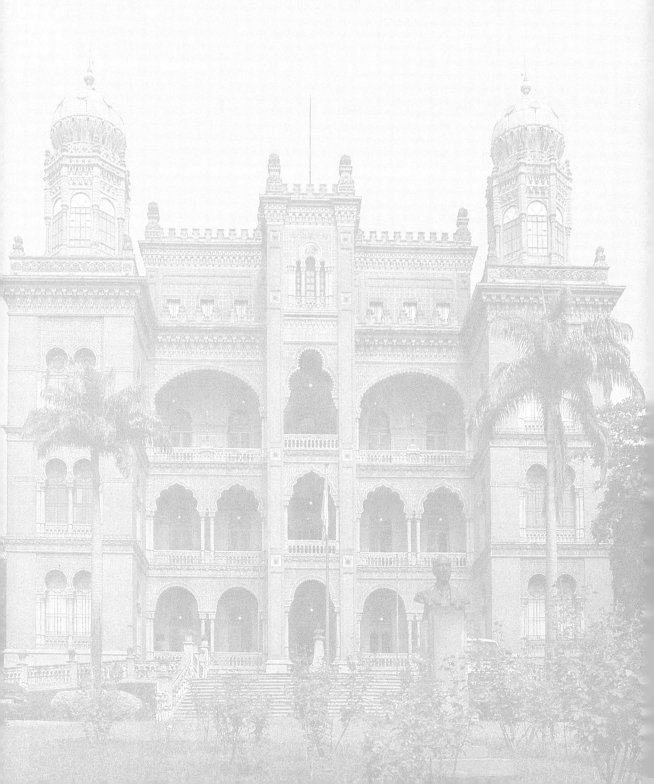

Anatomia e Embriologia

Patrícia Pontes Frankel ▪ *Viviane Ferreira Esteves* ▪ *Roberto Vieira*
Juan Sebastián Sánchez Tobar

1. O prolongamento axilar da mama recebe o nome de:
(A) Cauda de Halsted
(B) Prolongamento de Sappey
(C) Cauda de Spencer
(D) Prolongamento de Pattey
(E) Prolongamento de Bell

2. A inervação sensitiva da mama é suprida por quais dos nervos descritos a seguir:
(A) Nervos cutâneos mediais
(B) Nervo peitoral medial
(C) Nervo toracodorsal
(D) Nervo peitoral lateral
(E) Nervos cutâneos anteriores e laterais

3. A porção distal do músculo grande peitoral se insere no:
(A) Processo coracoide
(B) Tubérculo maior do úmero e na crista bicipital
(C) Borda vertebral da escápula
(D) Junção costocondral da primeira costela
(E) Sulco bicipital do úmero

4. A principal irrigação do complexo areolopapilar é mantida por:
(A) Artéria torácica externa
(B) 1º Ramo intercostal da artéria torácica interna
(C) 2º Ramo intercostal da artéria torácica interna
(D) 3º Ramo intercostal da artéria torácica interna
(E) Artéria torácica superior

5. A porção muscular da aréola e do mamilo se desenvolve em qual período gestacional e a partir de qual estrutura, respectivamente?
(A) Da 7ª a 8ª semana – ectoderma
(B) Da 12ª a 16ª semana – endoderma
(C) Da 7ª a 8ª semana – endoderma
(D) Da 7ª a 8ª semana – mesênquima
(E) Da 12ª a 16ª semana – mesênquima

6. Qual estrutura se desenvolve a partir da faixa de leite primitivo ou faixa galáctica?
(A) Disco mamário
(B) Broto mamário
(C) Crista mamária
(D) Alvéolo mamário
(E) Glândulas de Montgomery

7. O suprimento sanguíneo da mama é fornecido por _____ e _____
(A) Artérias torácicas lateral e superior
(B) Artérias axilar e torácica interna
(C) Artérias subescapular e torácica lateral
(D) Artérias torácicas interna e lateral
(E) Artérias toracodorsal e torácica interna

8. Na embriogênese mamária, na 5ª semana de gestação ocorre:
(A) Crescimento tridimensional (estágio globular)
(B) Desenvolvimento da linha láctea
(C) Formação do músculo do mamilo e da aréola
(D) Espessamento no primórdio mamário
(E) Desenvolvimento dos cordões epiteliais

9. Com relação ao desenvolvimento mamário é correto afirmar, **exceto**:
(A) Durante a 7ª e 8ª semana de gestação ocorre o espessamento no primórdio mamário
(B) A faixa de leite primitiva é derivada do mesoderma
(C) A regressão incompleta ou uma dispersão da faixa galáctica leva ao surgimento de tecido mamário adicional
(D) O estágio de cone (achatamento da crista mamária) ocorre entre a 10ª e a 14ª semana de gestação
(E) O desenvolvimento do primórdio mamário secundário leva à formação de glândulas sudoríparas e é independente das influências hormonais

Capítulo 1 | Anatomia e Embriologia

10. É correto afirmar que:
- (A) Durante o segundo trimestre da gestação sob influência hormonal placentária é induzida a canalização de tecido epitelial ramificado (estágio de canalização)
- (B) A formação das glândulas de Montgomery é independente da influência hormonal
- (C) No recém-nato, a secreção de colostro diminui somente após a 10ª semana, quando ocorre a involução mamária pela retirada dos hormônios placentários
- (D) O desenvolvimento das estruturas loboalveolares que contêm colostro (estágio vesicular final) ocorre da 20ª a 30ª semana de gestação
- (E) No recém-nato de ambos os sexos decorrente da influência hormonal, pode ser observada a secreção de colostro no pós-parto imediato

11. Assinale a sequência correta na embriogênese mamária:
- (A) Formação da crista mamária, formação da faixa galáctica, espessamento do primórdio mamário e ramificação dos cordões epiteliais
- (B) Formação da faixa galáctica, espessamento do primórdio mamário, formação da crista mamária e ramificação dos cordões epiteliais
- (C) Formação da faixa galáctica, formação da crista mamária, espessamento do primórdio mamário e ramificação dos cordões epiteliais
- (D) Formação da faixa galáctica, formação da crista mamária, ramificação dos cordões epiteliais e espessamento do primórdio mamário
- (E) Formação da crista mamária, espessamento do primórdio mamário, formação da faixa galáctica e ramificação dos cordões epiteliais

12. As afirmativas abaixo relacionam corretamente cada fase da embriogênese mamária com o período da gestação em que ocorrem, **exceto**:
- (A) Espessamento do primórdio mamário – 7 a 8 semanas
- (B) Formação da faixa de leite primitiva – 5 semanas
- (C) Achatamento da crista mamária – 10 a 14 semanas
- (D) Células do mesênquima transformam-se no músculo do mamilo e da aréola – 12 a 16 semanas
- (E) Estágio de canalização – 10 a 12 semanas

13. É correto afirmar:
- I. As glândulas de Montgomery são glândulas sebáceas capazes de secretar leite
- II. A fáscia peitoral profunda é também conhecida como fáscia de Camper
- III. O elemento de suporte da mama é também denominado ligamento de Cooper
- IV. Os corpos de Ruffini e corpúsculos de Krause são terminações nervosas sensoriais do mamilo
- (A) I e II estão corretas
- (B) II e III estão corretas
- (C) I, II e IV estão corretas
- (D) I, III e IV estão corretas
- (E) II e IV estão corretas

14. Os vasos linfáticos próprios da mama têm drenagem estabelecida para dois plexos que são:
- (A) Urban e Marjani
- (B) Sappey e aponeurótico
- (C) Patey e Sappey
- (D) Aponeurótico e Morgagni
- (E) Marjani e Urban

15. Qual é a principal via de drenagem da linfa mamária?
- (A) Cadeia mamária interna
- (B) Plexo de Sappey
- (C) Cadeia axilar
- (D) Cadeia subareolar
- (E) Plexo subepitelial

16. Entende-se por nódulos de Rotter:
- (A) Linfonodos localizados sobre a cauda de Spencer
- (B) Linfonodos localizados lateralmente à borda do músculo peitoral menor
- (C) Linfonodos atrás do músculo peitoral menor
- (D) Linfonodos localizados entre os músculos peitorais menor e maior
- (E) Linfonodos subclaviculares

17. O nervo torácico longo, conhecido como o nervo de _____, é responsável pela inervação do músculo _____, e sua lesão produz _____
- (A) Halsted, grande dorsal, distrofia escapular
- (B) Bell, serrátil anterior, escápula alada
- (C) Espinal, peitoral maior, ombro congelado
- (D) Patey, peitoral menor, hipotrofia do músculo subescapular
- (E) Bell, subescapular, distrofia escapular

18. De quais raízes nervosas do plexo braquial se origina o nervo torácico longo de Bell?
(A) C5, C6 e C7
(B) C2, C3 e C4
(C) C3, C4 e C5
(D) C4, C5 e C6
(E) C6, C7 e C8

19. Estima-se que aproximadamente___% da drenagem linfática da mama flui para a cadeia mamária interna e ___% para os linfonodos axilares
(A) 3 e 97
(B) 1 e 99
(C) 5 e 95
(D) 12 e 88
(E) 45 e 55

20. As vias de drenagem linfática que permitem que o câncer de mama se espalhe na direção do fígado – linfonodos retroperitoneais e as vértebras – são denominadas respectivamente:
(A) Halstead e Madden
(B) Sappey e Batson
(C) Patey e Gerota
(D) Camper e Gerota
(E) Gerota e Batson

Respostas Comentadas

1. (**C**). O prolongamento axilar que vai além da linha axilar anterior é chamado de Cauda de Spencer.

2. (**E**) A inervação sensitiva da mama é decorrente dos ramos cutâneos anteriores e laterais, oriundos do segundo ao sexto ramos intercostais, principalmente dos últimos três. (Chagas *et al.* Tratado de Mastologia da SBM, 2011; Cap. 8).[1]

3. (**B**) O músculo grande peitoral se insere no tubérculo maior do úmero e na crista bicipital e possui função de flexão, adução e rotação medial do braço. (Harris *et al.*, 2009; Cap. 1).[2]

4. (**C**) Aproximadamente 60% do suprimento mamário vêm pelos ramos perfurantes da artéria torácica interna, sendo que o segundo ramo intercostal é o principal ramo para suprir o CAM. (Harris *et al.*, 2009; Cap. 1).[2]

5. (**E**) Entre a 12ª e a 16ª semana de gestação as células mesenquimais se transformam no músculo do mamilo e da aréola. (Harris, 2009; Cap. 1).[2]

6. (**C**) Na área do tórax do embrião, a faixa de leite primitivo se desenvolve para formar a crista mamária. (Harris *et al.*, 2009; Cap. 1).[2]

7. (**D**) O suprimento sanguíneo da mama é fornecido pelas ramificações anteriores perfurantes da artéria mamária interna, aproximadamente, em 60%, principalmente nas suas partes média e central, e, aproximadamente, 30% da artéria torácica lateral suprindo o quadrante superolateral. (Harris *et al.*, 2009; Cap. 1).[2]

8. (**B**) Na quinta semana de gestação ocorre a formação da linha láctea, oriunda do ectoderma, aparece entre a axila e a virilha, há uma regressão completa desta, exceto na parte torácica, (Chagas *et al.*, Tratado de Mastologia da SBM, 2011; Cap. 8).[2]

9. (**B**) Durante a 5ª semana do desenvolvimento fetal, a faixa galáctica (faixa de leite primitiva), que é derivada do ectoderma, se forma da axila à virilha no tronco do embrião. Na área do tórax, essa faixa se desenvolve para formar a crista mamária, enquanto a faixa galáctica remanescente regride. Uma regressão incompleta ou uma dispersão da faixa galáctica leva ao surgimento de tecido mamário adicional.

A invasão posterior do mesênquima da parede peitoral resulta em um achatamento da crista mamária (estágio de cone) e ocorre entre a 10ª e a 14ª semana de gestação.

O primórdio mamário secundário se desenvolve, então, com diferenciação da glândula sebácea do folículo capilar e elementos das glândulas sudoríparas, e esse desenvolvimento é até esse ponto independente das influências hormonais. (Harris *et al.*, 2009; Caps. 1 e 2).[2]

10. (**B**) Durante o terceiro trimestre da gestação, ocorre o estágio de canalização.

A formação das glândulas de Montgomery é independente da influência hormonal.

No recém-nato, a secreção de colostro diminui entre 3ª a 4ª semana, quando ocorre a involução mamária pela retirada dos hormônios placentários.

O desenvolvimento das estruturas loboalveolares, que contêm colostro (estágio vesicular final), ocorre da 32ª a 40ª semana de gestação.

No recém-nato de ambos os sexos decorrente da influência hormonal, pode ser observada a secreção de colostro de 4 a 7 dias pós-parto. (Harris *et al.*, 2009; Caps. 1 e 2).[2]

11. (**C**) Formação da faixa galáctica, formação da crista mamária, espessamento do primórdio mamário e ramificação dos cordões epiteliais. (Harris *et al.*, 2009; Caps. 1 e 2).

12. (**E**) O estágio de canalização – 20 a 32 semanas. (Harris *et al.*, 2009; Caps. 1 e 2).[2]

13. (**D**) As glândulas de Montgomery são grandes glândulas sebáceas, capazes de secretar leite; a fáscia superficial peitoral envolve a mama e é contínua com a fáscia superficial abdominal de Camper; faixas fibrosas conectam as duas camadas da fáscia – ligamentos suspensórios de Cooper, que representam o meio natural de suporte da mama; o mamilo, que se localiza sobre o quarto espaço intercostal na mama não pendulosa, contém abundantes terminações nervosas sensoriais, incluindo os corpos de Ruffini e corpúsculos de Krause. (Harris *et al.*, 2009; Cap. 1).[2]

14. (**B**) O plexo linfático superficial ou subareolar é chamado de plexo de Sappey e plexo profundo aponeurótico. (Chagas *et al.*, Tratado de Mastologia da SBM, 2011; Cap. 8).[1]

Respostas Comentadas

15. (C) Estima-se que, aproximadamente, 3% da linfa da mama drena para cadeia mamária interna, e 97% para os linfáticos axilares. (Harris *et al.*, 2009; Cap. 1).[2]

16. (D) Os nódulos interpeitorais (Rotter) estão localizados entre os músculos peitoral maior e peitoral menor. (Harris *et al.*, 2009; Cap. 1).[2]

17. (B) O músculo serrátil anterior se insere na borda vertebral da escápula na sua superfície costal e é suprido pelo longo nervo torácico de Bell, e sua lesão produz elevação da escápula, conhecida como escápula alada. (Harris *et al.*, 2009; Cap. 1).[2]

18. (A) As origens do nervo torácico longo de Bell são as raízes de C5, C6 e C7 do plexo braquial. (Harris *et al.*, 2009; Cap. 1).[2]

19. (A) Aproximadamente 3% da drenagem linfática da mama flui para a cadeia mamária interna, e 97% para os linfonodos axilares. (Harris *et al.*, 2009; Cap. 1).[2]

20. (E) A via de drenagem acessória é a do plexo da bainha do músculo retoabdominal, em direção aos plexos subperitoneal e subfrênico, via de Gerota que permite que ocorra disseminação na direção do fígado e retroperitoneais.

O plexo venoso de Batson liga os órgãos torácicos para vertebras, costelas e sistema nervoso central. (Chagas *et al.*, Tratado de Mastologia da SBM, 2011; Cap. 8 – Harris *et al.*, 2009; Cap. 1).[1,2]

Referências Bibliográficas

1. Chagas CR, Menke CR, Vieira RJS *et al. Tratado de mastologia da SBM.* Rio de Janeiro: Revinter, 2011.
2. Harris JR, Lippman ME, Morrow M *et al. Diseases of the breast.* Philadelphia: Lippincott Williams & Wilkins, 2014.

2

Histologia e Fisiologia da Mama

Elyzabeth Avvad Portari ■ *Juan Sebastián Sánchez Tobar*

1. Quais os principais hormônios responsáveis pelo crescimento acentuado das mamas no período gestacional?
   (A) Beta-HCG e lactogênio placentário humano
   (B) Hormônio luteinizante e ACTH
   (C) Estrogênio e ocitocina
   (D) Prolactina e FSH
   (E) Estrogênios, progesterona, prolactina e lactogênio placentário humano

2. Quais estruturas anatômicas da mama são revestidas por epitélio cuboidal simples?
   (A) Aberturas externas dos ductos galactóforos
   (B) Seios e ductos galactóforos
   (C) Seios galactóforos e mamilo
   (D) Ductos galactóforos e interlobulares terminais
   (E) Seios galactóforos e ductos interlobulares

3. Quais estruturas anatômicas da mama são revestidas por epitélio pavimentoso estratificado ceratinizado?
   (A) Aberturas externas dos ductos galactóforos
   (B) Ductos galactóforos
   (C) Mamilo
   (D) Ductos interlobulares
   (E) Seios galactóforos

4. Com relação à lactogênese, é **incorreto** afirmar:
   (A) Corresponde ao início da lactação
   (B) A secreção copiosa de leite só ocorre 2 a 4 dias após o parto
   (C) É dependente da ação de prolactina e insulina
   (D) Ocorre em ambiente com taxas plasmáticas elevadas de prolactina que tendem a se elevar no pós-parto
   (E) Ocorre em concentrações plasmáticas baixas de estrogênio e progesterona

5. O processo de regressão das glândulas mamárias pós-lactação se dá principalmente por:
   (A) Necrose
   (B) Apoptose
   (C) Autólise
   (D) Endocitose
   (E) Pinocitose

6. O processo de involução senil das glândulas mamárias se dá principalmente por:
   (A) Necrose
   (B) Apoptose
   (C) Atrofia
   (D) Endocitose
   (E) Pinocitose

7. O lóbulo mamário na mulher adulta é constituído por:
   (A) 15 a 25 estruturas tubuloalveolares compostas e um ducto intralobular
   (B) Vários ductos intralobulares que se unem em um ducto interlobular terminal e estão envoltos por tecido conectivo frouxo
   (C) Vários ácinos terminais envoltos por tecido fibroadiposo
   (D) Vários ductos intralobulares que se comunicam com vários ductos interlobulares terminais
   (E) Um ducto intralobular que se continua com o ducto interlobular e desemboca no ducto galactóforo

Capítulo 2 | Histologia e Fisiologia da Mama

8. Com relação ao hormônio **prolactina**, é correto afirmar:
(A) A sua concentração sérica é mais alta durante a lactogênese
(B) É uma glicoproteína secretada principalmente pelas células da neuro-hipófise
(C) A sua secreção é fortemente inibida pela dopamina
(D) A sua concentração plasmática é maior no sexo feminino que no masculino, e não sofre alterações de concentrações durante o ciclo menstrual
(E) A prolactina, juntamente com o hormônio do crescimento (GH), age como importante fator de depleção do sistema imune, através da hiperexpressão dos genes bcl-2 e bax

9. Durante a lactação, as unidades secretoras alveolares são revestidas por:
(A) Camada única de células cuboidais com vacúolos basais
(B) Camada única de células colunares mucossecretoras
(C) Dupla camada de células colunares com vacúolos subnucleares
(D) Dupla camada de células cuboidais vacuoladas
(E) Uma camada de células epiteliais com numerosos vacúolos no citoplasma apical, intercalada por 4 a 6 células mioepiteliais de forma estrelada

10. Das afirmativas abaixo, está **incorreta** a opção:
(A) A ação da prolactina na glândula mamária ocorre através da interação com receptores presentes na membrana celular das células tubuloalveolares, possivelmente via AMPc como segundo mensageiro para a estimulação da síntese de RNA e proteínas
(B) A prolactina favorece a síntese de caseína, lactalbumina e enzimas envolvidas na síntese de lipídios
(C) A prolactina estimula a lipase lipoproteica mamária, levando à síntese glandular de triglicerídeos
(D) O efeito da prolactina na lactogênese é dependente de elevados níveis de estrógeno
(E) No pós-parto, a afinidade dos receptores à prolactina seria gradualmente aumentada, de modo que mesmo níveis basais de prolactina promoveriam elevada produção de leite

11. A importância da insulina durante a lactação é, **exceto**:
(A) Facilitar a ação da prolactina
(B) Estimular a entrada de glicose e aminoácidos no ácino mamário
(C) Acelerar a lipogênese
(D) Propiciar o crescimento da mama e a lactação através de sua ação mitogênica
(E) Favorecer a síntese de caseína e de lactalbumina

12. Assinale o hormônio mais potente na ejeção do leite:
(A) Ocitocina
(B) Vasopressina
(C) Prolactina
(D) Insulina
(E) Colescistocinina

13. Com relação ao processo de amamentação, assinale a sentença verdadeira:
(A) O requerimento energético da mulher lactante é de, aproximadamente, 20% acima do consumo habitual de calorias
(B) A sucção do mamilo estimula o centro da saciedade e inibe a sensação de fome
(C) A amamentação facilita a mobilização dos depósitos lipídicos, especialmente do tecido adiposo nas regiões das nádegas e coxas
(D) A sucção do mamilo, via vagal, inibe a secreção de colecistocinina e insulina
(E) A prolactina diminui a população de receptores de insulina na glândula mamária, facilitando a estocagem de lipídios e produção do leite nos alvéolos mamários

14. A primeira expulsão do leite é chamada de colostro, qual componente protege contra infecções ou alergias:
(A) Linfócitos
(B) Plasmócitos
(C) Lactalbumina
(D) Imunoglobulinas
(E) Macrófagos

15. Das afirmativas a seguir, está **incorreta** a opção:

(A) Cada glândula mamária consiste em 15 a 25 lóbulos de glândulas tubuloalveolares compostas, cuja função é secretar leite

(B) A estrutura histológica das glândulas mamárias varia de acordo com o sexo, a idade e o estado fisiológico

(C) O aumento das mamas durante a puberdade resulta da acentuada proliferação de estruturas secretoras tubuloalveolares em resposta ao aumento dos níveis de estrógenos

(D) O desenvolvimento das glândulas mamárias em meninas durante a puberdade faz parte das características sexuais secundárias

(E) Antes da puberdade, as glândulas mamárias são compostas pelos seios galactóforos e suas ramificações (ductos galactóforos)

Respostas Comentadas

1. (E) As glândulas mamárias sofrem intenso crescimento durante a gravidez por ação sinérgica de vários hormônios, principalmente estrógenos, progesterona, prolactina e lactogênio placentário humano. Uma das ações desses hormônios é o desenvolvimento de alvéolos nas extremidades dos ductos interlobulares terminais. (Junqueira & Carneiro, 2008).[1]

2. (D) O revestimento dos ductos galactóforos e ductos interlobulares terminais é formado por epitélio cuboidal simples, envolvido por células mioepiteliais. As aberturas externas dos ductos galactóforos são revestidas por epitélio pavimentoso (ou escamoso) estratificado. Este epitélio bruscamente se transforma em colunar estratificado ou cuboide nos ductos galactóforos. (Junqueira & Carneiro, 2008; p. 449).[1]

3. (C) O mamilo tem forma cônica e pode ser de cor rosa, marrom-claro ou marrom-escuro, externamente é coberto por epitélio pavimentoso estratificado ceratinizado contínuo com o da pele adjacente.

4. (D) A lactogênese refere-se à secreção láctea propriamente dita, que pode ocorrer na glândula mamária previamente preparada para a função secretória. Na iniciação da secreção do leite, é relevante a participação da prolactina e insulina. A prolactina tem papel fundamental na preparação, estimulação e manutenção da glândula mamária para a secreção de leite. Durante a gestação, há um aumento gradual e progressivo das concentrações séricas de prolactina que atinge o seu pico ao final da gestação, próximo ao momento do parto. Nas duas primeiras semanas após o parto, a mulher, que amamenta, ainda apresenta níveis altos de prolactina, porém menores quando comparados ao momento de maior valor (no final da gestação) e à tendência de declínio progressivo. Todavia, em cada episódio de amamentação, possivelmente pelo estímulo causado pela sucção do mamilo, os níveis de prolactina aumentam durante cerca de 30 minutos e depois apresentam queda para níveis basais. (Douglas, 2006; p. 1210-211).[2-4]

5. (B) Quando cessa a amamentação (desmame), a maioria dos alvéolos desenvolvidos durante a gravidez sofre degeneração por apoptose, com células inteiras sendo liberadas na luz dos alvéolos, e seus restos são retirados por macrófagos. (Junqueira & Carneiro, 2008; p. 451).[1]

6. (C) A involução senil das glândulas mamárias é caracterizada por uma redução em tamanho e atrofia das porções secretoras, ductos e tecido conectivo interlobular. (Junqueira & Carneiro, 2008; p. 452).[1]

7. (B) Na mulher adulta, a estrutura característica da glândula mamária, isto é, o lóbulo mamário, se desenvolve a partir das extremidades dos ductos menores e consiste em vários ductos intralobulares que se unem em um ducto interlobular terminal. Cada lóbulo é imerso em tecido conectivo intralobular frouxo e muito celular. O tecido conectivo interlobular, que separa os lóbulos, é mais denso e hipocelular. (Junqueira & Carneiro, 2008; p. 448).[1]

8. (C) A prolactina é uma glicoproteína secretada em vários tecidos, porém sua secreção maior ocorre nas células mamótrofas da adeno-hipófise sob a influência de dois fatores ou hormônios hipotalâmicos. O fator estimulante da sua secreção é um peptídeo – PRH (hormônio liberador da prolactina), e o fator inibidor é denominado PIH ou PIF (fator inibidor da prolactina). Atualmente, o PIF tende a identificar-se com a DOPAMINA, neurotransmissor liberado no hipotálamo que seria, de modo efetivo, o agente que determina a inibição da formação de prolactina. O teor plasmático de prolactina é bem maior no sexo feminino que no masculino, e seus valores variam conforme a fase do ciclo menstrual, durante a gravidez e lactação, sendo o seu nível mais elevado observado no final da gestação. A prolactina exerce muitas funções orgânicas que podem ser resumidas em: efeitos sobre o aparelho reprodutor e conduta sexual; ao nível trófico controlando o anabolismo, e ao nível imunológico, controlando e estimulando fortemente o sistema imune, sendo sua ação exercida em especial no timo, linfócitos T e nos macrófagos. (Douglas, 2006; p. 1035-41).[2,5,6]

9. (E) Os alvéolos mamários são conjuntos esféricos de células epiteliais que se tornam as estruturas ativamente secretoras de leite na lactação. Neste período, apresentam gotículas de gordura e vacúolos secretores, limitados por membrana e presentes no citoplasma apical das células alveolares. Quatro a seis células mioepiteliais de forma estrelada envolvem cada alvéolo e estão localizadas entre as células epiteliais e a lâmina basal. (Junqueira & Carneiro, 2008).[1]

10. (D) Apesar dos níveis altos de prolactina durante a gestação, nenhum leite é formado. É provável que as altas concentrações de estrógenos durante este período impeçam a ação da prolactina nas glândulas mamárias. Explicação semelhante pode ser aplicada ao início da lactação, ou seja, com o rápido declínio dos estrógenos no período pós-parto, os efeitos inibitórios dos esteroides são removidos, deixando a prolactina "livre" para exercer sua ação secretora de leite. (Douglas, 2006; p. 1211).[2,7]

11. (E) A insulina parece ser hormônio necessário para alcançar a função apropriada da glândula mamária na produção de leite. Sua ação facilitaria a da prolactina e a de outros hormônios. Também parece estimular a entrada de glicose e aminoácidos na célula glandular mamária e acelera a lipogênese, além de atuar como forte agente mitogênico e, desse modo, propiciar o crescimento da mama e a lactação. É provável que seu mecanismo de ação seja a diminuição da relação AMPc/GMPc para desencadear a galactopoiese. A síntese de caseína e lactalbumina é favorecida pela prolactina, que interage com receptores da membrana celular, possivelmente via AMPc, estimulando a síntese de RNA e proteínas. (Douglas, 2006; p. 1210-211).[2]

12. (A) Os hormônios liberados da hipófise posterior, ocitocina e vasopressina, causam ejeção de leite, porém, a ocitocina é 5 vezes mais ativa. A ocitocina exerce um efeito direto nas células mioepiteliais que rodeiam os alvéolos e ductos, contraindo-as e, desse modo, tornando o leite mais facilmente disponível para a criança. Através da ação da ocitocina, pode haver contração uterina durante a amamentação. (Douglas, 2006; p. 1213).[2]

13. (C) Foi determinado que o requerimento energético da mulher lactante é, aproximadamente, 35 a 55% acima do consumo habitual, contudo esse maior requerimento depende inversamente do peso corpóreo, sendo maior quando a mãe tem um peso menor. Aparentemente, a sucção do mamilo reforça a sensação de fome e sede e consequente ingestão alimentar da mãe. Entretanto, a amamentação facilita a mobilização dos depósitos lipídicos, especialmente das reservas adiposas subcutâneas nas regiões das nádegas e coxas.

Provavelmente, este efeito seja decorrente da depressão regional adiposa da atividade enzimática da lipase lipoproteica, enquanto haja estimulação da lipase de hormônio sensível. Por outro lado, determinou-se que a sucção do mamilo estimula um reflexo, via vagal, que excita a secreção de gastrina, colecistocinina e insulina, enquanto é deprimida a secreção de somatostatina. A maior mobilização de lipídios dos estoques das nádegas e coxas determina, ao mesmo tempo, maior depósito no tecido adiposo mamário, em decorrência da secreção de prolactina. De fato, observou-se que a prolactina diminui a população de receptores de insulina nos depósitos gordurosos subcutâneos da mãe, mas os aumenta na glândula mamária, de modo a facilitar, com a redistribuição de gorduras, a estocagem específica de lipídios na mama. (Douglas, 2006; p. 1212-213).[2]

14. (D) O colostro tem altas concentrações de imunoglobulinas (Ig A), que ajudam na proteção contra infecções, alergias e prevenção de asma. (Douglas, 2006; p. 1212-213).[2]

15. (C) O aumento das mamas durante a puberdade resulta do acúmulo de tecidos adiposo e conectivo, além de um certo crescimento e ramificação dos ductos galactóforos, por causa do aumento dos níveis de estrógenos circulantes neste período. Somente durante a gestação é que os alvéolos mamários se proliferam nas extremidades dos ductos e se preparam para a secreção de leite. (Junqueira, 2008).[1]

Referências Bibliográficas

1. Junqueira LC, Carneiro J. *Histologia básica*. 11. ed. Rio de Janeiro: Guanabara Koogan, 2008.
2. Douglas CR. *Fisiologia aplicada às ciências médicas*. 6. ed. Rio de Janeiro: Guanabara Koogan, 2006.
3. Frantz AG. Rhythms in prolactin secretion. In: Krieger DT. *Endocrine rhythms*. New York: Raven, 1979.
4. Bunner DL, Vanderlaan WP. Prolactin level in lactating women. *Clin Res* 1975;23:387A.
5. Chang A, Shin SH, Pang SC. Dopamine D2 receptor mediates both inhibitory and stimulatory actions of prolactin release. *Endocrine* 1997;7:177.
6. Savino W, Villa-Verde DM, Alves LA *et al.* Neuroendocrine control of the thymus. *Ann NY Acad Sci* 1998;840:470.
7. Bruce JO, Ramirez VD. Site of action of the inhibitory effect of estrogen upon lactation. *Neuroendocrinol* 1970;6:19.

3

Anomalias do Desenvolvimento Mamário

Patrícia Pontes Frankel ▪ *Viviane Ferreira Esteves* ▪ *Roberto Vieira*
Juan Sebastián Sánchez Tobar

1. A foto abaixo representa qual anomalia do desenvolvimento mamário?

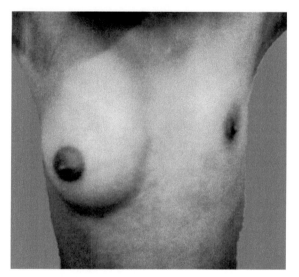

Ver *Prancha* em *Cores*.

(A) Amazia
(B) Amastia
(C) Polimastia
(D) Politelia
(E) Hipoplasia

2. A foto abaixo representa qual anomalia do desenvolvimento mamário?

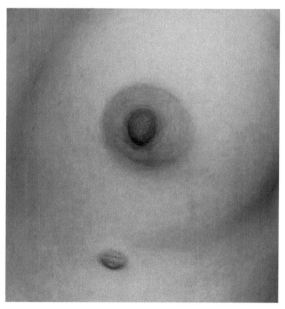

Ver *Prancha* em *Cores*.

(A) Amazia
(B) Amastia
(C) Polimastia
(D) Politelia
(E) Hipoplasia

Capítulo 3 | Anomalias do Desenvolvimento Mamário

3. A foto abaixo representa qual anomalia do desenvolvimento mamário?

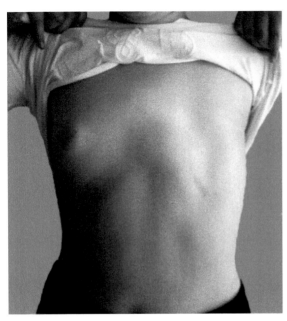

Ver *Prancha* em *Cores*.

(A) Amazia
(B) Amastia
(C) Polimastia
(D) Politelia
(E) Hipoplasia

4. A foto abaixo representa qual anomalia do desenvolvimento mamário?

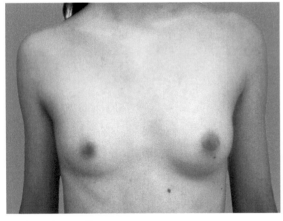

Ver *Prancha* em *Cores*.

(A) Amazia
(B) Amastia
(C) Polimastia
(D) Politelia
(E) Hipoplasia

5. A ausência ou hipoplasia do músculo peitoral, associada à deformidade da parede torácica, anormalidade da mama e anormalidade da mão, caracterizam a síndrome de:
(A) Síndrome de Turner
(B) Síndrome de Poland
(C) Síndrome de Klinefelter
(D) Síndrome de McCune Albright
(E) Síndrome de Werner

6. A causa mais comum de amazia é:
(A) Iatrogênica
(B) Medicamentosa
(C) Hereditária
(D) Congênita
(E) Traumática

7. O tratamento da simastia é:
(A) Medicamentoso
(B) Cirúrgico (retirada do tecido mamário acessório)
(C) Não existe tratamento para simastia
(D) Cirúrgico (ressecção da pele pré-external)
(E) A simastia nunca requer tratamento

8. A foto abaixo representa qual anomalia do desenvolvimento mamário?

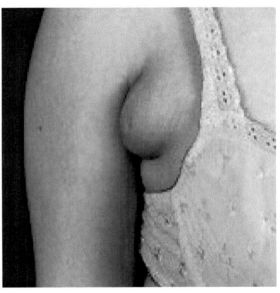

Ver *Prancha* em *Cores*.

(A) Amazia
(B) Amastia
(C) Polimastia
(D) Politelia
(E) Hipoplasia

Perguntas — 17

9. A localização mais comum de polimastia é:
(A) Axilar
(B) Torácica
(C) Abdominal
(D) Cervical
(E) Inguinal

10. Sobre hipertrofia mamária juvenil é correto afirmar, **exceto**:
(A) A maioria das pacientes com hipertrofia mamária juvenil apresenta aumentos simétrico e bilateral
(B) Algumas patologias podem estar associadas, como neoplasias e traumas
(C) O tratamento realizado é a mamoplastia redutora
(D) Nas pacientes envolvidas, sempre são encontradas alterações hormonais
(E) Nos casos recorrentes, podem ser utilizadas cirurgias, como adenectomias

11. A droga mais comumente associada à gigantomastia induzida por drogas é:
(A) Penicilina
(B) Dazanol
(C) Tamoxifeno
(D) Prednisona
(E) Hidroclorotiazida

12. Com relação à gigantomastia da gestação, é correto afirmar, **exceto**:
(A) A hipertrofia maciça da mama na gestação de uma condição rara é de causa desconhecida
(B) Acomete principalmente mulheres de mamas volumosas
(C) Caracteriza-se pelo crescimento descontrolado das mamas durante a gestação, podendo apresentar necrose, ulceração, infecção ou hemorragia
(D) A paciente deve ser orientada sobre a recorrência em gestações subsequentes, e a mamoplastia redutora deve ser considerada.
(E) Diuréticos podem ser utilizados com efeitos limitados

13. A anormalidade do desenvolvimento mamário mais comum observada em ambos os sexos é:
(A) Polimastia
(B) Amazia
(C) Politelia
(D) Amastia
(E) Hipoplasia

Respostas Comentadas

1. (**A**) A diferença entre amazia e amastia é a presença do mamilo. Na amazia, observamos somente a ausência do tecido mamário, enquanto, na amastia, observamos a ausência do tecido mamário e do mamilo. (Boff, 2006, Cap. 1).[1]

2. (**D**) Politelia trata-se de um mamilo ectópico por falha na regresão da linha láctea. (Sabel, 2009).[2]

3. (**B**) Na amastia, observamos a ausência do tecido mamário e do mamilo. (Boff, 2006, Cap. 1).[1]

4. (**E**) A hipoplasia é o subdesenvolvimento da glândula mamária. (Sabel, 2009).[2]

5. (**B**) A síndrome de Poland se caracteriza pela ausência da musculatura peitoral menor e maior, completa ausência ou hipoplasia da mama ou do mamilo, defeitos da cartilagem costal e das costelas e sindactilia. A síndrome de McCune Albright está associada à puberdade precoce, enquanto a síndrome de Klinefelter apresenta ginecomastias bilaterais indolor e simétrica. A síndrome de Werner está associada ao câncer hereditário, e, em alguns casos, a síndrome de Turner pode ter polimastia como componente da síndrome. (Bland & Copeland, 2009, Cap. 8).[3]

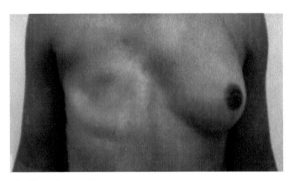

Ver *Prancha* em *Cores*.

6. (**A**) A biópsia de uma mama em desenvolvimento pode resultar na extirpação da maior parte do botão mamário e em deformidade na puberdade. A radioterapia de meninas em idade pré-puberal também pode resultar em amazia. (Boff, 2006, Cap. 1).[1]

7. (**D**) A simastia se caracteriza pela confluência medial das mamas. Seu tratamento, se necessário, caracteriza-se pela retirada da pele e do tecido pré-external. (Bland & Copeland, 2009, Cap. 8).[3]

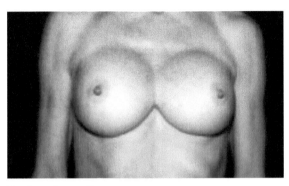

Ver *Prancha* em *Cores*.

8. (**C**) A polimastia ou mama supranumerária se caracteriza por desenvolvimento de glândulas mamárias verdadeiras acessórias. (Boff, 2006, Cap. 1).[1]

9. (**A**) O tratamento da polimastia é fundamentalmente sintomático e consiste na ressecção do tecido mamário ectópico. (Bland & Copeland, 2009, Cap. 8).[3]

10. (**D**) Níveis diminuídos de progesterona plasmática e a presença de níveis normais de estrogênios e hormônio do crescimento podem ser encontrados, no entanto, a medida desse hormônios, como etiologia da hipertrofia mamária, ainda não está comprovada. (Bland & Copeland, 2009, Cap. 8).[3]

11. (**A**) A etiologia da associação da penicilina com a gigantomastia é pouco compreendida, no entanto, parece que a penicilina produz um efeito na globulina ligadora de hormônios sexuais, aumentando os níveis de estrogênio circulantes. (Bland & Copeland, 2009, Cap. 8).[3]

12. (B) A história típica da gigantomastia da gestação é o acometimento de mulheres normais e saudáveis. (Bland & Copeland, 2009, Cap. 8).[3]

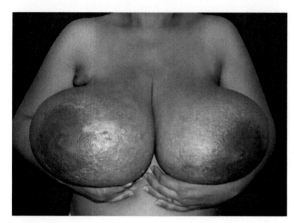

Ver *Prancha* em *Cores*.

13. (A) A anormalidade do desenvolvimento mamário mais comumente encontrada é a politelia, que se caracteriza pela presença de um mamilo acessório. Cerca de 1% da população feminina apresenta politelia ao longo da linha láctea. (Boff, 2006, Cap. 1).[1]

Referências Bibliográficas

1. Boff R, Wisintainer F. *Mastologia moderna – Abordagem multidisciplinar*. Rio Grande do Sul: Mesa Redonda, 2006.
2. Sabel MS. *Essentials of breast surgery: a volume in the surgical foundations series*. Elsevier Health Sciences, 2009.
3. Bland & Copeland *et al. The breast. Comprehensive management of benign and malignant disorders*. Philadelphia: Saunders, 2009.

Parte II

Diagnóstico e Manejo das Doenças Benignas

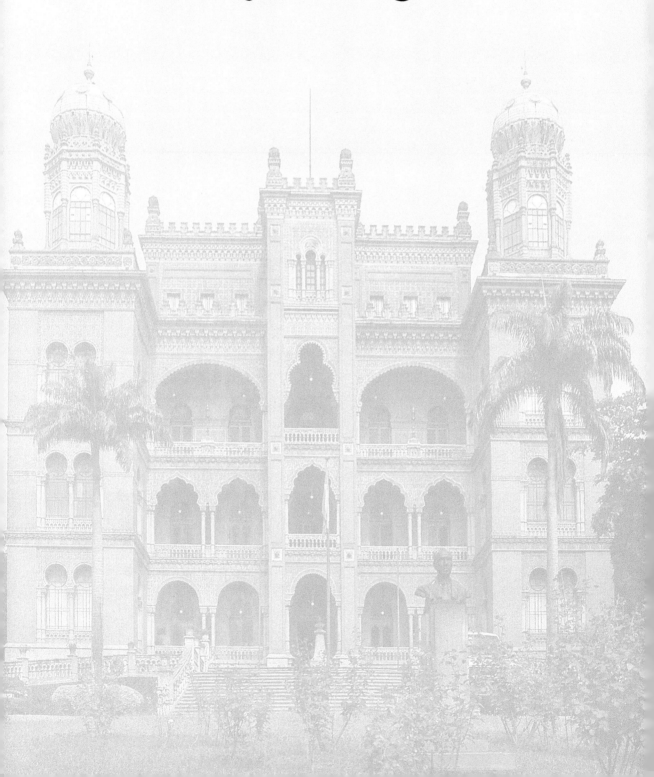

4

Anamnese e Exame Físico

Oscar Figueira Junior

1. Retração cutânea presente no exame físico da paciente pode estar relacionada com a(s) seguinte(s) patologia(s) mamária(s):
(A) AFBM
(B) Síndrome de Poland
(C) Síndrome de Tietze
(D) Cisto mamário simples
(E) Todas as anteriores

2. Linfadenomegalia clinicamente suspeita, isolada na cadeia linfonodal supraclavicular à esquerda, sem evidência de patologia mamária, deve-se pensar em comprometimento do:
(A) Sistema nervoso central
(B) Sistema geniturinário
(C) Sistema respiratório
(D) Sistema gastrointestinal
(E) NRA

3. Durante a entrevista clínica existem informações dadas pelo paciente que auxiliam muito o mastologista com relação ao acompanhamento de cada caso. Relacionado com a história genética do paciente e pensando em câncer de mama hereditário, temos que valorizar:
(A) Mutação BRCA1, Mutação BRCA2, Síndrome da mão e do pé
(B) Mutação BRCA1, Mutação BRCA2, Síndrome Peutz-Jeghers
(C) Síndrome da mão e do pé, Síndrome Peutz-Jeghers, Mutação BRCA1
(D) Síndrome da mão e do pé, Síndrome Peutz-Jeghers, Mutação BRCA2
(E) Mutação BRCA1, Mutação BRCA2, Síndrome Tietze

4. Uma das etapas do exame físico das mamas é a palpação das cadeias linfonodais, fazendo parte do exame a palpação dos:
(A) Linfonodos axilares, linfonodos da mamária interna, linfonodos da cadeia suboccipital
(B) Linfonodos axilares, linfonodos da mamária interna, linfonodos submandibulares
(C) Linfonodos axilares, linfonodos infraclaviculares, linfonodos supraclaviculares
(D) Linfonodos cervicais, linfonodos submandibulares, linfonodos axilares
(E) Linfonodos axilares, linfonodos da mamária interna, linfonodos supraclaviculares e infraclaviculares

5. São etapas do exame físico das mamas, **exceto**:
(A) Inspeção estática
(B) Inspeção dinâmica
(C) Palpação mamária
(D) Expressão do complexo areolopapilar
(E) Percussão mamária

6. Quais os principais parâmetros clínicos para o diagnóstico diferencial dos nódulos mamários?
(A) Tamanho e consistência
(B) Forma, contorno e superfície
(C) Tamanho e mobilidade
(D) Mobilidade e sensibilidade
(E) Todas as anteriores

Capítulo 4 | Anamnese e Exame Físico

7. Paciente com 42 anos refere mastalgia em QSE de mama direita e retração na projeção da área dolorosa. Ao exame, observa-se discreta retração em QSE da mama direita e palpa-se cordão doloroso que se inicia justareolar até axilar direito. Os sintomas e os sinais clínicos sugerem:
(A) Síndrome de Mondor
(B) Carcinoma ductal infiltrante com metástase linfática
(C) Carcinoma lobular infiltrante
(D) Carcinoma inflamatório
(E) Doença de Paget

8. Para o exame clínico da axila, o braço da paciente repousa sobre o braço sinônimo do examinador, e a mão antônima do examinador examina a axila; esta técnica denomina-se:
(A) Técnica de Madden
(B) Técnica de Bailey
(C) Técnica de Bloodgood
(D) Técnica de Velpeaux
(E) Técnica de Riddell

9. Na palpação das mamas, a técnica em que utilizamos as falanges distais do segundo e terceiro quirodáctilos que, se assemelha ao tocar de piano chama-se:
(A) Técnica de Madden
(B) Técnica de Patey
(C) Técnica de Bloodgood
(D) Técnica de Velpeaux
(E) Técnica de Riddell

10. Durante a anamnese, qual é o principal fator de risco identificado para o câncer de mama?
(A) Idade
(B) Nuliparidade
(C) Sexo
(D) Menarca tardia
(E) Uso de contraceptivos orais

11. São considerados fatores que aumentam o risco para o desenvolvimento de câncer de mama, **exceto**:
(A) Idade
(B) Nuliparidade
(C) Terapia de Reposição Hormonal
(D) Uso de contraceptivos orais
(E) Radiação ionizante

12. Características importantes que devem ser avaliadas na paciente com queixa de derrame papilar:
(A) Origem, número de ductos
(B) Coloração da secreção, espontânea ou provocada
(C) Unilateral ou bilateral, coloração da secreção
(D) Origem, coloração da secreção
(E) Todas as anteriores

13. Paciente de 22 anos procura consultório de mastologia, com queixa de assimetria mamária importante, referindo mama esquerda maior que mama direita. Ainda durante a anamnese o mastologista observa hipoplasia de falanges na mão direita da paciente, fato que o leva a pensar em:
(A) Síndrome de Tietze
(B) Síndrome de Peutz-Jeghers
(C) Síndrome da mão e do pé
(D) Síndrome de Cowden
(E) Síndrome de Poland

14. Alguns fatores hormonais aumentam o risco de câncer de mama. Entre as afirmativas abaixo qual é a **falsa**?
(A) Menarca precoce (idade menor que 12 anos) é um fator de risco de câncer de mama
(B) Contraceptivo oral não está relacionado com aumento de casos de câncer de mama
(C) Menopausa tardia é um fator de risco de câncer de mama
(D) O uso de estrogênio isolado, como TRH, causa maior risco de câncer de mama quando comparado ao uso de estrogênio + progesterona
(E) TRH aumenta o risco de câncer de mama

15. Na anamnese, são identificados fatores que diminuem o risco de câncer de mama, entre eles está(ão):
(A) Amamentação
(B) Praticar atividade física regularmente
(C) Primeira gestação a termo antes dos 18 anos
(D) Ooforectomia antes dos 35 anos
(E) Todas as anteriores

16. Homem, 52 anos, referindo nódulo de mama. Temos como possível causa:
(A) Câncer de mama
(B) Ginecomastia
(C) Lipomastia
(D) Processo inflamatório infeccioso
(E) Todas as anteriores

17. Técnica para palpação das regiões supraclaviculares em que o examinador se posiciona atrás da paciente:
(A) Técnica de Madden
(B) Técnica de Patey
(C) Técnica de Lewinson
(D) Técnica de Velpeaux
(E) Técnica de Riddell

18. Técnica para palpação das regiões supraclaviculares em que o examinador se posiciona à frente da paciente:
(A) Técnica de Lonne
(B) Técnica de Patey
(C) Técnica de Lewinson
(D) Técnica de Velpeaux
(E) Técnica de Riddell

19. Com relação à descarga papilar, qual(is) a(s) queixa(s) que está(ão) relacionada(s) com a patologia maligna das mamas?
(A) Líquido de cor marrom
(B) Líquido de cor verde
(C) Dor retromamilar
(D) Líquido hemático
(E) Todas as anteriores

20. Realizando a inspeção, podemos diagnosticar diversas situações clínicas. Entre as afirmativas a seguir marque a **falsa**:
(A) Amastia é a ausência completa das estruturas mamárias
(B) Amazia é a ausência do complexo areolopapilar com preservação do tecido mamário
(C) Ginecomastia é o desenvolvimento de glândula mamária de aspecto feminino em um homem
(D) Politelia caracteriza-se pela presença de um ou mais complexos areolopapilares, além do já presente na mama, em geral unilateralmente
(E) Polimastia é a presença de uma ou mais mamas extranumerárias na linha da crista láctea

Respostas Comentadas

1. **(B)** A síndrome de Poland está relacionada com diferentes graus de comprometimento de membros superiores, parede torácica e alterações mamárias, como hipoplasia e até amastia, ocorre uma retração pela agenesia do feixe esternal do músculo peitoral maior.

2. **(D)** Neoplasias malignas que acometem o aparelho gastrointestinal frequentemente cursam com linfadenomegalia supraclavicular à esquerda.

3. **(B)** BRCA1 e BRCA2 são genes supressores tumorais, e se estes sofrem mutação, há também aumento no risco de desenvolver cânceres de mama e ovário. A síndrome de Peutz-Jeghers apresenta risco relativo para câncer de mama em torno de 20.

4. **(E)** Durante o exame clínico, a palpação das cadeias linfonodais inicia-se pelas axilas, regiões supraclavicular e infraclavicular e região paraesternal que pode apresentar tumefação fixa e indolor (metástase ganglionar para cadeia mamária interna).

5. **(E)** Não há indicação clínica de realizar manobra de percussão durante o exame das mamas.

6. **(E)** Todos são parâmetros clínicos para o diagnóstico diferencial dos nódulos mamários, todos têm relevância clínica.

7. **(A)** Síndrome de Mondor cursa como flebite da veia toracoepigástrica, sua etiologia pode estar relacionada com trauma, cirurgia ou radioterapia sobre a mama, também com causa idiopática. Manifesta-se clinicamente com a visualização da veia em formato de corda, dor ao longo de seu trajeto. Tratamento clínico com base de anti-inflamatórios e analgésicos.

8. **(B)** A técnica de Bailey é utilizada para o exame clínico da axila e cursa com o braço do paciente apoiado sobre o braço sinônimo do examinador, e a mão antônima do examinador examina a axila.

9. **(C)** A técnica de Bloodgood utiliza as falanges distais do segundo e terceiro quirodáctilos que se assemelha ao tocar de piano.

10. **(C)** Observa-se a relação de 1/135 de câncer de mama em homens/mulheres, então sexo feminino apresenta maior risco.

11. **(D)** Não é observada a relação entre o uso de contraceptivos orais e surgimento de câncer de mama.

12. **(E)** Todas as informações anteriores são importantes quando se realiza a investigação de derrame papilar, além de anamnese detalhada.

13. **(E)** A Síndrome de Poland está relacionada com diferentes graus de comprometimento de membros superiores, parede torácica e alterações mamárias, como hipoplasia e até amastia.

14. **(D)** Na verdade, o uso de TRH combinado apresenta maior risco do que estrogenoterapia isolada. (Ver Nurse's Health Study.)

15. **(E)** Todos os fatores estão relacionados com a diminuição do risco de surgimento de câncer de mama.

16. **(E)** Todas as alternativas cursam com aumento do volume mamário e que para o paciente pode representar "nódulo de mama".

5. **(E)** Não há indicação clínica de realizar manobra de percussão durante o exame das mamas.

17. **(E)** A técnica de Riddell é utilizada para a avaliação das cadeias linfonodais supraclaviculares com o examinador posicionando-se atrás da paciente.

18. **(C)** A técnica de Lewinson é utilizada para a avaliação das cadeias linfonodais supraclaviculares com o examinador posicionando-se à frente da paciente.

19. **(D)** Descarga papilar hemática tem relevância do ponto de vista oncológico por estar presente nos fenômenos proliferativos do epitélio ductal, como a hiperplasia ductal e o carcinoma mamário.

20. **(B)** Amazia é ausência do tecido mamário com preservação do complexo areolopapilar.

Bibliografia

Armitage JO. Approach to the patient with lymphadenopathy and splenomegaly. In: Goldman L, Ansiello A (Eds.). *Cecil textbook of internal medicine.* 22nd ed. Philadelphia: Saunders, 2004.

Bland KI, Copeland EM III. *The breast. Comprehensive management of benign and malignant diseases.* Philadelphia: Saunders, 2009.

Haagensen CD. *Disease of the breast.* Philadelphia: Saunders, 1986.

Veronesi U, Luini A, Costa A *et al. Mastologia oncológica.* Rio de Janeiro: Medsi, 2002.

5

Diagnóstico Clínico das Alterações Mamárias

Oscar Figueira Junior

1. Puérpera referindo nódulo mamário de apareci-mento abrupto, com aproximadamente 3 cm ao exame clínico, móvel e fibroelástico. Quadro clí-nico sugere:
   (A) Carcinoma ductal
   (B) Tumor *phyllodes*
   (C) Mastite puerperal
   (D) Galactocele
   (E) Sarcoma mamário

2. Paciente com diagnóstico de carcinoma ductal infiltrante em mama direita, nódulo em QSE com 7 cm, linfonodos axilares e infraclaviculares clini-camente acometidos. Exames complementares não evidenciam metástase a distância. Estadia-mento clínico neste caso:
   (A) Estádio IIIA
   (B) Estádio IIIB
   (C) Estádio IIIC
   (D) Estádio IV
   (E) Estádio IIB

3. Paciente com nódulo de 2 cm em QSE de mama direita, apresentando ainda "pele semelhante à casca de laranja" e eritema, 1 linfonodo axilar ho-molateral clinicamente acometido e móvel. Exa-mes complementares não evidenciam metásta-se a distância. Estadiamento clínico neste caso:
   (A) Estádio IIA
   (B) Estádio IIB
   (C) Estádio IIIA
   (D) Estádio IIIB
   (E) Estádio IIIC

4. Paciente de 42 anos, tabagista, apresentando 4 epi-sódios nos últimos 6 meses de abscesso periareolar que evolui e drena espontaneamente com saída de secreção purulenta; diagnóstico provável:
   (A) Doença de Zuskas
   (B) Doença de Mondor

   (C) Tuberculose mamária
   (D) Mastite luética
   (E) Carcinoma inflamatório

5. Paciente de 18 anos com queixa de assimetria mamária, ao exame clínico observa-se mama di-reita Tanner M5 e do lado esquerdo não há glân-dula mamária, porém, o mamilo está presente. Paciente nega trauma torácico. Esta anomalia denomina-se:
   (A) Atelia
   (B) Amastia
   (C) Síndrome de Poland
   (D) Polimastia
   (E) Amazia

6. Com relação aos derrames papilares, podemos considerar como clinicamente suspeitos quando estiverem presentes as seguintes características, **exceto**:
   (A) Uniductal
   (B) Unilateral
   (C) Aquoso
   (D) Multicolorido
   (E) Sanguíneo

7. Paciente de 42 anos referindo nódulo em mama direita. Ectoscopia evidencia mama direita com metade superior apresentando hiperemia e pele com aspecto de "casca de laranja", palpa-se nó-dulo com 3,5 cm em QSE, duro e aderido a pla-nos profundos. Diagnóstico clínico de:
   (A) Mastite aguda
   (B) Mastite luética
   (C) Ectasia ductal
   (D) Carcinoma inflamatório
   (E) Granuloma lipofágico

Capítulo 5 | Diagnóstico Clínico das Alterações Mamárias

8. Paciente apresenta ao exame clínico nódulo em QSE de mama esquerda, elástico, móvel, indolor com 2 cm de diâmetro. São hipóteses diagnósticas, **exceto**:
(A) Fibroadenoma
(B) Cisto mamário
(C) Esteatonecrose
(D) Hamartoma
(E) Carcinoma mucinoso

9. Durante palpação mamária identificam-se 4 nódulos em mama direita, em média, com 3,5 cm de diâmetro, fibroelásticos, indolores e discreta hiperemia cutânea na projeção de um dos nódulos. Na anamnese, paciente refere crescimento rápido e progressivo. Temos como hipótese diagnóstica:
(A) Hamartoma
(B) Tumor *phyllodes*

(C) Tuberculose mamária
(D) Carcinoma medular
(E) Carcinoma mucinoso

10. Paciente apresentando lesão descamativa mamilar, são hipóteses diagnósticas, **exceto**:
(A) Doença de Paget
(B) Psoríase
(C) Ectasia ductal
(D) Dermatite de contato
(E) Pitiríase versicolor

Respostas Comentadas

1. (D) Galactocele é um cisto mamário benigno com conteúdo lácteo que surge por obstrução de um ducto mamário. Tem como características clínicas nódulo fibroelástico, móvel, indolor e não aderido a planos profundos.

2. (C) Neste caso clínico, observamos tumor maior que 5 cm (T3), linfonodos infraclaviculares acometidos (N3a), não há evidência de metástase (M0). T3 N3a M0 classifica-se como estádio IIIC.

3. (D) Neste caso, observamos tumor de 2 cm (T1), linfonodo axilar ipsilateral móvel (N1), não há evidência de metástase (M0), porém apresenta características de carcinoma inflamatório, o que muda classificação tumoral para T4d. T4d N1 M0 classifica-se como estádio IIIB.

4. (A) Doença de Zuskas ou abscesso areolar Crônico reicidivante cursa com inflamações mamárias de repetição, acometendo região subareolar e periareolar das mamas e, em geral, apresenta fístula cutânea. 50 a 80% dos casos estão relacionados ao tabagismo.

5. (E) Amazia é a ausência de glândula mamária com a presença de mamilo, situação extremamente rara dentro das anomalias congênitas.

6. (D) Derrame papilar fisiológico tem como características: multiductal, multicolorido e bilateral. Derrame papilar suspeito apresenta-se uniductal, aquoso ou sanguíneo, unilateral.

7. (D) Carcinoma inflamatório apresenta um aumento súbito da mama acometida, pele com aspecto de casca de laranja, eritema cutâneo e calor. Pode estar relacionado a carcinoma oculto ou carcinoma localmente avançado. A característica inflamatória está associada à invasão dos linfáticos da derme.

8. (C) Esteatonecrose manifesta-se como nódulo irregular, firme , podendo apresentar retração cutânea.

9. (B) Tumor phyllodes, em geral, é unilateral, com nódulo fibroelástico, multinodular, indolor e com crescimento rápido e progressivo, podendo apresentar hiperemia cutânea e até mesmo ulcerações na pele.

10. (E) Ptiríase versicolor apresenta lesões hipocrômicas, descamativas e pruriginosas que não acometem a região dos mamilos.

Bibliografia

Armitage JO. Approach to the patient with lymphadenopathy and splenomegaly. In: Goldman L, Ausiello A (Eds.). *Cecil textbook of internal medicine.* 22nd ed. Philadelphia: PA: Saunders, 2004.

Bland KI, Copeland EM. *The breast. Comprehensive management of benign and malignant diseases.* Philadelphia: Saunders, 2009.

Boff R, Wisintainer F, Amorim G. *Manual de diagnóstico e terapêutica em mastologia.* 2. ed. Caxias do Sul: Mesa-Redonda, 2008.

Haagensen CD. *Disease of the breast.* Philadelphia: Saunders, 1986.

Veronesi U, Luini A, Costa A *et al. Mastologia oncológica.* Rio de Janeiro: Medsi, 2002.

6

Lactação – Fisiologia e Patologia

Patrícia Pontes Frankel ■ *Viviane Ferreira Esteves*
Melissa Quirino Souza e Silva ■ *Roberto Vieira*

1. Participam da lactação os seguintes hormônios:
- (A) Peptídeos hipotalâmicos
- (B) TRH
- (C) Hormônio do crescimento
- (D) Insulina
- (E) Progesterona

2. Sobre a lactação, assinale a **incorreta**:
- (A) O colostro é composto por grande quantidade de lactalbumina, gordura e lactoglobulina
- (B) A gordura possui mecanismo de secreção apócrino e proteína, possui secreção como resultado de combinação de certos mecanismos
- (C) O leite maduro é composto por gordura e proteína em uma solução de lactose mineral
- (D) A prolactina é responsável pela síntese e secreção do leite
- (E) Durante a lactação os linfáticos estromais encontram-se aumentados

3. A respeito da fisiopatologia da mastite lactacional, é **incorreto** afirmar:
- (A) São considerados fatores de risco: ingurgitamento mamário, papila invertida e fissuras mamilares
- (B) A primoinfecção ocorre pela via transpapilar
- (C) A técnica incorreta de aleitamento predispõe ao ingurgitamento mamário e à formação de fissuras mamilares
- (D) Bactérias Gram-negativas ou anaeróbicas associam-se às formas graves da doença
- (E) O agente causal mais frequente é o *Staphylococcus epidermidis*

4. Primípara, 20 anos, na terceira semana pós-parto, queixando-se de febre, prostração, dor e ingurgitamento mamário à direita. Ao exame: mama direita apresentando fissura mamilar às 9 h, edema e eritema difusos, tumoração de 4 cm palpável em QSE e adenomegalia axilar ipsolateral volumosa e dolorosa. Sobre o quadro descrito anteriormente, é **incorreto** afirmar:
- (A) Trata-se de mastite puerperal complicada com abscesso, e o tratamento consiste em drenagem do abscesso sob anestesia geral e antibioticoterapia
- (B) A PAAF é útil no diagnóstico diferencial com neoplasia
- (C) O tratamento deverá ser expectante com analgésicos e uso de compressas mornas
- (D) Recomenda-se manter a lactação e iniciar oxacilina
- (E) Deve-se incentivar a manutenção do aleitamento materno

5. Sobre mastite puerperal, é **incorreto** afirmar:
- (A) Mulheres que já tiveram um episódio de mastite têm 3 vezes mais chances de desenvolverem novo episódio após o parto
- (B) Bactérias Gram-negativas e anaeróbios associam-se à presença de ulcerações e necrose na forma grave da doença
- (C) Sua fisiopatologia inclui contaminação transpapilar causada por bactérias presentes na cavidade oral do neonato
- (D) Trata-se de processo infeccioso exclusivo de mulheres na menacme
- (E) A forma mais comum ocorre na metade do puerpério e na ocasião do desmame

Capítulo 6 | Lactação – Fisiologia e Patologia

6. No tratamento cirúrgico da mastite puerperal complicada com abscesso, é correto afirmar:
(A) Pode ser realizado ambulatorialmente com anestesia local
(B) A incisão cutânea deve ser preferencialmente periareolar
(C) Em abscessos de paredes espessas, devem ser executadas biópsias
(D) Deve-se suspender a lactação na mama submetida à drenagem cirúrgica
(E) Não devem ser utilizados drenos como o de Penrose

7. São modificações fisiológicas da mama na gestação, **exceto**:
(A) Nas primeiras 3 ou 4 semanas, ocorrem brotamento ductular marcante com ramificações e formações lobulares sob influência do estrogênio
(B) Da quinta à oitava semana há aumento significativo da mama, dilatação das veias superficiais e pigmentação do complexo aveolopapilar
(C) O aumento ductular alveolar e lobular, na gestação, ocorre em razão da influência dos esteroides sexuais lúteos e placentários: hormônio lactogênio placentário, prolactina e gonadotropina coriônica
(D) Da segunda metade da gravidez em diante o aumento do tamanho da mama é resultado do aumento da dilatação dos alvéolos com colostro e da hipertrofia das células mioepiteliais do tecido conectivo e da gordura
(E) No segundo trimestre da gestação, a proliferação epitelial mamária promove o aumento do volume da mama

8. A lactogênese se caracteriza pela:
(A) Habilidade de sintetizar e secretar o leite
(B) Capacidade de ejeção do leite
(C) Habilidade de sintetizar o leite
(D) Capacidade de proliferação dos alvéolos
(E) Maturação da glândula mamária

9. Sobre a ocitocina é correto afirmar, **exceto**:
(A) É liberada pelas neurofisículas da neuro-hipófise
(B) Atua nas células mioepiteliais
(C) Pode ter sua secreção diminuída pela dor e estimulada pela presença da criança
(D) Também age no útero e na cérvice para promover a involução pós-parto
(E) Os efeitos da ocitocina são mediados pelos receptores de membrana nas células epiteliais mamárias

10. Sabendo que o *Staphylococcus aureus* é o principal agente causal da mastite lactacional, não deve(m) ser utilizado(s):
(A) Penicilina benzatina e amoxicilina
(B) Oxacilina e dicloxacilina
(C) Cefalexina e cefalotina
(D) Amoxicilina com ácido clavulânico
(E) Estearato de eritromicina

Respostas Comentadas

1. (**E**) A progesterona inibe a ação da prolactina.[1,2]

2. (**A**) O colostro é composto por elementos nutricionais e lactoglobulina, conferindo ao recém-nato imunidade passiva.[1,2]

3. (**E**) O principal agente causal é o *Staphylococcus aureus*. Também são encontrados: *Staphylococcus epidermidis, Streptococcus* do grupo B, *Escherichia coli, Pseudomonas* e bacterioides.

4. (**C**) O tratamento da mastite puerperal complicada com abscesso deve incluir drenagem cirúrgica e antibioticoterapia. Compressas mornas podem aumentar o ingurgitamento mamário, e, se não houver ordenha sistemática, o quadro pode agravar-se.

5. (**D**) A mastite também ocorre em neonatos. Nesses casos, o broto mamário costuma ser infectado por bactérias, como *Staphylococcus aureus* e *Escherichia coli*.

6. (**C**) Nesses casos, o objetivo da biópsia é excluir a possibilidade de carcinoma concomitante.

7. (**E**) Na segunda metade da gestação, o aumento da mama é promovido pela dilatação dos alvéolos com colostro e não da proliferação epitelial mamária.[2]

8. (**A**) Pode ser dividida em lactogênese I, a síntese de componentes do leite, e lactogênese II, secreção significativa de leite após o parto.[1]

9. (**E**) Os efeitos da prolactina são mediados pelos receptores de membrana nas células epiteliais mamárias.[2]

10. (**A**) As penicilinas naturais e semissintéticas, como a penicilina benzatina e a amoxicilina, respectivamente, são ineficazes no tratamento da mastite lactacional porque não são resistentes à penicilinase. A adição do ácido clavulânico à amoxicilina torna o último resistente à penicilinase e, portanto, eficaz no tratamento da mastite.

Referências Bibliográficas

1. Bland KI, Copeland EM III. The breast. *Comprehensive management of benign and malignant disorders*. Philadelphia: Saunders, 2009.

2. Harris JR, Lippman ME, Morrow M *et al. Diseases of the breast*. Philadelphia: Lippincott Williams & Wilkins, 2014.

7

Histopatologia das Lesões Benignas da Mama

Elyzabeth Avvad Portari

1. As lesões proliferativas da mama são condições que denotam risco levemente aumentado para carcinoma ductal e são classificadas em hiperplasia usual (risco 2 vezes maior) e hiperplasia ductal atípica (risco 5 vezes maior). Assinale a alternativa **incorreta**:
(A) São lesões macroscopicamente imperceptíveis e podem estar associadas a alterações fibrocísticas e outras condições benignas da mama
(B) A hiperplasia epitelial da mama é considerada qualquer aumento do número de células, além da dupla camada, sendo a hiperplasia ductal leve normalmente representada pela proliferação epitelial com até 4 células de espessura e não representa aumento significativo do risco para câncer
(C) A hiperplasia ductal usual apresenta população de células mistas (células epiteliais e mioepiteliais) normalmente pequenas e ovoides, porém de arranjo irregular e desorganizado, projeções micropapilares e pontes
(D) A hiperplasia ductal florida é caracterizada pela proliferação de células ductais de distribuição irregular, limites celulares imprecisos que ocupam e distendem os ductos. Estes podem ter áreas de necrose, hemorragia e microcalcificações
(E) A hiperplasia ductal atípica é condição que carreia risco aumentado para câncer de mama e histologicamente é caracterizada por população de células heterogêneas, espaços geométricos irregulares e núcleos hipercromáticos

2. O(s) principal(is) critério(s) histopatológico(s) para o diagnóstico diferencial entre tumor *phyllodes* benigno e fibroadenoma é:
(A) Presença de leve pleomorfismo celular e raras figuras de mitose
(B) Hiperplasia do componente epitelial
(C) Padrão foliáceo e hipercelularidade estromal

(D) Padrão de crescimento pericanalicular
(E) Presença de estroma mixoide

3. Com relação a alterações fibrocísticas da mama, assinale a alternativa **incorreta**:
(A) É caracterizada histologicamente por apresentar fibrose estromal, formação de cistos, metaplasia apócrina e hiperplasia epitelial
(B) Macroscopicamente, o tecido mamário pode apresentar áreas irregulares e mal delimitadas de tecidos brancacento e elástico com cistos de permeio, envoltas por tecido adiposo
(C) É caracterizada histologicamente por apresentar somente fibrose estromal e cistos ductais
(D) Macroscopicamente, o aspecto é variável, podendo ter quantidades diferentes de tecidos brancacento e elástico, e os cistos nem sempre são visíveis
(E) É a condição benigna da mama mais frequente nas mulheres entre 25 e 45 anos

4. Mulher, 45 anos, apresenta nódulo único, bem delimitado, de crescimento lento. Realizada tumorectomia que revelou tumor encapsulado, medindo 5 cm e composto pela proliferação de células fusiformes e ovais com núcleos redondos e nucléolos proeminentes, dispostas em feixes irregulares e intercaladas por fibras colágenas densas. Ausência de necrose e/ou mitoses. O provável diagnóstico histopatológico é:
(A) Leiomioma
(B) Hamartoma
(C) Fibroadenoma
(D) Miofibroblastoma
(E) Fibromatose

Capítulo 7 | Histopatologia das Lesões Benignas da Mama

5. O fibroadenoma juvenil é caracterizado por ser:
- (A) Tumor grande, bem circunscrito, faixa etária adolescente, de rápido crescimento e histologicamente semelhante ao fibroadenoma, porém com estromas hialinizado e hipocelular
- (B) Tumor grande, mal delimitado, faixa etária adolescente, de crescimento lento e histologicamente semelhante ao fibroadenoma; a recorrência é frequente
- (C) Tumor pequeno, acomete preferencialmente adultos jovens, de crescimento lento e histologicamente semelhante ao fibroadenoma, porém o estroma é hipercelular
- (D) Tumor pequeno, mal delimitado, acomete preferencialmente adultos jovens, de crescimento rápido e histologicamente semelhante ao fibroadenoma com estroma hipocelular
- (E) Tumor grande, bem delimitado, faixa etária adolescente, de rápido crescimento e histologicamente semelhante ao fibroadenoma, porém, tende a ter estroma hipercelular, e o componente epitelial pode ser hiperplasiado

6. Mulher, 28 anos, apresenta tumoração em mama direita com cerca de 3 cm, bem delimitada, que foi retirada. O exame histopatológico revelou nódulo de limites bem definidos, composto pela proliferação de estruturas tubulares densamente agrupadas com escasso estroma interveniente. Os túbulos apresentam células mioepiteliais pouco evidentes e rechaçadas perifericamente, adjacentes a células epiteliais cuboidais sem atipias. O diagnóstico histopatológico provável é:
- (A) Adenoma tubular
- (B) Hamartoma
- (C) Fibroadenoma
- (D) Hiperplasia ductal secretora
- (E) Fibroadenoma juvenil

7. Com relação à cicatriz radial ou lesão esclerosante complexa, assinale a alternativa correta:
- (A) É uma condição associada à mastite crônica
- (B) Macroscopicamente, apresenta-se como lesão nodular de limites precisos e faz diagnóstico diferencial com Fibroadenoma e Tumor *phyllodes*
- (C) Os aspectos radiológico, macroscópico e microscópico fazem diagnóstico diferencial com carcinoma intraductal
- (D) Microscopicamente, é caracterizada por extensa área de fibrose e hialinização do estroma com distorção ductal, exibindo área central composta por células gigantes multinucleadas do tipo corpo estranho
- (E) Microscopicamente, é lesão de contorno estrelado, com área central densa, composta por colágeno hialinizado, por vezes com elastose, tendo de permeio áreas de adenose com pequenos túbulos irregulares revestidos por dupla camada de células

8. O hamartoma da mama é caracterizado histologicamente por:
- (A) Nódulo com cápsula verdadeira, exibindo proliferação do estroma fibroso intralobular de aspectos denso e hipocelular com estreitamento dos ductos
- (B) Lesão ovalada, bem circunscrita, desprovida de cápsula verdadeira e composta por uma mistura variável de tecido conectivo fibroadiposo estromal e lóbulos mamários sem atipias
- (C) Nódulo mal delimitado, apresentando hiperplasia ductal leve à moderada em meio a estroma fibrovascular com frequentes cistos ductais e metaplasia apócrina
- (D) Nódulo com cápsula verdadeira, exibindo proliferação de vasos e tecido conectivo fibroso, tendo de permeio placas de cartilagem madura
- (E) Nódulo mal delimitado composto pela proliferação de estruturas tubulares densamente agrupadas com escasso estroma interveniente

9. Dentre os critérios histopatológicos característicos da adenose esclerosante listados a seguir, assinale a alternativa **incorreta**:
- (A) Na adenose esclerosante, observam-se túbulos com células mioepiteliais e ausência de atipias celulares
- (B) É caracterizada pela proliferação compacta de ácinos e túbulos com preservação da membrana basal e da configuração lobular
- (C) O estudo imuno-histoquímico para marcação de actina de músculo liso é negativo
- (D) Microcalcificações e metaplasia apócrina são frequentes
- (E) É comum apresentar fibrose estromal que envolve e comprime os ácinos e túbulos

10. Com relação aos papilomas intraductais, assinale a alternativa **incorreta**:

(A) São caracterizados histologicamente por estrutura arborescente com eixo fibrovascular central, recoberto por dupla camada de células (epitelial e mioepitelial)

(B) O papiloma periférico é frequentemente único e se origina da estrutura acinar

(C) O papiloma periférico é frequentemente observado em associação a lesões proliferativas da mama, cicatriz radial, adenose esclerosante e carcinoma *in situ* ou infiltrante

(D) O papiloma intraductal atípico apresenta estrutura arborescente com eixo fibrovascular central, recoberto por epitélio hiperplasiado com atipia focal, de baixo grau nuclear

(E) O papiloma central pode ser lesão palpável com aspecto macroscópico de massa polipoide pediculada e arborescente, semelhante à "couve-flor", que dilata e preenche o ducto maior

11. Assinale a alternativa correta:

(A) A neoplasia lobular da mama é condição frequente e bilateral, associada a aumento de volume e consistência das mamas

(B) A neoplasia lobular da mama é condição rara, normalmente não visível à macroscopia e representada histologicamente pela proliferação uniforme de células epiteliais pequenas e redondas dentro dos ácinos que preenchem e distorcem a unidade lobular de ducto terminal

(C) A neoplasia lobular da mama é condição frequente representada histologicamente pela proliferação de células epiteliais acinares volumosas e irregulares com núcleos hipercromáticos e nucléolos proeminentes que preenchem e distendem a unidade lobular do ducto terminal

(D) A hiperplasia lobular atípica e o carcinoma lobular *in situ* são lesões histologicamente iguais, apresentando somente diferenças celulares ultraestruturais e identificáveis com exame imuno-histoquímico

(E) O diagnóstico diferencial histopatológico entre carcinoma lobular *in situ* e carcinoma ductal *in situ* com extensão lobular é simples e fácil de ser reconhecido

Respostas Comentadas

1. (**E**) Qualquer aumento do número de células acima da dupla camada habitual de célula epitelial luminal e mioepitelial basal na mama é considerado hiperplasia epitelial. A classificação das hiperplasias epiteliais é:

- Hiperplasia ductal leve (com risco não significativo para desenvolvimento de câncer) é histologicamente caracterizada por um aumento de células dentro do ducto com espessura máxima de quatro células.
- Hiperplasia moderada é representada por proliferação de células epiteliais ductais com mais de quatro células de espessura e que podem apresentar pontes celulares no espaço luminal, configurando aspecto cribriforme.
- Hiperplasia ductal florida mostra lúmen distendido e, por vezes, obliterado. A distinção entre hiperplasia ductal florida e hiperplasia moderada usual é relativamente subjetiva, e muitos autores as classificam dentro de uma mesma categoria, pois têm o mesmo risco para desenvolvimento de câncer.
- A hiperplasia ductal usual (sem atipia) se diferencia da hiperplasia ductal atípica por apresentar população celular mista (predomínio de células epiteliais em meio a células mioepiteliais e linfócitos pode estar presente). As células epiteliais são ovoides e pequenas, mas podem apresentar tamanhos e morfologia variada e, por ser um processo hiperplásico, observa-se arranjo irregular e algo desorganizado, com projeções micropapilares irregulares e pontes. Os espaços luminares, quando presentes, são também irregulares e estreitados. Podem raramente apresentar necrose e hemorragia intraluminal, e microcalcificações ocorrem em todas as formas de hiperplasia, bem como nos casos de carcinoma *in situ*.

Os critérios diagnósticos definidos por Page para diagnóstico de hiperplasia ductal atípica e carcinoma *in situ* são: 1. população de células uniformes; 2. espaços geométricos uniformes e regulares entre as células proliferadas e núcleos hipercromáticos. A distinção entre hiperplasia ductal atípica (HDA) e carcinoma *in situ* (CIS) requer definição precisa, sendo assim para o diagnóstico de HDA, é necessário que alguns destes critérios anteriores estejam presentes, mas não todos. Ainda assim, é muito confusa e subjetiva a diferenciação entre HDA e CIS. Para facilitar, considera-se que: as lesões da HDA sejam normalmente muito pequenas (menores que 5 mm) e localizadas. O diagnóstico de CIS deve ser considerado quando as três características descritas anteriormente forem observadas em pelo menos dois espaços ductais. (Ellis *et al.*, 2001, p. 881-83).[1,2]

2. (**C**) O fibroadenoma (FA) e o tumor *phyllodes* benigno (TFB) são tumores fibroepiteliais benignos da mama. O FA é o tumor benigno mais comum da mama, podendo ocorrer em qualquer idade após a puberdade, porém, é mais comum na 3ª década. O TFB é condição mais rara e é visto frequentemente em mulheres acima dos 40 anos. Macroscopicamente são semelhantes, sendo representados por nódulos ovoides, pardo-claros ou branco-acinzentados, bem delimitados e firmes elásticos. Nos casos de TFB clássico, é macroscopicamente visível o aspecto de fendas. Microscopicamente, ambos são caracterizados por proliferação fibroepitelial, porém o TFB apresenta padrão foliáceo que representa as fendas revestidas por células epiteliais (lembrando a forma de folhas) sobre estroma fusocelular que é hipercelular, quando comparado ao fibroadenoma. Tanto o FA como o TFB podem apresentar estroma mixoide, padrão de crescimento pericanalicular, raramente pleomorfismo celular e figuras de mitose, além de hiperplasia do componente epitelial, inclusive já tendo sido descritos casos de carcinomas lobular e ductal *in situ* em ambos. Pleomorfismo celular acentuado e difuso e figuras de mitose frequentes são vistos no tumor *phyllodes* maligno. (Ellis *et al.*, 2001, p. 868-72).[2]

3. (**C**) Alterações fibrocísticas da mama é o termo usado pelos patologistas para definir um grupo heterogêneo de padrões morfológicos, observados na mama, que inclui combinações variáveis de cistos ductais, estroma fibroso, metaplasia apócrina e graus variáveis de hiperplasia epitelial. Macroscopicamente costumam produzir massas palpáveis, embora possam ser leves a ponto de serem clinicamente silenciosas. É condição frequente da mama feminina, sendo rara antes da adolescência e mais comum entre 25-45 anos, com incidência máxima nos anos perimenopáusicos e raramente se desenvolve após a menopausa. A sua patogenia é discutível, porém o excesso relativo ou absoluto de estrogênios e/ou deficiência de progesterona parecem ser importantes. (Ellis *et al.*, 2001, p. 865-66).[2]

4. (D) O miofibroblastoma (MFB) é tumor benigno de células fusiformes do estroma mamário, composto por miofibroblastos, que acomete ambos os sexos, com idade entre 40 e 87 anos. Alguns casos foram descritos em associação à ginecomastia. MFB se apresenta como nódulo único de crescimento lento e tamanho variando entre 1 e 10 cm. Microscopicamente, é caracterizado por nódulo expansivo composto pela proliferação de células fusiformes a ovaladas, dispostas em feixes irregulares que se intercruzam, tendo de permeio bandas espessas de colágeno eosinofílico. As células têm citoplasma relativamente abundante, com limites celulares mal definidos e cor ora pálida, ora acentuadamente eosinofílica. Os núcleos das células são arredondados a ovalados com 1 ou 2 pequenos nucléolos. Podem ser vistos mastócitos de permeio. Necrose e mitose são raras. Não se observam estruturas lobulares ou ductos mamários permeando o tumor. Histologicamente, o MFB faz diagnóstico diferencial com fascite nodular, tumor miofibroblástico inflamatório, fibromatose, hemangiopericitoma, leiomioma e tumor benigno da bainha do tendão. O diagnóstico diferencial é fundamentado no perfil imunofenotípico, e, mesmo assim existem casos de difícil diagnóstico. (Tavassoli & Deville, 2003, p. 91).[3]

5. (E) O termo fibroadenoma gigante foi usado como sinônimo de fibroadenoma juvenil, causando confusão diagnóstica. O termo fibroadenoma gigante foi usado incorretamente para descrever tanto fibroadenomas grandes, como tumor *phyllodes* benigno. Na prática, todo o fibroadenoma juvenil é grande, e esta terminologia deve ser reservada para casos de fibroadenomas, acometendo adolescentes, com rápido índice de crescimento. É tumoração lobulada, bem circunscrita, que pode atingir 15 a 20 cm de diâmetro e causar importante deformidade da mama, com estiramento da pele e distorção do mamilo. Morfologicamente, apresenta estrutura muito semelhante ao do fibroadenoma típico, notando-se padrão de crescimento peri e intracanalicular, mas o estroma tende a ser mais celular do que hialinizado. É comum observar proliferação epitelial, frequentemente de aspecto florido. O fibroadenoma juvenil é tumor benigno, que não apresenta recorrência após a sua excisão completa. (Ellis *et al.*, 2001, p. 870).[2]

6. (A) Apesar de a maioria dos estudiosos atualmente aceitar o adenoma tubular como adenoma mamário puro, Rosen ainda o considera como uma variante não típica do fibroadenoma. É verdade que alguns fibroadenomas apresentam áreas de estrutura tubular. Hertel *et al.* definiram critérios morfológicos para o diagnóstico de adenoma tubular, que são: lesão bem circunscrita composta por túbulos densamente compactados com escasso estroma interveniente. Durante a gestação, podem aparecer nódulos com características semelhantes ao adenoma tubular e, por apresentarem alterações secretoras, características da gestação, são por vezes denominados de adenoma da gestação ou lactação. Este termo é duvidoso, porque, provavelmente, a grande maioria das lesões diagnosticadas, como adenoma da gestação, talvez, represente apenas hiperplasia lobular fisiológica de arranjo nodular, que se torna proeminente com relação ao tecido vizinho e clinicamente se apresenta como massa nodular. Muito raramente, talvez, alguns casos possam realmente representar um verdadeiro adenoma tubular que, com o estímulo hormonal da gestação, sofreu hiperplasia e se tornou clinicamente manifesto.[4-8]

7. (E) A cicatriz radial ou lesão esclerosante complexa da mama é condição benigna que, ao exame de imagem, bem como os aspectos macroscópicos e microscópicos, lembram carcinoma invasivo, porque a arquitetura lobular está distorcida pelo processo de fibrose e hialinização. O termo cicatriz radial é usado nos casos de lesões pequenas, enquanto que, nas lesões maiores apresenta graus variáveis de hiperplasia epitelial ductal com fibrose, dando-se o nome de lesão esclerosante complexa. É condição que se apresenta frequentemente com múltiplos focos e bilateral. Macroscopicamente, a cicatriz radial pode ser não aparente ou ser grande o suficiente, configurando área irregular firme com estrias amareladas, indistinguíveis do carcinoma. Microscopicamente, é composta por uma mistura de alterações benignas, das quais a adenose é a mais importante. O contorno é estrelado e apresenta área central de fibrose densa com colágeno hialinizado e, por vezes, com acentuada elastose, tendo de permeio túbulos mamários irregulares, revestidos por dupla camada de células. Na periferia da lesão, os túbulos mostram graus variáveis de dilatação luminal, hiperplasia epitelial e metaplasia apócrina. (Tavassoli & Devilee, 2003, p. 83).[3]

Capítulo 7 | Histopatologia das Lesões Benignas da Mama

8. (**B**) O hamartoma da mama é condição rara e ocorre predominantemente em mulheres na perimenopausa. Pode-se apresentar como volumosas massas palpáveis ou pode ser lesões impalpáveis e detectadas somente pela mamografia. Clinicamente, podem ser confundidos com fibroadenoma e tumor *phyllodes*. Macroscopicamente, as lesões podem-se apresentar de tamanhos variáveis, de 1 a 15 cm, apesar de a maioria dos casos ter entre 2 e 5 cm. São massas ovaladas, bem delimitadas, de consistência firme-elástica, porém falta o aspecto lobulado, característico do fibroadenoma. Microscopicamente, o hamartoma não tem cápsula verdadeira, apesar de ser facilmente separável do parênquima mamário adjacente. É composto por uma mistura variável de tecido conectivo fibroadiposo estromal e lóbulos mamários sem atipias e frequentemente de configuração normal, notando-se, com frequência, ilhas de tecido adiposo maduro no centro da lesão. Ocasionalmente, pode apresentar ductos ectasiados e císticos. (Ellis *et al.*, 2001, p. 871).[2]

9. (**C**) Adenose esclerosante é considerada lesão proliferativa específica da mama e se origina na unidade lobular do ducto terminal. É frequentemente observada em associação a alterações fibrocísticas da mama e, raramente, como massa palpável isolada. A idade média das pacientes que apresentam massa palpável é em torno da perimenopausa. A lesão se apresenta, em geral, como massa de limites imprecisos, de consistência firme ou endurecida, de tamanhos variados. Histologicamente, a configuração lobular normal é mantida e mais bem vista no menor aumento. Observam-se proliferação compacta de ácinos e túbulos com preservação da dupla camada de células, ou seja, células epitelial e mioepitelial, sobre membrana basal íntegra, associada à acentuada fibrose que pode comprimir os ácinos e túbulos. Os elementos epiteliais podem ser facilmente demonstráveis por exames de imuno-histoquímica para ceratina (que marca a célula epitelial), actina de músculo liso (que marca a célula mioepitelial) e laminina (identifica membrana basal). É comum apresentar também microcalcificações na luz das glândulas e áreas de metaplasia apócrina. (Tavassoli & Devilee, 2003, p. 81).[3]

10. (**B**) Papiloma intraductal é caracterizado pela proliferação de células epiteliais e mioepiteliais sobre eixo conectivo fibrovascular, configurando estrutura arborescente dentro da luz do ducto. Os papilomas intraductais da mama são divididos de acordo com a sua topografia em central (ou papiloma de grandes ductos) frequentemente localizados na região subareolar; e os papilomas periféricos que se originam na unidade lobular de ducto terminal. No geral, menos de 10% das neoplasias benignas da mama correspondem a papiloma. A maioria dos papilomas centrais ocorre entre a 4ª e 5ª décadas, e a descarga papilar serossanguinolenta unilateral é o sinal clínico mais frequente. Lesões palpáveis podem formar tumores bem delimitados, podendo ser massas pediculadas com aspecto mamilonado e arborescente, semelhante à couve-flor, que dilata e preenche os ductos maiores e podem medir poucos milímetros até 3 a 4 cm. Os papilomas periféricos são clinicamente ocultos e raramente se apresentam como uma massa ou descarga papilar, mas podem revelar microcalcificações periféricas. Macroscopicamente, não são identificados com facilidade e são frequentemente múltiplos. Histologicamente são semelhantes ao eixo conectivo fibrovascular central recoberto por dupla camada de células (epitelial e mioepitelial), porém os papilomas periféricos, quando comparados aos papilomas centrais, são mais frequentemente observados em associação a lesões proliferativas da mama, cicatriz radial, adenose esclerosante e carcinoma *in situ* ou infiltrante. (Tavassoli & Devilee, 2003, p. 76-78).[3,9,10]

11. (B) A neoplasia lobular é um processo de proliferação epitelial distinto que ocorre na unidade lobular de ducto terminal e representa um espectro de alterações que varia de hiperplasia lobular atípica leve a carcinoma lobular *in situ* florido. A nomenclatura neoplasia lobular, como entidade única para classificar estas entidades, é melhor porque a distinção entre hiperplasia lobular atípica e carcinoma lobular *in situ* é arbitrária. Além disso, o tipo celular é morfologicamente idêntico, sendo a distinção histológica feita principalmente na extensão e grau do envolvimento da unidade lobular do ducto terminal. A neoplasia lobular é lesão relativamente rara, ocorrendo em, aproximadamente, 1% das biópsias. Raramente apresenta manifestação clínica ou é visível ao exame macroscópico das peças retiradas. Essas lesões são mais comuns em mulheres na perimenopausa. O risco de carcinoma infiltrante subsequente aumenta 4 vezes nos casos de hiperplasia lobular atípica e aumenta em 10 vezes nos casos de carcinoma lobular *in situ*. A neoplasia lobular é um fenômeno multifocal, porém, em raros casos, é florido o suficiente para ser macroscopicamente evidente como uma massa indistinta. Na maioria dos casos, são leões identificáveis somente ao exame microscópico que revela população uniforme de células epiteliais acinares proliferadas que preenchem e distendem a unidade lobular do ducto terminal, que por vezes se estende e envolve ductos adjacentes de forma pagetoide. As células epiteliais, acinares e proliferadas são pequenas com núcleos regulares, redondos e normocorados, envoltos por uma delgada faixa de citoplasma. Nucléolos não são visíveis, sendo a sua característica histológica representada por células uniformes, pequenas e redondas. A distinção entre hiperplasia lobular atípica e carcinoma lobular *in situ* é que este último deve apresentar proliferação uniforme de células acinares em toda a unidade lobular, que deve preencher todo o ácino e expandir ou distender pelo menos metade do ácino dentro da unidade lobular. Os critérios que devem ser utilizados para o diagnóstico de hiperplasia lobular atípica é quando os aspectos histopatológicos observados não são suficientes para se encaixar nos critérios definidos anteriormente, para carcinoma lobular *in situ*. Além disso, a população de células tumorais pode estar misturada com célu-

las mioepiteliais, leucócitos e células epiteliais acinares residuais. O problema diagnóstico mais comum do carcinoma lobular *in situ* é a distinção com carcinoma ductal *in situ* com extensão lobular, particularmente quando este último for do tipo sólido e de pequenas células. A neoplasia lobular não é coesa, consistente, com perda da molécula de adesão caderina E, que tem sido postulada como marcador específico para as neoplasias lobulares da mama. (Ellis *et al.*, 2001, p. 870).[2,11-13]

Referências Bibliográficas

1. Page DL, Dupont WD, Rogers LW *et al.* Atypical hyperplastic lesions of the female breast. A long-term follow-up study. *Cancer* 1985;55:2698-708.
2. Ellis OI, Pinder SE, Lee AHS *et al. Tumors of the breast in diagnostic histopathology of tumors.* 2nd ed. London: Churchill Livingstone, 2001, vol. 1.
3. Tavassoli FA, Devilee P (Eds.). *World health organization classification of tumors. Pathology and genetics of tumors of the breast and female genital organs.* Lyon: IARC Press, 2003.
4. Fechner RE. Fibroadenoma and related conditions. In: Page DL, Anderson TJ (Eds.). *Diagnostic pathology of the breast.* Edinburgh: Churchill Livingstone, 1987. p. 72-85.
5. Rosen PP. Fibroepithelial neoplasms. In: Rosen PP (Ed.). *Rosen's breast pathology.* Philadelphia: Lippincott-Raven, 1996. p. 143-175.
6. Hertel BG, Zaloudek C, Kempson RL. Breast adenomas. *Cancer* 1976;37:2891-905.
7. Slavin JL, Billson VR, Ostor AG. Nodular breast lesions during pregnancy and lactation. *Histopathology* 1993;22:481-85.
8. Moross T, Lang AP, Mahoney L. Tubular adenoma of the breast. *Arch Pathol* 1983;107:84-86.
9. Ohuchi N, Abe R, Takahashi T *et al.* Origin and extension of intraductal papillomas of the breast: a three-dimensional reconstruction study. *Breast Cancer Res Treat* 1984;4:1294-302.
10. Woods ER, Helvie MA, Ikeda DM *et al.* Solitary breast papilloma: comparison of mammographic, galactographic, and pathologic findings. *AJR Am J Roentgenol* 1992;159:487-91.
11. Haagensen CD, Lane N, Lattis R *et al.* Lobular neoplasia (so called lobular carcinoma in situ) of the breast. *Cancer* 1978;42:737-69.
12. Rosen PP, Lieberman PH, Braun Junior DW *et al.* Lobular carcinoma in situ of the breast: detailed analysis of 99 patients with average follow up of 24 years. *Am J Surg Pathol* 1978;2:225-51.
13. Frykberg ER, Santiago F, Betsill WL *et al.* Lobular carcinoma in situ of the breast. *Surg Gynecol Obstet* 1987;164:283-301.

8

Neoplasias Benignas

Viviane Ferreira Esteves ▪ *Patrícia Pontes Frankel* ▪ *Roberto Vieira*

1. Uma paciente de 50 anos sofreu acidente de carro. Como estava fazendo uso do cinto de segurança, apresentou hematoma na mama direita. Após resolução do hematoma, sem necessidade de drenagem cirúrgica, apresentou nódulo mal delimitado no local do trauma. À mamografia apresenta-se com nódulo espiculado, heterogêneo, mal delimitado associado a microcalcificações. Qual é o diagnóstico mais provável:
(A) Cicatriz radial
(B) Carcinoma
(C) Hamartoma
(D) Esteatonecrose
(E) Fibroadenoma

2. A paciente descrita anteriormente foi submetida à biópsia, tendo em vista a principal hipótese diagnóstica, o resultado histológico é:
(A) Lesão formada por um núcleo central, com esclerose e elastose envolvidas por proliferação epitelial relativamente intensa
(B) Presença simultânea de estruturas epiteliais e de um componente mesenquimal representado por tecidos fibroso e adiposo
(C) Hiperplasia nodular do tecido do estroma e do componente glandular

(D) Presença de células inflamatórias crônicas, com a presença de linfócitos e histiócitos, presença de leucócitos polimorfonucleares, material lipídico com necrose
(E) Proliferação de elementos epiteliais com atipias citológicas relativamente acentuadas

3. Paciente de 30 anos realizou *core* biópsia de nódulo palpável com diagnóstico de fibroadenoma complexo. Com relação ao fibroadenoma complexo é **incorreto** afirmar:
(A) Possui um risco relativo de desenvolver câncer em torno de 3,8
(B) Possui cistos maiores que 3 mm
(C) Está associado à adenose esclerosante
(D) Possui calcificações epiteliais ou mudanças apócrinas papilares
(E) Normalmente, apresenta-se com mais de 5 cm

4. Com relação ao adenoma mamário, é **incorreto** afirmar:
(A) É definido como sendo um tumor epitelial benigno em que o estroma não apresenta características da neoplasia e apresenta-se normal com relação à função de sustentação
(B) O adenoma tubular se manifesta em mulheres jovens
(C) Clinicamente se assemelha aos fibroadenomas
(D) Em razão do crescimento rápido na gestação, o adenoma da lactação deve ser retirado
(E) O adenoma da lactação é formado por células cúbicas segregantes

5. O papiloma intraductal é um quadro patológico que afeta os ductos de grande e médio calibres. Assinale a alternativa correta:
   ( ) O papiloma intraductal solitário é frequentemente observado em mulheres entre 30 e 50 anos
   ( ) O papiloma intraductal possui 3-4 mm, não sendo quase nunca identificável na mamografia
   ( ) Os papilomas intraductais solitários apresentam risco relativo para câncer de 3 vezes
   ( ) Quando se trata de papilomas intracísticos, o procedimento cirúrgico consiste na retirada da formação cística
   ( ) Os papilomas múltiplos possuem risco aumentado para câncer de mama, e a intervenção cirúrgica é obrigatória
   (A) V–F–V–F–F
   (B) V–V–F–V–V
   (C) V–V–F–F–F
   (D) F–F–V–V–V
   (E) F–F–V–V–F

6. Uma paciente de 40 anos apresenta massa de aproximadamente 7 cm em mama esquerda. Realizou mamografia que evidenciou nódulo contendo densidade de gordura e de tecido glandular com margens definidas e regulares. A principal hipótese diagnóstica é:
   (A) Papiloma
   (B) Hamartoma
   (C) Fibroadenoma juvenil
   (D) Tumor *phyllodes*
   (E) Adenoma tubular

7. O fibroadenoma é atualmente considerado como sendo uma forma localizada de hiperplasia nodular do tecido do estroma e do componente glandular. Com relação ao fibroadenoma é **incorreto** afirmar:
   (A) Em 20% dos casos, podem ser múltiplos na mesma mama ou bilateralmente
   (B) É a neoplasia mamária mais comum
   (C) É um quadro característico da faixa etária mais jovem
   (D) Quando associado a carcinoma, o ductal é o tipo histológico mais comum
   (E) Os nódulos apresentam-se ovalados, bem delimitados, sem cápsula

8. Uma paciente com 13 anos apresenta massa mamária única, indolor, de crescimento rápido, de, aproximadamente, 10 cm. A *core* biópsia revelou fibroadenoma juvenil. Com relação à conduta cirúrgica desta paciente é **incorreto** afirmar:
   (A) Deve ser retirado com margens
   (B) A incisão no sulco inframamário possibilita um melhor resultado estético
   (C) Pode ser necessária a reconstrução com prótese
   (D) O fechamento da cavidade com pontos de sutura não é recomendado
   (E) Deve-se ter cuidado com a preservação do botão central da mama

9. Sobre mastopatia diabética é **incorreto** afirmar:
   (A) Afeta igualmente homens e mulheres
   (B) Na maioria das vezes, as pacientes são portadoras de diabetes dependentes de insulina de longa duração
   (C) Apresenta-se por nódulos, por vezes múltiplos, com margens irregulares e de consistência aumentada que podem clinicamente simular um carcinoma
   (D) Os nódulos são formados por tecido fibroso compreendendo lóbulos atróficos e por um infiltrado denso de linfócitos maduros
   (E) Pode estar relacionada com um mecanismo autoimune

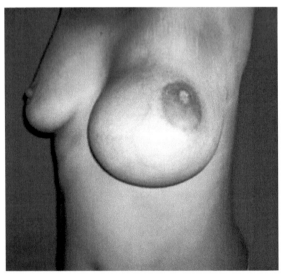

Ver *Prancha* em *Cores*.

10. Assinale a correlação correta:

(A) Papilomatose juvenil

(B) Adenose microglandular

(C) Cicatriz radial

(D) Tumor de célula granular

( ) Observada em pacientes jovens com idade média de 20 anos, pode apresentar-se como massa palpável periférica, multinodular, móvel, de consistência aumentada. Caracterizada por proliferação epitelial com hiperplasia de células apócrinas, presença de cistos, áreas de adenose esclerosante e ectasia ductal

( ) Geralmente é um achado ocasional em material de biópsia. A lesão apresenta uma configuração estrelar com margens irregulares e consistência aumentada, capaz de simular um carcinoma. A lesão é formada por um núcleo central, com esclerose e elastose, envolvido por proliferação epitelial relativamente intensa

( ) Macroscopicamente pode simular um carcinoma infiltrante. Constituído por agregados celulares circundados por estroma relativamente abundante, celular ou fibroso. Considerado no passado como de origem muscular, atualmente é definido como de origem neural

( ) É uma lesão que apresenta uma notável analogia com o carcinoma tubular, sendo caracterizada por uma proliferação de túbulos, acompanhada por uma reação do estroma que dissocia o parênquima glandular e estende-se no contexto do tecido adiposo

(A) A–C–D–B

(B) A–B–C–D

(C) B–D–A–C

(D) C–B–D–A

(E) D–A–C–B

Respostas Comentadas

1. (**D**) A esteatonecrose pode ou não estar associada a traumas. Na palpação, apresenta-se como uma lesão nodular de pequenas dimensões, pouco dolorosa ou indolor, com superfície regular, com margens mal delimitadas e dotada de menor mobilidade. A consistência varia entre fibroadiposa e fibrosa e pode estar associada à retração da pele. A esteatonecrose pode ser muito difícil e, às vezes, indistinguível clínica e mamograficamente do carcinoma.[1]

2. (**D**) A letra (A) corresponde à cicatriz radial, a letra (B), a hamartoma, a letra (C), a fibroadenoma, e a letra (E), a carcinoma.

3. (**E**) Os fibroadenomas que atingem dimensões superiores a 5 cm ou com crescimento rápido são os fibroadenomas gigantes ou juvenis. (Boff, 2006; Cap. 30).[2]

4. (**D**) Assim como ocorre no fibroadenoma, a indicação de cirurgia está limitada aos casos cujo volume é de tal monta que cria problemas estéticos ou psicológicos ou na falta de um diagnóstico de certeza.[1]

5. (**B**) Os papilomas intraductais isolados são considerados lesões proliferativas sem atipias com risco relativo de 1,5 a 2 vezes. (Boff, 2006, Cap. 7).[1-3]

6. (**B**) O hamartoma é uma lesão rara e apresenta-se com formação nodular de dimensões variáveis, com assimetria da mama afetada, com margens bem definidas e não apresenta cápsula. Microscopicamente, caracteriza-se pela presença simultânea de estruturas epiteliais e de um componente mesenquimal, representado por tecidos fibroso e adiposo. A enucleação é frequentemente necessária. (Veronesi, 2002, Cap. 5 e Harris, 2004; Cap. 4).

7. (**D**) A associação a carcinoma é extremamente rara, e sua incidência é menor que 1 em 1.000, com risco relativo de 1,3 a 1,9. Quando esta transformação ocorre, o tipo histológico mais observado é o lobular. (Boff, 2006; Cap. 32 e Veronesi, 2002; Cap. 5).

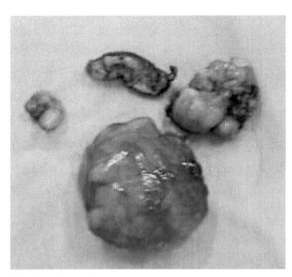

Ver *Prancha* em *Cores*.

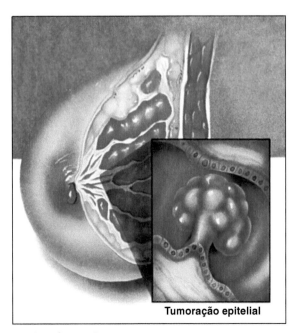

Tumoração epitelial

Ver *Prancha* em *Cores*.

8. (A) Os fibroadenomas juvenis representam cerca de 4% de todos os casos de fibroadenomas. As pacientes tendem a ser mais jovens, a maioria com menos de 20 anos. Possuem celularidade estromal proeminente e hiperplasia epitelial. Os fibroadenomas juvenis solitários são tratados por enucleação. O principal diagnóstico diferencial dos fibroadenomas juvenis é o tumor *phyllodes*.[3]

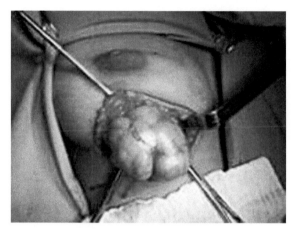

Ver *Prancha* em *Cores*.

9. (A) A mastopatia diabética é descrita no sexo feminino e raramente é observada em homens.[1]

10. (A).[1]

Referências Bibliográficas

1. Veronesi U. *Mastologia oncológica*. Rio de Janeiro: Medsi 2002, Cap. 5.
2. Boff R, Wisintainer F. *Mastologia Moderna – Abordagem Multidisciplinar*. Caxias do Sul: Mesa-Redonda, 2006.
3. Harris JR, Lippman ME, Morrow M et al. *Diseases of the breast*. Philadelphia: Lippincott Williams & Wilkins, 2014, Cap. 4.

9

Doenças Infecciosas da Mama

Melissa Quirino Souza e Silva ▪ *Viviane Ferreira Esteves*
Patrícia Pontes Frankel ▪ *Roberto Vieira*

1. Analise os itens abaixo sobre mastite granulomatosa:

I. Apresenta-se clinicamente como tumoração endurecida, dolorosa e com sinais flogísticos locais

II. Característica de mulheres idosas

III. Há formação de granulomas caseosos e microabscessos

IV. É altamente recidivante

Estão **incorretos** os itens:

(A) I e II
(B) I, II e IV
(C) II e III
(D) II, III e IV

2. A ausência de necrose caracteriza a:

(A) Mastite granulomatosa
(B) Mastite tuberculosa
(C) Granuloma lipofágico
(D) Actinomicose mamária
(E) Sarcoidose mamária

3. Sabe-se que doenças autoimunes estão relacionadas com a mastite granulomatosa. Sobre o diagnóstico e o tratamento desta patologia, é correto afirmar, **exceto**:

(A) O diagnóstico confirmatório pode ser obtido por biópsia percutânea
(B) A ressecção cirúrgica é o principal método de tratamento
(C) A coleta de material para cultura é mandatória
(D) Corticosteroides não são eficazes
(E) A taxa de recorrência pós-cirurgia é alta

4. Paciente do sexo feminino, 40 anos, tabagista, queixa-se de nódulo palpável em mama direita, doloroso, acompanhado por descarga papilar purulenta. Ao exame, presença de nódulo com cerca de 2 cm, às 15 h, subareolar, em mama direita, acompanhado por sinais flogísticos locais e descarga papilar uniductal purulenta. A melhor conduta neste caso seria:

(A) Iniciar antibiótico de amplo espectro e solicitar ultrassonografia mamária
(B) Analgésicos comuns e reavaliação em 48 horas
(C) Solicitar mamografia e ultrassonografia para melhor avaliação do quadro
(D) Ressecção cirúrgica da árvore ductal principal de mama direita
(E) Prescrever anti-inflamatório não esteroide e reavaliar em 7 dias

5. Sobre ectasia ductal é correto afirmar, **exceto**:

(A) Afeta ductos de médio e grande calibres
(B) É mais frequente entre mulheres jovens, dos 20 aos 30 anos
(C) A descarga papilar esverdeada, multiductal e bilateral é um sinal comum
(D) Está associada à exposição prolongada ao tabaco
(E) Relaciona-se com a formação de fístulas areolares

Capítulo 9 | Doenças Infecciosas da Mama

6. Paciente de 55 anos, ex-tabagista, em terapia de reposição hormonal (TRH) queixa-se de descarga papilar bilateral e mastalgia acíclica de longa data. Ao exame verificam-se ausência de nódulos palpáveis e presença de descarga papilar multiductal, colorida e bilateral. Sua conduta é:
(A) Suspender a TRH
(B) Orientar a paciente que esse é um problema decorrente dos longos anos de tabagismo e que não há necessidade de exames complementares
(C) Solicitar mamografia e ultrassonografia para melhor avaliação
(D) Prescrever complexo vitamínico
(E) Colher citologia da descarga papilar

7. A mastite puerperal pode ser dividida em dois tipos: epidêmica e não epidêmica ou esporádica. É correto afirmar:
(A) A forma esporádica é a mais rara e geralmente acomete lactantes na ocasião do desmame
(B) Na forma epidêmica, é mandatória a coleta de material para cultura
(C) O tratamento das mastites lactacionais deve incluir antibioticoterapia de amplo espectro e bloqueio da lactação com bromocriptina 2,5 mg 2 vezes ao dia por 14 dias
(D) O *Staphylococcus aureus* constitui o principal agente das mastites, sendo as cepas resistentes à penicilinase, exclusivas da forma epidêmica da doença
(E) A mastite epidêmica é mais frequente entre primíparas e após a segunda semana de lactação

8. Episódios recorrentes de inflamação periareolar mais frequentes no período pré-menstrual e nas tabagistas sugerem:
(A) Doença de Paget
(B) Mastite granulomatosa
(C) Eczema areolar
(D) Alteração funcional benigna da mama (AFBM)
(E) Mastite plasmocitária

9. A respeito das teorias aceitas para explicar o desenvolvimento da mastite periductal é **incorreto** afirmar que:
(A) A modificação do epitélio ductal, induzida pelo tabagismo, predispõe a obstrução de sua luz, favorecendo o acúmulo de secreções com extravasamento periductal e processo infeccioso secundário
(B) O envelhecimento provoca dilatação ductal com consequente acúmulo de secreções, extravasamento local e mastite periductal

(C) A inflamação periductal lesa os ductos adjacentes, provocando sua dilatação, fibrose e retração mamilar
(D) O tabagismo não favorece o supercrescimento de bactérias Gram-negativas e anaeróbias
(E) Substâncias contidas no cigarro causam metaplasia escamosa nas paredes dos ductos mamários

10. O abscesso subareolar recidivante caracteriza-se clinicamente por nodulações dolorosa e palpável, de localização subareolar, recorrente e que pode complicar com a formação de fístula. Sobre o tratamento cirúrgico dessa patologia é correto afirmar, **exceto**:
(A) O tratamento com drenagem cirúrgica simples e cicatrização por segunda intenção está associado a grande número de recidivas
(B) O tratamento cirúrgico definitivo pode ser realizado com a cirurgia proposta por Urban
(C) Recomenda-se a utilização de antibióticos de amplo espectro, inclusive contra germes anaeróbicos, antes e após o procedimento cirúrgico definitivo
(D) A incisão, quando periareolar, não deve ultrapassar mais da metade da circunferência areolar
(E) O abscesso subareolar complicado com fístula pode ser tratado com drenagem, fistulectomia e ressecção do sistema ductal terminal em um único tempo cirúrgico

11. Analise os itens abaixo sobre mastite tuberculosa:
 I. É mais frequente nas mulheres na menacme, principalmente em gestantes e lactantes
 II. Sua fisiopatologia consiste na disseminação linfática, via linfonodos axilares, cervicais e pulmonares
 III. O envolvimento mamário bilateral é raro
 IV. Pode ser classificada em 3 tipos: nodular, disseminada e esclerosante
Estão corretos os itens:
(A) I e II
(B) II e IV
(C) I, II e IV
(D) III e IV
(E) I, II, III e IV

12. Nódulo mamário de consistência endurecida, crescimento lento, indolor, acompanhado por múltiplos trajetos fistulosos para a pele é característico de:
(A) Mastite lactacional
(B) Mastite tuberculosa
(C) Mastite granulomatosa
(D) Abscesso subareolar recidivante
(E) Mastite luética

13. Sobre mastite tuberculosa é **incorreto** afirmar:

(A) Apresenta-se à ultrassonografia como lesão hipoecogênica, heterogênea e com contornos de massa

(B) O tratamento requer uso de tuberculostáticos, e devem-se investigar outros sítios da doença

(C) A forma esclerosante caracteriza-se por múltiplas lesões e formações cavitárias

(D) O diagnóstico é obtido por isolamento do bacilo de Koch em amostra da biópsia excisional

(E) A formação de abscessos é rara e ocorre, principalmente, em mulheres jovens

14. A formação de granulomas com necrose caseosa é típico do (a):

(A) Mastite tuberculosa

(B) Mastite granulomatosa

(C) Sarcoidose mamária

(D) Granuloma lipofágico

(E) Actinomicose mamária

Respostas Comentadas

1. **(C)** A mastite granulomatosa é mais frequente em mulheres jovens e não ocorre necrose caseosa como na mastite tuberculosa.

2. **(E)** A sarcoidose mamária decorre de doença sistêmica e pode-se apresentar como uma lesão nodular indolor, cuja patologia revela formação de granuloma sem degeneração caseosa ou necrose ductal.

3. **(D)** Os corticosteroides são eficazes e devem ser utilizados nos casos recidivantes.

4. **(A)** O quadro clínico descrito sugere mastite periductal com evolução para abscesso subareolar. A ultrassonografia permitirá avaliação e acompanhamento da coleção purulenta. A ductectomia só estará indicada após o tratamento da infecção e nos casos recidivantes.

5. **(B)** Após os 50 anos de idade, 30 a 40% das mulheres possuem ectasia ductal.

6. **(C)** O quadro clínico sugere ectasia ductal, todavia, a mamografia e a ultrassonografia são necessárias para exclusão de outras patologias, como os papilomas.

7. **(B)** A forma epidêmica da mastite puerperal é causada por cepas de *S. aureus* resistentes à penicilinase transmitidas entre neonatos em berçários, UTIs e bancos de leite. A coleta de material para cultura é muito útil no controle dessas infecções que costumam ocorrer em surtos nas maternidades.

8. **(E)** A mastite plasmocitária ou periductal é caracteristicamente recorrente e ocorre em mulheres tabagistas na quarta década de vida.

9. **(D)** O tabagismo inibe o crescimento de bactérias Gram-positivas, favorecendo o supercrescimento de bactérias Gram-negativas e anaeróbicas. Daí a origem polimicrobiana dos abscessos subareolares recidivantes.

10. **(E)** A cirurgia definitiva deve ser realizada após o tratamento do processo infeccioso, visando diminuir a chance de recidiva do abscesso na loja retroareolar antes ocupada pelos ductos mamários.

11. **(E)** A mastite tuberculosa representa 0,1% das patologias mamárias. A dilatação ductal e o aumento do fluxo sanguíneo observados em gestantes e lactantes favorecem seu desenvolvimento. Abrasões na pele também facilitam o contágio. A apresentação nodular é a mais comum e pode simular o carcinoma mamário.

12. **(B)** O quadro clínico típico de mastite tuberculosa caracteriza-se por tumoração endurecida de crescimento lento, indolor, acompanhada ou não por retração cutânea, descarga papilar purulenta ou múltiplas fístulas cutâneas.

13. **(C)** A forma esclerosante acomete mulheres idosas e se apresenta com intensa fibrose, substituindo o parênquima mamário.

14. **(A)** Nódulos compostos por granulomas que dão origem a lesões caseosas são característicos da mastite tuberculosa.

Bibliografia

Bakaris S, Yuksel M, Ciragil P *et al.* Granulomatous mastitis including breast tuberculosis and idiopathic granulomatous mastitis. *Can J Surg* 2006;49(6): 427-30.

Bland KY, Copeland EM. *The breast. Comprehensive management of benign and malignant diseases.* Philadelphia: Saunders, 2009.

Boff RA, Wisintainer F. *Mastologia moderna: abordagem multidisciplinar.* Caxias do Sul: Mesa-Redonda, 2006.

Hanavadi S, Pereira G, Mansel RE. How mammillary fistulas should be managed. *Breast J* 2005;11(4):254-56.

Harris JR, Lippman ME, Morrow M *et al. Diseases of the breast.* Philadelphia: Lippincott Wiilliams & Wilkins, 2014.

Menk CH, Biazus J, Xavier NL *et al. Rotinas em mastologia.* 2. ed. Porto Alegre: Artmed, 2007.

Rahal RM, de Freitas-Junior R, Paulinelli RR *et al.* Risk factors for duct ectasia. *Breast J* 2005;11(4):262-65.

Veronesi U. *Mastologia oncológica.* Rio de Janeiro: Medsi, 2002.

10

Mastalgia

Melissa Quirino Souza e Silva ▪ *Viviane Ferreira Esteves*
Patrícia Pontes Frankel ▪ *Roberto Vieira*

1. A respeito da fisiopatologia da mastalgia é correto afirmar:
(A) A dopamina exerce efeito inibitório na liberação da prolactina
(B) O estresse emocional não altera a concentração plasmática de prolactina
(C) Dislipidemia, tabagismo e ingesta excessiva de cafeína não se relacionam com o desenvolvimento de mastalgia
(D) A frequência e a intensidade da dor mamária independem de alterações, como a ectasia ductal
(E) Existe associação entre mastalgia e a presença de citocinas no tecido mamário

2. Sobre os tipos de mastalgia é **incorreto** afirmar:
(A) A mastalgia cíclica é decorrente de variações hormonais
(B) A mastalgia acíclica geralmente é unilateral e bem localizada
(C) A mastalgia cíclica relaciona-se com o ingurgitamento mamário fisiológico do ciclo menstrual
(D) A mastalgia acíclica pode ser idiopática ou ocasionada por AFBM
(E) A mastalgia cíclica é mais prevalente na perimenopausa

3. Atualmente, existem poucos estudos clínicos randomizados, bem desenhados e com grande número de pacientes sobre o emprego do ácido gamalinoleico. Sobre seu uso no tratamento da mastalgia é possível afirmar que:
(A) Trata-se de medicação altamente eficaz no tratamento das mastalgias cíclicas e acíclicas
(B) Sua eficácia aumenta quando associado a vitaminas antioxidantes
(D) É ineficaz no tratamento da mastalgia
(D) Sua eficácia é superior a drogas, como o danazol
(E) Deve ser prescrito na dose de 240 mg/dia

4. Entre as patologias que fazem diagnóstico diferencial com a mastalgia, destaca-se a síndrome de Tietze, caracterizada clinicamente por:
(A) Dor no quadrante superior externo da mama
(B) Dor contínua que piora à palpação
(C) Dor que não melhora com o uso de analgésicos e anti-inflamatórios
(D) Dor intermitente que não piora à palpação
(E) Dor difusa que provoca hipersensibilidade mamária

5. A droga mais eficaz, por apresentar menos efeitos colaterais, no tratamento da mastalgia grave é:
(A) Óleo de prímula
(B) Danazol
(C) Bromocriptina
(D) Goserelina
(E) Tamoxifeno

6. Paciente com 30 anos, ciclos menstruais regulares, sem uso de método contraceptivo, vem ao seu consultório com queixa de mastalgia bilateral, mais intensa nos quadrantes superiores externos e que ocorre nos 7 dias que antecedem a menstruação. Sobre o tipo de mastalgia e conduta a ser aplicada é correto afirmar que:

(A) Por se tratar de paciente jovem com quadro de mastalgia cíclica, deve-se realizar somente o exame físico das mamas

(B) Este é um caso de mastalgia acíclica e, portanto, deve-se solicitar uma ultrassonografia mamária além do exame físico das mamas

(C) Nos casos de mastalgia cíclica é mandatório classificar a intensidade do sintoma, realizar o exame físico e solicitar exame de imagem na dependência da suspeita de neoplasia associada

(D) A mamografia é um exame indispensável neste caso

(E) Deve-se solicitar radiografia dos arcos costais para o diagnóstico diferencial com mastalgia acíclica

7. Qual seria sua conduta sabendo que a paciente anterior possui mastalgia grave e que, apesar das suas orientações, ela retorna após 6 meses com agravamento do quadro?

(A) Embora não existam estudos comprovando o benefício do uso de anticoncepcionais hormonais, eu ofereceria esta opção

(B) Prescreveria complexo de vitaminas antioxidantes

(C) Iniciaria diurético na segunda fase do ciclo menstrual

(D) Manteria a conduta não medicamentosa

(E) Anti-inflamatório não esteroide via oral de uso sistemático no período pré-menstrual

8. Na falha das medidas não medicamentosas e do uso de contraceptivo oral no tratamento da mastalgia cíclica grave, a conduta seria:

(A) Danazol 200 mg/dia por 2 meses seguido por 100 mg/dia por mais 2 meses

(B) Trocar o contraceptivo oral combinado por progestógeno isolado na segunda fase do ciclo menstrual

(C) Iniciar análogo do GnRH

(D) Associar ácido gamalinoleico e vitaminas do complexo B

(E) Tamoxifeno 10 mg/dia por 3 meses

9. Sobre ectasia ductal e mastalgia acíclica é **incorreto** afirmar:

(A) A ectasia ductal frequentelmente se manifesta com descarga papilar esverdeada

(B) A mastalgia acíclica é mais comum em mulheres na pós-menopausa

(C) Não existe correlação entre o local da dilatação ductal e o sítio doloroso na mastalgia acíclica

(D) Colelitíase, doença de Mondor, nevralgia intercostal, costocondrite e espondiloartrose vertebral são diagnósticos diferenciais de mastalgia acíclica

(E) A ectasia ductal é uma das causas de mastalgia acíclica

10. Paciente do sexo feminino, 45 anos, oligomenorreica, tabagista, queixa-se de mastodinia intermitente mais intensa à esquerda. Ao exame físico identifica-se área de espessamento doloroso às 14 h da mama esquerda. O exame mamográfico mostra mamas densas, e a ultrassonografia mamária identifica nódulo hipoecogênico, arredondado, margens regulares, medindo cerca de 1 cm às 14 h na mama esquerda. Sobre mastalgia é correto afirmar, **exceto**:

(A) A esteatonecrose é um diagnóstico diferencial de mastalgia acíclica

(B) Dor intermitente, unilateral e bem localizada caracteriza a mastalgia cíclica

(C) Dor que não se relaciona com o ciclo menstrual caracteriza a mastalgia acíclica

(D) O tabagismo associa-se à mastalgia cíclica

(E) Macrocistos relacionam-se com mastalgia acíclica

Respostas Comentadas

1. (**A**) A produção de prolactina pela hipófise anterior ocorre na ausência de inibição exercida pela dopamina. Embora a hiperprolactinemia não seja a causa da mastalgia, pacientes com esse sintoma possuem alterações na secreção desse hormônio que resultam em picos noturnos e pela manhã mais elevados que o habitual.

2. (**E**) A mastalgia cíclica é mais prevalente na menacme e relaciona-se com a fase lútea do ciclo menstrual.

3. (**C**) Estudo de metanálise recentemente publicado no *The Breast* concluiu que não há evidências clínicas comprovando a eficácia do ácido gamalinoleico no tratamento da mastalgia. O mesmo foi comprovado em estudo anterior de Goyal *et al.*, publicado no *The Breast Journal*.

4. (**B**) A síndrome de Tietze ou costocondrite origina-se a partir da junção condroesternal nos quadrantes internos da mama. Caracteriza-se clinicamente por dor contínua, superficial e que piora à palpação. O uso de analgésicos e anti-inflamatórios costuma ser eficaz no controle da dor.

5. (**E**) A medicação mais eficaz no tratamento da mastalgia grave é a goserelina (análogo do GnRH). Todavia, é a droga com mais efeitos colaterais. O tamoxifeno comparado ao danazol possui eficácia semelhante, porém, com efeitos adversos menos frequentes. A bromocriptina é menos eficaz que o tamoxifeno e o danazol.

6. (**C**) Na mastalgia cíclica, é necessária a realização de anamnese para classificação do sintoma em leve, moderado ou grave associado ao exame físico. A complementação com mamografia e ultrassonografia mamária é opcional e deve ser solicitada sempre que houver suspeita de processo neoplásico associado.

7. (**A**) Levando-se em conta que a paciente encontra-se no menacme e sem uso de método anticoncepcional, a prescrição de contraceptivos orais combinados deve ser oferecida como opção de tratamento medicamentoso.

8. (**E**) Comparando danazol, análogo do GnRH e tamoxifeno em baixa dose, o último possui menos efeitos colaterais e por isso deve ser considerado como primeira escolha. O uso da progesterona no tratamento da mastalgia é controverso.

9. (**C**) Mulheres com mastalgia acíclica costumam apresentar ectasia ductal com mais frequência que mulheres assintomáticas. O sítio da dor bem como sua intensidade correlacionam-se com a localização e o grau da dilatação ductal.

10. (**B**) A mastalgia cíclica é mais comum na terceira década de vida e caracteriza-se por dor bilateral, em espelho, relacionada com as variações do ciclo menstrual.

Bibliografia

Bland KY, Copeland EM. *The breast. Comprehensive management of benign and malignant diseases*. Philadelphia: Saunders, 2009.

Boff RA, Wisintainer F. *Mastologia moderna: abordagem multidisciplinar*. Caxias do Sul: Mesa-Redonda, 2006.

Goyal A, Mansel RE, Efamast study group. A randomized multicenter study of gamolenic acid (Efamast) with or without antioxidant vitamins and minerals in the management of mastalgia. *Breast J* 2005;11(1):41-47.

Menk CH, Biazus J, Xavier NL et al. *Rotinas em mastologia*. 2. ed. Porto Alegre: Artmed, 2007.

Srinvasta A, Mansel RE et al. Evidence-based management of mastalgia: a meta-analysis of randomised trials. *The Breast* 2007;16:503-12.

Veronesi U. *Mastologia oncológica*. Rio de Janeiro: Medsi, 2002.

11

Fluxos Papilares

Viviane Ferreira Esteves ▪ *Patrícia Pontes Frankel* ▪ *Roberto Vieira*

1. São causas farmacológicas de descarga papilar, **exceto**:
   (A) Metildopa e cocaína
   (B) Fluoxetina e cimetidina
   (C) Captopril e atenolol
   (D) Metoclopramida e anfetaminas
   (E) Benzodiazepínicos e veraliprida

2. Uma paciente de 60 anos com descarga papilar espontânea, sanguinolenta, uniductal, unilateral apresenta citologia da descarga, negativa para malignidade. Exames de imagem normais e ausência de lesões palpáveis ou exame clínico. Conduta:
   (A) Repetir a citologia da descarga papilar
   (B) Acompanhamento clínico semestral
   (C) Solicitar ressonância magnética das mamas
   (D) Prosseguir investigação com biópsia cirúrgica
   (E) Solicitar ultrassonografia *second look*

2. Uma paciente de 25 anos refere queixa de descarga papilar. Ao exame clínico apresenta descarga papilar à expressão, multicolorida, multiductal, bilateral. Com relação à investigação, assinale a **incorreta**:
   (A) Excluir uso de medicações
   (B) A ultrassonografia pode ser utilizada
   (C) Coleta de citologia
   (D) Tranquilizar a paciente
   (E) Excluir manipulação excessiva do mamilo

4. Fluxo, derrame ou descarga papilar é:
   (A) Saída de qualquer material líquido pela papila em qualquer época da vida
   (B) Saída de material líquido pela papila quando não relacionado com a lactação
   (C) Saída de material líquido pela papila relacionado com a lactação

   (D) Saída de material líquido suspeito pela papila
   (E) Só quando relacionado com carcinoma mamário

5. São características de descarga papilar patológica, **exceto**:
   (A) Uniductal
   (B) Bilateral
   (C) Sanguinolento
   (D) Em água de rocha
   (E) Espontâneo

6. A causa mais comum de descarga papilar sanguinolenta é:
   (A) Carcinoma
   (B) Ectasia ductal
   (C) Papiloma
   (D) Adenoma do mamilo
   (E) Doença de Paget

7. Uma paciente gestante no terceiro trimestre apresenta descarga papilar, sanguinolenta, bilateral. Exames de imagem sem alterações e ausência de lesões palpáveis ao exame clínico. Assinale a correta:
   (A) Deve-se realizar exérese dos ductos principais, pois se trata de descarga papilar suspeita
   (B) Antecipar o parto para melhor investigação
   (C) Colher citologia da descarga papilar
   (D) Solicitar ressonância magnética das mamas
   (E) Acompanhamento clínico

Capítulo 11 | Fluxos Papilares

8. Com relação à descarga papilar, assinale a **incorreta**:

(A) Quando bem caracterizado o derrame fisiológico, não há necessidade de tratamento, nem sequer de investigação

(B) O diagnóstico e o tratamento do derrame papilar patológico seguem a diretriz da biópsia cirúrgica

(C) Quando estiver associada ao papiloma múltiplo, existe maior risco de carcinoma mamário

(D) Na presença de microadenoma de hipófise, a intervenção cirúrgica é mandatória

(E) O adenoma do mamilo é um tumor raro, benigno e geralmente se associa à descarga papilar sanguinolenta

9. Com relação à mastite periductal e ectasia ductal, é **incorreto** afirmar:

(A) A ectasia ductal consiste na dilatação dos ductos e estagnação da secreção dos mesmos

(B) A ectasia ductal afeta pacientes entre a quinta e oitava décadas de vida

(C) A mastite periductal acomete pacientes entre a segunda e quinta décadas de vida, principalmente tabagistas

(D) Aumenta o risco de carcinoma mamário

(E) A mastite periductal consiste em episódios repetidos de inflamação periareolar com ou sem massa associada, abscesso ou fístula ductal

10. A galactorreia é importante no diagnóstico diferencial dos fluxos papilares. É **incorreto** afirmar sobre galactorreia:

(A) A principal causa é farmacológica

(B) O diagnóstico ambulatorial pode ser feito pela identificação de gotículas de gordura ao microscópio

(C) Pode estar relacionada com o adenoma hipofisário

(D) A tomografia ou ressonância de encéfalo deve ser realizada, quando os níveis de prolactina estiverem acima de 100 mcg/mL

(E) Normalmente, pode ser observada com níveis de prolactina superiores a 10 mcg/dL

Respostas Comentadas

1. **(C)** O captopril não está relacionado com a descarga papilar.

2. **(D)** A citologia da descarga papilar tem precário valor preditivo, pois é de difícil interpretação e geralmente hipocelular. Sua sensibilidade é de 50% e especificidade de 100%. Tem pouco valor na indicação da biópsia cirúrgica e em presença de secreção suspeita e citologia negativa, deve-se prosseguir a investigação.

3. **(C)** Quando a descarga papilar for multicolorida, multiductal e bilateral, a conduta é tranquilizar, orientar e esclarecer a paciente, pois o derrame pode ser fisiológico, relacionado com alterações fibrocísticas da mama, a manipulação excessiva e com o uso de drogas.

4. **(B)** Descarga papilar se caracteriza pela saída de secreção da papila fora do ciclo gravídico puerperal ou lactação, também denominada telorragia.

5. **(B)** A descarga papilar patológica se caracteriza por ser uniductal, unilateral, sanguínea ou em água de rocha e espontânea.

6. **(C)** Cerca de 95% das descargas papilares possuem etiologia benigna.

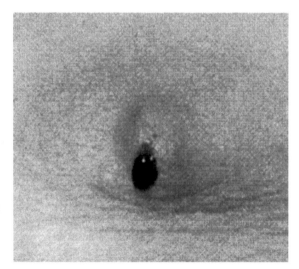

Ver *Prancha* em *Cores*.

7. **(E)** Gestantes apresentam rápida proliferação ductal e hipervascularização do sistema ductal, podendo levar à descarga papilar sanguinolenta em até 20% dos casos. É uma condição benigna.

8. **(D)** O tratamento da hiperprolactinemia e microadenoma da hipófise é realizado clinicamente com uso de bromocriptina ou cabergolina. A intervenção cirúrgica pode ser necessária em macroadenomas, acima de 1 cm, com manifestações clínicas.

9. **(D)** É controversa a associação da mastite periductal e ectasia ductal. A ectasia é um fenômeno involutivo, e a mastite é uma patologia onde o tabagismo e a contaminação bacteriana principalmente por anaeróbios parecem ter um papel central. Não existem dados que sugerem a correlação de mastite periductal e ectasia ductal com carcinoma mamário.

10. **(E)** A hiperprolactinemia caracteriza-se por níveis de prolactina em *pool* acima de 20 mcg/mL. História de galactorreia, amenorreia e infertilidade sugere fortemente adenoma de hipófise que pode ser confirmada pela dosagem de prolactina e exame de imagem complementar. Outras causas são manipulação excessiva do mamilo, exercício, estresse, tumores com produção ectópica, estímulo da parede torácica por herpes-zóster, insuficiência renal crônica e hipotireoidismo.

Bibliografia

Boff R, Wisintainer F. *Mastologia moderna – Abordagem multidisciplinar*. Caxias do Sul: Mesa-Redonda, 2006, Cap. 29.

Chagas CR *et al*. *Tratado de Mastologia da SBM*. Rio de Janeiro: Revinter, 2011, p. 764-5.

Parte III

Imagenologia Mamária e Procedimentos Invasivos

Técnica e Interpretação de Mamografia

Euderson Kang Tourinho

1. A compressão mamária, realizada no ato da obtenção da mamografia, é referida por muitas como desconfortável, às vezes, dolorosa. A compressão se faz necessária porque:

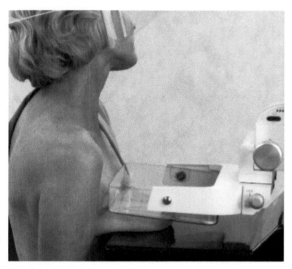

Ver *Prancha* em *Cores*.

(A) Fixa a mama, reduzindo alterações decorrentes da cinética
(B) Reduz a espessura mamária e, consequentemente, a dose de radiação
(C) Promove dissociação das estruturas, favorecendo a interpretação
(D) A exposição (radiação) é mais uniforme, e a radiação dispersa é reduzida
(E) Todas as alternativas estão corretas

2. A propósito da compressão mamária, a força de compressão recomendada situa-se entre:
(A) 1 e 2 kg
(B) 3 e 5 kg
(C) 7 e 10 kg
(D) 11 e 18 kg
(E) Acima de 18 kg

3. O gerador de um equipamento de mamografia tem importância na qualidade da imagem radiográfica porque:
(A) Interfere facilmente no "ponto focal"
(B) Funciona na dependência de filtros de radiação
(C) A produção de fontes de energia depende do gerador
(D) Seu funcionamento interfere no "borramento" da imagem
(E) Está relacionado com a angulação do feixe de radiação

4. A grade é um dispositivo utilizado na realização da mamografia, e sua função é:
(A) Reduzir a radiação secundária
(B) Ajudar a fixar a mama
(C) Potencializar a ação da radiação
(D) Prevenir artefatos após o processamento
(E) Aumentar o enegrecimento da mamografia

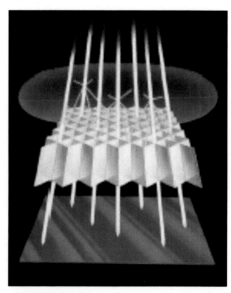

Ver *Prancha* em *Cores*.

5. Os raios X são produzidos a partir do aquecimento de um filamento (catodo), que gera elétrons, e se chocam com uma placa (ânodo), dando origem à radiação necessária na formação da imagem radiodiagnóstica: A energia produzida quando se utiliza o molibdênio é de:

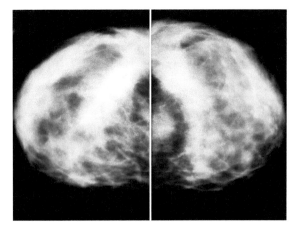

(A) 10,0 KeV
(B) 17,4 KeV
(C) 20,2 KeV
(D) 50,0 KeV
(E) 59,0 KeV

6. Com relação à mamografia é correto afirmar que:
(A) Exige filme de baixo contraste
(B) Filme mamográfico de maior resolução apresenta o grão de prata maior
(C) Filme mamográfico apresenta resolução equivalente a 16 pares de linha/mm
(D) Quanto maior o tamanho do pixel do detector digital, maior a resolução da imagem
(E) Nenhuma das alternativas anteriores

7. É vantagem da mamografia digital com relação à de alta resolução
(A) Maior escala dinâmica, identificando melhor o nódulo
(B) O filme radiográfico pode ser dispensado
(C) Eliminação da processadora automática de filmes
(D) Armazenamento eletrônico e facilidade para teletransmissão
(E) Todas as alternativas estão corretas

8. Na mamografia de alta resolução, com vista à obtenção de melhorar a qualidade de imagem, pode-se fazer seleção de fótons de energia, reduzindo o espectro produzido em tubo de raios X. O dispositivo que realiza essa relação é:
(A) Filtro
(B) Grade
(C) Exposímetro automático
(D) Écran
(E) Compressor

9. No sistema digital, após os raios X interagirem com a mama e atingirem o detetor, a imagem é exibida imediatamente em um monitor. Na prática atual, a resolução do monitor para permitir boa análise é, em *megapixel* (MP):

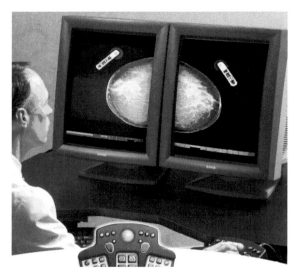

(A) 1,0
(B) 1,5
(C) 5,0
(D) 7,5
(E) 10,0

10. O sistema computadorizado que chama atenção para áreas anormais na mamografia é identificado pela sigla:
(A) CAT
(B) DAC
(C) DOBI
(D) CAD
(E) COB

11. Na interpretação da imagem, várias etapas devem ser seguidas como forma de sistematizar a análise. Assinale a alternativa **incorreta**.
(A) A identificação do exame mamográfico é feita sistematicamente, na face axilar quando da incidência craniocaudal, e na parte superior quando da incidência mediolateral
(B) O exame deve ser comparativo com relação à mesma incidência
(C) A comparação da mesma área entre mama direita/esquerda aumenta a detecção de assimetrias estruturais
(D) Em mamas densas, pequena retração do contorno pode ser sinal de câncer
(E) O filme mamográfico deve ser analisado, exclusivamente, pelo lado fosco

12. Ao longo da vida são vistas modificações da relação tecido fibroglandular/tecido adiposo. A chamada composição mamária, o BI-RADS, classifica a participação dos dois componentes em:

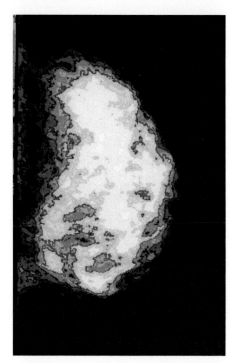

(A) Mama quase inteiramente substituída por tecido adiposo (tecido glandular < 25%)
(B) Densidades fibroglandulares esparsas (25 a 50% de tecido glandular)
(C) Heterogeneamente densa (51 a 75% de tecido glandular)
(D) Extremamente densa (mais de 75% de tecido glandular)
(E) Todas as alternativas estão corretas

13. Em muitos países, é crescente o número de mulheres que se submetem à cirurgia para a colocação de implante mamário com vista ao aumento das mamas. É sabido que o implante pode prejudicar a visualização do câncer no exame de rastreio. Técnica mamográfica especial foi criada para melhor demonstrar o parênquima glandular nas pacientes com implante mamário e é conhecida como:
(A) Eklund
(B) Cleópatra
(C) Cleavage
(D) Craniocaudal
(E) Sickles

14. É correto afirmar que:
(A) A dupla leitura aumenta o custo e não melhora a detecção do câncer
(B) O maior benefício da mamografia consiste na detecção do câncer na mulher assintomática
(C) No resultado falso-positivo, a lesão é interpretada como benigna, porém é, na verdade, câncer
(D) Um bom programa de rastreamento do câncer através da mamografia é capaz de detectar 50% de carcinoma *in situ*
(E) A densidade mamária não interfere na identificação do câncer na mamografia

15. A incidência mediolateral oblíqua integra a rotina do rastreio mamográfico. É a que melhor demonstra a mama. Nessa incidência, o feixe de raios X incide pela face medial e emerge pela lateral. A angulação dos raios X é de:

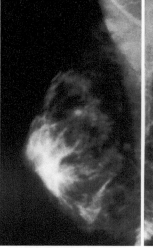 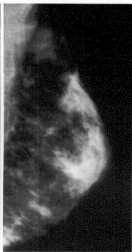

(A) 10 graus
(B) 20 graus
(C) 30 graus
(D) 60 graus
(E) 90 graus

16. O achado mamográfico classificado na categoria 3 deverá ser seguido semestralmente até que complete 2 anos ou mais. O acompanhamento **não** contempla:
(A) Pacientes que querem gestar em prazo incompatível com o acompanhamento
(B) Pacientes que desenvolvam ansiedade
(C) Pacientes com dificuldades para submeter-se ao exame semestral
(D) Pacientes que desejam submeter-se, a curto prazo, à mastoplastia
(E) Todas as alternativas estão corretas

17. Assinale a alternativa **incorreta**.
(A) A categoria 6 trata de câncer a ser confirmado por biópsia
(B) A categoria 5 tem alta probabilidade de câncer (> 95%)
(C) A categoria 4a necessita de biópsia para esclarecimento
(D) Assimetria focal deve ser incluída na categoria 3
(E) Nódulo encapsulado com conteúdo adiposo deve ser incluído na categoria 2

18. Assinale a alternativa **correta**:
(A) Microcalcificações frequentemente ocupam toda a área do tecido tumoral
(B) Microcalcificações puntiformes em trajeto de ducto representam o indicador mais importante de suspeita do carcinoma *in situ*
(C) Grupamento de microcalcificações monomórficas é exclusivo de Cat 2
(D) Microcalcificações não se formam dentro de cistos
(E) Todas as alternativas estão corretas

19. A propósito da análise do exame mamográfico assinale a alternativa que julgar **incorreta**:
(A) As radiografias de um mesmo exame devem ser analisadas comparativamente
(B) A distância do observador que analisa o exame mamográfico deve contemplar a visão panorâmica, inicialmente
(C) A imagem digital não permite a equalização do tecido periférico
(D) Modificações apresentadas por um nódulo devem ser avaliadas no estudo comparativo com exames anteriores
(E) Uma vez identificada a alteração mamográfica, faz-se a análise pormenorizada

20. Assinale a alternativa que julgar **incorreta**:
(A) Na categoria 0 (zero) do BI-RADS, fazem-se necessários exames adicionais/especiais, ultrassonografia etc.
(B) Na categoria 1, as mamas são assimétricas
(C) Calcificações vasculares são achados mamográficos que integram a categoria 2
(D) O fibroadenoma calcificado foi parte da categoria 3 e exige controle semestral
(E) Entre outros motivos, a categoria 3 é fundamentada no baixo risco de malignidade (2%)

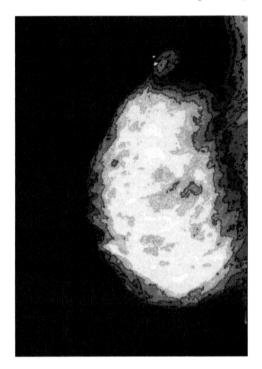

Respostas Comentadas

1. (**E**) A compressão mamária é artifício técnico de grande importância. O compressor é feito de material (em geral, acrílico) com mínima capacidade de absorção da radiação, não interferindo na qualidade da imagem.

2. (**D**) A compressão é fundamental para a qualidade da imagem mamográfica. A tolerância à compressão varia com o paciente. Na fase pré-menstrual, as mamas tornam-se mais sensíveis, acentuando o desconforto. As mulheres devem ser instruídas por seus médicos para a importância da compressão. Os técnicos que realizam o exame devem fazê-lo de forma adequada com o mínimo de desconforto.

3. (**C**) A produção do feixe de radiação de um sistema mamográfico depende do gerador. Quanto melhor a qualidade do gerador, mais uniforme será a produção de radiação, evitando-se, assim, oscilações que interferem na produção de fótons de energia.

4. (**A**) A grade é um dispositivo colocado entre a mama e o cassete que contém o filme. É responsável pela absorção da radiação que se dispersa quando da interação raios X/mama. Esse tipo de radiação prejudica a boa qualidade da imagem.

5. (**B**) As características da radiação dependem do material utilizado. Nas ampolas de raios X, empregam-se o molibdênio, o ródio e o tungstênio. Cada material utilizado produz fótons (radiação) com determinado nível de energia e uma quantidade menor com nível energético diferente. As características da radiação gerada a partir do molibdênio e ródio, para produzirem grande quantidade de fótons de baixa energia, são mais adequadas para dissociar o baixo contraste entre o tecido normal e o câncer.

6. (**C**) Grãos de prata integram a emulsão do filme mamográfico. Quanto menor o tamanho do grão, maior a resolução da imagem. Tem especial importância na demonstração de microcalcificações. Comparativamente, o tamanho do *pixel* do detetor digital deveria ter 25 micras.

7. (**E**) Todas as alternativas estão corretas. A mamografia digital necessita de aperfeiçoamentos. Esta tecnologia está em franco progresso.

8. (**A**) No tubo de raios X, são produzidos fótons de diferentes níveis de energia. Tal produção depende do material utilizado na composição do ânodo. Filtros especiais podem ser utilizados de modo a reter, seletivamente, fótons de menor importância para o diagnóstico, melhorando, pois, o contraste e, consequentemente, a qualidade da imagem mamográfica. Na mamografia digital, em face da maior flexibilidade dos detetores digitais, a questão não é tão importante, uma vez que se pode alterar o contraste no "pós-processamento".

9. (**C**) Os monitores de 5,0 MP são atualmente utilizados nos sistemas de mamografia digital. Monitores com resolução mais alta estarão disponíveis em futuro próximo.

10. (**D**) O sistema CAD (*computer assisted detection*) é tecnologia utilizada como segunda leitura da mamografia. É frequente, no serviço de radiologia, a dupla leitura ser realizada por radiologistas. Tem-se mostrado útil porquanto aumenta a detecção do câncer de mama em pacientes submetidos ao rastreio.

11. (**E**) O filme mamográfico convencional apresenta um lado fosco e outro brilhante. Não há obrigatoriedade de realizar a análise por esta ou aquela face. É importante que o observador sistematize a análise das radiografias de modo a evitar equívocos. De maneira geral, a radiografia é vista, pela maioria, pelo lado brilhante. Desse modo, a radiografia da mama direita situa-se à esquerda do observador, e a da mama esquerda, à direita do observador.

12. (**E**) As diferentes categorias deixam entrever maior ou menor dificuldade para o diagnóstico de câncer. Portanto, há redução da sensibilidade quanto maior a participação do tecido denso na mama. Nenhuma referência, pois, é sugerida com relação a risco para o câncer. O rastreamento deve continuar sendo oferecido a pacientes com mama densa.

13. (A) O implante mamário não aumenta, nem reduz o risco para desenvolver câncer, mas pode reduzir as chances de identificar a lesão em fase precoce. O implante, sobretudo o retroglandular, se superpõe, em grande parte, ao tecido fibroglandular nas incidências de rotina, impedindo a análise de determinadas áreas e a compressão adequada do tecido mamário. Na técnica de Eklund, o implante é deslocado em direção à parede torácica, afastando-se do campo radiográfico e permitindo melhor apreciação da glândula. Além disso, a compressão pode ser realizada de modo adequado.

14. (B) Está correta.
(A) A dupla leitura acrescenta 5 a 15% no diagnóstico de câncer.
(C) No resultado falso-positivo, o radiologista interpreta que a lesão é maligna e, na verdade, é benigna.
(D) Um bom programa de rastreio é capaz de detectar 20 a 30% de carcinoma *in situ*.
(E) Sim, interfere. Mamas densas impedem ou dificultam o diagnóstico do câncer.

15. (D) A incidência mediolateral oblíqua substituiu, no rastreio, a incidência em perfil (90°), visto que inclui mais tecido mamário. A angulação dos raios X segue a orientação do músculo peitoral. Nos pacientes longilíneos, tendem a ser mais aberto (60°). No entanto, nos brevilíneos tendem à angulação menor (45°). É importante que, no mesmo paciente, os exames sucessivos tenham a mesma angulação de modo a reproduzir um padrão de imagem facilmente comparável a exames anteriores. O estudo mamário com duas incidências é essencial para que tenhamos visão tridimensional da mama. A análise de uma incidência considera-se falha na detecção do câncer de mama, entre 11 a 25%.

16. (E).

17. (A) A categoria 6 trata de câncer (confirmado).

18. (B) Vários trabalhos destacam a importância das microcalcificações no diagnóstico do câncer, dentre os quais na forma *in situ* (somente possível com o estudo histopatológico do espécime cirúrgico).

19. (C) Por meio dos recursos eletrônicos a mamografia digital permite demonstração simultânea do corpo glandular e da pele. Na mamografia analógica, a pele e o subcutâneo apresentam-se enegrecidos em face da menor espessura com relação ao corpo mamário.

20. (D) Fibroadenoma calcificado faz parte da categoria 2. Portanto, se a paciente já tiver 40 anos, o exame deverá ser anual.

Bibliografia

ACR BI-RADS. *Sistema de laudos e registro de dados de imagem da mama.* Colégio Brasileiro de Radiologia e Diagnóstico, 2013;182:196-97.

Ekland GW, Cardenosa G. The art of mammography positing. *Radiologic Clinics of North America,* 1992;30(1):21-53.

Heywang-Kobranner SH, Dershaw DD, Scheer I. *Diagnostic breast imaging.* Stuttgart, New York: Thieme, 2001. p. 72-75.

Kopans DB. *Mammography: equipment and basic physics.* 3rd ed. Philadelphia: Lippincott Williams & Wilkins, 2007. p. 247-48; 252; 254; 282; 325; 329; 333; 371.

Manual de Capacitação Profissional no Diagnóstico Precoce do Câncer de Mama. Universidade do Estado do Rio de Janeiro. p. 26.

Sickes EA. Management of probably benig breast lesions. *Radiologic Clinics of North America Breast Imaging* 1995 Nov.;33(6):1127.

Tabar L, Dean PB, Tot T. *Atlas da mamografia.* 3. ed. Rio de Janeiro: Revinter, 2002. p. 6 e 14.

13

Ressonância Magnética Mamária

Alice Brandão ▪ *Márcia Oliveira*

1. Quanto às indicações da RM como método de rastreamento para o câncer de mama, marque a alternativa **errada**:
   - (A) O exame deve ser indicado em todas as pacientes acima de 50 anos
   - (B) Pacientes que apresentam um aumento do risco de vida de 20 a 25% decorrente do câncer de mama devem realizar rastreamento com ressonância
   - (C) Pacientes com mutação genética comprovada devem realizar rastreamento com ressonância
   - (D) Pacientes com familiar de primeiro grau com mutação genética do BRCA 1 e BRCA 2 devem realizar rastreamento com ressonância
   - (E) Pacientes que foram submetidas à radioterapia torácica dos 10 aos 30 anos ou há 8 anos devem realizar rastreamento com ressonância

2. Quanto à aplicação da RM nas pacientes de alto risco e com risco aumentado para câncer de mama, marque a alternativa **falsa**:
   - (A) O uso da RM no grupo de alto risco é justificado pela capacidade de detecção de pequeninas lesões, alta sensibilidade, alto valor preditivo negativo para neoplasia invasor, não influenciado pela densidade mamária, e por não utilizar radiação ionizante
   - (B) Estudos têm comprovado que o diagnóstico precoce pode ser feito com RM em um estágio mais favorável, com uma sensibilidade variando entre 79-98%
   - (C) Nas pacientes com mutação do BRCA 1, o câncer de mama pode ser confundido com patologia benigna na mamografia e ultras-

sonografia decorrente de sua apresentação morfológica atípica, que podem torná-lo indistinguível do fibroadenoma
   - (D) É recomendado o uso da RM para rastreamento nas pacientes que apresentaram biópsia prévia com lesão de comportamento biológico intermediário, como cicatriz radial, carcinoma lobular *in situ* e hiperplasia ductal atípica
   - (E) Os tumores de mama são sempre diagnosticados em estágio mais precoce nas pacientes de alto risco

3. Quanto às vantagens da RM na investigação da extensão tumoral em vigência do diagnóstico de câncer de mama, marque a alternativa **falsa**:
   - (A) Com relação ao tamanho tumoral da lesão principal, enquanto a mamografia e a ultrassonografia subestimam, a medida na ressonância magnética é mais precisa com relação à medida histopatológica
   - (B) A RM tem maior sensibilidade na detecção de multifocalidade e multicentricidade e de lesões na mama contralateral
   - (C) A RM é a modalidade de escolha na investigação de comprometimento da parede torácica, especialmente nas lesões com localização posterior
   - (D) Como a RM vem apresentando uma alta sensibilidade, a comprovação histopatológica para o diagnóstico definitivo vem-se tornando desnecessária
   - (E) Embora a RM tenha muitas vantagens, há sempre um questionamento se o uso do método ocasionaria um tratamento desnecessário

Capítulo 13 | Ressonância Magnética Mamária

4. Quanto às aplicações da ressonância magnética na avaliação das lesões malignas da mama, marque a alternativa correta:
(A) O uso do meio de contraste não é necessário na investigação de lesões malignas
(B) Lesões malignas são facilmente diferenciadas de estruturas normais e de lesões benignas nas imagens ponderadas em T1 e T2
(C) O uso do meio de contraste é necessário na investigação de lesões malignas
(D) A RM da mama não é um método confiável para a avaliação da extensão tumoral
(E) No câncer de mama, não há realce após a infusão do meio de contraste

5. Algumas lesões apresentam comportamento diferenciado nas sequências de RM sem contraste. Marque a alternativa **falsa**:
(A) O tumor *phyllodes* é uma lesão sólida benigna que pode-se apresentar com hipersinal na sequência ponderada em T1
(B) Lesões benignas, como a esteatonecrose, apresentam-se com hipersinal na sequência ponderada em T1
(C) Lesões malignas podem apresentar-se hiperintensas em T1, como o carcinoma ductal infiltrante com sangramento e as metástases de melanoma
(D) O carcinoma invasor do tipo mucinoso raramente, se apresenta com hipersinal em T2
(E) O carcinoma papilífero e o carcinoma invasor com necrose apresentam aspecto heterogêneo em T2 com áreas hiperintensas de permeio

6. Qual o meio de contraste endovenoso utilizado na RM mamária?
(A) Iodo radioativo
(B) FDG
(C) Gadolínio
(D) Bário
(E) Não é necessário contraste

7. Com relação ao comportamento das lesões malignas na RM após a administração endovenosa do gadolínio, marque a alternativa correta:
(A) Lesões malignas tendem a exibir captação exuberante e rápida na fase precoce
(B) O aumento da intensidade de sinal das lesões malignas da mama após a administração endovenosa de gadolínio ocorre pela presença de um maior número de vasos anômalos com epitélio descontínuo

(C) *Washin* representa o aumento do fluxo de contraste na lesão pelo aumento da densidade vascular
(D) *Washout* corresponde ao extravasamento de contraste pela maior permeabilidade da parede vascular
(E) Todas estão corretas

8. Quanto às características de sinal do líquido, gordura, sangue e músculo nas imagens ponderadas em T1 e T2, marque a alternativa **falsa**:
(A) Nas imagens ponderadas em T1, o líquido se apresenta com baixo sinal (hipointenso), o músculo com sinal intermediário (isointenso), e a gordura com sinal hiperintenso
(B) Nas imagens ponderadas em T2, o líquido apresenta sinal hiperintenso, o músculo, sinal intermediário (isointenso), e a gordura, sinal levemente hiperintenso
(C) A gordura pode apresentar sinal hipointenso, quando é adicionado um pulso de supressão de gordura à sequência ponderada em T2
(D) O sangue tem sempre a mesma intensidade de sinal nas sequências ponderadas em T1 e T2, independente da sua idade
(E) Lesões hemorrágicas agudas apresentam sinal hiperintenso nas imagens ponderadas em T1 e em T2, mesmo nas sequências que utilizam o pulso de supressão de gordura

9. Quanto à morfologia da lesão mamária, marque a alternativa **falsa**:
(A) A massa focal geralmente tem uma correlação com as imagens T1 e T2 pré-contraste, pois ela é uma lesão tridimensional que ocupa espaço, podendo deslocar ou retrair o tecido adjacente
(B) A presença de septações internas hipointensas em T2 não captantes em uma lesão sem outras características de malignidade é sugerida na literatura como achado benigno, habitual do fibroadenoma
(C) O foco é um pequenino ponto de impregnação, menor ou igual a 5 mm, não sendo possível sua caracterização morfológica
(D) A impregnação anômala é definida como uma área de impregnação mais intensa do que a do parênquima mamário, destacando-se dele também nas imagens pré-contraste
(E) A presença de múltiplos focos de impregnação difusos e simétricos geralmente está relacionada com a impregnação funcional das mamas

10. Quanto à impregnação anômala marque a alternativa verdadeira:
(A) O padrão arquitetural interno de uma impregnação anômala de contraste não apresenta relação com a possibilidade de neoplasia
(B) O padrão segmentar corresponde à impregnação de um ou mais ductos, assumindo um aspecto ramificado
(C) A impregnação regional tem uma forma triangular, com o ápice apontando para o complexo areolopapilar
(D) O diagnóstico diferencial da impregnação ductal inclui carcinoma, especialmente intraductal, hiperplasias ductais típica e atípica, carcinoma lobular *in situ*, doença fibrocística e fibrose
(E) A impregnação regional é definida como uma impregnação anômala que ocupa menos que um quarto de quadrante

11. De acordo com a curva de captação de contraste na fase dinâmica, marque a alternativa **falsa**:
(A) Enquanto a fase pós-contraste inicial é avaliada quantitativamente, a fase tardia é avaliada qualitativamente, pela visualização da morfologia da curva
(B) As curvas são classificadas em ascendente, platô e *washin*
(C) Na curva ascendente, também denominada persistente ou tipo I, a captação continua ao longo de toda a série dinâmica
(D) Na curva platô ou tipo 2, a captação mantém um nível regular após a fase precoce. O pico de captação é atingido logo após a fase precoce
(E) Na curva *washout* ou tipo 3, o pico de captação ocorre na fase precoce pós-contraste, e a captação decresce novamente, imediatamente após a fase precoce

12. Qual fator relacionado com a paciente poderia originar uma falsa curva *washout*?
(A) Movimentação
(B) Peso corporal
(C) História familiar
(D) Margem do nódulo
(E) Forma do nódulo

13. Quanto à RM na avaliação dos implantes mamários, marque a alternativa **falsa**:
(A) Quando comparada à mamografia e à ultrassonografia mamária, a RM tem mostrado em vários estudos ser mais eficaz na investigação da integridade dos implantes

(B) A RM tem alta sensibilidade e especificidade na avaliação da integridade dos implantes, sendo o exame de eleição nas pacientes sintomáticas
(C) A cápsula do implante também é composta de silicone, porém não produz sinal, porque seus prótons estão interligados
(D) A localização e toda a extensão do implante podem ser bem visibilizadas na RM
(E) Normalmente, a cápsula fibrosa é vista separadamente da cápsula do implante na RM

14. Qual destes achados não estão relacionados com a ruptura intracapsular?
(A) Sinal do linguine
(B) Prega radial
(C) Sinal da gota invertida
(D) Linha subcapsular
(E) Ruptura extracapsular

15. São achados da esteatonecrose na ressonância magnética:
(A) Massa de forma variável com sinal hiperintenso em T1 em sua porção central, persistindo após a supressão de gordura
(B) Massa de forma variável com sinal hiperintenso em T1 em sua porção central, acompanhando o sinal da gordura após a técnica de supressão de gordura
(C) Massa irregular, espiculada, com impregnação em halo espessa
(D) Massa com septações não captantes
(E) A esteatonecrose não apresenta impregnação pelo meio de contraste endovenoso

16. Com relação ao diagnóstico diferencial entre mastite e carcinoma inflamatório, marque a alternativa correta:
(A) São patologias diferenciadas facilmente no exame clínico
(B) O espessamento cutâneo e dos ligamentos de Cooper é específico do carcinoma inflamatório
(C) Mastites sempre apresentam curva de impregnação do tipo ascendente, enquanto o carcinoma inflamatório é *washout*
(D) A mastite não pode ser diferenciada do carcinoma inflamatório na ressonância magnética
(E) Na suspeita clinica de mastite, deve-se sempre solicitar ressonância magnética

Capítulo 13 | Ressonância Magnética Mamária

17. Sobre o carcinoma intraductal, marque a alternativa **falsa**:
(A) O carcinoma intraductal correspondente a um grupo de lesões com comportamento heterogêneo que em comum se apresentam como uma lesão restrita à árvore ductal
(B) A forma de apresentação mais comum do CDIS é a microcalcificação
(C) As microcalcificações correspondem ao componente calcificado do carcinoma intraductal e têm expressão na mamografia
(D) O componente não calcificado sempre tem expressão na mamografia, sendo este o melhor método para a avaliação da extensão da lesão
(E) A ressonância magnética possui a capacidade de identificar o componente não calcificado do carcinoma intraductal

18. Qual das características abaixo não é suspeita na RM?
(A) Nódulo espiculado
(B) Nódulo irregular com arquitetura interna heterogênea no estudo contrastado
(C) Nódulo com padrão de impregnação com halo na periferia
(D) Nódulo não captante
(E) Nódulo com curva *washout*

19. Qual o principal elemento na formação de sinal na Ressonância Magnética (RM)?
(A) Carbono
(B) Hidrogênio
(C) Nitrogênio
(D) Oxigênio
(E) Hélio

20. Assinale a alternativa que não representa uma contraindicação ao exame de RM:
(A) Clipe de aneurisma cerebral ferromagnético
(B) Marca-passo cardíaco
(C) Endoprótese de aorta abdominal
(D) Projétil de arma de fogo próximo à estrutura vascular
(E) Implante coclear

21. Quanto aos dados clínicos que podem influenciar na interpretação do exame, marque a alternativa **errada**:
(A) História familiar positiva
(B) Cirurgia recente
(C) Presença de alteração clínica
(D) DUM e TRH
(E) Número de gestações

22. Qual o período do ciclo menstrual ideal para a realização da RM mamária?
(A) O período não interfere na qualidade do exame
(B) Deve-se realizar o exame somente com a paciente menstruada
(C) Após o 15º dia do ciclo
(D) Entre o 5º e o 15º dia do ciclo
(E) Entre o 1º e o 5º dia do ciclo

Respostas Comentadas

1. (A) Recentemente, o uso da RM como método de rastreamento foi definido para um grupo de pacientes que apresenta aumento do risco de vida de 20 a 25% em razão do câncer de mama, em que a detecção precoce pode alterar o curso da doença.

Este grupo corresponde às pacientes com mutação genética comprovada, com familiar de primeiro grau com mutação genética do BRCA 1 e 2 e as que foram submetidas à radioterapia torácica dos 10 aos 30 anos ou há 8 anos.

2. (E) As pacientes de alto risco (aumento do risco de vida de 20 a 25%) necessitam de rastreamento precoce (25 a 30 anos), e nesta faixa etária a sensibilidade da mamografia é menor por se tratar de pacientes jovens com mamas densas, retardando o diagnóstico de lesões, quando o rastreamento é feito exclusivamente por este método.

Além disso, estas pacientes sofrem influência de fatores específicos tumorais, como crescimento mais rápido das lesões, sendo estas diagnosticadas em estágio mais avançado do que as pacientes fora deste grupo, daí a necessidade do uso da RM no rastreamento destas pacientes.

3. (D) A importância da RM na avaliação da extensão tumoral é muito importante nas pacientes que serão submetidas ao tratamento conservador, pois, entre os fatores que influenciam a recorrência da doença, o mais importante é a presença de doença residual.

Entretanto, embora o método tenha uma sensibilidade alta, há necessidade de comprovação histopatológica para o diagnóstico definitivo, antes de ocorrer qualquer modificação do tratamento.

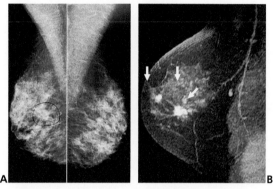

Fig. 13-1. Identificação de lesão adicional. (**A**) Mamografia. Nódulo irregular na mama direita. (**B**) Sagital T1 com supressão de gordura e após o gadolínio. Carcinoma ductal invasor com focos e nódulos adicionais (setas).

4. (C) As lesões malignas nas sequências de RM sem a utilização do meio de contraste mais frequentemente apresentam sinal semelhante ao do parênquima mamário. Por esta razão é indispensável o uso do contraste endovenoso paramagnético para sua identificação.

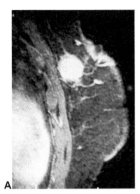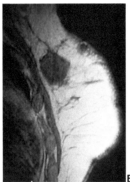

Fig. 13-2. Comportamento de sinal em T1 da neoplasia mamária. (**A**) Sagital T1 com supressão de gordura e contraste. (**B**) Sagital T1. Tumor isointenso ao parênquima e ao músculo peitoral.

5. (D) A neoplasia mucinosa representa um tumor bem diferenciado com grande quantidade de muco epitelial extracelular. A mucina tipicamente apresenta hipersinal na sequência ponderada em T2. Dessa forma, pode-se suspeitar de carcinoma invasor do tipo mucinoso, quando um nódulo com impregnação de contraste suspeita tem hipersinal na sequência ponderada em T2.

Outras possibilidades são o carcinoma papilífero e carcinoma invasor com necrose que apresentarão áreas hiperintensas, mas, geralmente, com aspecto heterogêneo em T2.

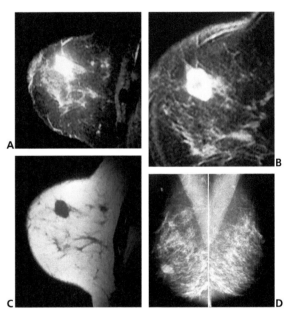

Fig. 13-3. Carcinoma mucinoso. Nódulo hiperintenso em T2, levemente irregular com intensa impregnação não homogênea, predominando na periferia. (**A**) Sagital T2. (**B**) Estudo contrastado. (**C**) Sagital T1. (**D**) Mamografia mediolateral.

6. (**C**) O gadolínio é o meio de contraste endovenoso utilizado na RM. Ele age encurtando o T1 e, consequentemente, aumentando a intensidade de sinal no local onde se acumula.

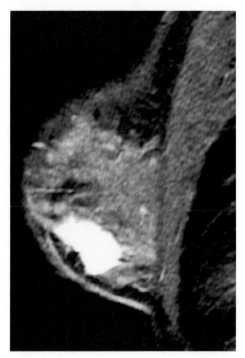

Fig. 13-4. Aumento de sinal no local onde o gadolínio se acumula.

Para o estudo dinâmico contrastado é utilizada a sequência ponderada em T1 com supressão de gordura, geralmente tridimensional. O estudo é dito dinâmico, pois são realizadas aquisições, uma antes e as demais após a administração do meio de contraste. No nosso serviço, este estudo consiste em cinco fases, uma pré-contraste e quatro pós-contraste. Ele é importante, pois é a partir do padrão de impregnação nas várias fases que se obtém a curva de impregnação das lesões (cinética).

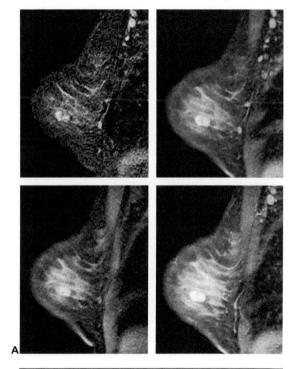

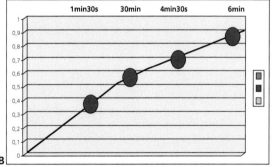

Fig. 13-5. Estudo dinâmico contrastado. (**A**) Série de imagens do estudo contrastado na mesma posição e esquema do número de sequências realizadas (**B**).

7. **(E)** As lesões malignas na RM após a administração endovenosa do gadolínio tendem a exibir captação exuberante e rápida na fase precoce (2 primeiros minutos do estudo após a administração de gadolínio) que ocorre pela presença de um maior número de vasos anômalos com epitélio descontínuo, em razão da liberação de fatores angiogênicos pelas células tumorais, resultando em uma passagem mais rápida e com um volume maior do meio de contraste para o espaço extravascular.

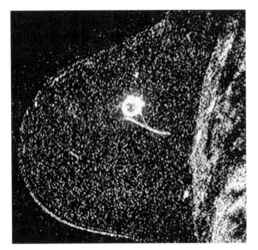

Fig. 13-6. Aumento de vasos e vasos anômalos por fatores angiogênicos próximos à lesão.

O termo *Washin* (B) representa o aumento do fluxo de contraste na lesão pelo aumento da densidade vascular, enquanto *washout* (C) corresponde ao extravasamento de contraste pela maior permeabilidade da parede vascular.

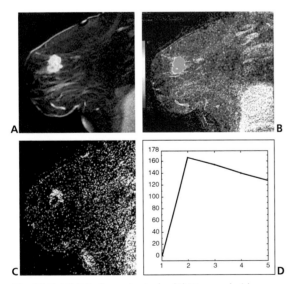

Fig. 13-7. (**A**) Estudo contrastado. (**B**) Mapa colorido refletindo a fase precoce *(washin)*. (**C**) Mapa colorido refletindo a segunda fase da curva, identificando a lesão com *washout* como mais vermelha. (**D**) Curva de impregnação da lesão. (Ver *Prancha* em *Cores*.)

8. **(D)** O sangue pode ter sinal variável de acordo com a sua idade. Lesões hemorrágicas agudas apresentam sinal hiperintenso nas imagens ponderadas em T1 e em T2 (A e C), mesmo nas sequências que utilizam o pulso de supressão de gordura (B).

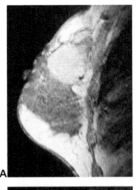 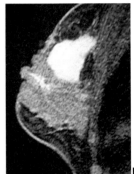

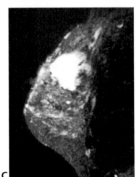

Fig. 13-8. Hematoma recente. Coleção com sinal hiperintenso nas imagens ponderadas em T1 e em T2, mesmo nas sequências que utilizam o pulso de supressão de gordura. Plano sagital. (**A**) Sequência ponderada em T1. (**B**) T1 com supressão de gordura. (**C**) Sequência ponderada em T2.

Lesões hemorrágicas crônicas apresentam produtos de degradação sanguínea com alta concentração de ferro e proteína e acúmulo de hemossiderina nos macrófagos, produzindo uma perda de sinal dentro da lesão ou em suas paredes, ou seja, sinal hipointenso, nas imagens ponderadas em T2 (C), podendo este fenômeno ser observado em cistos com conteúdo hemorrágico e hematomas.

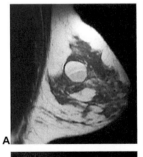 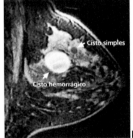

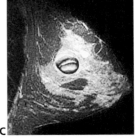

Fig. 13-9. Sagital (**A**) T1. (**B**) T1 com supressão de gordura. (**C**) T2 Cisto com hemorragia hiperintenso em T1 e hipointenso em T2.

Respostas Comentadas

9. (D) A impregnação anômala (B) corresponde a uma área de impregnação de contraste mais intensa do que a do parênquima mamário adjacente. Destaca-se deste no estudo pós-contraste, geralmente sem apresentar expressão nas imagens pré-contraste.

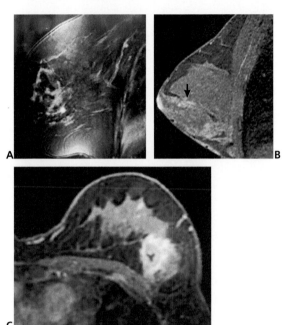

Fig. 13-10. Sequências após a administração do meio de contraste. (**A**) Foco. (**B**) Impregnação anômala. (**C**) Nódulo.

10. (D) O carcinoma intraductal, hiperplasias ductais típica e atípica, carcinoma lobular *in situ*, doença fibrocística e fibrose estão entre os diagnósticos diferenciais da impregnação ductal.

O padrão arquitetural interno de uma impregnação anômala de contraste pode ser classificado como homogêneo e heterogêneo. Quanto mais heterogêneo, maior a possibilidade de neoplasia.

A impregnação segmentar tem uma forma triangular, com o ápice apontando para o complexo areolopapilar.

A impregnação focal é definida como uma impregnação anômala que ocupa menos que 1/4 de quadrante, enquanto a impregnação regional, como uma impregnação geográfica de uma área maior que não respeita um quadrante.

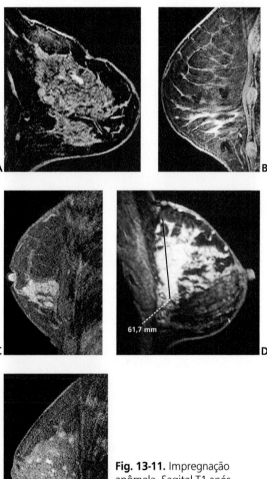

Fig. 13-11. Impregnação anômala. Sagital T1 após gadolínio. Tipos de impregnação. (**A**) Linear. (**B**) Ductal. (**C**) Segmentar. (**D**) Regional. (**E**) Difusa.

11. (**B**) A curva de impregnação de contraste é dividida em fases precoce (< 2 minutos) e tardia (> 2 minutos). Enquanto a fase pós-contraste inicial é avaliada quantitativamente, a fase tardia é avaliada qualitativamente, pela visualização da morfologia da curva.

Na fase tardia, as curvas de impregnação de contraste são classificadas em ascendente (tipo I), platô (tipo II) e *washout* (tipo III).

O padrão de curva ascendente é mais comum nas lesões de natureza benigna, enquanto o padrão *washout* é mais frequente nas lesões malignas.

12. (**A**) Ao analisar a cinética de impregnação deve-se observar se a paciente saiu da posição, o que provocaria a presença de um padrão de curva *washout*.

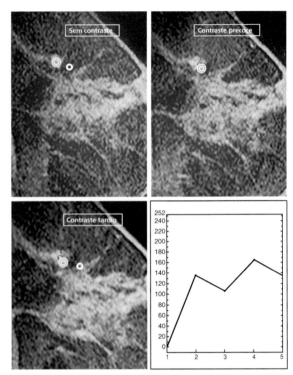

Fig. 13-13. Posicionamento incorreto do ROI promovido por artefatos de movimento, determinando modificação da curva e impossibilitando sua valorização. (Ver *Prancha em Cores.*)

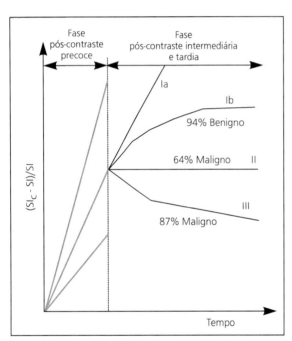

Fig. 13-12. Curva de cinética de captação. Esquema retirado do artigo Kuhl CK. *Rad* 1999;211:101-110. Precoce = 2 minutos; leve < 50%; moderada = 50-100%; intensa > 100%. Tardia > 2 min; ascendente ou tipo I; platô ou tipo II; *washout* ou tipo III.

Respostas Comentadas

13. (E) A RM é um método excelente no estudo da integridade dos implantes, com alta sensibilidade para detecção de rupturas, inclusive pequenas, assim como na investigação de outras complicações, como a contratura, coleção peri-implante, infecção e avaliação de lesão parenquimatosa.

Um aspecto habitual do implante é que a cápsula fibrosa não é separada da cápsula do implante na RM.

Elas podem ser identificadas separadamente quando há coleção intracapsular ou espessamento da cápsula fibrosa.

14. (B) As pregas radiais representam um aspecto habitual do implante relacionado com dobras normais e se apresentam como imagens lineares que se estendem à margem do implante, podendo apresentar de um lado sinal hipointenso e do outro hiperintenso decorrente do artefato *chemical shift*, típico deste achado. Este artefato linear em torno da prega radial representa a presença de estruturas diferentes (água e silicone) na mesma direção da fase, ou seja, líquido coletado entre as duas camadas do implante, circundado por silicone.

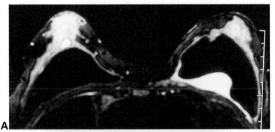

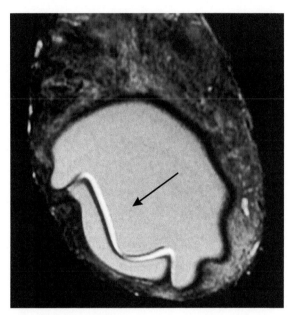

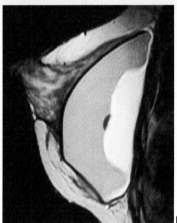

Fig. 13-14. Coleção líquida intracapsular à esquerda assimétrica e sintomática deslocando o implante anteriormente. (**A**) Axial com supressão de gordura e silicone. (**B**) Sagital T2.

Fig. 13-15. Prega radial. Decorrente do aprisionamento de líquido, gerado pela reação de metaplasia sinovial da cápsula fibrosa, entre as duas camadas da mesma, que estão circundadas pelo silicone-gel do implante, promovendo a formação do artefato *Chemical shift* (seta).

Quando há ruptura, não se observa este artefato já que é a mesma composição dentro e fora da cápsula.

O sinal do linguine é a presença de imagens lineares curvilíneas hipointensas em todas as sequências dentro dos implantes, sendo típico da ruptura intracapsular completa.

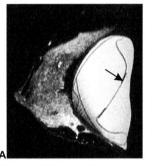 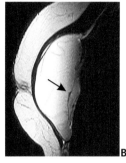

Fig. 13-16. Ruptura intracapsular. Ruptura do envelope do implante que se destaca e forma o sinal do *linguine*, com o silicone contido pela cápsula fibrosa.

O sinal da gota invertida e a linha subcapsular são achados geralmente associados à ruptura intracapsular focal do implante.

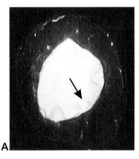 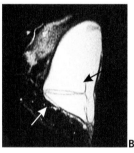

Fig. 13-17. Ruptura intracapsular focal. (**A**) Coronal. (**B**) Sagital. Sequência ponderada em T2 com supressão de gordura. Sinal da gota invertida determinado pelo deslocamento e invaginação focal do envelope, à medida que o silicone-gel escapa e fica retido na superfície externa do envelope (setas). Frequentemente múltiplo e associado às linhas subcapsulares (seta branca).

15. (**A**) A esteatonecrose, também conhecida como necrose gordurosa, tem seu diagnóstico confirmado na RM na presença de uma massa de forma variável, com área central apresentando sinal hiperintenso na sequência T1 sem supressão de gordura, com perda deste sinal após o pulso de supressão de gordura.

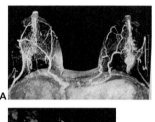 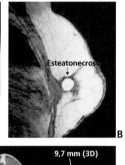
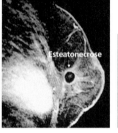 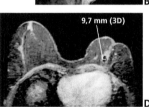

Fig. 13-18. Esteatonecrose. (**A**) MIP pré-operatório. (**B**) Sagital T1. (**C**) Sagital T1 com supressão de gordura após gadolínio. (**D**) Axial T1. Notar nódulo com sinal semelhante ao da gordura profundo na mama esquerda no local do tumor.

O comportamento da esteatonecrose após a injeção do contraste é variável em função dos diversos estágios. Quando nas fases de desenvolvimento e maturação, os achados na RM podem ser floridos, às vezes, tornando impossível diferenciar a esteatonecrose de malignidade. Ela pode-se apresentar como massa irregular, espiculada, com impregnação em halo irregular e espessa e porção central não captante.

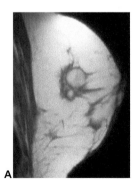 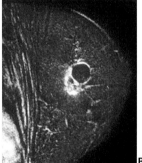

Fig. 13-19. Esteatonecrose recente. Pós-operatório imediato. Notar nódulo hiperintenso em T1 com impregnação na periferia discretamente irregular, mas com área central com sinal da gordura. (**A**) Sagital T1. (**B**) T1 após gadolínio com subtração.

Respostas Comentadas

16. (D) Não é possível distinguir a mastite do carcinoma inflamatório. A mastite é um processo inflamatório mamário. Da mesma forma que clinicamente ela pode mimetizar um carcinoma, nos métodos de imagem, isto também ocorre, portanto, a mastite aguda não pode ser diferenciada do carcinoma inflamatório à RM.

As duas doenças apresentam-se com espessamento cutâneo e dos ligamentos de Copper, com hipersinal em T2 difuso no parênquima mamário e com impregnação difusa de contraste com cinética de captação variável.

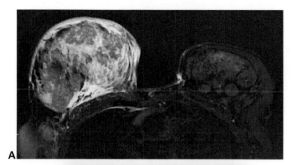

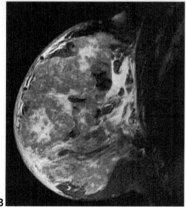

Fig. 13-20. Carcinoma inflamatório na mama direita. (**A**) Axial T2 com supressão de gordura. (**B**) Sagital T2 com supressão de gordura. Espessamento cutâneo difuso, hipersinal em T2 difuso no parênquima e no espaço pré-peitoral.

17. (D) As microcalcificações correspondem ao componente calcificado do carcinoma ductal *in situ* e têm expressão na mamografia. Entretanto, o componente não calcificado pode não ter expressão na mamografia, dificultando a avaliação correta da extensão da lesão. Assim a literatura demonstra que a mamografia não é capaz de identificar toda a extensão do tumor, havendo menor correlação do volume tumoral, quanto maior for o grau tumoral. Isto ocorre porque nem toda a lesão apresenta microcalcificação, e o componente não calcificado não é identificado.

A RM possui a capacidade de identificar o componente não calcificado do carcinoma ductal *in situ*.

O CDIS tem uma forma de apresentação diferente do invasor na RM. O mecanismo de impregnação de contraste no estudo dinâmico ainda é pouco conhecido. Sabe-se que este tumor apresenta um padrão diferente do invasor, com menor angiogênese. Segundo a literatura, o mais provável é que a impregnação de contraste seja promovida pelo aumento difuso dos microvasos e, consequentemente, da permeabilidade.

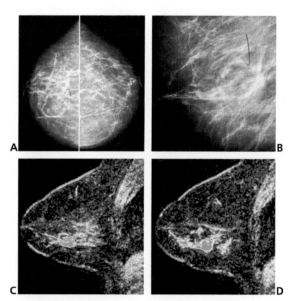

Fig. 13-21. Avaliação da extensão do CDIS. (**A** e **B**) Mamografia. Microcalcificações suspeitas e assimetria focal nos quadrantes externos da mama direita. (**C** e **D**) Mapa colorido mostrando impregnação segmentar heterogênea em correspondência. Volume tumoral semelhante ao das microcalcificações. (Ver *Prancha* em *Cores*.)

18. (D) Os aspectos mais sugestivos das lesões benignas incluem nódulo regular e ausência de impregnação de contraste.

Os padrões arquiteturais sugestivos de lesão maligna incluem borda e margem irregular e espiculada e arquitetura interna heterogênea no estudo contrastado, especialmente com padrão de impregnação com halo.

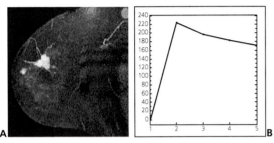

Fig. 13-22. Aspecto típico do carcinoma ductal invasor. **(A)** Sagital T1 após gadolínio. Nódulo irregular com foco adjacente. **(B)** Curva de impregnação tipo III, com subida rápida na fase precoce.

19. (B) Embora todos os átomos sejam afetados, a RM avalia basicamente os átomos de hidrogênio presentes na água, que correspondem a 70% do volume corporal.

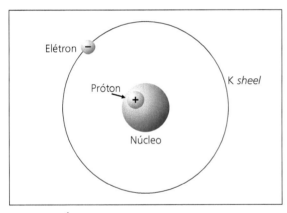

Fig. 13-23. Átomo de hidrogênio.

20. (C) As contraindicações absolutas da RM são clipe de aneurisma cerebral ferromagnético, clampe Poppen-Blaylock da artéria carótida, prótese valvar mitral do tipo Starr-Edwards, implantes otológicos cocleares, prótese de pistão McGee, projéteis de arma de fogo próximos à estrutura vital, marca-passo cardíaco, desfibriladores e cardioversores.

A endoprótese de aorta abdominal não é uma contraindicação à realização da RM.

21. (E) O número de gestação é a única opção que não influencia os achados da ressonância magnética.

A fase do ciclo menstrual e o uso de terapia hormonal podem influenciar o padrão de impregnação das mamas.

O tecido de granulação pós-cirúrgico recente pode apresentar impregnação de contraste e dificultar a interpretação do exame, especialmente na diferenciação de lesão residual.

As alterações clínicas e os dados histopatológicos podem alterar a classificação das lesões pelo sistema BI-RADS.

As pacientes com forte história familiar apresentam um padrão diferente de comportamento das lesões, inclusive na ressonância magnética, que podem influenciar na conduta.

22. (D) O período do ciclo menstrual interfere no padrão de impregnação do meio de contraste endovenoso, tanto no parênquima mamário, quanto nas lesões.

O período ideal para a realização da RM mamária é entre o 5º e o 15º dia do ciclo, quando há uma menor probabilidade de impregnação anômala pelo gadolínio no parênquima normal.

Fora do período ideal pode ocorrer maior impregnação funcional no parênquima mamário, podendo dificultar a identificação das lesões.

Bibliografia

Brandão A. Ressonância magnética mamária. In: Aguillar VLN, Bauab SP. *Mama – Diagnóstico por imagem*. Rio de Janeiro: Revinter, 2009.

14

Mamografia e Ultrassonografia Mamária

Vânia Ravizzini Manoel Sondermann

1. Por qual motivo as pacientes são instruídas a não usarem desodorante antes de realizar a mamografia?
(A) Porque pode causar uma reação química com o material do "Bucky"
(B) Os filmes são mantidos mais limpos
(C) Desodorantes podem provocar dificuldades no posicionamento da paciente
(D) Elementos radiopacos presentes nos desodorantes podem simular microcalcificações na mamografia
(E) O exame incomoda menos

2. A taxa estimada de falso-negativos à mamografia é de 5 a 15%, e as causas mais comuns são as citadas abaixo, **exceto**:
(A) Erro de posicionamento
(B) Imagem de baixa qualidade
(C) Erros de percepção
(D) Mamas adiposas
(E) Lesões com apresentação indistinguível do tecido mamário normal

3. A compressão durante a realização da mamografia é importante por alguns motivos, **exceto**:
(A) Uniformiza o tecido mamário
(B) Diminui a espessura da mama
(C) Diminui a dose de radiação necessária
(D) Diminui a chance de borramento
(E) Diminui o tempo do exame

4. Em uma mamografia classificada como categoria 3 (BI-RADS®), qual a conduta a ser seguida?
(A) Controle anual
(B) Controle semestral
(C) Controle trimestral
(D) Biópsia percutânea
(E) Biópsia cirúrgica

5. Imagem nodular isodensa, de forma ovalada, com margens circunscritas à mamografia, pode ser classificada de acordo com o sistema BI-RADS® em categoria:
(A) 0
(B) 2
(C) 3
(D) 4A
(E) 4B

6. Paciente será submetida à marcação pré-operatória com fio metálico, orientada por estereotaxia. A lesão se encontra no quadrante inferior externo da mama. Em qual incidência o procedimento deve ser realizado?
(A) Craniocaudal
(B) Oblíqua mediolateral
(C) Tangencial
(D) Perfil mediolateral
(E) Perfil lateromedial

7. A incidência tangencial é utilizada para:
(A) Evidenciar lesões profundas
(B) Evidenciar lesões muito pequenas
(C) Evidenciar lesões em quadrantes internos
(D) Destacar sequelas pós-cirúrgicas
(E) Evidenciar lesões cutâneas

8. A incidência clivagem é utilizada para estudar lesões em qual localização?
(A) Quadrantes internos
(B) Quadrantes inferiores
(C) Quadrantes superiores
(D) Quadrantes externos
(E) Próximas à axila

Capítulo 14 | Mamografia e Ultrassonografia Mamária

9. São achados mamográficos comuns em pacientes submetidas à cirurgia conservadora de mama e radioterapia, **exceto**:
(A) Espessamento cutâneo
(B) Numerosas microcalcificações pleomórficas de distribuição segmentar
(C) Microcalcificações distróficas
(D) Cisto oleoso
(E) Distorção em local da cirurgia

10. Observa-se à ecografia presença de imagem nodular ovalada, de forma circunscrita, com ecogenicidade de partes anecoica e hipoecoica. Como podemos diferenciar entre um cisto complicado ou vegetação intracística?
(A) Realizando estudo ortogonal
(B) Realizando estudo com dopplerfluxometria colorida
(C) Realizando manobra de mudança de decúbito
(D) Reavaliando em 6 meses com nova ecografia
(E) Realizando mamografia nesta paciente

11. Para que deve ser utilizado o estudo ortogonal das imagens visibilizadas à ecografia?
(A) Para localizar adequadamente as lesões
(B) Para fazer a comparação aos exames anteriores
(C) Para fazer a comparação à mamografia
(D) Para fazer a comparação à ressonância magnética
(E) Para confirmar a presença de uma lesão real

Respostas Comentadas

1. (**D**) Desodorantes, talcos e cremes podem simular imagens semelhantes a microcalcificações em região axilar. Nestes casos, deve-se proceder a limpeza das mamas e axilas e repetir o exame.

2. (**D**) O posicionamento, a compressão, a experiência do profissional e a qualidade da imagem são fatores fundamentais para diminuir os falso-negativos da mamografia. Ao contrário das mamas densas, as lesões em mamas adiposas são mais facilmente diagnosticadas à mamografia, observando-se maior sensibilidade do método para este tipo de mama.

3. (**E**) O tempo do exame não será modificado, utilizando-se maior ou menor compressão, porém, a qualidade da imagem, uma chance diagnóstica maior e dose de radiação menor são influenciadas pela compressão exercida durante o exame.

4. (**B**) As lesões classificadas como categoria 3 apresentam risco menor que 2% para câncer de mama, sendo indicado por este motivo apenas o controle mamográfico semestral por 2 ou 3 anos.

Em alguns casos, pode ser indicado prosseguir com investigação. São eles: pacientes com dificuldade de manter o controle, pacientes que serão submetidas à terapia de reposição hormonal, candidatas a transplante de órgãos, ou cirurgia estética, pacientes que desejam engravidar, pacientes com cirurgia conservadora ou mastectomia prévia, paciente com biópsia com laudo de hiperplasia ductal ou lobular atípica, presença de outra lesão com categoria 4 ou 5 e pacientes muito ansiosas que não conseguem manter o acompanhamento mamográfico.

5. (**A**) A mamografia não consegue diferenciar lesões sólidas de císticas. Neste caso, a mamografia deve ser classificada como categoria 0, com indicação de estudo ecográfico complementar para que se possa, então, obter a classificação final adequada da mamografia.

6. (**E**) Na marcação pré-operatória orientada por estereotaxia, o compressor é fenestrado, e o procedimento é realizado, visando a que o fio percorra menor distância entre a pele e a lesão. Deve-se introduzi-lo pelo quadrante mais próximo à lesão.

Neste caso, a incidência a ser utilizada é o perfil lateromedial ou ainda ser introduzido utilizando a incidência craniocaudal, caso o equipamento permita a utilização desta incidência.

7. (**E**) Na incidência tangencial faz-se uma modificação do ângulo em que os feixes de raios X atravessam a mama, possibilitando que o mesmo tangencie lesões cutâneas, evitando, assim, falsos diagnósticos destas lesões.

8. (**A**) A incidência clivagem é utilizada para evidenciar lesões nas porções mais profundas dos quadrantes internos ou mediais, devendo-se posicionar as porções internas das duas mamas no *bucky* ao mesmo tempo.

9. (**B**) Após cirurgias conservadoras e radioterapias, uma série de alterações pode ser encontrada. Alterações estas que tendem a regredir com o passar do tempo. Em alguns casos, porém, isto pode até não acontecer. A presença de microcalcificações pleomórficas de distribuição segmentar corresponde a achado bastante suspeito e deve ser investigada.

10. (**C**) A manobra de mudança de decúbito consiste em avaliar esta mesma imagem com variações de decúbito da paciente e observando se há modificação do componente hipoecoico e, caso isto ocorra, pode-se afastar a hipótese de vegetação intracística.

11. (**E**) O estudo ortogonal consiste na visibilização de uma imagem em duas projeções (cortes), dessa forma podem-se diferenciar nódulos verdadeiros de arcos costais e lóbulos de gordura, evitando erros no diagnóstico.

15

Procedimentos Invasivos

Maria Julia Gregorio Calas ▪ *Gabriela Martins*
Fernanda Philadelpho Arantes Pereira ▪ *Rachel Fonseca*

1. A marcação pré-cirúrgica guiada por ultrassonografia está indicada nas lesões:
(A) Vistas em planos ortogonais na ultrassonografia
(B) Císticas impalpáveis do tipo cistos simples
(C) Vistas em duas incidências mamográficas
(D) De difícil abordagem por ressonância magnética
(E) Representadas por microcalcificações, BI-RADS 4A

2. Paciente de 52 anos, com mamografia mostrando mamas predominantemente adiposas e imagem nodular densa, irregular, medindo 6 mm, localizada no quadrante inferior externo (QIE) de mama esquerda, sem expressão ultrassonográfica. Foi solicitada a marcação pré-cirúrgica com fio metálico guiado pelo método biplanar. A incidência mais adequada para esta marcação será:
(A) Perfil lateromedial
(B) Craniocaudal
(C) Oblíqua mediolateral
(D) O tipo de incidência utilizada não interfere na marcação
(E) Planos ortogonais por ultrassonografia

3. A literatura mostra entre 1 a 8% de falhas na remoção de uma lesão impalpável, nos casos com marcação com fio metálico. Isto pode ocorrer em decorrência das seguintes situações, **exceto**:
(A) Reação vasovagal durante o procedimento de introdução do fio
(B) Corte do fio durante o procedimento cirúrgico
(C) Migração do fio em mamas adiposas
(D) Localização errada do fio metálico
(E) Manipulação excessiva do fio durante o ato cirúrgico

4. Com relação à *core* biópsia guiada por ultrassonografia:
(A) Uma das principais vantagens é a visibilização da agulha em tempo real durante o procedimento
(B) Utilizam-se agulhas de 10 e 11 Gauge para a realização deste procedimento
(C) As microcalcificações são mais facilmente abordadas com esta técnica, pois não é utilizada a compressão da mama
(D) Uma das desvantagens é que a taxa de falso-negativo descrita na literatura é semelhante à da punção aspirativa por agulha fina (PAAF)
(E) A taxa de lesões subestimadas é inferior à da biópsia a vácuo

5. Uma possibilidade de marcação pré-operatória muito utilizada nos dias atuais é a marcação com radiotraçador (ROLL®). Este tipo de marcação é realizado:
(A) Em lesões impalpáveis, seja por mamografia, ou por ultrassonografia
(B) Somente por estereotaxia
(B) Em pacientes com alergia ao contraste de gadolínio
(C) Em lesões de localização profunda
(D) Exclusivamente em pacientes que serão submetidas à investigação de linfonodo sentinela

Capítulo 15 | Procedimentos Invasivos

6. Nos casos de lesões impalpáveis, com indicação de marcação pré-cirúrgica com radiotraçador (ROLL®), o material injetado na mama é:
(A) Macroagregado de albumina marcado com tecnécio 99m
(B) Fio metálico de titânio, compatível com ressonância magnética
(C) Fitato marcado com tecnécio 99m
(D) Azul patente
(E) Fio metálico, compatível com estereotaxia ou ultrassonografia

7. O estudo por imagem da peça operatória pode ser feita:
(A) Por mamografia ou por ultrassonografia
(B) Para avaliar margens livres
(C) Por estereotaxia
(D) Por ressonância magnética
(E) Por ultrassonografia

8. As complicações mais frequentes dos procedimentos invasivos mamários são, **exceto**:
(A) Aumento do número de calcificações
(B) Infecção
(C) Hematoma
(D) Reação vasovagal
(E) Dor

9. Com relação à ultrassonografia direcionada *second look* de lesão suspeita, é correto afirmar:
(A) Deve ser realizada em todos os casos em que há indicação de ser feita biópsia em uma lesão vista na ressonância magnética, sem expressão nos exames prévios de mamografia e ultrassonografia
(B) Quando a ultrassonografia *second look* é negativa, está indicado manter controle evolutivo da lesão durante 4 meses por ressonância magnética
(C) Quando a ultrassonografia *second look* é positiva, está indicada biópsia percutânea guiada por ressonância magnética
(D) Quando a ultrassonografia *second look* é positiva, está indicado manter controle evolutivo da lesão por ultrassonografia
(E) A neoplasia maligna é mais comumente encontrada, quando a ultrassonografia *second look* é negativa

10. Sobre a ultrassonografia direcionada *(second look),* é correto afirmar:
(A) Nas lesões suspeitas detectadas pela ressonância magnética e também vistas pela ultrassonografia *second look* devem ser realizadas biópsias pela ultrassonografia
(B) As lesões suspeitas vistas na ressonância magnética e não encontradas na ultrassonografia direcionada podem ser consideradas benignas, não necessitando ser acompanhadas
(C) Quase todas as lesões vistas pela ressonância são frequentemente identificadas pela ultrassonografia, principalmente as lesões do tipo realce assimétrico, que não formam massa
(D) Lesões suspeitas somente vistas na ressonância magnética e, posteriormente, encontradas na ultrassonografia direcionada, têm maior probabilidade de serem benignas
(E) As lesões suspeitas somente vistas pela ressonância magnética e sem expressão na ultrassonografia direcionada devem ser abordadas pela estereotaxia

11. A marcação por ressonância magnética está indicada na seguinte situação:
(A) Lesões BI-RADS 4 tornam-se visíveis somente na ressonância magnética
(B) Nos casos de difícil marcação por estereotaxia
(C) Lesões localizadas posteriormente aos implantes mamários
(D) Nos casos em que a ultrassonografia *second look* for positiva
(E) Lesões vistas em apenas um plano da ressonância, ou seja, axial, sagital ou coronal

12. Com relação aos procedimentos invasivos guiados por ressonância magnética, é correto afirmar:
(A) Cerca de 5% das lesões podem variar seu aspecto ou não aparecer nas imagens que antecedem a biópsia, sendo necessário muitas vezes cancelar o procedimento e realizar controle por ressonância de 4 a 6 meses
(B) Lesões que apresentam curva de realce de contraste, do tipo *washout*, são mais facilmente abordadas
(C) A presença de implantes mamários é uma contraindicação absoluta
(D) A compressão exercida na mama durante o procedimento não influencia no realce de contraste pela lesão
(E) Lesões localizadas no QII não podem ser abordadas por este método

13. Atualmente, as imagens visibilizadas apenas na ressonância magnética podem ser abordadas para obtenção de diagnóstico. Na presença de uma área com realce precoce de contraste e com distribuição segmentar, podemos afirmar que:
(A) Esta área pode ser abordada com mamotomia ou marcação pré-operatória
(B) Como o realce é precoce, não há necessidade de se utilizar contraste na realização do procedimento
(C) É um procedimento rápido, visto que a localização da área já foi descrita em ressonância magnética realizada previamente ao exame
(D) O procedimento pode ser guiado por estereotaxia
(E) As áreas de realce não podem ser biopsiadas porque não formam nódulos verdadeiros

14. A mamotomia guiada por Ressonância Magnética (RM) está indicada na presença de:
(A) Realce ductal de contraste na região central da mama esquerda, sem expressão na mamografia e ultrassonografia direcionada *second look*
(B) Nódulo irregular de 0,6 cm com padrão de curva do tipo 3 no QSE da mama direita identificado na ultrassonografia direcionada *second look*
(C) Realce segmentar de contraste no QSI da mama direita em correspondência com grupamento de microcalcificações visto na mamografia
(D) Nódulo espiculado de 1,5 cm com padrão de curva do tipo 2, palpável no QSE da mama esquerda
(E) Nódulo circunscrito com sinal isointenso em T1 e hiperintenso em T2, sem realce de contraste, na região retroareolar da mama direita

15. São cuidados a serem tomados para a realização de biópsia a vácuo guiada por ressonância magnética:
(A) Suspender o uso de anticoagulantes orais
(B) Suspender o uso de medicação anti-hipertensiva
(C) Antibioticoterapia profilática em todos os casos
(D) Analgesia com derivados do ácido acetilsalicílico
(E) Suspender o uso de hipoglicemiantes orais

16. A mamotomia ou biópsia a vácuo consiste em:
(A) Tipo de punção percutânea realizada por estereotaxia, ultrassonografia ou ressonância magnética
(B) Retirada de toda a lesão e colocação de clipe metálico

(C) Procedimento com altas taxas de lesões subestimadas
(D) Procedimento que veio para substituir a tumorectomia terapêutica
(E) Procedimento de escolha para a investigação de nódulos maiores que 3 cm

17. A utilização do marcador (clipe metálico) após a realização de biópsia a vácuo (mamotomia) está indicada nos seguintes casos:
(A) Sempre que a lesão for retirada completamente
(B) Em todas as mamotomias guiadas por ultrassonografia
(C) Em todas as mamotomias guiadas por estereotaxia
(D) Sempre que a mamotomia for de microcalcificações
(E) Sempre que houver formação de hematoma durante o procedimento

18. Sobre a biópsia a vácuo (mamotomia) e a *core* biópsia, é correto afirmar:
(A) Em lesões representadas por microcalcificações, a mamotomia permite uma amostragem com maior quantidade de material quando comparado à *core* biópsia
(B) A desvantagem da biópsia a vácuo com relação à *core* biópsia é que a primeira fornece maior número de resultados "subestimados"
(C) A *core* biópsia permite a colocação de clipe metálico após o procedimento, marcando o local da biópsia para futura intervenção cirúrgica, se necessário
(D) No caso de nódulos, independente do tamanho dos mesmos, a biópsia a vácuo é o procedimento de escolha, visto que a *core* biópsia apresenta baixa acurácia para o diagnóstico de malignidade
(E) Assim como na *core* biópsia, os equipamentos de biópsia a vácuo disponíveis no mercado são compatíveis somente para estereotaxia

19. Nos casos de *core* biópsia guiada por estereotaxia:
(A) O procedimento pode ser feito em mesa dedicada ou equipamento *add-on*
(B) Os fragmentos devem ser sempre radiografados
(C) A principal contraindicação desta técnica é a presença de implante mamário
(D) A principal indicação está na abordagem de nódulos classificados BI-RADS 4A
(E) A taxa de lesões subestimadas é inferior à mamotomia guiada por estereotaxia

Capítulo 15 | Procedimentos Invasivos

20. Constituem limitações da *core* biópsia por estereotaxia, **exceto**:
(A) Microcalcificações pleomórficas, agrupadas em mama densa
(B) Microcalcificações agrupadas, ocupando área < 5 mm² em mamas adiposas
(C) Lesão do tipo distorção arquitetural
(D) Lesões muito superficiais ou muito profundas
(E) Lesões em mama pequena ou com espessura menor que 2 cm ao ser comprimida

21. Que item abaixo descreve melhor o efeito da migração de células tumorais pelo trajeto de *core* biópsia?
(A) As células tumorais no trajeto da biópsia não parecem ser viáveis, logo, têm pouca importância clínica
(B) É uma causa significativa de recorrência tumoral
(C) Estudos têm relatado, com frequência, células tumorais junto à pele antes da biópsia cirúrgica
(D) Este fenômeno ocorre mais frequentemente com a biópsia a vácuo
(E) A migração não ocorre

22. As lesões mamárias suspeitas ou indeterminadas podem ser avaliadas por diferentes técnicas. A utilização da estereotaxia significa um tipo:
(A) De guia para a localização de uma lesão, utilizando os três eixos (horizontal – x, vertical – y, profundidade – z)
(B) De biópsia percutânea
(C) De marcação pré-cirúrgica
(D) De biópsia utilizada apenas nas lesões impalpáveis
(E) De biópsia independente de ser *core* biópsia ou mamotomia

23. Com relação às vantagens e desvantagens do equipamento de estereotaxia *add-on* e mesa de estereotaxia dedicada, está **errado** dizer:
(A) O equipamento *add-on* apresenta maior custo, pois ocupa menos espaço e permite a utilização do mamógrafo para exame, enquanto o procedimento não está sendo realizado
(B) O equipamento *add-on* é assim chamado por funcionar acoplado ao mamógrafo, este sendo analógico ou digital
(C) O equipamento *add-on* permite que a paciente acompanhe o procedimento, o que causa a ocorrência mais frequente de reação vasovagal
(D) A mesa de estereotaxia dedicada funciona apenas com o sistema digital, tornando o exame mais rápido
(E) Na mesa de estereotaxia dedicada, o exame é realizado com a paciente em decúbito ventral

24. As alterações histopatológicas observadas no tecido mamário após um procedimento percutâneo de *core* biópsia estão descritas a seguir, **exceto**:
(A) Ectasia ductal
(B) Hiperplasia miofibroblástica
(C) Fragmentos soltos de epitélio no estroma ou até na luz de vasos
(D) Tecido de granulação
(E) Hemorragia estromal

25. As imagens nodulares císticas ou sólidas podem ser abordadas por diferentes técnicas de punção. Com relação à punção aspirativa por agulha fina (PAAF):
(A) Quando utilizada por ultrassonografia pode ser realizada por duas técnicas diferentes: a inserção da agulha vertical ou oblíqua
(B) O resultado é exclusivamente citológico
(C) A taxa de falso-negativo relatada na literatura pode variar entre 0,5 a 2%
(D) Somente as imagens císticas devem ser abordadas com esta técnica
(E) Somente as lesões sólidas podem ser investigadas com acurácia por esta técnica

26. A taxa de falso-positivo da punção (PAAF) descrita na literatura nos casos de lesões não palpáveis é de 0 a 6%. As principais causas são os artefatos técnicos e a dificuldade de interpretação do patologista, esta última nas seguintes situações:
(A) Todas estão corretas
(B) Necrose gordurosa
(C) Fibroadenoma juvenil, complexo e mixoide
(D) Hematoma em organização
(E) Atipias pós-radioterapia

27. Nas indicações de PAAF, qual seria das condições abaixo o resultado menos satisfatório e que por isso deve ser evitada?
(A) Lesões sugestivas de fibroadenoma calcificado
(B) Lesões sólidas circunscritas em pacientes jovens e ansiosas, que se espera diagnóstico de benignidade, como fibroadenoma
(C) Lesões sólidas suspeitas com alta probabilidade de malignidade, quando a citopatologia apenas confirma a suspeita do exame por imagem
(D) Aspiração de cistos sintomáticos
(E) Estudo citopatológico de adenopatia regional (axilar, paraesternal, supra e infraclaviculares)

28. Na presença de lesão provavelmente benigna (BI-RADS 3) com baixíssima probabilidade de malignidade (< 2%), o controle radiológico é uma recomendação segura. Existem casos especiais em que a biópsia pode ser indicada para lesões BI-RADS 3. Com base na afirmação anterior, em quais pacientes não estaria indicada a biópsia:

(A) Candidata a uso de anticoncepcional oral

(B) Com controle comprometido

(C) Ansiedade

(D) Gravidez programada

(E) Candidata à terapia hormonal (TRH)

29. A categoria BI-RADS 3 inclui lesões com um risco menor ou igual a 2% de malignidade. Sabendo-se que neste grupo está indicado o controle, a biópsia de lesões BI-RADS 3 está indicada nas seguintes pacientes, **exceto**:

(A) Queixa de mastalgia

(B) Muito ansiosas

(C) Candidatas a iniciar a terapia hormonal (TRH)

(D) Portadoras de lesão BI-RADS 5 na mama contralateral

(E) Em pré-operatório de mamoplastia

30. Paciente de 45 anos exibindo distorção arquitetural focal, BI-RADS 4. Realizada *core* biópsia. Patologista descreve lesão como proliferação de ductos alongados, retorcidos, circundados por esclerose e que necessita de estudo imuno-histoquímico para diagnóstico definitivo entre carcinoma tubular e lesão benigna. Qual é a lesão benigna com difícil diagnóstico diferencial com carcinoma tubular?

(A) Cicatriz radial

(B) Fibroadenoma

(C) Lipoma

(D) Metaplasia apócrina

(E) Hiperplasia ductal usual

31. Após realizar *core* biópsia de um grupamento de microcalcificações categoria BI-RADS 5 com diagnóstico histopatológico de hiperplasia ductal epitelial atípica, a melhor conduta a ser tomada é:

(A) Marcação pré-cirúrgica e realização de biópsia cirúrgica das microcalcificações

(B) Controle por mamografia durante 4 meses

(C) Repetir a *core* biópsia

(D) Controle por mamografia em 1 ano

(E) Realizar ressonância magnética

Respostas Comentadas

1. (**A**) As lesões císticas impalpáveis são, na maioria das vezes, cistos simples benignos, e não há necessidade de abordagem cirúrgica. Os cistos palpáveis serão abordados se apresentarem dor, podendo ser feita PAAF (punção aspirativa por agulha fina) para aliviar a sintomatologia. Nos casos de lesões sólidas intracísticas (palpáveis ou não), chamadas de cistos complexos, devem ser abordados pela possibilidade de carcinoma em até 13% dos casos, segundo a literatura.

A opção de marcação pré-cirúrgica por ressonância magnética está indicada para marcar lesões vistas somente nesta técnica. Dessa forma as imagens serão abordadas por ressonância, independente da dificuldade.

As calcificações são achados da mamografia, e se não associados à massa, serão de difícil visualização ultrassonográfica. Dessa forma, a opção para marcação das calcificações é a mamografia (método biplanar ou estereotaxia).

As imagens vistas na ultrassonografia em planos ortogonais são lesões verdadeiras e facilmente abordadas por esta técnica.

2. (**A**) A marcação pré-cirúrgica de uma lesão impalpável pode ser guiada por raios X (seja pelo método biplanar, seja pela estereotaxia), ultrassonografia e ressonância magnética.

Em mama adiposa, com imagem bem visualizada na mamografia e sem relato de expressão ultrassonográfica, a lesão será facilmente abordada pelo método biplanar.

Não optamos como primeira opção pela estereotaxia pela possibilidade de maior efeito "esponja" na descompressão da mama após o procedimento e migração do fio metálico.

Na marcação pré-cirúrgica sempre se deve utilizar trajeto paralelo à parede torácica e o menor acesso entre a pele e a lesão.

Em lesões de quadrantes inferiores, a opção será utilizar incidência em perfil ou craniocaudal, e, por ser quadrante externo, deve-se utilizar a incidência lateromedial.

O enunciado relata que a imagem não é vista na ultrassonografia, por isso a opção foi a marcação por mamografia (método biplanar).

3. (**A**) Todos os procedimentos invasivos apresentam vantagens, limitações, contraindicações e complicações. As complicações mais frequentes nos casos de marcação pré-cirúrgica com fio metálico são: 1. do radiologista: colocação errada do fio, em alguns casos não atingindo a lesão na profundidade adequada, ultrapassando a lesão mais de 1 cm ou abordagem incorreta, optando por uma maior distância entre a pele e a lesão; 2. do cirurgião: manipulação excessiva do fio durante a cirurgia, retirando-o de sua posição, cortando-o durante o ato cirúrgico, não radiografando a peça para ter certeza da remoção da lesão e do fio em sua totalidade.

A migração do fio é mais comum em mamas adiposas, pois oferecem menor resistência e ancoragem com relação às mamas com predomínio do tecido fibroglandular.

A reação vasovagal durante a colocação do fio metálico é a situação mais comum na rotina. Porém, é facilmente contornável, e o fio será adequadamente colocado após medidas simples de posicionar a paciente em decúbito dorsal, aguardar a melhora e reiniciar o procedimento.

4. (**A**) Não se utilizam agulhas de 10 e 11 Gauge para a *core* biópsia. As agulhas disponíveis no mercado são de 12, 14, 16 e 18 Gauge, sendo que para as biópsias de mama recomenda-se a agulha de 14 ou 12 Gauge.

As calcificações devem ser abordadas preferencialmente por estereotaxia, e não por ultrassonografia, onde dificilmente serão visibilizadas.

As taxas de falso-negativos da literatura são maiores nos casos de PAAF; em torno de 26% para a PAAF e de 15% para a *core* biópsia.

A taxa de lesões subestimadas da mamotomia com agulha de 11 Gauge é de 19% para hiperplasia ductal epitelial atípica e de 10% para carcinoma ductal *in situ*, e nos casos de *core* biópsia com agulha de 14 Gauge é de 44% para hiperplasia ductal epitelial atípica e 21% para carcinoma ductal *in situ*.

Respostas Comentadas

5. (**A**) O ROLL® é uma opção à introdução de fios metálicos. Além de evitar as complicações impostas pelo método tradicional, o ROLL® é para o cirurgião um meio seguro, rápido e eficiente de identificar e remover as lesões subclínicas de mama na sala de cirurgia.

Consiste no emprego da substância MAA-^{99m}Tc (macroagregado de albumina associado a tecnécio 99m) que ao ser injetada não sofre difusão nem degradação, permanecendo no sítio da lesão mamária por 24 horas.

A localização peroperatória para biópsia excisional é feita com o auxílio do aparelho portátil gama-*probe*.

A taxa de identificação e exérese de lesões não palpáveis do método radioguiado é excelente e varia de 94,6 a 100%.

É indicado para abordar lesões impalpáveis, sendo a marcação destas orientada por raios X ou por ultrassonografia.

6. (**A**) O ROL® é uma opção à introdução de fios metálicos. Consiste no emprego da substância MAA-^{99m}Tc (macroagregado de albumina associado a tecnécio 99 m) que ao ser injetada não sofre difusão nem degradação, permanecendo no sítio da lesão mamária por 24 horas.

7. (**A**) Recomenda-se que toda a peça cirúrgica de lesão impalpável, marcada previamente com fio metálico, seja avaliada para ter certeza da retirada da mesma, assim como do fio metálico em toda sua totalidade.

Este procedimento pode ser feito por mamografia (quando a MPC for guiada por raios X) ou por ultrassonografia (quando a MPC for guiada por ultrassonografia).

O controle da peça cirúrgica não é possível por ressonância magnética em razão da necessidade do contraste venoso para o estudo da lesão, por este motivo em todos os casos com resultado histopatológico de lesão benigna, está indicado realizar um controle por ressonância magnética para comprovar a retirada da lesão, podendo ser recomendado em 4 a 6 meses após a cirurgia.

A avaliação de margens livres é realizada pelo patologista. Não é considerada margem livre, quando a lesão retirada se encontra no meio da peça cirúrgica, pois este posicionamento pode variar de acordo com a posição em que a peça é examinada.

8. (**A**) Todas as opções, exceto a letra A, são complicações que podem ocorrer em qualquer um dos procedimentos invasivos.

Com relação às calcificações, após procedimentos de *core* biópsia ou biópsia a vácuo se observa uma redução no número de calcificações.

9. (**A**) A ultrassonografia *second look* deve ser sempre executada quando houver indicação de realizar biópsia em uma lesão vista na ressonância magnética, sem expressão nos exames prévios de mamografia e ultrassonografia, com o intuito de localizar a lesão e guiar o procedimento por ultrassonografia, sendo este método mais barato, acessível e confortável para a paciente.

A literatura mostra correlação entre os achados suspeitos da RM com a ultrassonografia em 23 a 100% dos casos. Quando a ultrassonografia *second look* for positiva, a frequência de câncer é de 43%, e quando negativa, de 14%. O fato de a ultrassonografia *second look* ser negativa, ou seja, a lesão não ser visualizada pela ultrassonografia, não exclui a indicação de biópsia.

10. (**A**) A ultrassonografia *second look* deve ser sempre realizada quando há indicação de biópsia de lesão vista na ressonância magnética, sem expressão nos exames prévios de mamografia e ultrassonografia, com o intuito de localizar a lesão e guiar o procedimento por ultrassonografia, sendo este método mais barato, acessível e confortável para a paciente.

A literatura mostra correlação entre os achados suspeitos da RM com a ultrassonografia em 23 a 100% dos casos. Quando a ultrassonografia *second look* for positiva, a frequência de câncer é de 43%, e quando negativa, de 14%. O fato de a ultrassonografia *second look* ser negativa, ou seja, a lesão não ser visualizada pela ultrassonografia, não exclui a indicação de biópsia.

Capítulo 15 | Procedimentos Invasivos

11. (**A**) A opção de marcação pré-cirúrgica por ressonância magnética está indicada para as lesões suspeitas vistas somente nesta técnica. Dessa forma as lesões serão abordadas por ressonância, independente da dificuldade. Uma lesão verdadeira é sempre vista em três planos, sendo a RM um método multiplanar, muitas vezes com obtenção de imagens em 3D.

As calcificações, as assimetrias e as distorções são achados da mamografia, e, dessa forma, a opção para marcação destas lesões é a mamografia (método biplanar ou estereotaxia).

As imagens vistas na ultrassonografia em planos ortogonais são lesões verdadeiras e facilmente abordadas por esta técnica.

A ultrassonografia *second look* deve ser sempre feita quando houver indicação de realizar biópsia em uma lesão vista na ressonância magnética, sem expressão nos exames prévios de mamografia e ultrassonografia. O objetivo é localizar a lesão e guiar o procedimento por ultrassonografia, sendo este método mais barato, acessível e confortável para o paciente.

A literatura mostra correlação entre os achados suspeitos da RM com a ultrassonografia em 23 a 100% dos casos. Quando a ultrassonografia *second look* for positiva, a frequência de câncer é de 43%, e quando negativa de 14%. O fato de a ultrassonografia *second look* ser negativa, ou seja, a lesão não ser visualizada pela ultrassonografia, não exclui a indicação de biópsia.

12. (**A**) Cerca de 5% das lesões podem não ser identificadas no momento do procedimento. Nesses casos, este é suspenso, sendo indicado um controle evolutivo por RM durante 4 a 6 meses.

As lesões que apresentam padrão de realce do tipo *washout* são, muitas vezes, de difícil abordagem, já que o realce de contraste se reduz com o tempo. A localização e a abordagem da lesão precisam ser rápidas.

A presença de implantes é uma contraindicação relativa para a realização de procedimentos invasivos guiados por ressonância magnética, estes podendo ser realizados dependendo da relação da lesão com o implante. Se a lesão estiver afastada do implante, sem risco de acometimento do mesmo, a biópsia pode ser realizada com segurança.

A compressão exercida na mama durante o procedimento para fixar o tecido mamário pode causar redução do aporte sanguíneo e dificultar a visibilização da lesão.

Lesões localizadas no QII podem ser abordadas sem maiores problemas, ou pelo QIE, ou pelo próprio QII quando se tiver disponível bobina com acesso medial à mama.

13. (**A**) Para a realização de um procedimento percutâneo por ressonância magnética (mamotomia ou marcação pré-cirúrgica), é fundamental o uso de contraste para a localização da lesão, seja nódulo ou realce não nodular, sendo a técnica de exame semelhante ao método biplanar.

14. (**A**) A mamotomia guiada por RM está indicada nas lesões que não têm expressão ao exame clínico, na mamografia e ultrassonografia *second look*.

Os nódulos sem realce de contraste apresentam um risco muito baixo de malignidade (VPN 98%), são classificados como BI-RADS 2 e não têm indicação de biópsia.

As lesões com expressão em outro método serão abordadas pelo método que melhor as identifica.

15. (**A**) Em função da possibilidade de formação de hematoma, é indicado suspender o uso de anticoagulantes orais por, pelo menos, 4 dias antes do procedimento.

Medicação anti-hipertensiva nunca deve ser suspensa, muito pelo contrário, o procedimento deve ser adiado em caso de pico hipertensivo, em decorrência do risco de maior sangramento e da possibilidade de formação de hematoma. Não existe necessidade de suspender o uso de hipoglicemiantes orais.

A antibioticoterapia profilática está indicada, apenas, em pacientes com valvulopatia, a critério do cardiologista.

Derivados do AAS e anti-inflamatórios não esteroides devem ser evitados, pois atuam na coagulação.

16. (**A**) A biópsia a vácuo consiste em um método diagnóstico, podendo ser realizado por estereotaxia, ultrassonografia ou ressonância magnética, apresentando taxa de subestimação inferior à da *core* biópsia. Não se trata de procedimento terapêutico, sendo a cirurgia necessária mesmo quando há remoção completa da lesão (com colocação de clipe) e diagnóstico de malignidade.

17. (**A**) O uso de marcador (clipe metálico) está indicado em todas as mamotomias, sejam guiadas por ultrassonografia ou estereotaxia, que a lesão for totalmente retirada, visando o controle futuro das lesões benignas e guia para a realização de marcação pré-cirúrgica no tratamento das lesões malignas ou com atipias. No caso das mamotomias guiadas por ressonância magnética, sempre é utilizado o clipe metálico em decorrência do alto custo e acesso restrito ao procedimento.

A literatura mostra que, apesar da remoção completa da imagem durante a mamotomia, se observa carcinoma residual na peça operatória em torno de 73 a 80% dos casos.

18. (A) A retirada de microcalcificações tem maior índice de sucesso na biópsia a vácuo, quando comparado à *core* biópsia, principalmente em razão da maior quantidade e tamanho dos fragmentos, permitindo uma melhor caracterização de lesões, como hiperplasia ductal atípica, carcinoma ductal *in situ* e carcinoma ductal invasivo, reduzindo, assim, os resultados subestimados.

O clipe metálico no leito da biópsia é colocado de forma mais segura e eficaz pela mamotomia, visto que não é necessária a retirada da agulha do leito da biópsia.

19. (A) A *core* biópsia pode ser realizada por ultrassonografia ou por estereotaxia. Atualmente dispomos de quatro formas de equipamentos de estereotaxia: *add-on* em mamógrafos de alta resolução (mais antigo), *add-on* em mamógrafos digitais, *add-on* digitais em mamógrafos de alta resolução e mesa de estereotaxia digital dedicada.

Os fragmentos que devem ser radiografados são aqueles representados por microcalcificações. Os fragmentos de lesões do tipo nódulos, assimetria e/ou distorções não necessitam de controle radiológico.

A presença de implantes mamários não representa contraindicação absoluta para os procedimentos de uma forma em geral.

Os nódulos são geralmente abordados por ultrassonografia: este procedimento é mais rápido, mais confortável, visualização em tempo real e ausência de radiação.

As taxas de lesões subestimadas da *core* biópsia são maiores do que nas biópsias a vácuo, principalmente nos casos de microcalcificações. A taxa de lesões subestimadas da mamotomia com agulha de 11 Gauge é de 19% para hiperplasia ductal epitelial atípica e de 10% para carcinoma ductal *in situ*, e nos casos de *core* biópsia com agulha de 14 Gauge é de 44% para hiperplasia ductal epitelial atípica e 21% para carcinoma ductal *in situ*.

20. (A) As microcalcificações agrupadas em mamas densas favorecem uma maior taxa de sucesso para a *core* biópsia.

Nas mamas adiposas, pode haver deslocamento das microcalcificações durante o disparo, observando-se uma maior taxa de insucesso quando comparado à mama densa, sobretudo no caso dos grupamentos que ocupam uma área pequena.

A biópsia cirúrgica é o procedimento de escolha para abordagem da distorção arquitetural, pois a remoção completa da lesão reduz a taxa de resultados subestimados.

As lesões muito superficiais ou profundas e mamas com espessura reduzida são limitações da *core* biópsia por estereotaxia em decorrência da dificuldade de posicionamento e de avanço da agulha durante o disparo, favorecendo complicações, como coleta de fragmento de pele, transfixação da mama com deterioração do equipamento, além de erro do alvo.

21. (A) Embora a migração de células tumorais possa ocorrer, estas células parecem não ser viáveis. Estudos não têm mostrado aumento na taxa de recorrência tumoral ou de tumores localizados junto à pele antes da biópsia cirúrgica.

22. (A) A estereotaxia não é nenhum tipo de biópsia. É um tipo de guia para procedimentos invasivos, podendo ser realizado qualquer método, como PAAF, *core* biópsia, mamotomia, marcação pré-operatória (com fio metálico ou radiotraçador), e pode ser utilizado em lesões impalpáveis (de preferência) ou palpáveis.

23. (A) O equipamento *add-on* ocupa menos espaço que a mesa dedicada e funciona acoplado a um mamógrafo, este podendo ser utilizado para exame, quando o procedimento não estiver sendo realizado. Seu custo é menor que o da mesa dedicada. Porém, como desvantagens, o procedimento no equipamento *add-on* é realizado com a paciente sentada, permitindo maior movimentação da paciente e reação vasovagal.

24. (A) Todas as alterações descritas anteriormente ocorrem após um procedimento percutâneo, exceto a ectasia ductal. Esta é uma dilatação ductal causada por atrofia e involução glandular ou esclerose ductal, levando à estase da secreção e processo inflamatório periductal, ou também pode estar associada a tratamento prolongado de fenotiazínicos ou à hiperprolactinemia.

25. (A) O material de citopunção pode resultar em estudo citológico, histologia de *cell block*, estudos imunocitoquímicos (RE, RP, marcadores proliferativos), grau de diferenciação (grau nuclear), citometria de fluxo, análise DNA, PCR.

A taxa de falso-negativo: 0,7-33% (3 a 5%).

As imagens abordadas podem ser císticas ou sólidas.

26. (A) Todas as respostas podem apresentar células com atipias reacionais e que podem, para um citologista menos experiente, simular células neoplásicas.

27. (A) O estudo aspirativo de lesões calcificadas não traz material satisfatório. Além disso, na maioria das vezes, constitui lesões tipicamente benignas, sem necessidade de biópsia.

Pacientes ansiosas e/ou cancerófobas com lesões BI-RADS 3, lesões BI-RADS 5, cistos sintomáticos e avaliação de adenopatia axilar são indicações estabelecidas de PAAF.

28. (A) Apesar de a melhor conduta para lesão BI-RADS 3 ser o acompanhamento, em alguns casos especiais a biópsia pode ser recomendada. O uso de anticoncepcional oral não se inclui nestes casos.

São indicações para biópsia de lesões BI--RADS 3: pacientes candidatas à TRH, com gestação programada, ansiedade, impossibilidade de realizar controle evolutivo, pacientes com lesão BI-RADS 4 ou 5 na mama contralateral, pacientes que já tiveram câncer de mama, candidatas à mamoplastia ou colocação de implantes, candidatas a transplante, pacientes com lesões precursoras ou de alto risco em procedimentos prévios, paciente de alto risco genético.

29. (A) São indicações para biópsia de lesões BI-RADS 3: pacientes candidatas à TRH, com gestação programada, ansiedade, impossibilidade de realizar controle evolutivo, pacientes com lesão BI-RADS 4 ou 5 na mama contralateral, pacientes que já tiveram câncer de mama, candidatas à mamoplastia ou colocação de implantes, candidatas a transplante, pacientes com lesões precursoras ou de alto risco em procedimentos prévios, paciente de alto risco genético.

30. (A) As dificuldades no diagnóstico são geralmente entre carcinoma tubular e cicatriz radial, ou adenose esclerosante e micropapilar.

Em alguns casos, há a necessidade de estudo imuno-histoquímico para determinar a presença ou não de células mioepiteliais para o diagnóstico definitivo. Os melhores marcadores usados são o P63 e a calponina.

31. (A) Biópsias percutâneas com diagnóstico histopatológico de atipia celular requerem biópsia cirúrgica para retirada completa da lesão, porque este grupo apresenta um alto índice de lesões subestimadas (9,5-23%).

Cerca de 50% das *cores* biópsias com diagnóstico histopatológico de hiperplasia epitelial ductal atípica apresentam carcinoma *in situ* ou invasor na peça cirúrgica.

Bibliografia

Abrahamson PE, Dunlap LA, Amamoo MA *et al*. Factors predicting successful needle-localized breast biopsy. *Acad Radiol* 2003;10(6):601-6.

Adrales G, Turk P, Wallace T *et al*. Is surgical excision necessary for atypical ductal hyperplasia of the breast diagnosed by mammotome? *Am J Surg* 2000;180(4): 313-15.

American College of Radiology. *ACR BI-RADS Breast imaging report and data system: breast imaging atlas*. 4th ed. Reston: American College of Radiology, 2003.

Barros ACSD, Cardoso MA, Sheng PY *et al*. Radioguided localisation of non-palpable breast lesions and simultaneous sentinel lymph node mapping. *Eur J Nucl Med Mol Imaging* 2002;29(12):1561-65.

Brem RF, Behrndt VS, Sanow L *et al*. Atypical ductal hyperplasia: histologic understimation of carcinoma in tissue harvested from impalpable breast lesions using 11-gauge stereotactically guided directional vaccum-assisted biopsy. *AJR Am J Roentgenol* 1999;172:1405-7.

Brem RF, Jackman RJ, Lechner MC *et al*. Lobular neoplasia at percutaneous breast biopsy: variables associated with carcinoma at surgical excision. *AJR Am J Roentgenol* 2008;190(3):637-41.

Causer PA, Piron CA, Jong RA *et al*. MR Imaging-guided breast localization system with medial or lateral access. *Radiology* 2006;240:369-79.

Comstock CE. US-guided interventional procedures. In: Feig SA, Oakbrook IL (Eds.). Syllabus: categorical course in diagnostic radiology-breast imaging. *Radiological Society of North America* 2005;155-68.

Darling ML, Smith DN, Lester SC *et al*. Atypical ductal hyperplasia and ductal carcinoma in situ as revealed by large core needle breast biopsy. *AJR* 2000;175:1341-46.

Darling MLR, Smith DN, Lester SC *et al*. Atypical ductal hyperplasia and ductal carcinoma in situ as revealed by large core needle breast biopsy. *AJR Am J Roentgenol* 2000;175:1341-46.

De Cicco C, Pizzamiglio M, Trifiro G *et al*. Radioguided occult lesion localization (ROLL) and surgical biopsy in breast cancer. *Technical aspects Q J Nucl Med* 2002;46(2):145-51.

Dershaw DD. *Interventional breast procedures*. New York: Churchill Livingstone, 1996.

Dershaw DD. Stereotatic biopsy: equipment, devices and technique. In: Feig SA, Oakbrook IL (Eds.). Syllabus: categorical course in diagnostic radiology-breast imaging. *Radiological Society of North America* 2005;49-54.

Deurloo EE, Gilhuijs KGA, Schultze Kool LJ *et al*. Displacement of breast tissue and needle deviations during stereotactic procedures. *Invest Radiol* 2001;36:347-53.

Diaz LK, Wiley EL, Venta LA. Are malignant cells displaced by large-gauge needle core biopsy of the breast? *AJR Am J Roentgenol* 1999;173:1303-13.

Fajardo LL, Pisano ED, Caudry DJ *et al*. Stereotactic and sonographic large-core biopsy of nonpalpable breast lesions: results of the radiologist diagnostic oncology group V study. *Acad Radiol* 2004;11(3):293-308.

Fajardo LL. Stereotactic breast biopsy with "add-on" units. In: Parker SH, Jobe WE. *Percutaneous breast biopsy*. New York: Raven Press Ltda, 1993. p. 81-87.

Fornage BD. Sonographically guided needle biopsy of nonpalpable breast lesions. *Journal of Clinical Ultrasound* 1999;27(7):385-98.

Foster MC, Helvie MA, Gregory NE et al. Lobular carcinoma in situ or atypical lobular hyperplasia at core-needle biopsy: is excisional biopsy necessary? Radiology 2004;231(3):617-21.

Freitas Junior R, Amaral M, Moreira R et al. Fine-needle aspiration biopsy for breast lesions: a comparison between two devices for obtaining cytological samples. São Paulo Med J 2005;123(6):271-76.

Gennari R, Galimberti V, De Cicco C et al. Use of technetium-99m-labeled colloid albumin for preoperative and intra-operative localization of nonpalpable breast lesions. J Am Coll Surg 2000;190(6):692-98.

Harvey JA, Moran RE, DeAngelis GA. Technique and pitfalls of ultrasound guided core needle biopsy of the breast. Semin Ultrasound CT MR 2000;21(5):362-74.

Helbich TH, Matzek W, Fuchsjager MH. Stereotactic and ultrasound-guided breast biopsy. Eur Radiol 2004;14:383-93.

Helbich TH, Matzek W, Fuchsjager MH. Stereotactic and ultrasound-guided breast biopsy. Eur Radiol 2004;14:383-93.

Heywang-kobrunner SH. Mammography. In: Heywang-Kobrunner SH, Dershaw DD, Schreer I. Diagnostic breast imaging-mammography, sonography, magnetic resonance imaging and interventional procedures. Stuttgart: Thieme 2001.

Heywang-Koebrunner SH, Heinig A, Pickuth D et al. Interventional MRI of the breast: lesion localization and biopsy. Eur Radiol 2000;10:36-45.

iberman L, Zakowski MF, Avery S et al. Complete percutaneous excision of infiltrating carcinoma at stereotactic breast biopsy: how can tumor size be assessed? AJR Am J Roentgenol 1999;173:1315-22.

Jackman RJ, Burbank F, Parker SH et al. Atypical ductal hyperplasia diagnosed at stereotactic breast biopsy: improved reliability with 14-gauge, directional, vacuum-assisted biopsy. Radiology 1997;204:485-88.

Jackman RJ, Burbank F, Parker SH et al. Stereotactic breast biopsy of nonpalplable lesions: determinants of ductal carcinoma in situ underestimation rates. Radiology 2001;218:497-502.

Jackman RJ, Marzoni Junior FA. Needle-localization breast biopsy: why do we fail? Radiology 1997;204:677-84.

Jackman RJ, Nowels KW, Rodriguez-Soto J et al. Stereotactic, automated large-core needle biopsy of nonpalpable breast lesions: false-negative and histologic underestimation rates after long-term follow-up. Radiology 1999;210:799-805.

Jackman RJ, Nowels KW, Shepard MJ et al. Stereotaxic large-core needle biopsy of 450 nonpalpable breast lesions with surgical correlation in lesions with cancer or atypical hyperplasia. Radiology 1994;193:91-95.

Joshi M, Duva-Frissora A, Padmanabhan R et al. Atypical ductal hyperplasia in stereotactic breast biopsies: enhanced accuracy of diagnosis with the mammotome. Breast Journal 2001;7(4):207-13.

Kemp C, Elias S, Borrelli K et al. Punção aspirativa por agulha fina orientada por ultra-sonografia em lesões não palpáveis. Rev Bras Ginecol Obstet 2001;23:321-27.

Kim J, Chung D, Spillane A. Combined radioguided occult lesion and sentinel node localization for breast cancer. ANZ J Surg 2004;74(7):550-53.

Kopans DB. Imaging-guided needle placement for biopsy and the preoperative localization of clinically occult lesions. In: Kopans DB. Breast imaging. 2nd ed. Philadelphia: Lippincott-Raven publishers, 1998.

Kuhl CK, Elevelt A, Leutner CC et al. Interventional breast MR imaging: clinical use of a stereotactic localization and biopsy device. Radiology 1997;204:667-75.

La Trenta LR, Menell JF, Morris EA et al. Breast lesions detected with MR imaging: utility and histopathologic importance of identification with US. Radiology 2003;227:856-61.

Liberman L, Bracero N, Morris E et al. MRI-Guided 9-Gauge vacuum assisted breast biopsy: initial clinical experience. AJR 2005;185:183-93.

Liberman L, Dershaw DD, Glassman JR et al. Analysis of cancers not diagnosed at stereotactic core breast biopsy. Radiology 1997;203:151-57.

Liberman L, Dershaw DD, Rosen PP et al. Percutaneous removal of malignant mammographic lesions at stereotactic vacuum-assisted biopsy. Radiology 1998;206:711-15.

Liberman L, Drotman MB, Morris EA et al. Imaging-histologic discordance at percutaneous breast biopsy. Cancer 2000;89:2538-46.

Liberman L, Evans III WP, Dershaw DD et al. Radiography of microcalcifications in stereotactic mammary core biopsy specimens. Radiology 1994;190:223-25.

Liberman L, Feng TL, Dershaw DD et al. US-guided core breast biopsy: use and cost-effectiveness. Radiology 1998;208:717-23.

Liberman L, Smolkin JH, Dershaw DD et al. Calcification retrieval at stereotactic, 11-gauge, directional, vacuum-assisted breast biopsy. Radiology 1998;208:251-60.

Liberman L, Vuolo M, Dreshaw DD et al. Epithelial displacement after stereotactic 11-gauge directional vacuum-assisted breast biopsy. Am J Roentgenol 2001;172:677-81.

Liberman L. Clinical management issues in percutaneous core breast biopsy. Radiologic Clinics of North America 2000;38(4):791-807.

Liberman L. Magnetic resonance imaging guided needle localization. In: Morris EA, Liberman L. (Eds.). Breast MRI: diagnosis and intervention. New York, NY: Springer, 2005. p. 280-96.

Logan-Young WW, Janus JA, Destounis SV et al. Appropriate role of core breast biopsy in the management of probably benign lesions. Radiology 1994;190:313.

Lourenço AP, Mainiero MB, Lazarus E et al. Stereotactic breast biopsy: comparison of histologic underestimation rates with 11 and 9 gauge vacuum-assisted breast biopsy. AJR Am J Roentgenol 2007;189(5):W275-79.

Luini A, Zurrida S, Paganelli G *et al.* Comparison of radioguided excision with wire localization of occult breast lesions. *Br J Surg* 1999;86(4):522-25.

Madjar H. *The practice of breast ultrasound.* Techniques. Findings. Differential Diagnosis. New York: Thieme, 2000.

Michelin J, Levy L. *Ultra-sonografia da mama – Diagnóstica e intervencionista.* Rio de Janeiro: Medsi, 2001.

Morris E, Liberman L, Dershaw DD *et al.* Preoperative MR imaging – Guided needle localization of breast lesions. *AJR* 2002;178:1211-20.

Morris E, Liberman L. Magnetic resonance imaging guided needle localization. In: Breast MRI diagnosis and intervention. *Springer* 2005;63:280-96.

Morris EA. Illustrated breast MR lexicon. In: Miller WT, Berg WA (Eds.). *Seminars in roentgenology.* Breast imaging. Philadelphia: Saunders, 2001. p. 238-49. v. 36.

Orell SR, Sterrett GF, Whitaker D. *Fine needle aspiration cytology.* 4th ed. Philadelphia: Elsevier, 2005.

Paganelli G, Veronesi U. Innovation in early breast cancer surgery: radio-guided occult lesion localization and sentinel node biopsy. *Nucl Med Communication* 2002;23(7):625-27.

Parker S. Sonographically guided directional vacuum-assisted breast biopsy using handheld device. *AJR Am J Roentgenol* 2001;177:405-8.

Parker SH, Burbank F. A pratical approach to minimally invasive breast biopsy. *Radiology* 1996;200:11-20.

Parker SH, Klaus AJ. Performing a breast biopsy with a directional vacuum-assisted biopsy instrument. *RadioGraphics* 1997;17:1233-52.

Pasqualette HA, Soares-Pereira PM, Calas MJG *et al.* Punções percutâneas da mama através de estereotaxia digital em mesa. *Femina* 1999;9(27):711-15.

Peter D, Grünhagen J, Wenke R *et al.* False-negative results after stereotactically guided vacuum biopsy. *Eur Radiol* 2008;18(1):177-82.

Philpotts LE, Lee CH, Horvath LJ *et al.* Understimation of breast cancer with 11 gauge vacuum suction biopsy. *AJR Am J Roentgenol* 2000;175:1047-50.

Piato JRM, Barros ACSD, Nisida ACT *et al.* Emprego concomitante da localização radioguiada da lesão e do estudo do linfonodo sentinela para o carcinoma invasor de mama não palpável. *Rev Bras Ginecol Obstet* 2003;25(9):655-59.

Rao A, Parker S, Ratzer E *et al.* Atypical ductal hyperplasia of the breast diagnosed by 11gauge directional vacuum-assisted biopsy. *Am J Surg* 2002;184(6):534-37.

Rosen PP, Hoda SA. *Breast pathology diagnosis by needle core biopsy.* 2nd ed. Philadelphia: Lippincott Williams, 2006.

Simon JR, Kalbhen CL, Cooper RA *et al.* Accuracy and complication rates of US-guided vacuum-assisted core breast biopsy: initial results. *Radiology* 2000;215:694-97.

Stavros AT. *Breast ultrasound.* Philadelphia: Lippincott Williams & Wilkins, 2004.

Wunderbaldinger P, Wolf G, Turetschek K *et al.* Comparison of sitting versus prone position for stereotactic large-core breast biopsy in surgically proven lesions. *AJR* 2002;178:1221-25.

Zografus GC, Zagouri F, Sergentanis TN *et al.* Minimizing underestimation rate of microcalcifications excised via vacuum-assisted breast biopsy: a blind study. *Breast Cancer Treat* 2008;109(2):397-402.

16

Detecção Precoce do Câncer de Mama

Euderson Kang Tourinho ▪ *Júlia Dias*

1. Identificado na mamografia de rastreamento pequeno nódulo (< 1 cm), arredondado, isodenso, circunscrito. Tal descrição sugere:
   (A) Cisto
   (B) Fibroadenoma
   (C) Metástase
   (D) Câncer
   (E) Todas as alternativas estão corretas

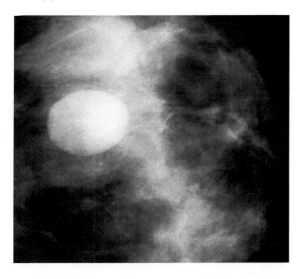

2. A propósito do nódulo descrito na questão anterior, em qual categoria (BI-RADS) deve ser referido?
   (A) 2
   (B) 3
   (C) 4
   (D) 5
   (E) 6

3. A propósito da mamografia como instrumento de rastreamento, assinale a alternativa correta.
   (A) É instrumento valioso na detecção precoce do câncer
   (B) Face à semelhança de características comuns a várias lesões, pode haver dificuldade na distinção benigno/maligno
   (C) Tem elevada acuidade, quando negativa, no exame de uma população assintomática
   (D) Detectada uma lesão que apresenta algum sinal de suspeição, o esclarecimento deve ser feito, frequentemente, com biópsia
   (E) Todas as alternativas estão corretas

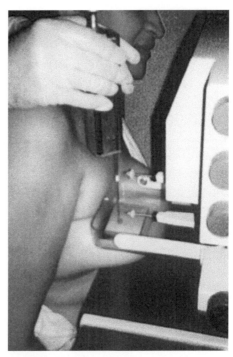

Ver *Prancha* em *Cores*.

4. Paciente de 18 anos com história familiar de risco para câncer de mama. A pessoa mais nova de sua família que teve câncer de mama estava com 38 anos. Quando a paciente deve começar seu rastreamento com mamografia?
   (A) 28 anos
   (B) 25 anos
   (C) 30 anos
   (D) 40 anos
   (E) 50 anos

5. Das lesões impalpáveis abaixo assinaladas para qual está indicada a biópsia?
   (A) Nódulo sólido, isodenso, circunscrito
   (B) Ducto aumentado, único
   (C) Microcalcificações, agrupadas, arredondadas, regulares, isodensas
   (D) Nódulo com margem microlobulada
   (E) Nódulo com lobulações (3 ou menos)

6. Com relação ao carcinoma *in situ* assinale a alternativa correta.
   (A) É limitado ao ducto
   (B) Antes da mamografia diagnosticavam-se 2 a 5%
   (C) Atualmente, a detecção é de 20 a 30%
   (D) É precursor da lesão invasiva
   (E) Todas as alternativas estão corretas

7. Assinale a alternativa correta.
   (A) A sobrevida não é influenciada pelo tamanho do tumor
   (B) Comprometimento de linfonodos axilares independe do tamanho do tumor
   (C) Melhor prognóstico é frequentemente referido em tumores menores
   (D) O objetivo do rastreamento é detectar câncer de 2 cm ou menos
   (E) Nenhuma das alternativas está correta

8. Assinale a alternativa que julgar **incorreta**.
   (A) A mamografia tem importância maior no âmbito das lesões impalpáveis
   (B) Lesões palpáveis exigem resposta independente do aspecto radiológico
   (C) Em espessamento cutâneo é frequente coexistir um nódulo subclínico
   (D) Retrações do parênquima e áreas de maior densidade são formas de expressão do câncer
   (E) Nenhuma das alternativas anteriores

9. De modo geral, o exame ultrassonográfico da mama sucede ao exame mamográfico e, em situações especiais, o precede ou mesmo constitui o único exame por imagem. Assinale a alternativa correta.
   (A) Nódulo circunscrito é exclusivo da doença benigna
   (B) Textura intensamente hiperecoica sinaliza nódulo benigno
   (C) Forma elíptica, mais alta que larga, indica benignidade
   (D) Forma levemente lobulada (3 ou menos) indica malignidade
   (E) Cápsula fina, completa, sugere malignidade

10. É considerado nódulo uma formação expansiva vista em duas diferentes projeções. Qual das características abaixo não faz parte do câncer de mama?
    (A) Iso ou hiperdensidade
    (B) Margens microlobuladas
    (C) Distorção da arquitetura associada
    (D) Áreas de hipertransparência
    (E) Nenhuma das alternativas anteriores

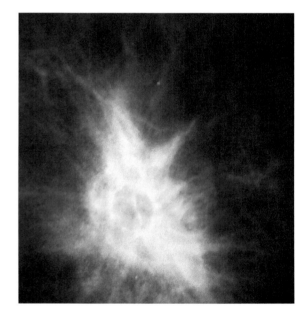

11. Assinale a alternativa que julgar **incorreta**:
    (A) A mamografia digital é o método mais eficiente no diagnóstico precoce do câncer na paciente de alto risco (mutação BRCA 1 ou 2, história familiar)
    (B) Paciente com história familiar de câncer de mama (pré-menopausa, primeiro grau) deve iniciar o rastreamento dez anos antes do diagnóstico do precedente
    (C) Pacientes tratadas com radiação ionizante por doença de Hodgkin devem fazer rastreamento mamográfico 8 anos após completado o tratamento
    (D) A ressonância magnética tem-se revelado o método mais eficiente na detecção precoce do câncer de mama em paciente de alto risco
    (E) Segundo o programa DMIST, com relação ao câncer, não há diferença na detecção entre mamografia digital e de alta resolução

12. Assinale a alternativa **incorreta**.
    (A) Em lesões isoladas com margens mal definidas (excluídos cistos e ilhotas de tecido normal) devem ser feitas biópsias
    (B) Na distorção da arquitetura, visível em duas incidências, excluída cirurgia prévia, faz-se biópsia
    (C) A cicatriz radial (ou hiperplasia ductal esclerosante ou elastose) pode-se manifestar sob forma de distorção. Neste caso, está indicado acompanhamento semestral por, no mínimo, 2 anos
    (D) Um nódulo circunscrito, oval ou arredondado, que mostra no acompanhamento mamográfico mudança da forma e da margem, pode ser câncer
    (E) Todas as alternativas estão incorretas

13. Calcificações na mama são comuns. Algumas são produzidas por secreção celular ativa, outras decorrem da necrose celular. Têm grande importância no diagnóstico precoce do câncer de mama, porquanto são visíveis na mamografia, na maioria das vezes. A despeito das microcalcificações, assinale a alternativa correta.
    (A) Muitas mulheres têm uma ou mais calcificações na mamografia
    (B) O ferro pode eventualmente ser encontrado na calcificação
    (C) A morfologia e a distribuição, muitas vezes, indicam a etiologia
    (D) Calcificações (micro) agrupadas, heterogêneas e polimórficas apresentam alto risco para câncer
    (E) Todas as alternativas estão corretas

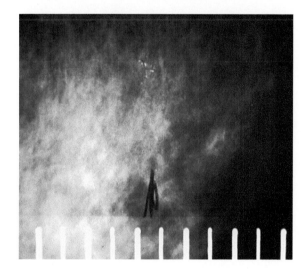

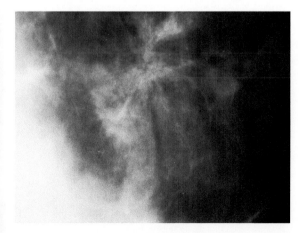

Respostas Comentadas

1. (**E**) Tanto o nódulo benigno quanto o maligno podem-se apresentar consoante a descrição anterior.

2. (**B**) A categoria 3 abriga os nódulos com as características descritas no enunciado da Questão 5. As chances de malignidade dessa categoria é de 2%.

3. (**E**).

4. (**A**) Segundo o NCCN versão 1.2015, pacientes com história familiar de risco para câncer de mama, o rastreamento mamográfico anual deverá começar 10 anos antes da idade da pessoa mais nova da família que teve câncer de mama (NCCN Guidelines For Detection, Prevention, & Risk Reduction, Breast Cancer Risk Reduction).

5. (**D**) Margens microlobuladas constituem sinal indicador de lesão suspeita, portanto, está indicado o esclarecimento pelo estudo histopatológico.

6. (**E**).

7. (**C**) Várias observações demonstram a relação direta entre o diâmetro da lesão, a infiltração do câncer e a sobrevida. O número de linfonodos axilares positivos aumenta com o tamanho do tumor.

8. (**C**) Espessamento cutâneo decorrente do câncer de mama traduz, de modo geral, doença avançada. Rastreamento pressupõe exame mamográfico em pacientes assintomáticos.

9. (**B**) Os nódulos mamários hiperecoicos são benignos. A ecogenicidade de um nódulo deve ser cuidadosamente analisada porquanto há espaço comum nas doenças benigna e maligna.

10. (**D**) Áreas de hipertransparência no interior de um nódulo ou massa estão relacionadas com benignidade.

11. (**A**) Paciente com alto risco para câncer de mama tende, frequentemente, a desenvolvê-lo em idade mais precoce, em uma fase em que o volume de parênquima fibroglandular é grande, prejudicando, muitas vezes, a identificação do tumor. A ressonância magnética é o método mais eficiente na investigação do câncer mamário no paciente com essa história.

12. (**C**) Cicatriz radial deve ser investigada com biópsia excisional. É lesão idiopática, constituída por lóbulos desorganizados em meio a tecido elástico e ductos com hiperplasia, irradiando do centro. São frequentes a papilomatose e a adenose. Há aumento de risco para câncer comprovado por alguns estudos.

13. (**E**).

Bibliografia

Evans WP. Breast masses. *The Radiologic Clinics of North America* 1995;33(6):1085-97.

Kopans DB. *Breast imaging*. 3rd ed. Philadelphia: Lippincott Williams & Wilkins, 2007. p. 422-30.

Kopans DB. *Breast imaging*. 3rd ed. Philadelphia: Lippincott Williams & Wilkins, 2007. p. 220-21.

Kopans DB. *Breast imaging*. 3rd ed. Philadelphia: Lippincott Williams & Wilkins, 2007. p. 513-15.

Kopans DB. *Breast imaging*. 3rd ed. Philadelphia: Lippincott Williams & Wilkins, 2007. p. 516-18.

Kopans DB. *Breast imaging*. 3rd ed. Philadelphia: Lippincott Williams & Wilkins, 2007. p. 237-38.

Kopans DB. Breast imaging. 3rd ed. Philadelphia: Lippincott Williams & Wilkins, 2007. p. 441-50.

Morris EA, Liberman L, Breas MRI. *Diagnosis and intervention*. New York: Spring, 2005. p. 184-89.

Sickles EA. Management of probably benign breast lesions. *The Radiologic Clinics of North America* 1995;33(6):1123-30.

Stravos AT. *Ultra-sonografia da mama*. Rio de Janeiro: Guanabara Koogan, 2006. p. 423-27.

Svane G, Potchen EJ, Sierra A *et al. Screening mammography. Breast cancer diagnosis in asymptomatic women*. Saint Louis: Mosby-Year Book, 1994. p. 5.

17

Sinais e Sintomas do Câncer de Mama e Métodos Diagnósticos Complementares

Patrícia Pontes Frankel ▪ *Viviane Ferreira Esteves* ▪ *Roberto Vieira*

1. São características clínicas sugestivas de tumores malignos, **exceto**:
   - (A) Retração da pele
   - (B) Retração do mamilo
   - (C) Consistência endurecida
   - (D) Invasão da parede torácica
   - (E) Massa dolorosa

2. Uma paciente de 50 anos com queixa de prurido e descamação unilateral do complexo areolopapilar apresenta diagnóstico diferencial para, **exceto**:
   - (A) Eczema crônico
   - (B) Doença de Paget
   - (C) Tuberculose mamária
   - (D) Melanoma
   - (E) Dermatite actínica

3. Tumor, dor e secreção papilar são sinais e sintomas mais frequentemente encontrados em:
   - (A) Carcinoma
   - (B) Alterações fibrocísticas
   - (C) Processos infecciosos
   - (D) Esteatonecrose
   - (E) Fibroadenomas

4. Uma paciente com linfonodo palpável em cadeia axilar, na ausência de tumor primário identificado na mama, possui os seguintes diagnósticos diferenciais, **exceto**:
   - (A) Osteossarcoma da mama
   - (B) Linfoma
   - (C) Carcinoma oculto da mama
   - (D) AIDS
   - (E) Metástases de tumores fora da mama

5. São doenças que cursam com aumento súbito da mama, acompanhado por eritema cutâneo, edema do tipo casca de laranja e calor local, **exceto**:
   - (A) Tuberculose mamária
   - (B) Carcinoma inflamatório
   - (C) Infiltração neoplásica por linfoma

   - (D) Sífilis mamária
   - (E) Doença de Mondor

6. A técnica de exame clínico das mamas deve incluir, **exceto**:
   - (A) Inspeções estática e dinâmica
   - (B) Palpação de fossas supraclaviculares e infraclaviculares
   - (C) Expressão do complexo areolopapilar
   - (D) Palpação de fossas axilares
   - (E) Palpação das cadeias linfáticas submandibulares

7. A principal indicação para ultrassonografia das mamas é:
   - (A) Identificação de microcalcificações
   - (B) Diagnóstico diferencial de esteatonecrose
   - (C) Diagnóstico diferencial de nódulos ou cistos
   - (D) Rastreamento
   - (E) Avaliação de mamas densas

8. Uma paciente de 50 anos, assintomática, compareceu ao ambulatório para exame de rastreamento do câncer de mama. Que condutas são recomendadas para a detecção precoce do câncer de mama?
   - (A) Mamografia e ultrassonografia das mamas
   - (B) Exame clínico e mamografia anual ou bienal
   - (C) Ressonância magnética das mamas
   - (D) Mudança de estilo de vida
   - (E) Exame clínico, mamografia anual ou bienal e ultrassonografia das mamas

9. A mamografia de rastreamento é composta por:
   - (A) 2 incidências craniocaudais e 2 incidências oblíquas
   - (B) 2 incidências craniocaudais, 2 incidências oblíquas e 2 perfis
   - (C) Somente 2 incidências oblíquas
   - (D) Somente 2 incidências craniocaudais
   - (E) Somente 2 perfis

10. O achado mamográfico mais comum do câncer de mama é:
(A) Microcalcificações
(B) Densidade assimétrica
(C) Nódulo espiculado sem calcificações
(D) Nódulo espiculado com calcificações
(E) Distorções

11. Diante de uma massa mamária palpável, o primeiro passo diagnóstico:
(A) Mamografia
(B) Ultrassonografia
(C) PAAF (punção aspirativa por agulha fina)
(D) Ressonância magnética
(E) Punção a vácuo

12. O exame de rastreamento que diminui, significativamente, a mortalidade de câncer de mama é:
(A) Ultrassonografia
(B) Mamografia
(C) Exame clínico das mamas
(D) Autoexame
(E) Ressonância magnética

13. As indicações de ressonância magnética das mamas são, **exceto**:
(A) Diagnóstico diferencial de esteatonecrose e recidiva
(B) Diagnóstico de multicentricidade e multifocalidade
(C) Avaliar a integridade de implantes mamários de silicone
(D) Investigação dos carcinomas ocultos
(E) Rastreamento nas mamas densas

14. A sensibilidade e a especificidade do exame mamográfico são, respectivamente:
(A) 50-60%, 86%
(B) 85-90%, 95%
(C) 20-30%, 50%
(D) 100%, 20%
(E) 60-80%, 40%

15. Assinale a correlação incorreta, segundo *Breast Image Reporting and Data System* (Bi-Rads).
(A) Categoria 3 – achados provavelmente benignos
(B) Categoria 6 – malignidade presente, já comprovada por biópsia
(C) Categoria 0 – ausência de achados
(D) Categoria 5 – achados altamente suspeitos
(E) Categoria 2 – achados benignos

Respostas Comentadas

1. (E) Massa com consistência endurecida, indolor, com bordas irregulares, retração da pele e mamilo, invasão da pele ou da parede torácica sugerem tumor maligno, enquanto tumores benignos geralmente são móveis, com consistência firme e elástica e têm margens regulares.[1,2]

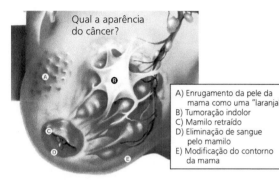

Ver *Prancha* em *Cores*.

2. (C) Fazem parte do diagnóstico diferencial de doença de Paget: melanoma, papiloma intraductal, carcinoma de células basais, eczema crônico, doença de Bowen, dermatite actínica, ectasia ductal, cancro sifilítico, pênfigo vulgar e escabiose. A apresentação mais comum da tuberculose mamária é a presença de um ou mais nódulos endurecidos com abscessos agudos e recorrentes e múltiplos trajetos fistulosos para a pele.[1]

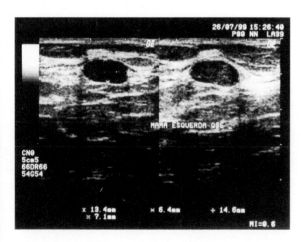

3. (B) Tumor, dor e secreção papilar são mais frequentemente encontrados nas alterações fibrocísticas.[2]

4. (A) Fazem diagnóstico diferencial de linfonodomegalia axilar: carcinoma oculto da mama, melanoma, linfomas, câncer de tireoide, pulmão, pâncreas, ovário e sistema gastrointestinal, tuberculose, doença da arranhadura do gato além de outras doenças inflamatórias e autoimunes. Sarcomas mamários apresentam-se como massas palpáveis de crescimento rápido, os linfonodos axilares podem estar aumentados, mas muito pouco comprometidos metastaticamente.[1]

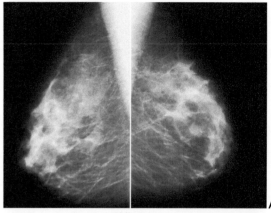

Oblíquas

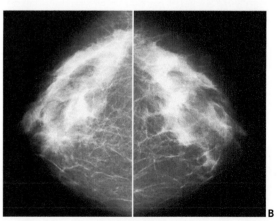

Craniocaudais

5. (E) A doença de Mondor, ou tromboflebite das veias superficiais da parede toracoabdominal, caracteriza-se clinicamente por um cordão fibroso, doloroso no subcutâneo, correspondendo ao trajeto venoso comprometido. Às vezes se associa à retração da pele e à dor local, mas é doença benigna e autolimitada. O tratamento deve ser feito com analgésicos e anti-inflamatórios.[1]

6. (**E**) A palpação das cadeias linfáticas submandibulares não faz parte do exame clínico das mamas.[2]

7. (**C**) O exame ultrassonográfico não faz parte da rotina de rastreamento, entretanto pode ser recomendado como complementação nas mamas densas. Mas, a principal indicação é o diagnóstico diferencial de massas sólidas ou cistos. Cabe lembrar que as microcalcificações não são visualizadas à ultrassonografia.[2]

8. (**B**) A ultrassonografia não faz parte da rotina para rastreamento do câncer de mama.[2]

9. (**A**) A mamografia de rastreamento é aquela realizada na ausência de sintomas mamários e deve ser composta por duas incidências craniocaudais e duas incidências oblíquas.[2]

10. (**C**) Em 60 a 70% dos casos de câncer de mama observam-se nódulo espiculado sem calcificações, 20% de nódulos espiculados com calcificações, 20% de microcalcificações e 5 a 10% de densidade assimétrica ou distorções da arquitetura do parênquima.[1]

11. (**C**) Este método diferencia imediatamente os cistos de massas sólidas. As vantagens incluem rapidez, segurança, simplicidade, boa acurácia, baixa morbidade, desconforto mínimo, baixo custo e a possibilidade de ser executada logo no primeiro exame no consultório. Sua sensibilidade e especificidade dependem muito da técnica de execução e experiência do examinador.[1,3]

12. (**B**) A mamografia, até o momento, é o exame de rastreamento que diminui a taxa de mortalidade. Para o grupo de mulheres de 50 a 69 anos os dados estimam uma redução da mortalidade de 16% (Risco relativo = 0,84; intervalo com 95% de confiança = 0,77-0,91), enquanto para mulheres na faixa etária compreendida entre 40 e 49 anos de idade, a redução esperada é de 15% (Risco relativo = 0,85; intervalo com 95% de confiança = 0,73-0,99).[2]

13. (**E**) A ressonância magnética das mamas não faz parte dos exames de rastreamento mamário. São observados resultados promissores na sua utilização em mulheres de alto risco.[1]

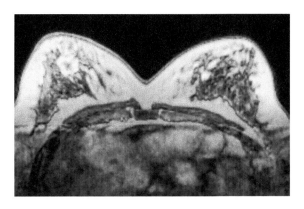

14. (**B**) A sensibilidade do exame mamográfico é de 85 a 90% com especificidade de 95%. A taxa de falso-negativos varia em torno de 10 a 15%.[1,2]

15. (**C**) O sistema Bi-Rads caracteriza as lesões mamárias encontradas nos exames complementares de mamografia, ultrassonografia e ressonância magnética das mamas. A Categoria 0 significa avaliação incompleta, necessário realizar outros procedimentos para diagnóstico, enquanto a Categoria 1 significa negativo.[1]

Referências Bibliográficas

1. Boff R, Wisintainer F. *Mastologia moderna – Abordagem multidisciplinar*. Caxias do Sul: Mesa-Redonda, 2006.
2. Bland KI, Copeland EM III. *The breast. Comprehensive management of benign and malignant disorders*. Philadelphia: Saunders, 2009.
3. Harris JR, Lippman ME, Morrow M *et al. Diseases of the breast*. Philadelphia: Lippincott Williams & Wilkins, 2014.

Parte IV

História Natural do Câncer de Mama, Marcadores Biológicos e Epidemiologia

18

Fundamentos de Epidemiologia e Estatística Aplicados à Interpretação de Dados e Estudos Clínicos

Luiz Claudio Santos Thuler ■ *Juan Sebastián Sánchez Tobar*

1. A medida do número total de casos, episódios ou eventos existentes em um determinado ponto no tempo é chamada de:[1,2]
(A) Prevalência
(B) Incidência
(C) Mortalidade
(D) Letalidade
(E) Risco relativo

2. A medida do número de casos novos de uma doença, episódios ou eventos na população dentro de um período definido de tempo (dia, semana, mês, ano) é chamada de:[1,2]
(A) Prevalência
(B) Incidência
(C) Mortalidade
(D) Letalidade
(E) Risco relativo

3. Correlacione as colunas e assinale a sequência correta:[1]

A) Taxa ( ) É um tipo de razão em que o numerador está incluído no denominador, sendo expresso em porcentagem

B) Proporção ( ) É uma fração em que o numerador não está incluído no denominador, expresso como uma relação

C) Razão ( ) É uma razão em que existe distinta relação entre o numerador e o denominador, sendo a medida de tempo intrínseca ao denominador

(A) C – A – B
(B) C – B – A
(C) B – C – A
(D) A – B – C
(E) B – A – C

4. Correlacione as colunas e assinale a sequência correta:

A) Taxa de mortalidade geral ( ) Obtida pela divisão do número total de óbitos por todas as causas em um ano pela população naquele ano, multiplicado por uma constante (p. ex., 100.000)

B) Taxa de mortalidade específica ( ) Obtida pela divisão do número total de óbitos por determinada causa em um período pelo número de enfermos no mesmo período, multiplicado por 100

C) Taxa de letalidade ( ) Obtida pela divisão do número total de óbitos por determinada causa em um ano pela população naquele ano, multiplicado por uma constante (p. ex., 100.000)

(A) C – A – B
(B) C – B – A
(C) A – B – C
(D) B – A – C
(E) A – C – B

5. Shapiro, Strax e Venet conduziram uma investigação prospectiva para determinar se a utilização de mamografia e exame clínico para rastreamento do câncer de mama acarretam redução na taxa de mortalidade por essa causa. O estudo comparou a experiência de uma amostra randomizada de 31.000 mulheres entre 40 e 64 anos de idade a um grupo-controle de constituição similar. No período de acompanhamento ocorreram 52 mortes por câncer de mama no grupo-controle, e apenas 32 no grupo de estudo.[3]

5-1. Qual foi o tipo de estudo realizado?
(A) Ensaio clínico
(B) Coorte
(C) Caso-controle
(D) Survey
(E) Transversal

5-2. Qual foi a taxa de mortalidade por câncer de mama no grupo-controle e no grupo de estudo?
(A) 103,2 e 167,7 por 100.000 mulheres, respectivamente
(B) 271 por 100.000 mulheres
(C) 187,1 por 100.000 mulheres
(D) 167,7 e 103,2 por 100.000 mulheres, respectivamente
(E) Não é possível calcular a taxa de mortalidade por câncer de mama com os dados fornecidos

6. Em estudo conduzido na Itália por Ferraroni *et al.*, foram comparados dados de 2.569 casos, confirmados histologicamente de câncer de mama, aos de 2.588 mulheres que não apresentavam a doença. Observou-se que 38% das pacientes e 43% das mulheres sadias eram abstêmias. O risco *(odds ratio)* de desenvolver câncer de mama foi de 1,31 (IC 95% 1,13-1,53).[4]

6-1. Qual foi o tipo de estudo realizado?
(A) Ensaio clínico
(B) Coorte
(C) Caso-controle
(D) Survey
(E) Transversal

6-2. Como devem ser interpretados seus resultados?
(A) De acordo com os dados apresentados, conclui-se que o consumo de bebida alcoólica protege contra o câncer de mama
(B) De acordo com os dados apresentados, conclui-se que o consumo de bebida alcoólica aumenta o risco de desenvolver câncer de mama
(C) De acordo com os dados apresentados, conclui-se que o consumo de álcool não está associado ao desenvolvimento de câncer de mama
(D) Os dados apresentados não permitem concluir se há ou não associação entre o consumo de bebida alcoólica e o risco de desenvolver câncer de mama
(E) O tipo de estudo desenvolvido não é apropriado para avaliar a associação entre um fator de risco e o desenvolvimento de um determinado tipo de câncer

7. Zang *et al.* elaboraram um estudo visando estabelecer a relação entre o consumo de álcool e o desenvolvimento de câncer de mama. O investigador classificou 2.764 mulheres de acordo com o consumo de álcool. As participantes do estudo foram acompanhadas por mais de 40 anos, de 1948 a 1993. Neste período, foram diagnosticados 221 novos casos de câncer de mama entre essas mulheres. As taxas de incidência de câncer de mama estão registradas na tabela a seguir.[5]

Consumo de bebida alcoólica	Novos casos de câncer de mama	Incidência de câncer de mama (por 1.000 pessoas ano)	Risco ajustado
nenhum	58	3,60	1
< 5 g/dia	88	2,47	0,9 (0,6-1,2)
5 a 15 g/dia	39	2,30	0,7 (0,5-1,1)
≥ 15 g/dia	36	2,33	0,7 (0,5-1,1)

7-1. Qual foi o tipo de estudo realizado?
(A) Ensaio clínico
(B) Coorte
(C) Caso-controle
(D) Survey
(E) Transversal

7-2. Como devem ser interpretados seus resultados?
(A) De acordo com os dados apresentados, conclui-se que o consumo de bebida alcoólica protege contra o câncer de mama
(B) De acordo com os dados apresentados, conclui-se que o consumo de bebida alcoólica aumenta o risco de desenvolver câncer de mama
(C) De acordo com os dados apresentados, não é possível afirmar que o consumo de álcool esteja associado ao desenvolvimento de câncer de mama
(D) Os dados apresentados não permitem concluir se há ou não associação entre o consumo de bebida alcoólica e o risco de desenvolver câncer de mama
(E) O tipo de estudo desenvolvido não é apropriado para avaliar a associação entre um fator de risco e o desenvolvimento de um determinado tipo de câncer

Respostas Comentadas

1. **(A)** O **coeficiente ou taxa de prevalência** é a relação entre o número de casos existentes de uma determinada doença (total de casos novos acrescidos dos casos antigos) e o número de pessoas na população, em um determinado período. Este coeficiente pode ser multiplicado por uma constante, pois, assim, torna-se um número inteiro, fácil de interpretar (essa constante pode ser 100, 1.000 ou 10.000).[1,2]

$$\text{Coeficiente de prevalência} = \frac{\text{Número total de casos existentes}}{\text{Número de pessoas na população}} \times 10^n$$

2. **(B)** O **coeficiente ou taxa de incidência** é a razão entre o número de novos casos de uma doença (ou grupo de doenças), que ocorre em uma comunidade em um intervalo de tempo determinado, e a população exposta ao risco de adquirir essa doença no mesmo período. A multiplicação por uma constante tem a mesma finalidade descrita anteriormente para o coeficiente de prevalência.[1,2]

Tabela 1. Estimativa do número de casos novos de câncer em mulheres para o ano de 2016. (Brasil, 2016)

Localização primária	Casos novos	%
Mama feminina	57.960	28,1
Colo e reto	17.620	8,6
Colo do útero	16.340	7,9
Traqueia, brônquio e pulmão	10.890	5,3
Glândula tireoide	7.600	3,7
Estômago	6.950	3,4
Corpo do útero	6.150	3
Ovário	5.870	2,9
Linfoma não Hodgkin	5.030	2,4
Leucemias	4.830	1,6
Sistema nervoso central	4.530	1,5
Cavidade oral	4.350	1,5
Melanoma de pele	2.860	1,1
Esôfago	2.670	1
Bexiga	2.470	0,8
Linfoma de Hodgkin	1.010	0,3
Laringe	990	0,3
Todas as neoplasias sem pele*	205.960	
Todas as neoplasias	300.870	

*Todas as neoplasias, exceto não melanoma de pele
Fonte: MS/INCA/Estimativa de Câncer no Brasil, 2016
MS/INCA/Coordenação de Prevenção e Vigilância/Divisão de Vigilância.

$$\text{Coeficiente de prevalência} = \frac{\text{Número de casos novos no decorrer do período}}{\text{População exposta no início do período}} \times 10^n$$

Exemplo: As estimativas de incidência para o câncer de mama feminina para 2016 apontam para a ocorrência de 57.000 novos casos de câncer de mama feminina, o que equivale a uma taxa de incidência de 54,41 casos novos por 100.000 mulheres.

$$\text{Coeficiente de incidência de câncer de mama em mulheres} = \frac{57.000}{734.804} \times 100.000 = \frac{54,41 \text{ por}}{100.000 \text{ mulheres}}$$

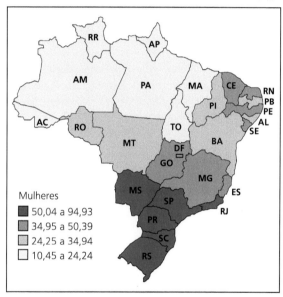

Fig. 18-1. Taxas brutas de incidência de câncer de mama por 100.000 mulheres estimadas para o ano de 2016. (*Fonte:* Instituto Nacional de Câncer.)

3. **(C)** A **proporção** (B) é o resultado de uma fração onde o numerador está incluído no denominador. Ela é geralmente expressa em porcentagem, variando entre 0 e 1.[1]

Exemplo: No Brasil, em 2006, foram registrados 10.949 óbitos por câncer de mama, cujo sexo do paciente era conhecido. Destes, 10.834 foram entre mulheres e 115 entre homens; neste caso, a proporção de óbitos no sexo feminino foi de 98,9%, enquanto no sexo masculino foi de 1,1%.

A **razão** (C) expressa uma relação entre duas populações independentes, sendo que o numerador não está incluído no denominador.

111

Exemplo: Com base no exemplo da sequência B, a **razão** homem:mulher foi de 1:94, ou seja, para cada óbito no sexo masculino ocorreram 94 no sexo feminino.

A **taxa ou coeficiente** (A) é definida como a mudança instantânea de uma quantidade (em nosso caso de sadio para enfermo ou vivo para morto) por unidade de mudança de outra quantidade (geralmente tempo ou população no tempo).

Exemplo: Ainda com base no exemplo da sequência B, a **taxa ou coeficiente de mortalidade** entre mulheres foi de 11,4/100.000 e entre homens foi de 0,13/100.000.

Coeficiente de mortalidade por câncer de mama em mulheres = $\dfrac{10.834}{94.824.221} \times 100.000$ = 11,4 por 100.000 mulheres

Coeficiente de mortalidade por câncer de mama em homens = $\dfrac{115}{91.946.392} \times 100.000$ = 0,13 por 100.000 homens

4. (E) Os princípios básicos utilizados para o cálculo e a interpretação dos coeficientes de mortalidade são semelhantes aos discutidos no item referente à morbidade (incidência e prevalência). Neste caso, o evento de interesse é o óbito, podendo ser analisado segundo atributos populacionais, como sexo, faixa etária. O número de óbitos é, então, contraposto ao número de pessoas existentes naquela população (ou algum subgrupo populacional semelhante ao usado no numerador). Os principais coeficientes de mortalidade são:

Coeficiente de mortalidade geral = $\dfrac{\text{Número de óbitos ocorridos em um período}}{\text{População exposta no início do período}} \times 10^n$

Coeficiente de mortalidade específica = $\dfrac{\text{Número de óbitos por determinada doença ocorridos em um período}}{\text{População exposta no início do período}} \times 10^n$

Coeficiente de letalidade = $\dfrac{\text{Número de óbitos por determinada doença ocorridos em um período}}{\text{Número de enfermos no período}} \times 100$

Exemplo: Além do que foi apresentado na questão 3, pode-se destacar que, no Brasil, entre 1980 e 2010, houve um aumento de 46% nas taxas de mortalidade por câncer de mama.

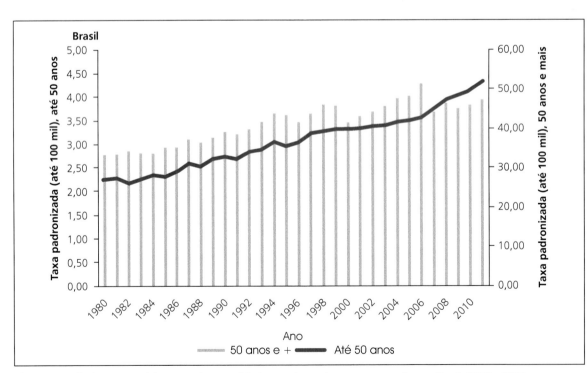

Fig. 18-2. Evolução temporal das taxas de mortalidade por câncer de mama em mulheres. Brasil, 1980 a 2010. (*Fonte:* Instituto Nacional de Câncer.)

Respostas Comentadas — 113

5-1. (**A**) Os ensaios clínicos são estudos experimentais semelhantes aos estudos de coorte, porém diferem dos estudos observacionais, visto que o pesquisador interfere nos grupos, determinando quem será e quem não será exposto à intervenção. Por exemplo, a um grupo exposto é aplicado um procedimento (p. ex.; mamografia e exame clínico) enquanto que para o outro grupo (comparação) é oferecido o cuidado-padrão (no caso, nenhuma intervenção). Depois se compara à incidência dos efeitos (ou desfechos) nos dois grupos.

5-2. (**D**) As taxas de mortalidade foram calculadas da seguinte forma:

$$\text{Coeficiente de mortalidade por câncer de mama em mulheres submetidas à mamografia} = \frac{52}{31.000} \times 100.000 = \frac{167,7 \text{ por}}{100.000 \text{ mulheres}}$$

$$\text{Coeficiente de mortalidade por câncer de mama em homens submetidos à mamografia} = \frac{32}{31.000} \times 100.000 = \frac{103,2 \text{ por}}{100.000 \text{ homens}}$$

6-1. (**C**) No estudo caso-controle, o primeiro passo é selecionar um grupo de pessoas enfermas (independentemente da exposição), ou seja, com o efeito que se quer estudar (grupo de estudo) e outro grupo semelhante, porém que não apresenta a doença (controle). O segundo passo é verificar se a proporção de pessoas expostas no passado (por isto é denominado por alguns autores como retrospectivo) é estatisticamente diferente nos dois grupos. É ideal para o estudo dos fatores associados ao desenvolvimento de doenças raras.[4]

6-2. (**B**) A razão de chance *(odds ratio)* ou razão dos produtos cruzados compara a presença de um fator de risco para uma doença em uma amostra de sujeitos enfermos (casos) a sua presença em uma amostra de não enfermos (controles). É a razão entre o número de pessoas com a doença expostas a um fator de risco por aqueles com a doença que não foram expostos, divididos pela razão entre aqueles sem a doença que foram expostos por aqueles sem doença que não foram expostos. Esta medida *(odds ratio)* é usada, principalmente, em estudos do tipo caso-controle quando queremos observar retrospectivamente a ação de fatores de risco naqueles com e sem a doença. Ela equivale ao risco relativo analisado nos estudos de coorte.

Exemplo: A análise da tabela obtida no estudo italiano mostra que entre aquelas mulheres que consumiam bebida alcoólica, houve um risco 31% maior de desenvolver câncer de mama *(odds ratio* = 1,31). De acordo com os dados, há 95% de probabilidade que esse valor esteja entre 1,13 e 1,53, o que implica na possibilidade de que o consumo de álcool esteja associado a um aumento no risco de desenvolver câncer; há 95% de probabilidade que esse aumento se situe entre 13 e 53%. Uma vez que o IC 95% não inclua a unidade, pode-se assumir a associação como estatisticamente significativa. Ou seja, de acordo com o estudo, consumir álcool eleva o risco de desenvolver câncer de mama.[4]

7-1. (**B**) O **estudo de coorte** apresenta como principal característica o fato de a comparação ser entre a incidência do desfecho nos dois grupos. De forma sumária, o primeiro passo é identificar um grupo a ser seguido e classificar as pessoas em expostas ao fator que se quer estudar (grupo de estudo, neste caso, consumidores de álcool) e não expostas (grupo de comparação, neste caso, abstêmios). O segundo passo é acompanhar os participantes do estudo por um período de tempo (5, 10, 15, ou até mais anos) e comparar a incidência da doença de interesse (no caso, câncer de mama) nos diferentes grupos. O estudo coorte é o mais indicado para calcular risco em epidemiologia.

7-2. (C) Uma vez que, na prática, seja normalmente impossível calcular parâmetros populacionais diretamente (isso implicaria em analisar toda a população), regularmente os parâmetros são estimados a partir da análise de uma amostra da população. Uma vez que o valor obtido varie de uma amostra para outra, é introduzido um grau de incerteza neste processo de estimação. O intervalo de confiança (IC) leva em conta essa variabilidade de resultados de uma amostra para outra e define o intervalo em que se encontra o verdadeiro valor. O IC nos fornece a probabilidade de acerto ou a precisão absoluta de uma dada medida. Em geral, utiliza-se o IC 95% que admite 5% de erro. Com isso, há 95% de chance de que o verdadeiro valor esteja incluído no intervalo obtido. Quando são comparados dois ou mais grupos, o IC seria o equivalente a realizar um teste de significância para todos os valores do parâmetro que está sendo estimado, e não apenas para uma simples medida pontual.

Exemplo: A análise da tabela obtida no estudo de Framingham mostra que entre aqueles que bebem < 5 g de álcool por dia, há um risco 10% menor de desenvolver câncer de mama (Risco = 0,9 comparado ao risco basal que é de 1). Entretanto, há 95% de probabilidade que esse valor esteja entre 0,6 e 1,2, o que implica na possibilidade de que o consumo de álcool esteja associado a risco (quando o valor é maior que 1) ou proteção (quando o valor é menor que 1). O mesmo acontece com os demais níveis de consumo alcoólico: todos incluem a unidade, indicando que tanto pode haver risco como proteção.[5]

Além disso, comparando-se os valores de consumo < 5 g/dia aos demais, observa-se que os intervalos de confiança se sobrepõem, o que não permite assumir que um determinado grau de exposição propicie um risco maior ou menor que o outro. Nesse exemplo, embora as estimativas pontuais mostrem proteção (quem consome < 5 g/dia tem um risco 10% menor que os abstêmios (Risco = 0,9); quem consome 5,0 g/dia ou mais tem um risco 30% menor que os abstêmios (Risco = 0,7), a sobreposição dos IC 95% não nos permite afirmar que o álcool proteja do câncer de mama. Diferentemente do estudo anterior, este estudo foi inconclusivo no que diz respeito à associação entre consumir bebida alcoólica e desenvolver câncer de mama.[5]

Referências Bibliográficas

1. Brasil. Ministério da Saúde. Secretaria de Vigilância em Saúde. *Vigilância ambiental em saúde: textos de epidemiologia*. Ministério da Saúde. Secretaria de Vigilância em Saúde. Brasília: Ministério da Saúde, 2004.

2. Brasil. Ministério da Saúde. Instituto Nacional de Câncer. Página na Internet: www.inca.gov.br

3. Shapiro *et al*. Periodic breast cancer screening in reducing mortality from breast cancer. *J Am Med Assoc* 1971;215:1777-85.

4. Ferraroni *et al*. Alcohol consumption and risk of breast cancer: a multicentre Italian case-control study. *Eur J Cancer* 1998;34(9):1403-9.

5. Zang *et al*. Alcohol consumption and risk of breast cancer: the Framingham Study revisited. *Am J Epidemiol* 1999 Jan. 15;149(2):93-101.

19

Epidemiologia do Câncer de Mama

Luiz Claudio Santos Thuler ■ *Júlia Dias*

1. De acordo com os dados oficiais do governo federal, em ordem crescente de importância, as localizações de câncer que mais incidem sobre as mulheres brasileiras são:
(A) Mama, colo do útero, cólon e reto
(B) Mama, estômago, cólon e reto
(C) Mama, colo do útero, pulmão
(D) Pulmão, mama, colo do útero
(E) Mama, cólon e reto, colo do útero

2. No Brasil, a análise das taxas de mortalidade por câncer de mama nas últimas décadas nos permite concluir que:
(A) Houve um ligeiro declínio nos últimos anos
(B) Houve um importante declínio nos últimos anos
(C) Houve um ligeiro aumento nos últimos anos
(D) Houve um importante aumento nos últimos anos
(E) Não é possível tirar conclusões, pois não há taxas confiáveis no país

3. De acordo com os dados oficiais do governo federal, em ordem crescente de importância, quais são as principais causas de morte por câncer entre as mulheres?
(A) Mama, estômago, cólon e reto
(B) Mama, colo do útero, pulmão
(C) Pulmão, mama, colo do útero
(D) Mama, cólon e reto, pulmão
(E) Mama, pulmão, cólon e reto

4. De acordo com os dados oficiais do governo federal, os três estados com as maiores taxas de mortalidade por câncer de mama são:
(A) Rio Grande do Sul, Santa Catarina e Rio de Janeiro
(B) Rio de Janeiro, Rio Grande do Sul e São Paulo
(C) Rio de Janeiro, Distrito Federal e Paraná
(D) Espírito Santo, Rio de Janeiro e São Paulo
(E) São Paulo, Rio de Janeiro e Mato Grosso do Sul

5. As estratégias de prevenção primária têm como principais objetivos:
(A) Minimizar os efeitos das enfermidades na população
(B) Prevenir a ocorrência das doenças
(C) Evitar a iatrogenia associada às intervenções médicas
(D) Detectar as doenças precocemente
(E) Prevenir as complicações decorrentes da terapia aplicada

6. As seguintes mudanças de comportamento podem contribuir para a redução na incidência do câncer de mama:
(A) Praticar atividades físicas
(B) Reduzir o consumo de álcool
(C) Manter o peso adequado
(D) Não fumar
(E) Evitar a exposição à radiação iônica e pesticidas

7. Até o presente, os estudos mostraram não haver associação ao risco de desenvolvimento do câncer de mama:
(A) Uso de próteses mamárias de silicone
(B) História de menarca e menopausa precoces
(C) Consumo elevado de gordura saturada
(D) Uso de terapia de reposição hormonal combinada
(E) Mutações nos genes BRCA1 e BRCA2

8. As evidências científicas apontam para a influência do seguinte fator na gênese do câncer de mama:
(A) História de trauma mamário
(B) Exposição às radiações ionizantes
(C) Uso de antitranspirantes
(D) História de aborto
(E) Aumento do volume das mamas

9. Está indicado investir no rastreamento a uma doença quando:

A) A doença pode ser identificada em fase precoce

B) Espera-se redução no número de casos e/ou óbitos pela doença com a implantação do rastreamento

C) A aplicação do teste de rastreamento produz mais benefícios que prejuízos.

D) Existe abordagem terapêutica eficaz

Estão corretas:

(A) A

(B) A e B

(C) A, B e C

(D) A, B, C e D

10. Com relação ao rastreamento, marque a afirmativa **incorreta**:

(A) A detecção da doença em sua fase pré-invasiva pode levar à redução na incidência de câncer

(B) A identificação de lesões precursoras pode levar à redução na incidência de câncer

(C) A identificação de lesões precursoras pode levar à redução na mortalidade por câncer

(D) A detecção da doença em sua fase pré-invasiva pode levar à redução na mortalidade por câncer

Respostas Comentadas

1. (**E**) Projeções das taxas de incidência de câncer, geradas pelo Ministério da Saúde/Instituto Nacional de Câncer (tabela a seguir), apontam que, em 2016, as maiores incidências foram dos cânceres de mama (57.960 casos), colo do útero (17.620 casos) e cólon e reto (16.340 casos).

2. (**D**) No site do INCA, conseguimos visualizar que a taxa de mortalidade por câncer de mama vem aumentando progressivamente desde 1979.

Tabela 1. Estimativa do número de casos novos de câncer em mulheres para o ano de 2016. (Brasil???)

Localização primária	Casos novos	%
Mama feminina	57.960	28,1
Colo e reto	17.620	8,6
Colo do útero	16.340	7,9
Traqueia, brônquio e pulmão	10.890	5,3
Glândula tireoide	7.600	3,7
Estômago	6.950	3,4
Corpo do útero	6.150	3
Ovário	5.870	2,9
Linfoma não Hodgkin	5.030	2,4
Leucemias	4.830	1,6
Sistema nervoso central	4.530	1,5
Cavidade oral	4.350	1,5
Melanoma de pele	2.860	1,1
Esôfago	2.670	1
Bexiga	2.470	0,8
Linfoma de Hodgkin	1.010	0,3
Laringe	990	0,3
Todas as neoplasias sem pele*	205.960	
Todas as neoplasias	300.870	

*Todas as neoplasias, exceto não melanoma de pele
Fonte: MS/INCA/Estimativa de Câncer no Brasil, 2016
MS/INCA/Coordenação de Prevenção e Vigilância/Divisão de Vigilância.

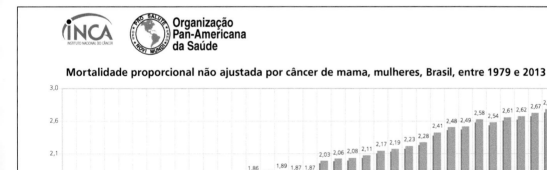

117

3. (E) Os três tipos de câncer que mais matam as mulheres no Brasil, segundo estatísticas de 2013, são, em ordem decrescente de importância: mama, brônquios e pulmões, e colo do útero.

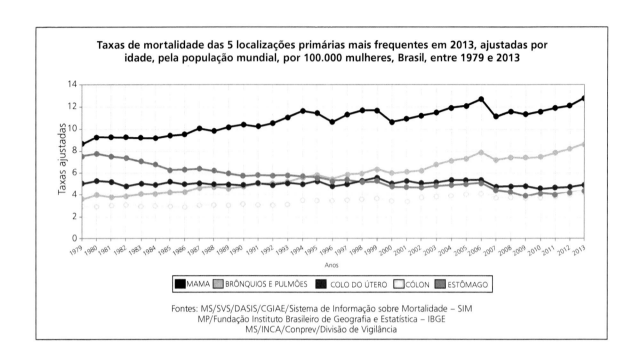

4. (B) Segundo os últimos dados oficiais do governo federal divulgados (até 2013), os estados com maiores taxas de mortalidade por câncer de mama no Brasil foram: Rio de Janeiro, Rio Grande do Sul e São Paulo.

Taxas de mortalidade por câncer de MAMA, por 100.000 mulheres, pelas unidades da federação do Brasil, entre 1979 e 2013

Estados	Taxa bruta
Acre	2,56
Alagoas	4,54
Amapá	2,53
Amazonas	3,73
Bahia	5,28
Ceará	6,46
Distrito Federal	9,70
Espírito Santo	8,31
Goiás	6,60
Maranhão	2,38
Mato Grosso	5,00
Mato Grosso do Sul	8,17
Minas Gerais	8,29
Paraná	9,68
Paraíba	5,08
Pará	3,58
Pernambuco	8,06
Piauí	4,12
Rio Grande do Norte	6,17
Rio Grande do Sul	15,92
Rio de Janeiro	17,89
Rondônia	3,46
Roraima	3,59
Santa Catarina	9,65
Sergipe	6,31
São Paulo	13,53
Tocantins	3,00

Fontes: MS/SVS/DASIS/CGIAE/
Sistema de Informação sobre
Mortalidade – SIM MP/
Fundação Instituto Brasileiro de Geografia e Estatística – IBGE
MS/INCA/Conprev/Divisão de Vigilância

5. (B) As ações de prevenção primária visam reduzir o risco de surgimento de casos novos (incidência) de uma doença em uma determinada população e, ao prevenir a exposição aos seus fatores de risco, interromper seus efeitos ou alterar as respostas do hospedeiro a essa exposição, impedem seu início biológico.

6. (D) Em uma perspectiva de Saúde Pública, reduzir o consumo de álcool (redução de 5% no risco), manter o peso adequado (redução de 9% no risco) e praticar atividades físicas (redução de

10% no risco) podem reduzir até 21% das mortes por câncer. Além disso, recomendações como evitar o uso de hormônios na pós-menopausa, ter o primeiro filho em idade mais precoce, amamentar por pelo menos 6 meses e evitar a exposição à radiação iônica e aos pesticidas e organoclorados podem contribuir para reduzir o risco de desenvolver câncer de mama. O tabagismo permanece com seu papel pouco esclarecido com relação ao câncer de mama.

Quadro 1. Mudanças de comportamento que podem contribuir para a redução na incidência e na mortalidade por câncer de mama

- Praticar atividades físicas
- Reduzir o consumo de álcool
- Manter o peso adequado
- Evitar o uso de hormônios na pós-menopausa
- Ter o primeiro filho em idade mais precoce
- Amamentar por pelo menos 6 meses
- Evitar a exposição à radiação iônica
- Evitar a exposição aos pesticidas e organoclorados

7. (A) Com base em informações científicas consistentes e substanciais, provenientes da experiência clínica e de relatos de casos, estudos epidemiológicos e revisões sistemáticas de textos técnicos e científicos, conclui-se que não há evidência científica de que exista associação causal entre a utilização de implantes mamários de silicone e o risco de desenvolvimento subsequente de câncer de mama.

8. (B) A exposição do tórax à radiação iônica aumenta o risco de desenvolver câncer de mama entre 1,4 e 4 vezes, de acordo com estudos internacionais. Alguns outros fatores permanecem com seu papel pouco esclarecido com relação ao câncer de mama, como aborto, aumento do volume das mamas, baixa ingestão de fitoestrogênios, uso de drogas anti-inflamatórias, dieta e vitaminas, tabagismo e uso de estatinas.

9. (D) Para que possa ser alvo de um programa de rastreamento à doença:

- Deve constituir-se em um importante problema de saúde pública.
- Apresentar uma fase pré-clínica detectável.
- Mostrar benefícios quando o início do tratamento ocorre em sua fase pré-clínica em comparação ao início, quando já há sintomas.
- Ter um teste para rastreamento com níveis aceitáveis de acurácia, factibilidade, reprodutibilidade e custo.

10. (A) Quando o teste empregado por um programa de rastreamento detecta lesões precursoras, espera-se uma redução no número de casos novos de câncer (incidência) e, consequentemente, no número de óbitos (mortalidade), como o que se observa nos programas de rastreamento para o câncer do colo do útero ou do câncer de cólon e reto. Um impacto na taxa de incidência por câncer avançado poderá ser observado cerca de 4 anos após o início do programa de rastreamento, seguido por um impacto na taxa de mortalidade cerca de 2 anos mais tarde. Quando o objetivo é detectar a doença precocemente ou em sua fase pré-invasiva, estima-se que haja redução somente no número de mortes por câncer, como o que ocorre nos programas de rastreamento para o câncer de mama. Assim, em programas desenhados para detectar cânceres invasivos em sua fase precoce, não haverá redução nas taxas de incidência. Ao contrário, a introdução das ações de detecção precoce poderá gerar aumento inicial no número de casos identificados, uma vez que casos prevalentes assintomáticos passarão a ser detectados. Somente após esse aumento inicial, será observada uma queda nas taxas.

Bibliografia

Danaei G, Vander Hoorn S, Lopez AD *et al.* Comparative risk assessment collaborating group (cancers). Causes of cancer in the world: comparative risk assessment of nine behavioral and environmental risk factors. *Lancet* 2005;366(9499):1784-93.

Instituto Nacional de Câncer. *Vigilância do Câncer e de Fatores de Risco*. URL: www.inca.gov.br/vigilancia.

National Cancer Control Programmes – *Polices and managerial guidelines*. 2nd ed. Geneva: WHO, 2002.

Thuler LCS, Leal PR, Costa CR. A influência do silicone na gênese do câncer de mama. *Revista Brasileira de Cancerologia* 2003;49(1):9-15.

Thuler LCS. Considerações sobre a prevenção do câncer de mama feminino. *Revista Brasileira de Cancerologia* 2003;49(4):227-38.

20

História Natural do Câncer de Mama

Carlos Ricardo Chagas ■ *Sabrina Rossi Perez Chagas*
Luiz Fernando Pinho do Amaral

1. A respeito do ciclo celular marque a assertiva **incorreta**:
(A) A mitose é o segmento mais lento do ciclo celular
(B) No estágio S, as células sintetizam DNA
(C) A fase G1 é o intervalo entre o final da divisão celular e o início da síntese de DNA
(D) As células em latência estão na fase G0
(E) No estágio G2, são produzidas as proteínas relacionadas com a divisão celular

2. Quanto à disseminação do câncer de mama, marque a assertiva **incorreta**:
(A) A principal via de disseminação linfática das células neoplásicas da mama é a linfática
(B) Os sarcomas têm como principal via de disseminação a contiguidade
(C) Pacientes sem envolvimento linfonodal podem desenvolver metástases a distância
(D) No câncer de mama, a disseminação hematogênica pode acontecer
(E) O local com maior frequência para metástase do câncer de mama é o osso

3. A crise telomérica caracteriza-se por:
(A) Aumento da produção de laminina
(B) Aumento da produção de colágeno
(C) Diminuição da produção de laminina
(D) Diminuição da produção de colágeno
(E) Anormalidades citogenéticas e instabilidade cromossomial

4. Pelo modelo de Gompertz, o crescimento dos tumores sólidos, inclusive o do câncer de mama, seria limitado por alguns fatores, sendo os principais:
(A) Número de mitoses realizadas e capacidade tumoral de metastização
(B) Estado geral do paciente e órgão comprometido pela doença
(C) Falta de nutrientes e hipóxia das células tumorais
(D) Estado geral do paciente e capacidade tumoral de metastização
(E) Todas elas

5. Um mediador direto da adesão célula a célula que, frequentemente, é perdido, em tumores com propriedades invasivas é:
(A) Ciclo-oxigenase 2 (Cox-2)
(B) Inibidor de diferenciação-1
(C) BRCA 1
(D) BRACA 2
(E) E-caderina

6. Certos tipos de cânceres têm capacidade de formar metástases em determinados órgãos, mas não em outros. Assim, o câncer de mama e o de próstata podem atingir os ossos e formar colônias neles. No entanto:
(A) Nenhum dos dois consegue formar metástases osteolíticas
(B) Nenhum dos dois consegue formar metástases osteoblásticas
(C) O câncer de mama consegue formar metástases osteoblásticas, e o de próstata, metástases osteolíticas
(D) O câncer de mama forma metástases osteolíticas, e o de próstata, osteoblásticas
(E) Os dois conseguem formar metástases osteolíticas

Capítulo 20 | História Natural do Câncer de Mama

7. Geralmente, denomina-se como latência tumoral (*tumor dormancy*):
- (A) Cânceres de mama que se tornam clinicamente evidentes após um longo intervalo livre de doença
- (B) O fator que possibilita neoplasias mamárias serem resistentes à quimioterapia desde o início do tratamento
- (C) O fator que possibilita que as neoplasias mamárias sejam resistentes à hormonoterapia desde o início do tratamento
- (D) O fenômeno que explicaria porque mais pacientes apresentam recorrência após cinco anos de tratamento com tamoxifeno do que nos primeiros cinco anos
- (E) As alternativas A e D estão corretas

8. A instabilidade do genoma das células neoplásicas:
- (A) Aumenta a frequência das alterações necessárias para adquirirem capacidade metastática
- (B) Aumenta a chance exclusivamente de metástases hepáticas
- (C) Aumenta exclusivamente a chance de metástases cerebrais
- (D) Aumenta exclusivamente a chance de metástases pulmonares
- (E) Nenhuma delas

9. O comprometimento da integridade do DNA facilita a aquisição da capacidade metastática, pode ser comprometida por:
- (A) Progressão aberrante do ciclo celular
- (B) Crise telomérica
- (C) Inativação do reparo do DNA dos genes
- (D) Alteração dos mecanismos epigenéticos
- (E) Todas elas

10. Com relação a cada uma das fases da progressão tumoral qual dos conjuntos de genes está verdadeiramente ligado à fase citada em cada uma das alternativas abaixo:
- (A) Iniciação tumoral: *KRAS, BRAF, EGFR, HER2, P13K* (supressores: *APC, p53, PTEN, BRCA1, VHL1*)
- (B) Iniciação metastática: *RHoC, LOX, VEGF, CSF-1, ID1, TWIST1, MET, FGFR, MMP-9, NEDD9*
- (C) Progressão metastática: EREG, COX-2, MMP-1, CCL5, ANGPTL4
- (D) Virulência das metástases: CXCR4, RANKL, interleucina 11, endotelina 1
- (E) Todas elas

11. Com relação à possibilidade de implantes secundários, qual das assertivas a seguir é correta, levando em consideração o respectivo sítio primário:
- (A) Cérebro: pulmão, mama, melanoma, células renal e colorretal
- (B) Fígado: colorretal, pâncreas, mama, pulmão e estômago
- (C) Pulmão: célula renal, colorretal, melanoma, mama e sarcoma
- (D) Ossos: mama, pulmão, próstata, célula renal e colorretal
- (E) Todas elas

12. Não é uma etapa da disseminação metastática a distância:
- (A) Extravasamento capsular
- (B) Embolização intravascular
- (C) Neolinfangiogênese tumoral
- (D) Reprodução em sítio secundário
- (E) Retenção em algum órgão

Respostas Comentadas

1. (**A**) A mitose é o segmento mais rápido do ciclo celular.

2. (**B**) A principal via de disseminação dos sarcomas é a hematogênica.

3. (**E**) Crise telomérica: disfunção do telômero caracterizada por anormalidades citogenéticas e instabilidade cromossomial.

4. (**C**) O modelo propõe que a falta de vascularização na parte central do tumor limitaria o seu crescimento.

5. (**E**) A E-caderina é fundamental para a adesão celular.

6. (**D**) As células do câncer de mama e o de próstata podem colonizar os ossos, mas formam metástases osteolíticas e osteoblásticas, respectivamente.

7. (**E**) A possibilidade de as células tumorais permanecerem "adormecidas" por longo tempo e com capacidade de reativarem-se vem sendo descrita em muitos trabalhos.

8. (**A**) A instabilidade do genoma é fundamental para que as células neoplásicas se capacitem para realizar metástases a distância globalmente.

9. (**E**) Todos os fatores são necessários.

10. (**E**) Essas são, atualmente, as sequências aceitas e descritas como responsáveis pelos diversos fenômenos.

11. (**E**) Estas são as possibilidades descritas por Chian AC *et al.* em publicação de 2008.

12. (**C**) A linfangiogênese faz parte da propagação linfática regional e não da disseminação a distância.

Bibliografia

Barros ACSD, Buzaid AC. História natural do câncer de mama. In: Barros ACSD, Buzaid AC. *Câncer de mama. Tratamento multidisciplinar*. São Paulo: Dendrix 2007. p. 35-42.

Brackstone M, Townson JL, Chambers AF. Tumor dormancy in breast cancer: an update. *Breast Cancer Res* 2007;9(3):208-14.

Chagas CR. Câncer de mama – Etiologia, fatores de risco e história natural. In: Franco JM. *Mastologia. Formação do especialista*. São Paulo: Atheneu, 1997. p. 133-56.

Chang AC, Massagué J. Molecular basis of metastasis. *N Engl J Med* 2008;359(26):2814-23.

Steven IR. Cell cycle. In: De Vita VT, Hellman S, Rosemberg AS. *Cancer: principles & pratice of oncology*. Philadelphia: Lippincott Williams & Wilkins, 2008:1895-904.

21

Carcinogênese Mamária

Susanne Crocamo ▪ *Júlia Dias*

1. Alguns fatores celulares externos promovem aumento da sobrevida de células através da via serina/treonina quinase, **exceto**:
   - (A) Fator de crescimento epidérmico
   - (B) Fator de crescimento de fibroblasto
   - (C) Eregulin
   - (D) Fator de crescimento endotelial vascular
   - (E) Fator estimulador de colônias de granulócitos

2. Vários são os agentes carcinogênicos que promovem alterações no DNA e eles podem ser divididos em três categorias: carcinógenos químicos, energia radiante e vírus oncogênicos. Com relação aos carcinógenos químicos é correto afirmar que:
   - (A) São substâncias químicas exclusivamente sintéticas
   - (B) São chamados carcinógenos de ação direta, quando necessitam de transformação química para promover a carcinogênese
   - (C) São chamados de pró-carcinógenos quando necessitam de conversão metabólica *in vivo* para que seus produtos finais sejam capazes de transformar as células
   - (D) Causam danos às células através dos receptores de membrana
   - (E) Radiação gama é considerada um carcinógeno químico

3. Ainda com relação à questão anterior, qual das afirmativas a seguir não está correta, com relação aos carcinógenos químicos?
   - (A) São considerados agentes iniciadores do processo da carcinogênese
   - (B) Alteram de modo irreversível a estrutura do DNA afetado
   - (C) Muitos eventos de iniciação são revertidos por mecanismos celulares de reparo do DNA

   - (D) As células que sofrem mutação podem exibir uma resposta alterada com relação ao seu microambiente
   - (E) Promovem aumento da expressão gênica e da expansão clonal seletiva

4. Na fase da carcinogênese, chamada de promoção, é correto afirmar que:
   - (A) O desequilíbrio hormonal presente nas fases entre a menarca e a gravidez e na menopausa é crítico para as células modificadas, pois se tornam mais suscetíveis aos fatores promotores
   - (B) As inflamações são consideradas fatores promotores
   - (C) É a fase onde ocorre a superexpressão dos oncogenes
   - (D) É uma fase longa onde a formação do tumor pode levar décadas, até atingir 1 cm
   - (E) Todas as respostas anteriores estão corretas

5. Com relação ao desenvolvimento do câncer pode-se afirmar, **exceto**:
   - (A) Alterações nos genes supressores de tumores, mas não nos proto-oncogenes, podem provocar o desenvolvimento celular descontrolado
   - (B) De forma simplificada as etapas de desenvolvimento de câncer podem ser divididas em: transformação maligna (iniciação), crescimento das células transformadas (promoção), invasão local (progressão) e metástase
   - (C) As mutações genéticas podem ocorrer por ação dos agentes ambientais, como substâncias químicas, radiação e vírus
   - (D) Os proto-oncogenes podem-se transformar em oncogenes por mudanças na estrutura e na regulação da expressão gênica
   - (E) Existem quatro categorias de oncogenes que estão associados à divisão celular e desenvolvimento de câncer

6. Com relação aos mecanismos de invasão e metástase, é correto afirmar que:
(A) Qualquer célula que se desprenda do tumor e atinja a circulação pode formar metástase a distância
(B) A membrana basal envolve os vasos sanguíneos, células musculares, células adiposas e nervos. Tem, também, a função de separar o tecido epitelial do conectivo e ser uma barreira importante à disseminação das células metastáticas
(C) Alteração das E-caderinas aumenta a adesão entre as células, dificultando o desprendimento do tumor primário e invasão dos tecidos vizinhos
(D) Para invadir e migrar através do tecido conectivo, as células metastáticas não podem aderir aos componentes da matriz extracelular
(E) Só as células mudadas expressam glicoproteínas transmembrana que promovem adesão intercelular

7. O local do desenvolvimento de metástase está relacionado com a localização anatômica do tumor primário, em razão da via natural de drenagem, mas também outros fatores estão relacionados com o tropismo para determinados órgãos, como:
(A) As células tumorais podem expressar moléculas de adesão que se ligam preferencialmente às células endoteliais dos órgãos-alvo
(B) Alguns órgãos podem liberar agentes quimiotáticos que recrutam as células tumorais
(C) Em alguns casos, o órgão-alvo parece não ser favorável à proliferação das células tumorais
(D) Respostas A, B e C estão corretas
(E) Somente duas estão corretas

8. A apoptose é um processo natural de morte celular programada, que ajuda a eliminar células que não são mais necessárias ou que tenham dano irreparável no DNA. A desregulação da apoptose é um importante aspecto da patogênese do câncer. Qual o gene a seguir age como um intermediário essencial entre a detecção de dano no DNA e a iniciação da apoptose.
(A) Proto-oncogene RAS
(B) Gene supressor de tumor – TP53
(C) Gene BRCA 1
(D) Gene HER-2
(E) Gene c-fos

9. Sobre a angiogênese, é **errado** afirmar que:
(A) É necessária para o crescimento tumoral
(B) O VEGF é responsável pelo estímulo à migração e sobrevida das células endoteliais
(C) A redução no número de células endoteliais e progenitoras circulantes no interior do tumor pode reduzir a formação de metástase
(D) O uso de drogas anti-VEGF colabora para o crescimento vascular
(E) Para o câncer de mama, a angiogênese é um fator de prognóstico independente

10. É um importante mediador da angiogênese:
(A) VEGF
(B) EGFR
(C) HER-2
(D) HER-1
(E) RE

Respostas Comentadas

1. (E) Fator estimulador de colônias de granulócitos determina a liberação de vesículas secretoras e grânulos citoplasmáticos, modulando a expressão de moléculas de superfície e um aumento da resposta de citoqueratinas do tipo anti-inflamatória (IL-6, IL-8, IL-10).[1,2]

2. (C) De acordo com a teoria eletrofílica da carcinogênese de Miller, todos os carcinógenos químicos que não sejam por si só quimicamente reagentes precisam ser convertidos, metabolicamente, em uma forma quimicamente reagente. O metabólito ativo é um reagente eletrofílico, que reage com grupos nucleofílicos, como o DNA, para iniciar a carcinogênese (Cap. 1).[3]

3. (E) Os carcinógenos químicos participam do estágio de Iniciação, da carcinogênese. O estágio de Promoção é caracterizado pela expressão gênica, expansão clonal seletiva e a proliferação das células que sofreram iniciação. Por definição os agentes promotores de tumor não são mutagênicos, mas agem, sim, por meio de mecanismos epigenéticos (Caps. 1 e 2).[3]

4. (E) Todas estão corretas. É uma fase longa reversível, onde há uma alteração na expressão dos genes, cujos produtos estão associados à hiperproliferação, à remodelação de tecidos e à inflamação (Cap. 1).[3]

5. (A) Os proto-oncogenes funcionam de maneira regulada para controlar a proliferação e a diferenciação celular normal, no entanto, quando são alterados por mutação, deleção de sequência, integração de vírus, translocação cromossômica, amplificação gênica ou inserção de promotor passam a se chamar de oncogenes, participando, então, do processo da carcinogênese (Cap. 2).[2]

6. (B) A membrana basal é uma barreira importante por dificultar a disseminação das células metastáticas. Para atravessar esta barreira as células precisam aderir à laminina (um dos principais componentes proteicos das membranas basais). A integração dos receptores celulares com a laminina parece estimular a síntese de uma enzima chamada de colagenase IV, que degrada o colágeno IV, fazendo com que a membrana basal se desintegre, abrindo caminho para a célula metastática chegar à corrente sanguínea (Cap. 1).[3]

7. (D) Os linfonodos presentes na área de drenagem do tumor são frequentemente envolvidos no processo de estabelecimento das metástases, mas sabe-se que, muitas vezes, isto não é uma verdade absoluta, e as opções a, b e c são mecanismos que procuram explicar este fato.[4]

8. (B) O gene da p53 é considerado como "guardião do genoma" em decorrência de sua função de conservar a estabilidade e prevenir mutações do genoma. Quando ativado atrasa a entrada da célula na fase S, para que caso tenha ocorrido dano no DNA, este possa ser reparado. Caso este dano seja irreversível desencadeia-se a apoptose e, assim, previne-se a propagação de mutações e rearranjos cromossomiais para as próximas gerações de células (Cap. 18).[5]

9. (D) A angiogênese é o processo de desenvolvimento de novos vasos sanguíneos a partir dos já existentes, sendo que a hipóxia é um sinal que desencadeia este processo através de mecanismos moleculares e celulares. É regulada primariamente pelo VEGF, por isso uma droga anti-VEGF inibe a angiogênese, ou seja, o crescimento vascular.[4]

10. (A) Fator de crescimento endotelial vascular (VEGF) é uma importante proteína de sinalização envolvida na vasculogênese (novos vasos para a formação do sistema circulatório embrionário) e angiogênese (o crescimento de vasos sanguíneos a partir da vascularização preexistente). *In vitro*, o VEGF mostrou estimular a mitogênese de células endoteliais e migração celular. O VEGF também é um vasodilatador e aumenta a permeabilidade microvascular, foi originalmente denominado de fator de permeabilidade vascular.[4,6]

Referências Bibliográficas

1. Rev Bras Hematol Hemoter 2000; p. 326-328.
2. Educational Book ASCO 2007; p. 82-84.
3. Manual de Oncologia Clínica da UICC, 2006.
4. Cancer Treatment, 2001; Cap. 1.
5. Genética Molecular Humana, 2002;
6. Educational Book ASCO 2009; p. 13-20.

22

Biologias Celular e Molecular no Câncer de Mama

Susanne Crocamo ■ *Júlia Dias*

1. Correlacione os subtipos moleculares do câncer de mama com seu padrão pela imuno-histoquímica e assinale a alternativa correta:
1. Luminal A
2. Luminal B
3. HER2
4. Basal-like
5. Triplo negativo
   a. RE (-), RP (-), HER-2 (-), CK 5 e 6 (+)
   b. RE (+), RP (+), HER-2 (-), ki-67 10%
   c. RE (+), RP (-), HER-2 (-), ki-67 20%
   d. RE (-), RP (-), HER-2 (-), CK 5 e 6 (-)
   e. RE (-), RP (-), HER-2 (+), ki-67 55%

(A) 1-a, 2-c, 3-e, 4-b, 5-d
(B) 1-b, 2-c, 3-e, 4-a, 5-d
(C) 1-b, 2-e, 3-c, 4-d, 5-a
(D) 1-c, 2-b, 3-e, 4-d, 5-a
(E) 1-b, 2-c, 3-a, 4-d, 5-e

2. Em qual fase do processo de oncogênese ocorre a mutação?
(A) Interfase
(B) Promoção
(C) Progressão
(D) Iniciação
(E) Síntese

3. O desenvolvimento de novas drogas para o tratamento do câncer de mama é de fundamental importância, mas a compreensão do mecanismo de ação relacionado com as drogas já conhecidas fornece incremento à manutenção de resposta destas pacientes. Com relação à resistência à endocrinoterapia em pacientes RE positivos, qual a via de sinalização que parece estar implicada?
(A) BCL-2/BCL-XL/BAX
(B) TGF-β/TαR/SMADS
(C) Citocromo-C/APAF-1/Caspase 8
(D) PI3K/Akt/mTOR
(E) VEGF/VEGFR-2/PI3K

4. Com relação ao resultado do teste da expressão de HER-2 é correto afirmar:
(A) Que o resultado é considerado negativo quando o teste de imuno-histoquímica é + e/ou ++
(B) Vinte por cento dos testes com resultado ++ pela imuno-histoquímica podem ser positivos, por isso deve ser realizado teste de FISH
(C) Quando o resultado da imuno-histoquímica é 0 ou + é obrigatória a realização do teste de FISH para confirmar se é um resultado positivo
(D) O teste de imuno-histoquímica +++ só pode ser considerado positivo quando confirmado pelo FISH
(E) O método de FISH é mais caro e difícil de realizar porque necessita de tecido tumoral fresco

5. Qual o biomarcador validado que prediz o benefício de se utilizar QT em pacientes com câncer de mama invasor de baixo risco?
(A) Upa/PAI-1
(B) P53
(C) Ciclina E
(D) Análise proteônica
(E) Catepsina D

Capítulo 22 | Biologias Celular e Molecular no Câncer de Mama

6. Com relação à paciente HER-2 positiva é correto afirmar que:
(A) A paciente tem maior tendência à insuficiência cardíaca
(B) O uso de trastuzumabe na adjuvância associado à quimioterapia citotóxica aumenta tanto a sobrevida livre de doença quanto a sobrevida global
(C) O uso de lapatinibe em primeira linha de paciente metastático mostrou-se superior ao trastuzumabe
(D) O trastuzumabe é um anticorpo monoclonal que penetra na célula e bloqueia a tirosinocinase, inibindo, assim, a via de proliferação celular
(E) O lapatinibe é um anticorpo monoclonal que bloqueia o receptor de HER-1 e HER-2 na superfície da célula

7. Pacientes que utilizam trastuzumabe têm um potencial de desenvolvimento de insuficiência cardíaca, principalmente as que utilizaram antraciclinas, por isso tem-se tentado determinar em quais pacientes poderia se abstrair o uso da antraciclina, para tal os estudos sugerem que:
(A) A coamplificação dos genes HER-2 e da topoisomerase II alfa (topo II alfa) é um evento raro e não pode ser usado para se definir a sensibilidade do tumor à antraciclina
(B) Tanto o teste de imuno-histoquímica para detecção do HER-2 quanto a detecção do topo II alfa já estão normatizados
(C) A coamplificação do gene do topo II alfa do HER-2 confere pior prognóstico à paciente
(D) Tanto o gene topo II alfa quanto o HER-2 estão localizados no cromossomo 17 q12 q21, mas em lugares opostos
(E) A amplificação do topo II alfa e não do HER-2 traduz sensibilidade às antraciclinas

8. A desregulação da apoptose é um fator-chave para o desenvolvimento de câncer, mas sabe-se que também outros processos estão envolvidos dentro do quadro de câncer, **exceto**:
(A) Morte celular causada por dano de RNA
(B) Caquexia
(C) Invasão tumoral
(D) Imunossupressão pela depleção de células T citotóxicas específicas para o tumor
(E) Expressão de FasL nas células do tumor que facilitam a ocorrência de metástase

9. Com relação ao ciclo celular, pode-se dizer que:
(A) A fase S é a fase de síntese de DNA
(B) A fase G1 vem depois da fase S
(C) As células entram em morte celular programada na fase G2
(D) A fase G0 é o início da fase de proliferação celular
(E) O encurtamento do ciclo celular resulta na produção de menos células por unidade de tempo

10. Muitos mecanismos estão envolvidos no estabelecimento, crescimento e metástase, **exceto**:
(A) Mecanismos imunológicos
(B) Alteração nos mecanismos de coagulação
(C) Inabilidade de síntese de colagenase IV
(D) Alteração nos mecanismos da angiogênese
(E) Inabilidade de adesão-célula ou célula-matriz extracelular

11. O tumor de mama do tipo *basal like* apresenta as características a seguir, **exceto**:
(A) Pode ser classificado como um tumor luminal A
(B) Existe a expressão basal das citoqueratinas 5/6 e 17
(C) O fator de crescimento epidérmico é positivo
(D) A maioria perde a expressão de receptores de estrogênio, progesterona e do HER-2
(E) São oriundos da camada basal dos ductos da mama

12. Qual das opções a seguir não é necessária para se selecionar um tratamento ideal, para pacientes com câncer de mama metastático?
(A) *Status* de RE, RP e HER-2
(B) Presença ou ausência de doença óssea
(C) Extensão e localização das metástases
(D) Presença, tipo e gravidade das comorbidades
(E) Presença ou ausência da mutação de TP 53 e BRCA 1

Respostas Comentadas

1. (**A**) O subtipo molecular luminal A se caracteriza por receptores hormonais fortemente positivos, HER-2 negativo e ki-67 baixo. Luminal B difere do anterior pela positividade não tão intensa dos receptores hormonais (principalmente RP), e índice de proliferação celular aumentado. HER-2 é caracterizado pela superexpressão da proteína HER-2, e, geralmente, é acompanhado de receptores hormonais negativos com altos índices de proliferação celular. Basal-like se assemelha ao triplo negativo, pois ambos possuem HER-2 e receptores hormonais negativos, sendo sua diferenciação através da expressão de citoqueratinas 5 e 6 e também do EGFR (receptor do fator de crescimento do epitélio) pelo subtipo basal-like, por ser característico de células originadas na camada basal dos ductos mamários.[1]

2. (**D**) O processo de oncogênese é dividido em três fases: iniciação, promoção e progressão. Na iniciação, ocorre a mutação; na promoção, a proliferação da célula neoplásica, e a progressão é quando ocorre a invasão.[2]

3. (**D**) A relação de interação entre o receptor de estrogênio e vários componentes da via PI3K/Akt/mTOR está associada à resistência endócrina em pacientes portadoras de câncer de mama com receptor de estrogênio positivo (ASCO 2009, p. 20-28).[3]

4. (**B**) Estudos para se determinar a necessidade de realizar o teste de hibridização *in situ* (teste de FISH) em todos os casos testados para a amplificação do HER-2 demonstraram que, apenas os com resultados de imuno-histoquímica ++ (*escore* intermediário), foram os que necessitaram de avaliação pelo FISH, pois 20% destas pacientes eram positivas e, consequentemente, se beneficiaram com o tratamento anti-HER-2. Mas é importante que o patologista seja treinado, e a técnica de imuno-histoquímica utilizada, validada.[4]

5. (**A**) Análise final, após 10 anos de *follow up* de estudo randomizado validou os biomarcadores Upa/PAI-1 como marcadores de prognóstico e ferramenta de decisão para a intervenção terapêutica em pacientes com linfonodos axilares negativos (ASCO, 2008, p. 30-34, ASCO, 2009, apresentação oral).[3,5]

6 (**B**) Os estudos em adjuvância, NSABP-B31, NCCTG N9831, HERA BCIRG006, principalmente os que utilizaram o trastuzumabe concomitante com a quimioterapia demonstraram aumento tanto da sobrevida livre de doença quanto da sobrevida global (De Vita, 2008, Cap. 43, ASCO, 2009, p. 3-10).[2,3]

7. (**A**) O uso das antraciclinas é considerado tratamento padrão no câncer de mama, mas é uma droga cardiotóxica. Em pacientes HER-2 positivas, seu uso associado ao trastuzumabe é proibitivo em função do aumento considerável da cardiotoxicidade. Por isso tem-se tentado determinar em quais pacientes poder-se-iam abstrair do uso das antraciclinas, sem prejuízo final do tratamento, muito se discutiu sobre a importância do topo II alfa, mas os resultados apresentados pelo estudo ROMA foram negativos em razão de a coamplificação dos genes HER-2 e da topoisomerase II alfa (topo II alfa) ser um evento raro e não poder ser usado para se definir a sensibilidade do tumor à antraciclina (ASCO, 2009, p. 11-20).[3]

8. (**A**) A morte celular por apoptose se deve a dano irreversível no DNA (Cap. 7).[2]

9. (**A**) O ciclo celular consiste na interfase e na fase mitótica que inclui a mitose e a divisão celular. A interfase é dividida em *Fase G_1* – fase em que sintetizam-se muitas proteínas, enzimas e RNA, *Fase S* – fase em que ocorre a autorreplicação das moléculas de DNA, a partir deste momento os cromossomos passam a possuir dois cromatídeos ligados por um centrômero, *Fase G_2* – neste período dá-se a síntese de moléculas necessárias à divisão celular (como os centríolos). Após a interfase a célula entra em uma fase de mitose que culminará com a divisão celular. No estado G0, as células não proliferam e podem entrar em apoptose ou retornar ao ciclo celular (Cap. 6).[2]

10. (**C**) A integração dos receptores celulares com a laminina parece estimular a síntese de uma enzima, chamada de colagenase IV, que degrada o colágeno IV, fazendo com que a membrana basal se desintegre, abrindo caminho para a célula metastática chegar à corrente sanguínea, logo a síntese correta desta enzima é fundamental para a disseminação das células neoplásicas (Cap. 1).[6]

11. (A) Atualmente, o câncer de mama pode ser dividido em subtipos moleculares, através da técnica de microarranjo, definidos em: luminal A, luminal B, normal *like*, erbB2 positivo e *basal like*, de acordo com a expressão gênica. Os tumores do tipo luminal A têm alta expressão de genes normalmente expressos no endotélio da mama e são RE e RP positivos e HER-2 negativos (Cap. 43).[2]

12. (E) Análises sugerem que o *status* de TP53 se correlacione com prognóstico e não contribui para fornecer ajuda na decisão de tratamento. Mutações no BRCA1 estão associadas ao alto risco de desenvolvimento de câncer de mama, entretanto não alteram a seleção do tratamento para o câncer de mama metastático (Caps. 3 e 43).[2]

Referências Bibliográficas

1. Compêndio de Mastologia: Abordagem Multidisciplinar 2015, Cap. 21).
2. DeVita, Hellman, and Rosenberg's Cancer: Principles & Practice of Oncology, Volume 2, Lippincott Williams & Wilkins, 2008.
3. ASCO Educational Book 2009.
4. Dowsett M *et al*. Correlation between immunohistochemistry (HercepTest) and fluorescence in situ hybridization (FISH) for HER-2 in 426 breast carcinomas from 37 centres. 2003 Apr;199(4):418-23.
5. ASCO Educational Book 2008.
6. Manual de Oncologia Clínica da UICC, 2006.

23

Genética e Câncer de Mama

Susanne Crocamo ■ *Antonio Abilio* ■ *Júlia Dias*

1. Pelo NCCN, 2015, podemos afirmar sobre o acompanhamento de pacientes portadoras da síndrome de predisposição hereditária ao câncer de mama e ovário:
   - (A) Pacientes menores de 30 anos deverão manter acompanhamento semestral com ultrassonografia mamária e ressonância magnética
   - (B) O rastreamento baseia-se apenas na idade em que seu parente mais próximo teve câncer de mama, iniciando-o 10 anos antes
   - (C) Pacientes menores que 25 anos não necessitam de qualquer orientação específica
   - (D) A mamografia anual pode ser considerada no rastreamento dessas pacientes a partir dos 25 anos
   - (E) Pacientes que já tiveram câncer de mama deverão ter acompanhamento do tecido mamário remanescente com ressonância magnética semestral e mamografia anual

2. São genes supressores de tumor, **exceto**:
   - (A) BRCA1
   - (B) BRCA2
   - (C) TP53
   - (D) PTEN
   - (E) Nenhuma das anteriores

3. Assinale a alternativa **incorreta**:
   - (A) Macrocefalia, adenoma de tireoide e câncer de endométrio são achados compatíveis com a Síndrome de Cowden
   - (B) A síndrome de Li Fraumeni é uma doença hereditária autossômica dominante que é caracterizada por mutação no gene TP53
   - (C) A mutação BRCA 2 em homens implica em um risco de 5 a 10% de desenvolver câncer de mama durante a sua vida

   - (D) O BRCA1 e BRCA2 ficam localizados nos cromossomos 17 e 13, respectivamente
   - (E) A mutação no gene Lkb1/Stk11 é responsável pela síndrome de Cowden

4. Qual o estudo que avalia o valor preditivo da assinatura genética do Oncotype Dx em pacientes com linfonodos negativos?
   - (A) RXponder
   - (B) Pam 50
   - (C) Mindact
   - (D) TAILOR x
   - (E) Prosigma

5. A identificação da assinatura genética de cada tumor pode estratificar as pacientes de acordo com o seu comportamento biológico. Das opções abaixo, qual **não** reflete a assinatura gênica de prognóstico?
   - (A) Oncotype DX
   - (B) Mamaprint
   - (C) Perfil de 50 genes
   - (D) HOXB 13/IL 17 BR
   - (E) Adjuvante online

6. Uma mulher de 45 anos foi operada de um tumor de mama direita. O laudo histopatológico foi de: carcinoma ductal infiltrante de 1,8 cm, RH positivo, grau II, axila negativa e HER-2 negativo. Ela está muito assustada e deseja fazer todas as investigações necessárias para a definição do seu tratamento. Qual dos exames abaixo poderia ser solicitado?
   - (A) Oncotype DX
   - (B) Mamaprint
   - (C) Perfil de 50 genes
   - (D) HOXB13/IL17BR
   - (E) Adjuvante online

Capítulo 23 | Genética e Câncer de Mama

7. Em relação ao tratamento neoadjuvante:
- (A) De acordo com o perfil de assinatura gênica do tumor, há um grupo de pacientes que tem bom prognóstico apesar de ficarem com doença residual após quimioterapia neoadjuvante
- (B) Paciente com tumor triplo negativo tem pior prognóstico e respondem mal à quimioterapia neoadjuvante
- (C) Pacientes hormoniossensíveis têm melhor prognóstico, e por isso 20 a 30% vão de resposta patológica completa
- (D) Associação de trastuzumabe à quimioterapia neoadjuvante nas pacientes HER-2 positivas não aumenta taxa de resposta patológica completa
- (E) Todo o tumor triplo negativo pode ser considerado *basal like*

8. Em relação ao tratamento com tamoxifeno, podemos afirmar que:
- (A) É metabolizado pelo citocromo P450 2 D6 (CYP2D6)
- (B) Seu metabólito é o endoxifeno
- (C) De acordo com o grupo étnico, há múltiplas variantes da CYP2D6 com diferentes alelos
- (D) De acordo com a variação genética da CYP2D6 a paciente pode ser dividida em extensa, intermediária ou pobre metabolizadora do tamoxifeno
- (E) Todas acima estão corretas

9. Em relação ao risco do câncer hereditário é **errado** afirmar:
- (A) A inadequada documentação da história familiar de câncer é o maior obstáculo para se achar pacientes que tenham elevado risco de câncer de mama familiar
- (B) Avaliação de risco de câncer de mama genético pode ser dividida em: identificação do paciente, consulta genética, teste genético, caso indicado, aconselhamento pós-teste genético e condução do risco de câncer
- (C) A história familiar colhida da paciente com câncer deve estar relacionada com o tipo de câncer por exame. Pacientes com câncer de mama devem ser indagadas somente por história de câncer de mama ou ovário na família
- (D) A consulta pós-teste genético deve ser pessoalmente e nunca por telefone
- (E) Os modelos de Gail e Claus são provavelmente os mais utilizados na prática do aconselhamento genético oncológico, sendo que a utilização do modelo de Gail é mais apropriada quando não existe história familiar de câncer, e o de Claus quando há história familiar de câncer de mama/ovário

10. A análise imuno-histoquímica é muitas vezes usada como substituto para análise genética para indicar a presença de um oncogene mutado. Em qual das análises abaixo **não** se aplica essa afirmação?
- (A) P53
- (B) HER-2
- (C) RAS
- (D) N-MYC
- (E) EGFR

11. Múltiplos casos de câncer de mama e outros tipos de tumores são observados em algumas famílias. Qual das afirmações melhor descreve a associação de anormalidades genéticas com a síndrome do câncer de mama familial?
- (A) Translocação RB estão associadas à síndrome de Cowden
- (B) Mutações de BRCA 2 está associada à síndrome de Li-Fraumeni
- (C) Mutações AKT são associadas à síndrome familial do excesso de estrogênio
- (D) Mutação de TP53 estão associadas à síndrome Li-Fraumeni
- (E) Inativação e hipermetilação do gene receptor de estrogênio estão associados à mutação de BRCA 2

12. Alguns fatores comportamentais e características das pacientes são associados a um alto ou baixo risco de câncer de mama. Qual das afirmativas abaixo é a mais correta?
- (A) A incidência de câncer de mama é mais alta nas pacientes que fazem reposição hormonal por tempo prolongado, especialmente com a combinação de estrogênio e progesterona
- (B) Câncer de mama ocorre frequentemente em grupos familiares. Havendo qualquer um parente com câncer de mama o risco aumenta em 10 vezes
- (C) História de câncer de ovário, no lado materno da família, e não no paterno, está associada a 4 vezes mais risco
- (D) A mutação de BRCA 1 está presente em 12% dos cânceres de mama que são RE positivo e HER-2 positivo
- (E) A mutação de BRCA 2 ocorre mais comumente na população hispânica e é associada à proteção contra câncer de mama em homem

13. Vários estudos clínicos demonstram que o risco do câncer de mama pode ser reduzido em razão de uma série de intervenções médicas. É **falso** afirmar que:
(A) A mastectomia bilateral profilática está associada à importante redução do risco de câncer de mama
(B) A ablação ovariana bilateral profilática, antes dos 45 anos, está associada a uma substancial redução do risco de desenvolvimento do câncer de mama
(C) Obesidade não é um fator de risco para câncer de mama em mulheres na pré-menopausa
(D) Tamoxifeno administrado por 5 anos em pacientes com alto risco de desenvolvimento de câncer de mama tem de 30 a 50% de redução do risco de desenvolver doença
(E) O inibidor de aromatase está associado à considerável redução na incidência de um segundo primário de mama

14. Quando se deve encaminhar a paciente para um serviço de acompanhamento oncogenético?
(A) Paciente com história familial de câncer de mama e/ou ovário, afetando parentes de primeiro e segundo graus
(B) Paciente com múltiplos tipos de tumores malignos primários
(C) Paciente com tumor de mama bilateral
(D) Paciente com diagnóstico de câncer de mama com idade inferior a 35 anos, principalmente se houver ascendência judia Ashkenazi.
(E) Todas as afirmativas acima são corretas

15. A síndrome de Li-Fraumeni é uma síndrome de predisposição hereditária a câncer que cursa com alta frequência de câncer de mama. Assinale abaixo o outro tumor frequente na síndrome e que interessa à Mastologia:
(A) Fibroadenoma
(B) Tumor *phyllodes*
(C) Fibroma de mama
(D) Lipoma de mama
(E) Teratoma

16. A síndrome de Li-Fraumeni é tida como o paradigma das síndromes de predisposição hereditária a câncer, devido à sua raridade, padrão autossômico dominante e grande frequência de alguns tipos de câncer nas famílias acometidas. Assinale o tumor que **não** faz parte da síndrome:
(A) Tumor cerebral
(B) Tumor de cabeça e pescoço

(C) Leucemia
(D) Tumor adrenocortical
(E) Sarcomas de partes moles

17. A síndrome de Li-Fraumeni é causada por mutações no gene TP53, que codifica a proteína p53, cuja função mais importante nas células é:
(A) Indução da apoptose celular
(B) Estímulo da divisão celular
(C) Receptor de membrana para fatores de crescimento
(D) Molécula de transdução de sinal
(E) Receptor nuclear de fatores de crescimento

18. Uma história familiar precisa e detalhada é parte fundamental de qualquer avaliação médica e o heredograma deve fazer parte do prontuário do paciente desde a primeira consulta. Diante disso, assinale a alternativa **errada**:
(A) Deve-se representar o sexo de cada indivíduo e sua relação com os demais membros da família
(B) Alterações futuras nas doenças dos familiares não devem ser representadas, uma vez concluído o heredograma
(C) Os heredogramas devem conter pelo menos três gerações em sua elaboração
(D) Todos os indivíduos concebidos devem ser representados, mesmo que as gestações não tenham chegado a termo
(E) Símbolos padronizados são usados para diferenciar indivíduos sãos dos afetados

19. Ainda com relação aos heredogramas, assinale a alternativa correta:
(A) As gerações devem estar numeradas em algarismos arábicos, de maneira a permitir a identificação correta dos indivíduos
(B) Todas as doenças existentes nos indivíduos representados devem ser assinaladas
(C) A presença de consanguinidade deve ser representada por três linhas de união no casal
(D) Na consanguinidade, é preciso estender o heredograma quantas gerações forem até que o ancestral em comum esteja representado
(E) Natimortos e neomortos são representados por losangos de diferentes tamanhos

Capítulo 23 | Genética e Câncer de Mama

20. O câncer é uma doença multifatorial, causada por mutações em regiões do genoma responsáveis pela estabilidade do DNA ou implicadas no ciclo celular. Essas mutações podem ocorrer devido à ação de fatores ambientais ou ser herdadas. Com relação a isso, assinale a resposta **errada**:
(A) A carcinogênese é um processo de múltiplos eventos
(B) O acúmulo de mutações em uma mesma linhagem celular resulta em desregulação progressiva do crescimento
(C) O balanço entre genes que estimulam o ciclo celular e genes que o bloqueiam está alterado em todos os tumores
(D) Mutações em proto-oncogenes são herdadas, levando às síndromes de predisposição hereditária
(E) Fatores ambientais causam câncer somente ao provocar mutações nos genes envolvidos

21. A teoria dos dois eventos é fundamental para que se entenda a oncogênese. De acordo com ela, assinale a alternativa **errada**:
(A) Foi descrita primeiramente no retinoblastoma
(B) Uma célula com um alelo mutado já pode iniciar um tumor
(C) Uma mutação pode estar presente na concepção do indivíduo
(D) Permite a distinção entre tumores esporádicos e hereditários
(E) Explica a recorrência familiar de certos tumores

22. As características das síndromes de predisposição hereditária a tumores são:
(A) Idade precoce ao diagnóstico
(B) Associação com tumores raros ou incomuns
(C) Bilateralidade do tumor
(D) Associação com certas populações específicas
(E) Associação com localizações mais comuns

23. Substâncias envolvidas na regulação do ciclo celular são importantes na oncogênese, pois seu excesso ou falta podem levar a crescimento celular desregulado. Assinale abaixo a que **não** faz parte do mesmo grupo:
(A) Fatores de crescimento celular
(B) Receptores específicos para fatores de crescimento
(C) Moléculas de transdução de sinal
(D) Fatores de reparo de dano no DNA
(E) Fatores de transcrição nucleares

24. Os genes que codificam as substâncias da questão anterior exercem função oncogênica quando alterados. Em sua forma normal, chamam-se:
(A) Oncogenes
(B) Supressores tumorais
(C) Genes de reparo
(D) Proto-oncogenes
(E) Genes reguladores

25. Genes envolvidos no crescimento celular podem estar alterados de diversas formas na oncogênese. Os que ESTIMULAM o crescimento são causas frequentes de câncer, se alterados. Assinale a alternativa abaixo que **não** corresponde a uma forma de ativação desses genes
(A) Translocação cromossômica transferindo o gene para perto de uma região promotora
(B) Amplificação gênica levando a várias cópias do gene
(C) Inserção de DNA viral, cujos genes estimulam o crescimento das células que infectam
(D) Mutação pontual em uma cópia de um desses genes
(E) Mutação pontual nas duas cópias inativando-as

26. Genes que INIBEM o crescimento celular são alterados na oncogênese. Assinale a alternativa correta para as síndromes de predisposição hereditária a câncer:
(A) Esses genes já são herdados com as duas cópias mutadas
(B) Ambas as cópias são herdadas normais e vão sendo inativadas ao longo da vida
(C) Uma cópia é herdada normal e a mutação na outra cópia é adquirida ao longo da vida
(D) Uma cópia é herdada normal e a mutação nesta cópia é adquirida ao longo da vida
(E) Esses genes são herdados normais e vão sofrendo mutações ativadoras ao longo da vida

27. A síndrome de Cowden é uma síndrome de predisposição hereditária a câncer de mama. Possui critérios específicos para ser reconhecida. Os patognomônicos são certas lesões de pele características, cuja presença já permite fechar o diagnóstico. Assinale a que **não** faz parte desse grupo:
(A) Triquilemomas faciais
(B) Ceratose acral
(C) Manchas café com leite
(D) Lesões mucosas
(E) Pápulas papilomatosas

28. Câncer de mama faz parte dos critérios maiores para firmar o diagnóstico da síndrome de Cowden. Assinale, nas alternativas abaixo, a alteração que **não** faz parte desse grupo:
(A) Câncer de tireoide
(B) Câncer de ovário
(C) Macrocefalia
(D) Câncer de endométrio
(E) Gangliocitoma displásico de cerebelo

29. Quanto às lesões de tireoide, assinale abaixo aquela que **não** faz parte do espectro de Cowden:
(A) Adenoma de tireoide
(B) Bócio multinodular
(C) Carcinoma anaplásico
(D) Carcinoma folicular
(E) Carcinoma medular

30. Dos tumores abaixo, assinale o que **não** faz parte dos critérios menores para diagnosticar síndrome de Cowden:
(A) Fibroide uterino
(B) Hamartoma gastrointestinal
(C) Tumores desmoides
(D) Carcinoma de células renais
(E) Doença fibrocística da mama

31. O acometimento multissistêmico da síndrome de Cowden enseja medidas de rastreamento efetivas para detecção precoce dos tumores associados. Assinale abaixo aquela que **não** se encaixa:
(A) Colonoscopia a partir dos 30 anos
(B) Consulta com o mastologista a partir dos 25 anos
(C) Mamografia a partir dos 30 anos
(D) Avaliação de tireoide a partir dos 18 anos
(E) *Screening* para câncer de endométrio a partir dos 30 anos

32. O câncer de mama masculino é raro, correspondendo a 0,8% dos tumores malignos de mama. Assim, assinale abaixo o fator que **não** está associado a sua ocorrência:
(A) Ancestralidade judaica
(B) Mutação em BRCA1
(C) Condições benignas da mama
(D) Síndrome de Klinefelter
(E) Doenças do testículo

33. Uma paciente de 41 anos com nódulo BIRADS3 solicita um teste genético por ter tido vários casos de câncer de mama na família e estar com muito medo de "ser genético". A mãe faleceu aos 45 anos de câncer diagnosticado aos 40 anos, uma tia materna teve câncer aos 66 anos, outra tia foi diagnosticada aos 48 anos e está viva com 55 anos e a avó foi recém diagnosticada com câncer de mama aos 90 anos. Quem seria a melhor pessoa para testar nessa família?
(A) A avó de 90 anos, pois provavelmente é a fonte da mutação de todas
(B) A tia de 66 anos, pois a incidência de câncer de mama aumenta com a idade
(C) A paciente que lhe procurou, por ser a mais jovem
(D) A tia de 55, pois foi a mais jovem a ter o diagnóstico
(E) A mãe, por ter sido o caso mais característico e ser parente de primeiro grau

34. As características que permitem suspeitar de uma síndrome de predisposição hereditária a câncer de mama e ovário (HBOC) estão listadas abaixo. Assinale a que **não** se encaixa:
(A) Tumores nas duas mamas
(B) Tumor no sexo masculino
(C) Tumor triplo-negativo
(D) Tumor em idade abaixo dos 55 anos
(E) Tumores multissincrônicos

35. Um teste genético para BRCA1/2 que dê resultado POSITIVO tem várias implicações. Assinale a que **não** se encaixa:
(A) Confirma o diagnóstico de síndrome HBOC para toda a família
(B) Significa a presença de uma mutação deletéria como causa do acometimento
(C) Indica por si só cirurgia redutora de risco
(D) Possibilita o teste preditivo para familiares em risco
(E) Norteia o aconselhamento genético da paciente e a tomada conjunta de decisões clínicas

36. Uma paciente assintomática faz um sequenciamento dos genes BRCA1/2, por ter vários casos de câncer de mama na família (mãe e duas irmãs em idade jovem), sendo ela a primeira a se submeter a essa investigação. O resultado foi NEGATIVO. Isso permite inferir algumas conclusões. Assinale a que não se encaixa:
(A) A paciente, de fato, **não** possui a síndrome HBOC
(B) O sequenciamento não fornece todas as informações necessárias para garantir a normalidade do gene, devendo ser complementado com outras técnicas
(C) A família pode ter uma mutação, mas a paciente não a herdou
(D) A paciente tem o mesmo risco de câncer da população geral
(E) A paciente pode ter uma síndrome de predisposição, porém causada por outro gene, não investigado

Capítulo 23 | Genética e Câncer de Mama

37. Na elaboração de uma história familiar de câncer de mama, o número de parentes afetados e sua relação com o caso-índice são informações muito importantes para se estabelecer o risco de câncer. Os que conferem maior risco são os parentes de primeiro grau, ou seja:

(A) Pais, tios e filhos
(B) Irmãos, filhos e pais
(C) Primos, avós e tios
(D) Cônjuge, filhos e pais
(E) Irmãos, cônjuge e pais

38. Modelos matemáticos de cálculo de risco são ferramentas importantes para obtenção da probabilidade de uma mulher desenvolver câncer de mama. Existem vários deles, todos com vantagens e desvantagens. O modelo de Gail é um dos mais conhecidos, mas uma de suas falhas é que ele não leva em consideração...

(A) Número de biópsias
(B) Idade da menarca
(C) História de câncer de ovário
(D) Número de parentes de primeiro grau afetados
(E) Idade ao nascimento do primeiro filho

39. Um resultado NEGATIVO em um teste genético indica que à análise uma dessas alternativas ocorreu, **exceto**:

(A) Presença de mutação sinônima
(B) Ausência de mutação deletéria
(C) Presença de polimorfismos
(D) Ausência de polimorfismos
(E) Presença de variantes de significado incerto

40. Um resultado INDETERMINADO em um teste genético indica a detecção de variantes de significado incerto (VUS). Tal resultado nos permite afirmar que...

(A) São mutações sem sentido
(B) Tal resultado pode modificar condutas e procedimentos

(C) Estão associadas a bom prognóstico
(D) As mutações podem ser reclassificadas a partir de dados futuros
(E) As mutações encontram-se nos domínios principais da molécula

41. Testes genéticos para câncer hereditário, como os BRCA1/2, podem ter três resultados: POSITIVO, NEGATIVO ou INDETERMINADO. Assinale a alternativa correta:

(A) Um resultado indeterminado indica tomada de medidas como rastreamento intensificado ou cirurgias redutoras de risco
(B) Um resultado negativo afasta a possibilidade de o tumor ser hereditário
(C) Um resultado positivo confere a certeza do desenvolvimento de um tumor hereditário
(D) Um resultado indeterminado indica a presença de mutações de significado incerto
(E) Um resultado indeterminado indica uma mutação nunca encontrada antes, daí ser de significado incerto

42. A síndrome HBOC, causada pelos genes BRCA1 e BRCA2, não é a única causa de câncer de mama ou ovário hereditário. Assinale qual desses genes **não** está associado a esse tipo de tumor:

(A) PTEN
(B) CHEK2
(C) PALB2
(D) RET
(E) BRIP1

Respostas Comentadas

1. (**D**) Pacientes portadoras da síndrome de predisposição hereditária ao câncer de mama e ovário deverão ter acompanhamento especializado desde os seus 18 anos de idade. Entretanto, antes disso, é recomendado o autoexame das mamas de maneira periódica a fim de que a paciente consiga notar mudanças em suas mamas. Dos 18 aos 25 anos recomenda-se o exame clínico a cada 6-12 meses. Dos 25 aos 29 anos, ressonância magnética anual, sendo a mamografia anual uma possibilidade, caso a RM esteja indisponível. Dos 30 aos 75 anos mamografia e RM anuais e após os 75 anos se recomenda uma conduta individualizada.[2]

2. (**E**) Todos são genes supressores de tumor.[1]

3. (**E**) A síndrome de Cowden é originada por mutação no gene PTEN. A mutação no gene Lkb1/Stk11 é responsável pela Síndrome de Petuz-Jeghers.[3]

4. (**A**) O estudo TAILOR x avalia de acordo com o índice de recorrência gerado pelo Oncotype Dx o real benefício da quimioterapia nos pacientes, tentando comprovar o valor preditivo do teste.[4]

5. (**E**) O adjuvante *on-line* é uma ferramenta eletrônica que tem o objetivo de ajudar os profissionais de saúde a fazer estimativas do risco do resultado negativo (mortalidade relacionada com o câncer ou recaída) sem terapia adjuvante sistêmica, as estimativas de redução desses riscos proporcionada pela terapia e os riscos de efeitos colaterais da terapia. Estas estimativas baseiam-se em informações registradas sobre pacientes individuais e seus tumores (p. ex., a idade do paciente, tamanho do tumor, comprometimento linfonodal, grau histológico etc.). (www.adjuvantonline.com).

6. (**A**) Todos os testes, excetuando-se o adjuvante *on-line*, já explicado na resposta anterior, se referem à análise de risco, prognóstico das pacientes com carcinoma de mama inicial, mas somente o Oncopyte DX pode ser realizado em parafina, os outros necessitam de tumor a fresco. Como a paciente já está operada, não há mais a possibilidade de se obter material a fresco, por isso a resposta certa é a letra A (ASCO 2008, p. 30-34).[5]

7. (**A**) Tumores classificados como luminal A, como, por exemplo, o carcinoma lobular infiltrante clássico, são menos prováveis de alcançar resposta patológica completa, mas por outro lado têm melhor prognóstico, são tumores menos agressivos, por isso não só a resposta patológica completa deve ser avaliada para a definição de risco da paciente que faz quimioterapia primária, como também seu perfil de assinatura gênica deve ser levado em consideração.[6]

8. (**E**) Cada vez mais se investe no conhecimento do metabolismo do tamoxifeno, para que se possa individualizar as pacientes respondedoras e eliminar possíveis elementos que causem resistência à droga. É a busca da individualização de tratamento, e todas as opções estão corretas (ASCO 2008, p. 09-13; ASCO 2009, p. 35-38).[5,7]

9. (**C**) Os genes BRCA1 e 2 são responsáveis pela maioria dos cânceres hereditários de mama e ovário, mas outras condições genéticas, como a síndrome de Li-Fraumeni, a doença de Cowden, a síndrome de Muir-Torre entre outras podem levar a um aumento de risco de câncer de mama, por isso é fundamental uma anamnese ampla não dirigida somente para a história familiar de câncer de mama e ovário.[8]

10. (**C**) Em câncer, a superexpressão de RAS não se traduz por sua ativação. A mutação no gene RAS não altera a meia-vida ou a imunorreatividade da proteína e por isso não é possível montar um escore para a avaliação do aumento da expressão proteica (DeVita, Cap. 3).[9]

11. (**D**) A lesão genética básica para a síndrome de Li-Fraumeni é uma mutação germinativa do gene p53.[10]

12. (**A**) Vários estudos, inclusive também uma metanálise, demonstram o risco aumentado de câncer de mama para mulheres na pós-menopausa que realizem reposição hormonal por mais de 5 anos. *The Women's Health Initiative* realizou um estudo randomizado, placebo *versus* reposição hormonal, em mulheres na pós-menopausa e, após um *follow-up* de 5 anos, verificou-se um aumento no risco de câncer de mama, nesta população de 26%.[11]

Capítulo 23 | Genética e Câncer de Mama

13. (**C**) A obesidade em pacientes na pré-menopausa não está associada a aumento do risco de câncer de mama, entretanto, há uma sólida evidência da relação do risco de câncer de mama e obesidade nas pacientes na pós-menopausa (*De Vita*, 2008; Cap. 18).[10]

14. (**E**) Todas as opções estão relacionadas com câncer de mama familial, ao se reconhecer qualquer uma das situações deve-se encaminhar a paciente a um serviço de acompanhamento oncogenético (*De Vita*, 2008; Cap. 43).[10]

15. (**B**) O tumor *phyllodes* é um tumor fibroepitelial que varia muito de comportamento, indo de benigno (a maioria) para maligno. Ele tem forte associação com a síndrome e sua detecção pode servir de alerta ao especialista para encaminhar a paciente para investigação especializada.

16. (**B**) Sarcomas de partes moles, juntamente com câncer de mama, são os tumores mais frequentes nas famílias com a síndrome, em termos absolutos. Sarcomas de partes moles são associados com Li-Fraumeni desde as primeiras descrições, juntamente com leucemias. O tumor adrenocortical é o de maior frequência nas famílias com a síndrome, em comparação com não portadores da população geral. Tumores de cabeça e pescoço não fazem parte de nenhuma síndrome, haja vista a grande influência de fatores ambientais (tabaco, álcool, etc.)

17. (**A**) A p53 é tida como a "guardiã do genoma", haja vista encontrarem-se mutações em seu gene em mais da metade dos tumores humanos já estudados. Concluiu-se ela faria, em sua função normal, o papel de induzir apoptose quando as células estivessem crescimento desordenado.

18. (**B**) O heredograma não se restringe às informações eventualmente coletadas no momento da primeira consulta. Em consultas posteriores, informações novas eventualmente esquecidas na primeira avaliação podem ser lembradas. Casos novos das doenças investigadas podem ter surgido, novos indivíduos podem ter nascido ou falecido. E tais alterações devem ser representadas.

19. (**D**) Gerações são numeradas em algarismos romanos e os indivíduos em arábicos. Não se representa TODAS as doenças nos indivíduos, mas somente aquelas que estejam particularmente sendo analisadas. Em Mastologia, a ênfase deve ser nas patologias mamárias, e representar os casos de diabetes, hipertensão arterial ou doença mental provavelmente não traria quaisquer informações relevantes. Neomortos são representados por quadrados e círculos normalmente, e a consanguinidade é marcada por traços duplos na união do casal, mas, nesse caso, o ancestral comum DEVE ser representado, não importa quantas gerações acima estiver. O heredograma deve estender-se até encontrá-lo.

20. (**D**) A síndromes de predisposição hereditária a tumores são, em sua quase totalidade, causadas por genes supressores tumorais, nos quais, se mutados em uma cópia, a célula pode conservar sua função normal. Somente a reprodução celular é acelerada a partir da Perda da outra cópia do gene. Por outro lado, proto-oncogenes são genes ativadores do crescimento. Quando mutados, aceleram a proliferação celular, que fica irresponsiva aos controles normais representados pelos genes supressores. Assim as mutações nesses genes são de Ganho de função. Se uma cópia mutada já seria o suficiente para iniciar um processo proliferativo, dificilmente um embrião se desenvolveria normalmente herdando semelhante alteração.

21. (**B**) Essa teoria é fundamental para que se entendam as síndromes de predisposição a câncer. Conforme resposta da questão anterior, genes supressores tumorais podem ser herdados de um dos genitores já com uma cópia mutada. Como mutações neles são de PERDA de função, ainda que uma cópia esteja alterada, a função do gene permanece normal na célula, devido à presença da outra cópia normal. Somente quando a outra cópia for perdida por uma mutação adquirida aquela célula iniciará a proliferação. Nos tumores esporádicos, ambas as cópias desses genes também devem estar mutadas. A diferença é que, nesse caso, as duas mutações vão sendo adquiridas ao longo da vida, e, nos hereditários, uma cópia é herdada de um dos pais, estando a mutação presente em absolutamente quaisquer células do indivíduo adulto.

22. (**E**) São justamente as localizações mais raras as que chamam a atenção do oncogeneticista e as que falam a favor de síndrome de predisposição hereditária. Esse raciocínio serve também para as outras respostas. Se o mais comum são os tumores serem únicos, sem recorrência familiar, presentes em indivíduos idosos e manifestando certas características histológicas mais comuns, a presença de bilateralidade, recorrência, acometimento de indivíduos jovens e/ou as características menos frequentes à patologia devem constituir sinal de ALERTA para o médico, indicando necessidade de investigação especializada.

Respostas Comentadas **141**

23. (D) Os genes que, se mutados, levam a câncer são genes de reparo de erros de replicação no DNA (os corretores, por assim dizer), os proto-oncogenes, que codificam proteínas que levam ao crescimento e proliferação celular, supressores tumorais, cujo efeito normal é inibir as proteínas acima descritas. Todas as outras alternativas mostram moléculas cuja ação estimula o crescimento.

24. (D) Os genes na sua forma normal chamam-se proto-oncogenes. Quando mutados, sua função encontra-se anormalmente estimulada e irresponsiva aos controles normais da célula. A partir daí passam a se chamar oncogenes.

25. (D) Os genes que estimulam o crescimento precisam de apenas uma cópia mutada, pois suas mutações são de GANHO de função. Isso é característica dos oncogenes (Thompson e Thompson, Genética Médica, Guanabara Koogan).

26. (D) Supressores tumorais sofrem mutações INIBIDORAS e não ativadoras. De acordo com a teoria dos dois eventos, somente UMA cópia é herdada mutada. A outra cópia, obviamente, não. Por isso, a mutação na OUTRA cópia deve ser adquirida ao longo da vida.

Cabe ressaltar que a alternativa B também reflete a normalidade. Um gene supressor tumoral pode ser inativado ao longo da vida, à medida que acumula mutações (como aliás, em qualquer segmento do DNA). A diferença é que isso gerará um tumor esporádico. Como a mutação não foi herdada, não estará presente nas espermatogônias ou ovogônias do indivíduo. Logo, não será transmitida a seus descendentes.

27. (C) O diagnóstico é feito com 6 ou mais pápulas faciais, das quais 3 devem ser triquilemomas OU papilomatose de mucosa oral e pápulas faciais cutâneas OU papilomatose de mucosa oral e ceratose acral OU 6 ou mais lesões ceratóticas palmoplantares. Manchas café com leite não fazem parte desse grupo, sendo características de neurofibromatose, por exemplo

28. (B) A presença de um critério maior e três menores fecha o diagnóstico, ou dois maiores, mas, nesse caso, um deles DEVE ser a macrocefalia ou o gangliocitoma. Ou seja, apenas a concomitância de câncer de mama e tireoide numa mesma família é insuficiente para dar o diagnóstico de Cowden, mas deve chamar a atenção do mastologista

29. (E) Carcinoma medular é critério para diagnosticar Neoplasia Endócrina Múltipla. Para ser incluído como critério maior, o carcinoma deve ser Não Medular. As lesões benignas fazem parte dos critérios menores (*ENG C. J Med Genet*, 2000, v. 37, p. 826-830).

30. (C) Tumores desmoides fazem parte da polipose adenomatosa familiar do cólon. Todas as outras alternativas estão corretas. Fibromas, lipomas, em geral, fazem parte da síndrome, e o diagnóstico pode ser feito a partir da presença de um critério maior e três menores OU quatro menores. A síndrome de Cowden pode ser bem mais comum do que se pensa, e, diante de todos os critérios colocados nessas questões, é frequentemente subdiagnosticada, devendo o mastologista ficar atento para considerar esse diagnóstico, visto que vários tumores presentes na prática clínica do mastologista fazem parte dos critérios dessa síndrome.

31. (A) Não se faz *screening* do trato gastrointestinal. Todas as outras estão corretas. Acrescentar avaliação dermatológica a partir dos 18 anos e EAS anual a partir dos 30 anos. (*OXFORD Desk Reference Clinical Genetics*, OUP, 2005).

32. (B) Mutações em BRCA2 estão associadas a 4-14% dos casos. Os outros estão corretos (*OXFORD Desk Reference Clinical Genetics*, OUP, 2005).

33. (D) Em qualquer teste genético, SEMPRE o melhor indivíduo a se testar é aquele que tem maior chance de ter detectada uma mutação. Com relação aos critérios das síndromes de predisposição hereditária, a pessoa mais jovem a receber o diagnóstico deve ser a mais adequada a ser testada. Se viva fosse, a mãe teria sido a ideal. Na sua falta, a tia de 55 anos é a mais adequada, por ter tido a doença mais cedo. Nódulo BIRADS 3 não fecha diagnóstico de câncer. Logo, não se pode considerar a paciente como afetada.

34. (D) Em Oncogenética, o limite normalmente considerado para se definir idade jovem é de 50 anos (às vezes 45), pois quanto maior a idade ao diagnóstico, maior a chance de que o tumor se deva a influências ambientais.

35. (C) Como a penetrância de mutações em BRCA1/2 não é de 100%, não pode haver decisões inequívocas com base apenas em resultados de testes genéticos. Eles detectam mutações excelentemente, mas não se tem certeza que essa mutação levará a câncer. Daí a necessidade de aconselhamento genético, para discutir com a paciente os possíveis riscos e as opções à sua disposição, envolvendo os médicos especialistas, mas, principalmente, empoderando a paciente a tomar suas próprias decisões. Jamais um teste genético pode substituir esse processo, muito menos servir de base para indicar unilateralmente cirurgias de cunho definitivo.

36. (D) Em que pese a descoberta de outros genes capazes de levar a predisposição hereditária a câncer de mama e ovário (PALB2, por exemplo), a mensagem aqui é de que um resultado negativo de um teste genético só tem valor se a mutação da família já tiver sido identificada noutro parente. Assim o resultado negativo coloca a paciente como não tendo herdado a mutação da família e seu risco de câncer volta ao nível do da população geral. Como ela é a primeira de sua família a ser testada, a D está totalmente incorreta, e todas as outras alternativas são igualmente prováveis, sendo o teste genético incapaz de dizer qual seria a mais provável.

37. (B) Cônjuges, para a Genética, não são considerados parentes, por motivos óbvios, e nem precisam ser representados no heredograma.

38. (C) Nenhum modelo é perfeito, e devem ser aplicados em populações diferentes. Gail não considera Ca de ovário, Ca de mama masculino, Ca em parentes de segundo grau, entre outros, e pode subestimar o risco para mulheres em cujas famílias haja esses casos, e superestimar o risco em mulheres que foram muito biopsiadas por lesões benignas.

39. (E) Polimorfismos são variantes normais na população. Sua detecção (ou falta dela) são compatíveis com a normalidade. Variantes de significado incerto, como o nome diz, são indicativas de teste com resultado INDETERMINADO.

40. (D) As VUS são mutações de sentido trocado (onde há substituição de aminoácidos na proteína resultante), de difícil interpretação. Por não estarem nos domínios principais da molécula, não modificam muito a sua estrutura ou a sua função, e, por isso, podem não estar associadas a doença clínica. Não se pode inferir risco algum a partir delas, nem tampouco tomar alguma conduta clínica nessa base. Na eventualidade de mais relatos futuros comprovando sua patogenicidade (ou ausência dela), as VUS podem ser reclassificadas como deletérias ou como polimorfismos inócuos, normais na população.

41. (D) Um resultado positivo indica a presença de mutação patogênica, mas o desenvolvimento de câncer depende da sua penetrância, que pode variar conforme a população e fatores modificadores. Daí, no caso do BRCA1/2, ela ser incompleta. Um resultado negativo somente diz que o gene estudado não apresenta mutações patogênicas ou VUS. Como há vários genes causadores de câncer de mama hereditário, um resultado negativo somente para os BRCA não impede que outros genes não testados estejam presentes. O resultado indeterminado significa o achado de uma VUS, não necessariamente pela primeira vez.

42. (D) O oncogene RET associa-se a neoplasia endócrina múltipla tipo 2, que não cursa com câncer de mama. As outras estão corretas.

Referências Bibliográficas

1. NCCN Guidelines Version 1.2016.
2. Frasson A *et al. Doenças da Mama*: Guia Prático Baseado em Evidências. Editora Atheneu; 2011.
3. Boff RA *et al. Compêndio de Mastologia*: Abordagem Multidisciplinar. Editora LEMAR, 2015.
4. Buzaid AC, Maluf FC, Lima CMR. *Manual de Oncologia Clínica do Brasil*, MOC – Tumores Sólidos – 2015.
5. ASCO Educational Book 2008.
6. Goldstein NS *et al.* Molecular classification system identifies invasive breast carcinoma patients who are most likely and those who are l east likely to achieve a complete pathologic response after neoadjuvant chemotherapy. *Cancer* 2007 Oct. 15;110(8):1687-96.
7. ASCO Educational Book 2009.
8. Manual de Oncologia Clínica da UICC, 2006. Cap. 4.
9. DeVita, Hellman, and Rosenberg's Cancer: *Principles & Practice of Oncology*, Volume 2, Lippincott Williams & Wilkins, 2008.
10. Malkin D *et al.* Germ line p53 mutations in a familial syndrome of breast cancer, sarcomas, and other neoplasms. *Science* 1990 Nov. 30;250(4985):1233-8.
11. Kelsey JL, Berkowitz GS. Breast cancer epidemiology. *Cancer Res*1988 Oct. 15;48(20):5615-23.

24

Imunologia do Câncer de Mama

Priscila Geller Wolff ■ *Júlia Dias*

1. Qual o agente intracelular na terapia anti-HER-2?
(A) Trastuzumabe
(B) Pertuzumabe
(C) T-DM1
(D) Lapatinibe
(E) Everolimus

2. Assinale a alternativa incorreta em relação ao tratamento anti-HER-2:
(A) Tumores HER-2 positivos a partir de 1 cm devem realizar quimioterapia com trastuzumabe
(B) O estudo NeoALTTO demonstrou melhores taxas de resposta patológica completa e melhor sobrevida livre de doença em pacientes HER-2 positivas tratadas com duplo bloqueio em comparação àquelas tratadas com trastuzumabe isolado
(C) Em pacientes idosas e debilitadas com tumores HER-2 positivos e receptores hormonais positivos, em que a quimioterapia está contraindicada, a associação de trastuzumabe a inibidores da aromatase pode ser considerada
(D) O trastuzumabe é um anticorpo monoclonal que se liga ao subdomínio 4 do HER-2
(E) O uso da antraciclina combinada ao trastuzumabe é uma opção no tratamento de pacientes HER-2 positivos, mesmo sendo ambas as drogas cardiotóxicas

3. Assinale a alternativa correta:
(A) Os tumores de uma forma geral não são reconhecidos como *non-self* pelo sistema imunológico do hospedeiro
(B) Os tumores com maior tendência à expressão antigênica em sua superfície são aqueles resultantes de infecções por vírus oncogênicos
(C) A velocidade de proliferação tumoral é inferior à capacidade de defesa imunológica

(D) A presença de linfócitos, macrófagos e células *natural-killer* (NK) em biópsias indica pior prognóstico de tumores
(E) Os antígenos tumorais sempre são reconhecidos como *self* pelo sistema imune

4. Correlacione:
1. Imunoterapia ativa   ( ) Interferon gama
2. Imunoterapia passiva ( ) Interleucina 2
                            ( ) Anticorpos monoclonais
                            ( ) BCG

(A) 2–1–2–1
(B) 2–2–2–1
(C) 1–1–2–2
(D) 1–1–2–1
(E) 2–2–1–2

5. Assinale a afirmativa correta:
O trastuzumabe é:
(A) Anticorpo humanizado IgG1 ativador do fator do crescimento HER-2
(B) Confeccionado a partir de citocinas
(C) É um quimioterápico que age nas células de estrogênio positivas
(D) É uma imunoterapia ativa
(E) Anticorpo humanizado IgG1 antirreceptor do fator HER-2

6. Assinale a afirmativa correta:
O fator de crescimento epitelial HER-2 está associado a:
(A) Pior prognóstico e resistência à quimioterapia no câncer de mama
(B) Melhor prognóstico com boa resposta à quimioterapia no câncer de mama
(C) Não se correlaciona com câncer de mama
(D) Tem como agonista o trastuzumabe
(E) É marcador de câncer de mama e de câncer dermatológico

143

7. Assinale abaixo o principal reagente de imuno-histoquímica no câncer de mama:
(A) PSA
(B) Receptores de estrogênio e progesterona
(C) CD45
(D) Proteína S-100
(E) TNF

8. Qual dos anticorpos monoclonais abaixo está indicado no câncer de mama:
(A) Rituximab
(B) Alentuzumab
(C) Trastuzumabe
(D) Cetuximab
(E) Bevacizumab

9. Para tumores HER-2-NEU positivos, escolha a melhor opção terapêutica global:
(A) Quimioterapia isolada
(B) Quimioterapia e radioterapia
(C) Quimioterapia e trastuzumabe
(D) Bifosfonatos para controle de metástases ósseas
(E) Quimioterapia associada à trastuzumabe, e medidas paliativas como bifosfonatos para controle de metástases ósseas e radioterapia para dores ósseas localizadas e recidivas

10. Assinale os mecanismos correspondentes à falência do sistema imune na defesa contra células tumorais:
(A) Os tumores tendem a provocar uma resposta imune fraca
(B) Os tumores podem não expressar antígenos estranhos na superfície celular
(C) A velocidade da proliferação tumoral é superior à capacidade das células de defesa de erradicarem o tumor
(D) A vigilância imunológica varia de acordo com o tipo de tumor
(E) Todas as respostas anteriores

11. Sobre o MTSS1 (supressor metastático 1), assinale a afirmativa **incorreta**:
(A) O MTSS1 é um marcador supressor metastático
(B) Desempenha importante papel em câncer de mama metastático
(C) Sua expressão aumentada correlaciona-se com melhor prognóstico do câncer de mama
(D) Sua expressão aumentada indica pior prognóstico do câncer de mama
(E) Sua expressão reduzida pode auxiliar na identificação das pacientes com pior prognóstico

12. As metástases envolvem a expressão de moléculas de adesão e quimiocinas. Assinale as moléculas de adesão relacionadas com o câncer de mama:
(A) IgE
(B) Sialyl-Lewis
(C) Histamina
(D) Estrogênio
(E) Progesterona

Respostas Comentadas

1. (D) O lapatinibe é um inibidor de tirosinacinase intracelular de HER-1 e HER-2.

2. (B) O estudo NeoALTTO, apesar de ter mostrado melhor taxa de resposta patológica completa em pacientes submetidas ao duplo bloqueio com Lapatinibe e Trastuzumabe quando comparada a essas drogas isoladamente, o mesmo não conseguiu demonstrar melhora nem da sobrevida livre de doença e nem da sobrevida global.

3. (B) Imunidade tumoral. Tumores expressam antígenos que podem ser reconhecidos como estranhos, *non-self*, pelo sistema imune do hospedeiro e, portanto, podem desencadear uma resposta imunológica composta de linfócitos, macrófagos e células *natural killer* (NK). A presença destas células em estudos histopatológicos de certos tipos de melanoma e de câncer de mama demonstra melhor prognóstico, indicando a orquestração imunológica para a destruição tumoral e a proteção do hospedeiro.

No entanto, de um modo geral, os tumores tendem a não provocar uma resposta imune tão exuberante, por não expressarem tantos antígenos não próprios em sua superfície. Os tumores com maior tendência à expressão de antígenos estranhos em sua superfície são aqueles resultantes de infecções por vírus oncogênicos, em que as proteínas virais são reconhecidas como estranhas.

Outro modelo de falência do sistema imune na proteção contra tumores advém do fato de a velocidade da proliferação tumoral ser superior à capacidade das células de defesa de erradicarem o tumor.

Portanto, a participação da vigilância imunológica varia de acordo com a biologia e o tipo de cada tumor.

4. (D) Imunoterapia. A imunoterapia contra tumores baseia-se em 2 mecanismos diferentes de ação:

- *Imunoterapia ativa:* indução da resposta ativa do hospedeiro contra estes tumores
- *Imunoterapia passiva:* administração de anticorpos, de células T contra antígenos tumorais ou de citocinas em pacientes com câncer.

Imunoterapia ativa, por exemplo: citocinas recombinantes, como interferon gama, utilizado para aumentar a citotoxicidade de células NK e estimular a apresentação antigênica com consequente efeito deletério sobre as células tumorais. Interleucina 2 que é fator de crescimento linfocitário e estimula as células CD8+, CD4+, linfócitos B, células NK e macrófagos. Outra abordagem da imunoterapia ativa em fase de pesquisa é a utilização de vacinas terapêuticas em que antígenos do próprio tumor são utilizados, estimulando a resposta do hospedeiro. Além da utilização da BCG para estimular o sistema imune do hospedeiro.

Imunoterapia passiva: utilização de anticorpos monoclonais, obtidos por culturas de células tumorais (mieloma) e soro de camundongos. Atualmente, há diversos anticorpos monoclonais utilizados na prática clínica para tratamento de doenças autoimunes, alérgicas e cânceres.

5. (E) Para o câncer de mama existe a aprovação da utilização de trastuzumabe que é anticorpo humanizado IgG1 antirreceptor do fator de crescimento epidérmico HER-2 (c-erbB2).

6. (A) Recentemente, um novo marcador de superfície, o fator de crescimento epitelial HER-2, demonstrou ser marcador prognóstico para o tumor de mama, inclusive direcionando a terapia com anticorpos monoclonais. Cerca de 25% das mulheres com câncer de mama metastático apresentam expressão aumentada desta proteína transmembrana (HER-2 ou c-erbB2) que age como fator de crescimento tumoral. A expressão desta proteína está associada a pior prognóstico e resistência à quimioterapia. Sua presença aumentada é alvo da terapia com anticorpos monoclonais anti-HER-2, potencializando a ação quimioterápica.

7. (B) Além do tratamento, a imunologia contribui muito no diagnóstico em oncologia. Para definir o diagnóstico, prognóstico e terapia adequados em neoplasias, faz-se necessária a avaliação histopatológica tumoral, aprofundando-se sob o aspecto da imuno-histoquímica, através da qual utilizam-se anticorpos específicos marcados que podem definir o fenótipo de cada tumor, seu grau de diferenciação e de atividade, além de resposta à quimioterapia.

No câncer de mama, a utilização de técnicas de imuno-histoquímica é fundamental para designar a expressão dos receptores hormonais de estrogênio e de progesterona e consequente resposta terapêutica e prognóstico.

8. **(C)** Trastuzumabe. Para o câncer de mama existe a aprovação da utilização de trastuzumabe que é anticorpo humanizado IgG1 antirreceptor do fator de crescimento epidérmico HER-2 (c-erbB2).

9. **(E)** Para tumores HER-2 positivos a combinação de trastuzumabe e quimioterapia mostrou-se significativamente superior à quimioterapia isolada tanto em resposta tumoral, como sobrevida. Medidas terapêuticas paliativas incluem bifosfonatos para controle das metástases ósseas e radioterapia para lesões ósseas dolorosas ou recidivas locais.

10. **(E)** Tumores expressam antígenos que podem ser reconhecidos como estranhos, *non-self*, pelo sistema imune do hospedeiro e, portanto, podem desencadear uma resposta imunológica composta de linfócitos, macrófagos e células *natural killer* (NK). A presença destas células em estudos histopatológicos de certos tipos de melanoma e de câncer de mama demonstra melhor prognóstico, indicando a orquestração imunológica para a destruição tumoral e a proteção do hospedeiro.

    No entanto, de um modo geral, os tumores tendem a não provocar uma resposta imune tão exuberante, por não expressarem tantos antígenos não próprios em sua superfície. Os tumores com maior tendência à expressão de antígenos estranhos em sua superfície são aqueles resultantes de infecções por vírus oncogênicos, em que as proteínas virais são reconhecidas como estranhas.

    Outro modelo de falência do sistema imune na proteção contra tumores advém do fato de a velocidade da proliferação tumoral ser superior à capacidade das células de defesa de erradicarem o tumor.

    Portanto, a participação da vigilância imunológica varia de acordo com a biologia e o tipo de cada tumor.

11. **(D)** O MTSS1 (supressor metastático 1) demonstra valor prognóstico e propriedades antimetastáticas em câncer de mama. Sua expressão aumentada suprime significativamente a agressividade, migração, aderência e crescimento tumoral em camundongos *knockdown* deste supressor, e, portanto, o MTSS1 pode ser um marcador promissor prognóstico no câncer de mama.

12. **(B)** O processo metastático envolve interações entre as células tumorais e seu microambiente, incluindo o endotélio, células epiteliais e matriz extraepitelial. Alterações-chave envolvem a expressão de moléculas de adesão: fenótipos invasivos resultam da perda da expressão de E-caderina, e o fenótipo mais invasivo resulta da expressão aumentada do Sialyl-Lewis que se liga à E-selectina endotelial. Estudos em modelos animais demonstram que a expressão coordenada destas moléculas de adesão é essencial para o estabelecimento do fenótipo tumoral e de sua progressão metastática.

Bibliografia

Abbas A, Lichtman A. *Cellular and molecular immunology*. Rio de Janeiro: Elsevier, 2008.

Baselga J, Norton L, Albanell J et al. Recombinant humanized anti-HER2 (Herceptin) antibody enhances the anti-tumor activity of paclitaxel and doxorubicin against HER2/neu overexpressing human breast cancer xenografts. *Cancer Res* 1998;58(13):2825-31.

Buzaid AC, Maluf FC, Lima CMR. Manual de Oncologia Clínica do Brasil, MOC – Tumores Sólidos – 2015.

Guarneri V, Conte PF. The curability of breast cancer and the treatment of advanced disease. *Eur J Nucl Med Mol Imaging* 2004 June;31(Suppl 1):S149-61. Epub 2004 Apr. 24.

Parr C, Jiang WG. Metastasis suppressor 1 (MTSS1) demonstrates prognostic value and anti-metastatic properties in breast cancer. *Eur J Cancer* 2009 June;45(9):1673-83. Epub 2009 Mar. 26.

Pinho SS, Reis CA, Gärtner F et al. Molecular plasticity of E-cadherin and sialyl lewis x expression, in two comparative models of mammary tumorigenesis. *PLoS One* 2009 Aug.13;4(8):e6636.

Slamon DJ, Leyland-Jones B, Shak S et al. Use of chemotherapy plus a monoclonal antibody against HER2 for metastatic breast cancer that overexpresses HER2. *N Engl J Med* 2001;344 (11):783-92.

Smaletz O. Imunologia em neoplasia. In: Geller M, Scheinberg M. *Diagnóstico e tratamento das doenças imunológicas*. Rio de Janeiro: Elsevier, 2005.

Zhang Z, Yamashita H, Toyama T et al. Reduced expression of the breast cancer metastasis suppressor 1 mRNA is correlated with poor progress in breast cancer. *Clin Cancer Res* 2006 Nov. 1;12(21):6410-14.

25

Outras Síndromes Genéticas Associadas ao Câncer de Mama

Viviane Ferreira Esteves ▪ *Patrícia Pontes Frankel* ▪ *Roberto Vieira*

1. Uma paciente com história familiar com a irmã com leucemia aos 15 anos, irmão com sarcoma aos 20 anos, mãe com câncer de intestino aos 50 anos e tia materna com câncer de ovário. Qual o gene de maior probabilidade de estar alterado?
   (A) p53
   (B) CHECK 2
   (C) BRCA
   (D) STK11
   (E) pTEN

2. Uma paciente procurou o ambulatório para aconselhamento genético. Sua história familiar apresentava 2 casos de sarcoma cerebral em parentes de segundo grau e 1 caso de câncer de mama com 30 anos em parente de primeiro grau. A paciente descrita provavelmente pertence a uma família:
   (A) Ataxia-telangectasia
   (B) Li Fraumeni
   (C) Mama e ovário hereditário
   (D) Peutz-Jeghers
   (E) Cowden

3. Uma família possui o seguinte heredograma:
   I2 – câncer de mama bilateral aos 40 anos, II1 – tumor cerebral aos 35 anos, II3 – sarcoma aos 19 anos, II5 – câncer de mama aos 32 anos, III3 – osteossarcoma aos 8 anos, III4 – leucemia aos 2 anos, III5 – sarcoma aos 3 anos. Esta família se caracteriza por mutação no seguinte gene:
   (A) PTEN
   (B) CHEK2
   (C) PT53
   (D) BRCA1
   (E) BRCA2

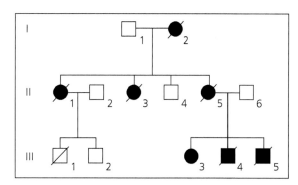

4. Com relação à síndrome de Li Fraumeni, assinale a alternativa **incorreta**:
   (A) É caracterizada por uma mutação germinativa no gene TP53
   (B) Aproximadamente 1% das mulheres com menos de 50 anos e diagnóstico de câncer de mama
   (C) É uma doença autossômica dominante
   (D) Também se caracteriza por mutação no gene CHEK2
   (E) Aproximadamente 15% dos tumores diagnosticados nas famílias Li Fraumeni ocorrem antes dos 15 anos

5. Uma paciente com telangiectasias cutâneas e oculares, ataxia cerebelar e deficiência imune pode possuir uma mutação no seguinte gene:
   (A) BRCA1
   (B) PTEN
   (C) ATM
   (D) STK11/LKB
   (E) TP53

6. Assinale a alternativa **incorreta** sobre a síndrome de ataxia-telangiectasia:
   (A) Mulheres heterozigotas não possuem risco de câncer
   (B) O ATM é membro da família das proteinocinases
   (C) Pode estar associada à leucemia e linfoma
   (D) O ATM possui função de responder ao dano do DNA
   (E) O ATM participa da fosforilação do TP53 e BRCA1 na presença do dano do DNA

7. A síndrome de Cowden se caracteriza por, **exceto**:
   (A) Lesões benignas e malignas da mama
   (B) Triquilemomas
   (C) Anormalidades tireoidianas
   (D) Macrocefalia
   (E) Leucemia e linfomas

8. Assinale a correlação correta:
   A) Ataxia-telangiectasia
   B) Muir-Torre
   C) Li Fraumeni
   D) Cowden
   E) Peutz-Jeghers
   ( ) TP53
   ( ) ATM
   ( ) PTEN
   ( ) STK11/LKB
   ( ) MLH1 e MLH2

   (A) A – B – C – D – E
   (B) C – A – D – E – B
   (C) D – B – E – C – A
   (D) E – B – D – C – A
   (E) C – B – E – B – A

9. Uma paciente com pólipos hamartomatosos e máculas pigmentadas na mucosa da boca e lábios pode possuir a síndrome de:
   (A) Li Fraumeni
   (B) Ataxia-telangiectasia
   (C) Cowden
   (D) Peutz-Jeghers
   (E) Muir Torre

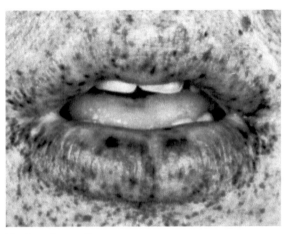

Ver *Prancha* em *Cores*.

10. Com relação à síndrome de Muit-Torre, assinale a alternativa **incorreta**:
    (A) É uma variante da síndrome de câncer de cólon hereditário não associado à polipose (HNPCC – Síndrome de Lynch tipo II)
    (B) Suas manifestações incluem: carcinomas de células basais, ceratoacantomas e divertículos colônicos com aparecimento em idade jovem
    (C) Mulheres com síndrome de Muir-Torre possuem risco de câncer de mama em idade jovem
    (D) Múltiplos genes parecem estar envolvidos, incluindo MLH1 e MSH2
    (E) A HNPCC está associada a múltiplos tumores de pele e tumores benignos e malignos dos tratos gastrointestinal e geniturinário

11. Com relação ao gene CHEK2, assinale a alternativa **incorreta**:
    (A) É um gene localizado no cromossomo 22
    (B) Está associado à síndrome de Li-Fraumeni
    (C) Parece fazer parte de um grupo de genes de fator de risco para câncer de mama
    (D) A mutação mais estudada no CHEK2 é a 1100 de lC
    (E) No momento, a utilidade clínica do CHEK2 é controversa

Respostas Comentadas

1. (**A**) A síndrome de Li-Fraumeni é autossômica dominante de predisposição hereditária a vários tipos de tumores, especialmente sarcoma, câncer de mama, tumores do SNC, leucemias e tumores suprarrenais em idade jovem. Cerca de 70% apresentam mutação germinativa do gene p53 localizado em 17p13.1.[1]

2. (**B**) Critérios Diagnósticos para Síndrome de Li-Fraumeni: sarcoma na infância ou em idade jovem (antes dos 45 anos); parente de primeiro grau com qualquer câncer em idade jovem (antes dos 45 anos); parente de primeiro ou segundo grau que tenha câncer em idade jovem (antes do 45 anos) e sarcoma em qualquer idade.

    Critérios semelhantes da síndrome Li-Fraumeni: câncer na infância ou sarcoma, tumor do sistema nervoso central ou câncer adrenocortical antes dos 45 anos; parente de primeiro ou segundo grau com câncer típico Li-Fraumeni em qualquer idade; parente de primeiro ou segundo grau com qualquer câncer antes dos 60 anos.[2]

3. (**C**) Esta família é um caso típico de família de Li-Fraumeni.[2]

4. (**D**) Apesar de estudos iniciais sugerirem que mutações no gene CHEK2 são responsáveis pela síndrome de Li-Fraumeni ou síndrome de Li-Fraumeni *like*, este achado não foi confirmado pelos estudos atuais.[2]

5. (**C**) A síndrome de ataxia-telangiectasia é uma doença autossômica recessiva, onde ambas as cópias de ATM são mudadas.[2]

6. (**A**) O risco de mulheres heterozigotas é controverso. No entanto, os estudos atuais estabeleceram o ATM como fator de risco para o câncer de mama em mulheres.[2]

7. (**E**) A síndrome de Cowden se caracteriza por lesões benignas e malignas da mama, hamartomas no trato gastrointestinal, lesões mucocutâneas (triquilemomas, papilomatose e ceratoses), anormalidades na tireoide (bócio, adenomas e câncer folicular), macrocefalia, fibromas uterinos, cistos ovarianos e câncer.[2]

8. (**B**).[2]

9. (**D**) A síndrome de Peutz-Jeghlers caracteriza-se pelo aparecimento de pólipos hamartomatosos no intestino e máculas pigmentadas na mucosa da boca, lábios, dedos. É uma doença autossômica dominante. O gene mutado é o STK11/LKB1, um gene supressor de tumor, encontrado no cromossomo 19.[2]

10. (**C**) Mulheres com a síndrome de Muir-Torre possuem risco aumentado de desenvolver câncer de mama, principalmente após a menopausa.[2]

11. (**B**) Estudos recentes possuem uma evidência forte que CHEK2 não é um gene de alta penetrância para suscetibilidade de câncer, nessas famílias.[2]

Referências Bibliográficas

1. Boff RA, Carli AC, Brenelli H, Brenelli FP, Carli LS, Sauer FZ, Reiriz AB, Coelho CP, Coelho GP. *Compêndio de Mastologia: abordagem multidisciplinar*. Caxias do Sul: Lorigraf, 2015, p. 68.
2. Harris JR, Lippman ME, Morrow M *et al. Diseases of the breast*. Philadelphia: Lippincott Williams & Wilkins, 2014. Cap. 17.

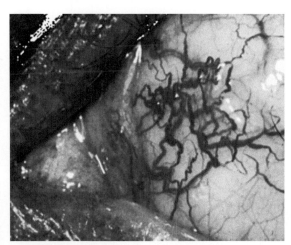

Ver *Prancha* em *Cores*.

Parte V

Estadiamento e Histopatologia do Câncer de Mama

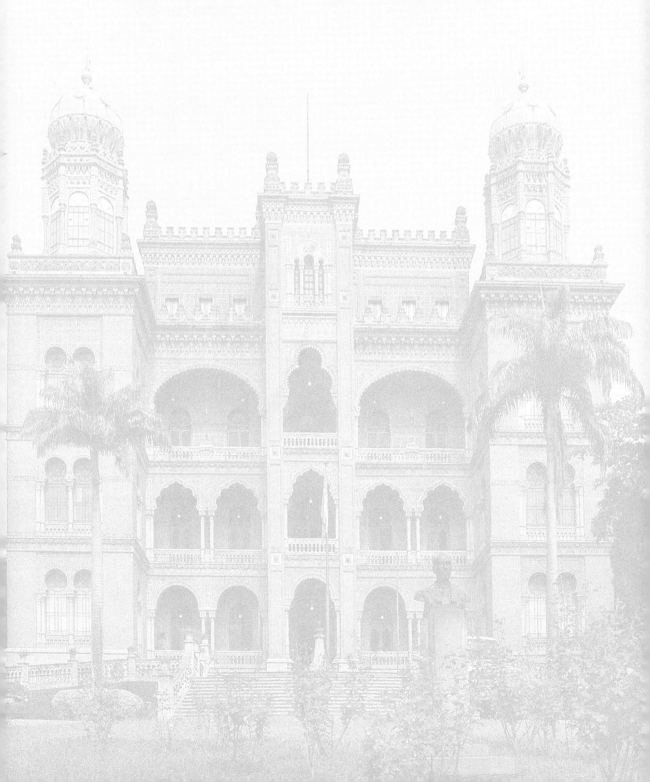

26

Lesões Proliferativas e Não Proliferativas

Viviane Ferreira Esteves ▪ *Patrícia Pontes Frankel* ▪ *Roberto Vieira*

1. As lesões proliferativas sem atipia aumentam em 1,5-2,0 vezes o risco relativo de câncer de mama. Fazem parte deste grupo de alterações, **exceto**:
(A) Adenose esclerosante
(B) Papilomatose
(C) Cicatriz radial
(D) Fibroadenoma complexo
(E) Hiperplasia ductal sem atipia

2. Com relação às lesões proliferativas com atipias é correto afirmar:
(A) Aumentam o risco relativo de câncer de mama em 10 vezes
(B) As hiperplasias ductais atípicas são compostas por células do tipo luminal frequentemente exibindo positividade para citoqueratina 8/18/19 e negatividade para CKs 5/6
(C) São caracterizadas por esclerose central, graus variados de proliferação epitelial, metaplasia apócrina e formação papilomatosa
(D) Estão associadas à descarga papilar sanguinolenta
(E) Apresentam-se à mamografia mais comumente como lesões nodulares sem calcificações

3. Após a aspiração de cisto simples, a análise citológica é recomendada:
(A) Em todos os casos
(B) Nos líquidos sanguinolentos
(C) Nos líquidos esverdeados
(D) Nos cistos múltiplos
(E) Nos cistos dolorosos

4. Uma paciente de 50 anos, assintomática, com mamografia apresentando calcificações categoria 4A (BI-RADS), foi submetida à biópsia por agulha grossa. O resultado histopatológico foi de hiperplasia ductal florida. Com relação à paciente, a conduta é:
(A) Biópsia cirúrgica
(B) Conservadora
(C) Quimioprevenção
(D) Cirurgia redutora de risco
(E) Ressonância magnética da mama

5. Com relação à adenose esclerosante é **incorreto** afirmar:
(A) Difere dos outros tipos de adenose por apresentar extensa esclerose dentro da lesão
(B) Está associada a microcalcificações
(C) Apresenta risco relativo para câncer de mama de 1,4-2,0 vezes
(D) É considerada lesão não proliferativa
(E) Caracteriza-se por aumento no número de ácinos do lóbulo com fibrose

6. Marque a correlação incorreta da classificação segundo a Organização Mundial de Saúde:
(A) DIN 1a – Alteração/Hiperplasia colunar atípica, atipia epitelial plana
(B) DIN 1 b – Hiperplasia ductal atípica
(C) DIN 1 c – Carcinoma ductal *in situ* grau I e neoplasia lobular
(D) DIN 2 – Carcinoma ductal *in situ* grau II
(E) DIN 3 – Carcinoma ductal *in situ* grau III

7. São consideradas alterações funcionais benignas da mama, **exceto**:
(A) Cistos
(B) Ectasia ductal
(C) Adenose esclerosante
(D) Fibrose
(E) Metaplasia apócrina

Capítulo 26 | Lesões Proliferativas e Não Proliferativas

8. Assinale a alternativa correta sobre os cistos mamários:
(A) A ultrassonografia se constitui no padrão ouro de diagnóstico
(B) Nunca devem ser aspirados
(C) Aumentam o risco de câncer de mama
(D) Nunca se associam ao carcinoma mamário
(E) Na mamografia, têm paredes irregulares

9. Uma paciente de 30 anos comparece ao ambulatório com queixa de mastalgia cíclica e aparecimento há 20 dias de massa palpável. Ao exame clínico apresenta nódulo macio, bordas regulares, móvel, algo doloroso, em QSE de aproximadamente 3 cm. A melhor conduta para a paciente é:
(A) Biópsia excisional
(B) PAAF

(C) Novo exame após 30 dias
(D) Biópsia incisional
(E) Vitamina E

10. Em pacientes portadoras de microcalcificações mamárias suspeitas, cujas amostras são obtidas por *core* biópsia, o diagnóstico de uma lesão colunar secretora com atipia indica:
(A) Ressecção posterior de toda a lesão
(B) Acompanhamento clínico e por imagens em 3 meses
(C) Quimioprevenção com tamoxifeno
(D) Conduta conservadora com acompanhamento anual
(E) Mastectomia redutora de risco

Respostas Comentadas

1. (A) As lesões não proliferativas não apresentam risco para câncer de mama. Fazem parte desse grupo hiperplasia ductal sem atipia, cisto simples, fibrose, metaplasia apócrina, ectasia ductal, fibroadenoma, hamartoma, mastite (Boff, Cap. 7).[1]

2. (B) As lesões proliferativas com atipias, hiperplasia ductal atípica e hiperplasia lobular atípica aumentam o risco relativo de câncer de mama em 4,0- 5,0 vezes, podendo chegar a 8,0 vezes em pacientes com parentes de primeiro grau com câncer de mama. *Core* biópsia mostrando lesão proliferativa com atipia é indicativa de ressecção da lesão, pois há chance de coexistir carcinoma *in situ* na peça ressecada. A letra c está se referindo à cicatriz radial e lesões esclerosantes complexas (Boff, Cap. 7).[1]

3. (B) A análise citológica no líquido aspirado por PAAF é recomendada, se o líquido aspirado for sanguinolento ou houver persistência da massa após punção (Boff, Cap. 3).[1,2]

4. (B) Mulheres que fizerem biópsia cujo laudo foi de lesão proliferativa sem atipia têm risco de câncer levemente aumentado de 1,5 a 2,0 vezes do que a população de referência (Harris, Cap. 9).[3]

5. (D) A adenose esclerosante se enquadra no grupo de lesões proliferativas sem atipias da mama (Boff, Cap. 7).[1]

6. (C) A neoplasia lobular não faz parte da classificação da Organização Mundial de Saúde (Boff, Cap. 7).[1]

7. (C) A adenose esclerosante é uma lesão proliferativa e não faz parte das alterações funcionais benignas da mama (Boff, Cap. 7).[1]

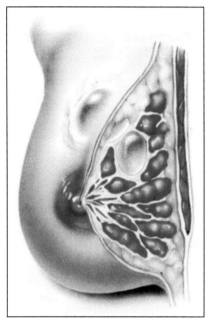

Ver *Prancha* em *Cores*.

8. (A) Os cistos são causas frequentes de massas mamárias na perimenopausa. O carcinoma intracístico ou neoplasias parcialmente císticas devem ser suspeitadas, se o aspirado for sanguinolento, se a massa palpável persistir após o fluido ser aspirado (Boff, Cap. 3).[1]

9. (B) A PAAF é o primeiro passo na abordagem da massa palpável. Os cistos dolorosos são normalmente aspirados para alívio dos sintomas. São comuns em mulheres com 40 anos ou menos e são incomuns na pós-menopausa (Harris, 2004; Harris, Cap. 4).[3]

10. (A) A lesão colunar secretora com atipias frequentemente se associa a carcinomas de baixo grau, devendo indicar a ressecção de toda a lesão. Neste mesmo contexto, nos casos de amostragens maiores (setores) é prudente recomendar acompanhamento clínico mais cuidadoso da paciente (Boff, Cap. 7).[1]

Referências Bibliográficas

1. Boff R, Wisintainer F. *Mastologia moderna – Abordagem multidisciplinar*. Caxias do Sul: Mesa-Redonda, 2006.
2. Smith DN,Kaelin CM, Korbin CD *et al.* Impalpable breast cysts: utility of cytologic examination of fluid obtained with radiologically guided aspiration. Revista: *Radiology* 1997 July.;204(1):149-51.
3. Harris JR, Lippman ME, Morrow M *et al. Diseases of the breast*. Philadelphia: Lippincott Williams & Wilkins, 2014.

27

Citologia e Histopatologia do Câncer de Mama

Aline Helen da Silva Camacho ■ *Ana Cristina Rosmaninho Caldeira*
Antonio Alexandre de Castro ■ *Elizabeth de Carvalho Alves*
Leonardo Hoehl Carneiro ■ *Leticia Bonadiman Abrão*
Nathalie Quaresma Pimentel ■ *Regina Ávila Maciel*
Renata Cardoso Ribeiro Schulz ■ *Roberto Alfonso Arcuri* ■ *Júlia Dias*

1. Sobre os subtipos histológicos do câncer de mama é **incorreto** afirmar:
(A) O carcinoma lobular *in situ* pode ser diferenciado do carcinoma ductal *in situ* pela negatividade da E-caderina
(B) O carcinoma mamário do tipo basaloide apresenta expressão das citoqueratinas 5 e 6, assim como é positivo para receptor do fator de crescimento do epitélio (EGFR)
(C) Paciente com carcinoma tubular de 0,7cm, RH positivo, HER-2 negativo e Ki-67 5%, com axila livre, a hormonoterapia é o tratamento sistêmico de escolha
(D) Paciente com menos de 20 anos com câncer de mama, o subtipo histológico mais comum é o secretório
(E) Os tipos histológicos especiais de câncer de mama geralmente apresentam tumores de bom prognóstico, à exceção do carcinoma metaplásico

2. Sobre os carcinomas metaplásicos da mama, é correto afirmar que:
(A) Frequentemente são receptores de estrogênio e progesterona positivos na imuno-histoquímica
(B) Raramente são positivos para p63 na imuno-histoquímica
(C) Os tipos mais comuns são: carcinoma com metaplasia escamosa, com metaplasia de células fusiformes e metaplasia heteróloga (pseudossarcomatoso)

(D) São neoplasias com prognóstico invariavelmente desfavorável
(E) Originam-se mais frequentemente em carcinomas lobulares infiltrantes

3. Sobre o carcinoma apócrino invasivo da mama, é correto afirmar que:
(A) Frequentemente são receptores de estrogênio e progesterona positivos na imuno-histoquímica
(B) Frequentemente são receptores de androgênio positivos na imuno-histoquímica
(C) São carcinomas de pior prognóstico, quando comparados ao carcinoma ductal infiltrante de mesmo grau histopatológico
(D) Geralmente são negativos para GCDFP-15
(E) Não se encontra associado a carcinoma intraductal do tipo apócrino

4. Sobre o carcinoma secretório da mama, é correto afirmar que:
(A) Raramente ocorre em crianças
(B) A maioria dos casos é descrita em adultos
(C) Frequentemente exibe contornos espiculados na mamografia
(D) Tem prognóstico ruim
(E) É frequentemente positivo para S-100 e receptores hormonais na imuno-histoquímica

Capítulo 27 | Citologia e Histopatologia do Câncer de Mama

5. Considere as seguintes afirmativas:
  I. O carcinoma cribriforme invasor da mama do tipo clássico deve ser composto exclusivamente por células neoplásicas em arranjo cribriforme
  II. Geralmente, os carcinomas cribriformes invasores são carcinomas pouco diferenciados
  III. O carcinoma cribriforme invasor tem prognóstico ruim e alto índice de metástase linfonodal
  (A) As afirmativas I e II estão corretas
  (B) As afirmativas I e III estão corretas
  (C) As afirmativas II e III estão corretas
  (D) Apenas a afirmativa I está correta
  (E) Todas as afirmativas estão erradas

6. Considere as seguintes afirmativas:
  I. O carcinoma escamoso invasor da mama é raro e é indistinguível morfologicamente de uma metástase de carcinoma escamoso primário de outro órgão
  II. A lesão precursora do carcinoma escamoso da mama é a metaplasia escamosa mamária, que é vista mais frequentemente em cistos mamários, fibroadenomas e tumores *phyllodes*
  III. Para classificar um carcinoma mamário como carcinoma escamoso invasor, é obrigatório haver pelo menos 80% do volume tumoral de padrão escamoso
  (A) Somente I e II estão corretas
  (B) Somente II e III estão corretas
  (C) Somente I e III estão corretas
  (D) Nenhuma afirmativa está correta
  (E) Todas as afirmativas estão corretas

7. Acerca do carcinoma mamário masculino, assinale a alternativa correta:
  (A) Diferente do ocorrido nas mulheres, níveis séricos elevados de estrogênio não representam um fator de risco para o carcinoma mamário masculino
  (B) O subtipo histológico menos frequente neste grupo é o carcinoma lobular da mama
  (C) A ocorrência da doença de Paget é menos frequente no carcinoma mamário masculino, se comparado ao feminino
  (D) Exibe uma baixa frequência de positividade para receptores hormonais (estrogênio e progesterona) no estudo imuno-histoquímico
  (E) Homens negros têm um menor risco de desenvolver a doença

8. Existem várias teorias que explicariam o desenvolvimento da doença de Paget mamária. Tendo por base estas teorias, analise as assertivas abaixo:
  I. Ocorrência por extensão direta para o mamilo e para a pele adjacente de carcinoma intraductal subjacente (disseminação de células neoplásicas através da epiderme)
  II. Migração de células malignas de carcinoma intraductal para a pele por epidermotropismo intraepitelial
  III. Transformação neoplásica de células multipotenciais localizadas na camada basal de ductos lactóforos e da epiderme
  Após análise das afirmativas, marque a alternativa correta:
  (A) I e III estão corretas
  (B) I está correta
  (C) I, II e III estão corretas
  (D) II está correta
  (E) III e II estão corretas

9. Tendo por base as características do carcinoma medular de mama, marque a assertiva correta:
  (A) Os achados mamográficos que melhor caracterizam o tumor são os limites imprecisos, contornos espiculados e múltiplos focos de calcificação de permeio
  (B) É infrequente, à macroscopia, presença de áreas de necrose e hemorragia
  (C) Há vários relatos na literatura de associação entre a mutação do gene BRCA2 e a ocorrência de carcinoma medular
  (D) O carcinoma medular normalmente não mostra expressão para receptores de estrogênio que apresentam baixa incidência de sobrexpressão de HER-2 (c-erbB2)
  (E) As células que compõem a neoplasia são bem diferenciadas, com predomínio de arquitetura glandular

10. O carcinoma inflamatório mamário melhor se define por:
  (A) Neoplasia ductal associada à acentuada infiltração de células inflamatórias
  (B) Neoplasia mamária com exuberante manifestação clínica sem correspondência com achados histopatológicos
  (C) Carcinoma mamário com infiltração dérmica estromal
  (D) Carcinoma mamário com marcada apresentação clínica, contudo, com estadiamento frequentemente menor que T3
  (E) Carcinoma mamário onde a apresentação clínica tem comprometimento cutâneo típico por conta do padrão de embolização neoplásica linfática, dérmica, necessária para o diagnóstico

11. O carcinoma papilar invasivo da mama é uma neoplasia representada por componente não invasivo de padrão papilar e componente invasivo representado mais frequentemente por:
(A) Carcinoma micropapilar invasor
(B) Carcinoma ductal invasor
(C) Carcinoma lobular invasor
(D) Carcinoma metaplásico
(E) Carcinoma secretório

12. São critérios citopatológicos gerais que em grupo sinalizam para o diagnóstico de lesão mamária maligna, **exceto**:
(A) Padrão bifásico com células bipolares, textura da cromatina e fundo limpo do esfregaço
(B) Irregularidade da membrana nuclear, superposição celular nos grupos celulares e figuras de mitose
(C) Tamanho do nucléolo, pleomorfismo nuclear e celularidade grande na amostra
(D) Pleomorfismo nuclear, dispersão celular e figuras de mitose
(E) Textura da cromatina, pleomorfismo nucleolar e fragilidade nuclear

13. Com relação à punção do carcinoma mucinoso da mama, é **errada** a afirmação:
(A) São tumores frequentemente bem circunscritos à palpação e à mamografia
(B) As células malignas resultantes da punção apresentam-se soltas ou em agregados pequenos e tridimensionais
(C) São abundantes as microcalcificações
(D) As células são banhadas em mucina de densidade variada
(E) No ato da punção, a penetração da agulha na massa tumoral é geralmente fácil

14. Com relação à punção do carcinoma papilífero da mama, podemos afirmar que:
(A) É possível determinar citologicamente, se a neoplasia é ou não invasiva
(B) Os critérios citológicos de malignidade são observados quase sempre de forma incompleta nos esfregaços, com relatos frequentes de lesão inconclusiva, suspeita de malignidade
(C) As células de metaplasia apócrina são vistas com frequência nos esfregaços
(D) São frequentes as células mioepiteliais no interior dos grupos das células epiteliais
(E) São sempre císticos na aspiração

15. Qual a afirmação considerada errada com relação ao carcinoma medular com estroma linfoide da mama:
(A) É uma lesão de limites definidos, clínica e mamograficamente
(B) Os esfregaços citopatológicos resultantes das punções são muito celulares e obtidos com facilidade
(C) As figuras de mitose são raras
(D) As células epiteliais têm atipias acentuadas e arranjo sincicial
(E) O quadro citopatológico faz diagnóstico diferencial com carcinoma ductal infiltrante de alto grau

16. Qual a afirmativa é falsa com relação à punção do carcinoma lobular infiltrante da mama:
(A) Habitualmente, os aspirados citopatológicos resultam hipercelulares
(B) As células habitualmente têm um lúmen intracitoplasmático lembrando as células em "anel de sinete"
(C) As células são pequenas e facilmente confundidas com células ductais benignas
(D) O arranjo celular em "fila indiana" é um achado comum
(E) Os relatos citopatológicos podem resultar em falso-negativo em decorrência da pouca atipia celular

17. Mulher de 64 anos com descarga mamária sanguinolenta. O esfregaço citopatológico tem: moderada celularidade, esboço de estruturas epiteliais papilares, pleomorfismo e atipias celulares. Qual a melhor opção para o relato citopatológico?
(A) Carcinoma papilífero
(B) Galactocele
(C) Neoplasia papilar da mama
(D) Papiloma
(E) Hiperplasia epitelial ductal

18. Com relação à punção do carcinoma tubular da mama, que apresenta frequentemente um estroma tumoral muito denso, é **falsa** a afirmação:
(A) O diagnóstico citológico diferencial com uma lesão esclerosante complexa ou cicatriz radial é fácil
(B) O puncionador tem uma sensação fibrosa com a penetração da agulha na massa tumoral
(C) É a neoplasia responsável pelo maior número de casos falso-negativos ao exame citopatológico
(D) Os esfregaços são hipocelulares
(E) Os esfregaços têm baixo grau de atipia celular

Capítulo 27 | Citologia e Histopatologia do Câncer de Mama

19. De uma forma geral, a celularidade obtida nos esfregaços citopatológicos pela técnica de punção aspirativa por agulha fina varia de acordo com a interação entre vários fatores. Escolha a opção correta:
(A) Tamanho da lesão a ser puncionada
(B) Habilidade do puncionador
(C) Grau de desmoplasia da lesão
(D) Quantidade de necrose
(E) Todas as respostas estão corretas

20. O quadro citopatológico sugestivo de tumor *phyllodes* maligno da mama obriga a um diagnóstico diferencial com:
(A) Carcinoma ductal infiltrante, SOE
(B) Carcinoma metaplásico de células fusiformes
(C) Carcinoma medular
(D) Lipossarcoma
(E) Fibroadenoma hipercelular

21. São achados frequentes nos esfregaços citopatológicos resultantes de punção mamária do carcinoma ductal *in situ* de alto grau (tipo comedo), **exceto**:
(A) Calcificações distróficas
(B) Células pequenas soltas
(C) Material de necrose tecidual
(D) Células epiteliais ductais pleomórficas
(E) Retalhos de epitélio atípico

22. Em relação aos linfomas da mama, assinale a alternativa **incorreta**:
(A) Os linfomas secundários da mama são mais frequentes que os primários
(B) Os linfomas difusos de grandes células B são os linfomas primários mais frequentes
(C) O linfoma difuso de grandes células B é mais frequente em mulheres na pós-menopausa, e o linfoma de Burkitt em pacientes jovens
(D) A apresentação clínica dos linfomas primários da mama não difere dos carcinomas mamários
(E) As células linfoides neoplásicas podem-se arranjar em cordões ou em faixas, simulando o carcinoma lobular invasor

23. Em relação ao linfoma de Burkitt mamário, assinale a alternativa **incorreta**:
(A) A translocação dos cromossomos 8 e 14 é de alto valor diagnóstico de linfoma de Burkitt por não ser descrita no linfoma não Hodgkin difuso de grandes células B
(B) A imunoexpressão de bcl-2 é de alto valor diagnóstico entre linfoma de Burkitt e difuso de grandes células B, pois não aparece no primeiro e é constante no segundo

(C) A imunoexpressão de CD10 no linfoma de Burkitt apoia sua provável origem em blastos dos centros germinativos
(D) O linfoma de Burkitt se apresenta em pacientes jovens, com aumento bilateral e rápido das mamas
(E) O linfoma de Burkitt mostra alto índice de proliferação celular, sendo a presença de macrófagos com restos apoptóticos (padrão em "céu estrelado") um achado patognomônico da doença

24. Assinale a alternativa **incorreta**:
(A) Os tumores de células granulares da mama são raros e se apresentam como uma massa firme, bem circunscrita ou infiltrativa, simulando clinicamente carcinomas
(B) As fibromatoses são clinicamente confundidas com carcinomas e histologicamente são compostas por fibroblastos entremeados por tecido colágeno
(C) São variantes do lipoma mamário: angiolipoma, lipoma de células fusiformes, lipossarcoma, hibernoma e condrolipoma
(D) Angiossarcomas primários da mama são raros, profundos e positivos para marcadores endoteliais, como fator VIII, CD34 e CD31
(E) Miofibroblastoma é uma neoplasia benigna da mama de origem mesenquimal constituída por miofibroblastos

25. Sobre a fibromatose da mama é correto afirmar:
(A) É uma neoplasia incomum da mama, ocorrendo em menos de 0,2% dos casos
(B) Não possui potencial metastático e apresenta maior índice de recorrência em relação às fibromatoses extramamárias
(C) É mais frequente em mulheres nas pré- e pós-menopausas
(D) Histologicamente exibe proliferação de fibroblastos e miofibroblastos em arranjo fascicular em meio a fibras de colágeno
(E) Possui imunomarcação negativa para receptores de estrogênio, progesterona e androgênio

26. São os sítios primários mais comuns de carcinomas metastáticos para a mama, **exceto**:
(A) Ovário
(B) Pulmão
(C) Rim
(D) Cólon
(E) Estômago

27. Assinale a alternativa **incorreta**:
(A) Carcinomas ovariano e do cólon são os que mais frequentemente metastatizam para as mamas
(B) A neoplasia metastática mais comum para a mama, depois dos linfomas e leucemias, é o melanoma maligno
(C) O envolvimento dos linfonodos axilares é frequente, quando há metástase para a mama
(D) Em 85% dos casos, as metástases para a mama são solitárias, nodulares, bem circunscritas e no quadrante superior externo
(E) Em crianças, a metástase mais comum para a mama, depois dos linfomas e leucemias, é o rabdomiossarcoma

28. São marcadores positivos no componente estromal de um tumor *phyllodes* da mama, **exceto**:
(A) CD34
(B) Proteína S100
(C) Bcl-2
(D) Vimentina
(E) p53

29. Em relação ao fibroadenoma da mama, são características clássicas, **exceto**:
(A) É um tumor benigno que ocorre habitualmente em mulheres na idade reprodutiva
(B) Histologicamente, é caracterizado por uma proliferação celular dos componentes epitelial e estromal
(C) É comum o surgimento de carcinomas ductal e lobular *in situ* no seu interior
(D) O componente estromal pode exibir células gigantes multinucleadas e bizarras, alteração mixoide, hialinização e, raramente, ossificação
(E) Seu principal diagnóstico diferencial é o tumor *phyllodes*

30. Em relação ao tumor *phyllodes* da mama, podemos afirmar, **exceto**:
(A) A frequência de recorrência local e metástases se correlaciona com a graduação dos tumores *phyllodes*
(B) Os tumores *phyllodes* malignos exibem estroma sarcomatoso, frequentemente com alterações fibrossarcomatosas, às vezes, com diferenciação heteróloga
(C) Pulmão e osso são os locais mais comuns de metástase dos tumores *phyllodes* malignos
(D) Os tumores *phyllodes* acima de 10 cm são considerados tumores malignos, pois frequentemente exibem áreas de necrose
(E) Tipicamente exibem crescimento intracanalicular com projeções do tipo "folha"

31. Assinale a alternativa **incorreta**:
(A) Nos tumores *phyllodes* benignos, o estroma é mais celular que nos fibroadenomas
(B) Tipicamente, são tumores redondos, relativamente bem circunscritos e firmes que ulceram a pele
(C) Recorrência local ocorre nos tumores *phyllodes* benignos e malignos e está diretamente relacionada com uma margem de ressecção satisfatória
(D) O tumor *phyllodes* maligno é muito raro em pacientes com menos de 20 anos de idade
(E) Os tumores *phyllodes* malignos podem ser confundidos com os sarcomas puros da mama

32. Em relação aos carcinomas de mama de fenótipo basal assinale a opção **incorreta**:
(A) São geralmente tumores de alto grau
(B) São receptores de estrogênio positivos
(C) São receptores de progesterona negativos
(D) São HER-2 negativos
(E) Geralmente não apresentam metástase linfonodal

33. Qual das lesões abaixo pode mais provavelmente apresentar imagem de massa à mamografia?
(A) Hiperplasia ductal usual
(B) Carcinoma intraductal com reação linfoide e fibrose periductal
(C) Alteração de células colunares
(D) Hiperplasia de células colunares
(E) Hiperplasia de células mioepiteliais

34. O termo comedocarcinoma indica que um carcinoma ductal *in situ* de alto grau apresenta:
(A) Muco
(B) Calcificações
(C) Gordura
(D) Necrose
(E) Inflamação

35. Sobre os carcinomas invasores de mama é **incorreto** afirmar:
(A) São detectados quase sempre pela presença de microcalcificações na mamografia
(B) Sem o *screening* pela mamografia, são mais comumente detectados pela palpação
(C) A maioria dos carcinomas invasores é classificada como carcinomas ductais sem outra especificação (SOE)
(D) A descarga mamilar é um sinal infrequente
(E) A dor mamária é raramente uma manifestação de malignidade

36. O termo cancerização lobular significa:
(A) Carcinoma lobular *in situ*
(B) Hiperplasia lobular atípica
(C) Carcinoma lobular invasor
(D) Hiperplasia de células colunares
(E) Extensão de carcinoma intraductal para os lóbulos mamários

37. Os anticorpos que auxiliam no diagnóstico diferencial entre carcinomas ductal da mama *in situ* (intraductal) e invasivo são:
(A) HMB45 e Melan A
(B) HHF-35 (actina do músculo liso) e p63
(C) GCDFP15 e Vimentina
(D) S100 e E-caderina
(E) CK7 e CK20

38. O diagnóstico histopatológico diferencial entre o carcinoma tubular e a cicatriz radial se faz utilizando:
(A) Colorações de rotina
(B) Colorações especiais para determinados tipos de estroma
(C) Imuno-histoquímica para células mioepiteliais
(D) FISH (*fluorescent in situ hybridization*)
(E) PCR (*polymerase chain reaction*)

39. O carcinoma tubular, uma variante do carcinoma ductal infiltrante, é caracteristicamente uma lesão pequena, e a média do seu diâmetro é de:
(A) 2 cm
(B) 1,5 cm
(C) 0,5 cm
(D) 1 cm
(E) 2,5 cm

40. O carcinoma cribriforme é um tumor raro da mama e possui um excelente prognóstico. Ele é:
(A) Uma variante do carcinoma mucinoso de mama
(B) Uma variante do carcinoma medular da mama
(C) Um carcinoma de células basais da mama
(D) Uma lesão com imagem cribriforme semelhante à contrapartida *in situ*, porém, com ampla invasão estromal identificada
(E) Um carcinoma ductal *in situ* microinvasivo

41. Considere as seguintes afirmativas:
I. O carcinoma medular acontece em mulheres abaixo dos 50 anos e exibe frequentemente a mutação BRCA1
II. O carcinoma medular é um tumor bem circunscrito que se pode tornar grande e ser confundido com um fibroadenoma
III. O fato de o carcinoma medular exibir bordas expansivas, grau histopatológico III e ser triplo negativo (negatividade para ER, PR e HER-2) com positividade para anticorpos basais o tornam um carcinoma de células basais
(A) As afirmativas I e II estão corretas
(B) As afirmativas I e III estão corretas
(C) As afirmativas II e III estão corretas
(D) Todas as afirmativas estão corretas
(E) Todas as afirmativas estão erradas

42. Assinale a alternativa **incorreta**:
(A) Multicentricidade no carcinoma mamário é mais comum no carcinoma lobular que no carcinoma ductal
(B) Aproximadamente 80% dos pacientes com carcinoma lobular *in situ* vão desenvolver carcinoma lobular invasor
(C) Formação glandular não é uma característica do carcinoma lobular invasor do tipo clássico.
(D) Em contraste ao carcinoma ductal invasor, o carcinoma lobular invasor frequentemente não expressa proteína p53
(E) O carcinoma lobular invasor do tipo clássico é caracterizado pela presença de células tumorais pequenas, uniformes, dispostas em "fila indiana" ou em padrão concêntrico (pagetoide) de lóbulos envolvidos por neoplasia lobular *in situ*

43. Assinale a alternativa **incorreta**:
(A) O grau de invasão local é geralmente maior no carcinoma ductal invasor do que no carcinoma lobular invasor
(B) Os carcinomas mamários são identificados em 50% no quadrante superior externo da mama
(C) O principal diagnóstico diferencial do carcinoma lobular invasor é com o carcinoma ductal invasor
(D) As características histológicas, ultraestruturais e imuno-histoquímicas do carcinoma lobular invasor são análogas àquelas descritas para seu correspondente *in situ*
(E) Os genes responsáveis por aproximadamente dois terços dos carcinomas mamários familiares são BRCA1 e BRCA2

44. Assinale a alternativa **incorreta**:
- (A) O estroma no carcinoma lobular invasor é frequentemente abundante, do tipo denso fibroso, contendo focos de elastoses periductal e perivenosa
- (B) Carcinoma lobular invasor clássico tem curso clínico pior do que o carcinoma ductal infiltrante SOE
- (C) A variante do carcinoma lobular associada ao prognóstico extremamente ruim é o carcinoma com células em "anel de sinete"
- (D) As principais diferenças morfológicas entre carcinoma ductal invasor e carcinoma lobular invasor são o tamanho das células tumorais e a ausência de coesividade das células, vistas no carcinoma lobular infiltrante
- (E) Mulheres que têm câncer de mama antes dos 50 anos têm melhor prognóstico do que aquelas com mais de 50 anos

45. Assinale a alternativa **incorreta**:
- (A) Carcinoma histiocitoide é uma variante do carcinoma lobular infiltrante que tem padrão de crescimento difuso, com células tumorais, mostrando citoplasma abundante granular
- (B) Carcinoma de células em "anel de sinete" é uma variante do carcinoma lobular infiltrante em que um significativo número de células tumorais mostra acúmulo de mucina intracitoplasmática
- (C) A maioria dos casos de carcinoma com células em "anel de sinete" mostra características citoarquiteturais (como tamanho tumoral, uniformidade e dissociação celular) semelhantes àquelas do carcinoma lobular invasor do tipo clássico e, às vezes, coexistindo com ele
- (D) Qualquer tumor invasor associado a carcinoma lobular *in situ* deve ser considerado carcinoma lobular invasor
- (E) A presença de invasão do mamilo está presente em 23-31% de todos os carcinomas invasores clinicamente detectáveis

46. A E-caderina é uma molécula de adesão homotípica das células epiteliais, cuja função é manter a coesão destas células. Ela pode auxiliar no diagnóstico diferencial dos tumores da mama porque, no exame imuno-histoquímico, caracteristicamente está ausente no carcinoma do tipo:
- (A) Medular
- (B) Mucinoso
- (C) Ductal *in situ*
- (D) Ductal infiltrante
- (E) Lobular infiltrante

47. Assinale a alternativa **incorreta**:
- (A) O risco relativo de desenvolver carcinoma invasivo nas pacientes com neoplasia lobular é cerca de 7 a 12 vezes maior que nas mulheres que não possuem neoplasia lobular
- (B) A neoplasia lobular é tipicamente E-caderina negativa, porém exibe positividade para queratina 5/6 e para queratina 34βE12
- (C) A neoplasia lobular, quando envolve adenose esclerosante ou outras lesões esclerosantes, pode ser confundida com lesões invasivas. Nestes casos, a positividade para actina, marcando a presença das células mioepiteliais, afasta a possibilidade de lesão invasiva
- (D) Tecidos pouco preservados podem dar a falsa impressão de perda da coesão celular, levando, assim, a um falso diagnóstico de neoplasia lobular
- (E) O diagnóstico diferencial entre carcinoma ductal *in situ* e neoplasia lobular pode ser difícil, principalmente quando o carcinoma ductal *in situ* é confinado à unidade lobular (cancerização lobular)

48. Assinale a alternativa **incorreta**:
- (A) A neoplasia lobular é positiva para receptores de estrogênio em cerca de 90% dos casos
- (B) A positividade para receptores de progesterona é geralmente um pouco menor que as dos receptores de estrogênio nas neoplasias lobulares
- (C) A variante clássica da neoplasia lobular é geralmente mais positiva para receptores de estrogênio e de progesterona do que a variante pleomórfica
- (D) Assim como o carcinoma ductal *in situ*, a neoplasia lobular geralmente expressa c-erbB2
- (E) A E-caderina é geralmente ausente na neoplasia lobular e presente no carcinoma ductal *in situ*

Capítulo 27 | Citologia e Histopatologia do Câncer de Mama

49. Assinale a alternativa **incorreta**:
- (A) A neoplasia lobular é caracterizada pela proliferação de células geralmente pequenas, com perda da coesão celular
- (B) A neoplasia lobular não constitui um fator de risco e não obrigatoriamente é precursora do carcinoma invasivo da mama, dos tipos ductal e lobular
- (C) Lesões multicêntricas são encontradas em cerca de 85% dos casos de neoplasia lobular
- (D) A neoplasia lobular pode ser encontrada em mulheres com idade, variando entre 15 e 90 anos, porém é mais frequente na pré-menopausa
- (E) A bilateralidade na neoplasia lobular é frequente, sendo encontrada em cerca de 30% dos casos

50. Assinale a alternativa **incorreta**:
- (A) A forma clássica da neoplasia lobular é constituída por células pequenas, com núcleos redondos, uniformes, nucléolo indistinto e cromatina uniforme
- (B) A neoplasia lobular histologicamente é caracterizada pela expansão de um ou mais lóbulos pela proliferação de células monomórficas com perda da coesão celular
- (C) Necrose, microcalcificações e figuras de mitose são frequentemente encontradas na forma clássica da neoplasia lobular

- (D) A proliferação de células grandes e pleomórficas, com cromatina menos uniforme e nucléolo evidente, é característica da neoplasia lobular pleomórfica
- (E) As células mioepiteliais estão presentes nas neoplasias lobulares, podendo manter sua posição basal ou se apresentarem deslocadas e misturadas com as células neoplásicas

51. Assinale a alternativa **incorreta**:
- (A) A neoplasia lobular pode envolver outras lesões, como fibroadenomas, lesões esclerosantes, adenoses e cicatriz radial
- (B) Na neoplasia lobular, a sólida obliteração do ácino pelas células neoplásicas pode ocorrer algumas vezes com distensão maciça e necrose central
- (C) Não há anormalidade – mamográfica ou ao exame clínico – específica e reconhecida na neoplasia lobular, exceto quando ocasionalmente a variante da neoplasia lobular desenvolve necrose com calcificação central
- (D) Nas mulheres que apresentam neoplasia lobular, não é necessária a ressecção da área da lesão, sendo sempre recomendado o acompanhamento por longo tempo, com ou sem o uso do tamoxifeno
- (E) As designações de hiperplasia lobular atípica e carcinoma lobular *in situ* correspondem a variáveis graus da neoplasia lobular, e esta subdivisão não tem significância clínica

Respostas Comentadas

1. (**C**) O carcinoma tubular, assim como o mucinoso, são tipos histológicos de câncer de mama que representam tumores de melhor prognóstico. Em pacientes com tumor menor que 1,0 cm, RH positivos, HER-2 negativo, Ki67 baixo e linfonodo N0 ou N1mic, a hormonoterapia não é recomendada de rotina, muitas vezes não sendo necessário qualquer tipo de tratamento sistêmico.

2. (**C**) A resposta A está errada, pois os carcinomas metaplásicos da mama são frequentemente negativos para receptores hormonais.

A resposta B está errada, pois os carcinomas metaplásicos da mama são frequentemente positivos para p63, basicamente no componente fusocelular e no componente escamoso.

A resposta D está errada, pois há variantes com bom prognóstico: o carcinoma adenoescamoso de baixo grau, e o carcinoma metaplásico, produtor de matriz.

A resposta E está errada, pois o componente metaplásico dos carcinomas metaplásicos encontra-se frequentemente associado a carcinoma ductal infiltrante.

3. (**B**) A resposta A está errada, pois frequentemente são negativos para RE e RP.

A resposta C está errada, pois o prognóstico do carcinoma apócrino invasivo é similar ao prognóstico do carcinoma ductal infiltrante de mesmo grau e estadiamento.

A resposta D está errada, pois são frequentemente positivos para GCDFP-15.

A resposta E está errada, pois frequentemente encontram-se associados a carcinoma intraductal do tipo apócrino.

4. (**B**) A resposta A está errada, pois o carcinoma secretório da mama é o tipo histológico mais comum em crianças.

A resposta C está errada, pois o aspecto mamográfico mais comum é o de nódulo circunscrito.

A resposta D está errada, pois é um carcinoma de bom prognóstico.

A resposta E está errada, pois são frequentemente negativos para RE e RP, apesar de serem positivos para S-100.

5. (**E**) A afirmativa I está errada, pois a forma clássica do carcinoma cribriforme invasor pode exibir até 50% do volume tumoral composto por carcinoma tubular infiltrante.

A afirmativa II está errada, pois o carcinoma cribriforme invasor é geralmente bem diferenciado, mesmo na chamada forma mista, onde há um componente de carcinoma ductal infiltrante, SOE.

A afirmativa III está errada, pois o carcinoma cribriforme invasor tem bom prognóstico, com baixo índice de metástase linfonodal.

6. (**A**) A afirmativa I está correta, pois não há critérios microscópicos para diferenciar o carcinoma escamoso primário da mama do carcinoma escamoso metastático para a mama. É uma neoplasia rara.

A afirmativa II está correta, pois o carcinoma escamoso da mama é associado à metaplasia escamosa do tecido mamário, e esta é vista mais frequentemente em cistos mamários, fibroadenomas e tumores *phyllodes*.

A afirmativa III está errada, pois o diagnóstico de carcinoma escamoso da mama é restrito a neoplasias compostas por mais de 90% do volume tumoral correspondente a carcinoma escamoso. A princípio, o diagnóstico deveria ser restrito às neoplasias compostas, exclusivamente, por carcinoma escamoso.

Capítulo 27 | Citologia e Histopatologia do Câncer de Mama

7. (B) A mama masculina é composta basicamente por estruturas ductais, não sendo observadas estruturas lobulares mamárias. Isto torna improvável e extremamente rara a ocorrência do subtipo histológico lobular dos carcinomas mamários nos pacientes do sexo masculino, mesmo que o homem tenha sido exposto a estímulos hormonais endógenos ou externos. Na possibilidade morfológica deste diagnóstico, o mesmo deve ser impreterivelmente confirmado com a utilização de estudo imuno-histoquímico, que mostrará a ausência da expressão da proteína E-caderina.

Homens negros possuem uma maior chance de desenvolver a doença, assim como homens com níveis séricos elevados de estrogênio.

A expressão de receptores de estrogênio e progesterona tem uma frequência mais elevada quando comparada ao carcinoma mamário feminino, assim como uma maior frequência na ocorrência de doença de Paget da mama associada ao carcinoma infiltrante. Este último fenômeno é reflexo de um sistema ductal mais curto da mama masculina, o que facilitaria a migração das células ductais neoplásicas até o epitélio escamoso da pele.

8. (C) A doença de Paget se define como presença de células epiteliais glandulares malignas dispostas no epitélio escamoso do mamilo, estando em quase sua totalidade associada a carcinoma ductal *in situ*, com ou sem invasão estromal mamária evidente na mama subjacente. É extremamente rara a ocorrência da doença sem a associação a um carcinoma do tecido mamário adjacente.

A definição da doença por si explica todas as possíveis teorias criadas para justificar o desenvolvimento deste tipo de neoplasia, visto que todas elas envolvem a ocorrência primária do carcinoma do epitélio glandular mamário, com consequente extensão para o epitélio escamoso do mamilo e da epiderme.

9. (D) O carcinoma medular mamário se caracteriza por acometer frequentemente mulheres com idades entre 45 e 52 anos, sendo típico o achado mamográfico de tumoração bem delimitada, nodular, fazendo diagnóstico diferencial com lesões benignas nos achados radiológicos.

À macroscopia, a delimitação precisa da lesão é evidente, sendo frequente a ocorrência de áreas de necrose e hemorragia.

À microscopia, o diagnóstico de carcinoma medular deve obedecer a alguns critérios que são: 1. padrão de crescimento sincicial em mais de 75% da lesão; 2. ausência de estruturas glandulares; 3. presença de moderado a intenso infiltrado linfoplasmacítico difuso, adjacente às células neoplásicas; 4. moderado a marcado pleomorfismo celular, com grande número de mitoses; 5. completa circunscrição histológica.

No estudo imuno-histoquímico, a neoplasia tipicamente não expressa receptores de estrogênio e tem baixa incidência de superexpressão de HER-2 (c-erbB2). Por ser pouco diferenciado, por vezes é necessária a realização de pesquisa de E-caderina, para que se afaste a possibilidade de um subtipo histológico lobular da neoplasia.

Tendo por base os aspectos genéticos deste tipo de carcinoma mamário, são conhecidos relatos na literatura que confirmam a associação entre a mutação do gene BRCA1 e a ocorrência da neoplasia, o que não foi confirmado quando analisadas mulheres com mutação do gene BRCA2 e mulheres sem mutações de nenhuma linhagem gênica.

10. (E) O carcinoma inflamatório exibe uma apresentação clínica de comprometimento cutâneo exuberante, com eritema, edema, aspecto *peau d'orange*, induração e calor. Este aspecto está diretamente relacionado com a embolização carcinomatosa linfática dérmica, fundamental para o diagnóstico e enquadrando a neoplasia em uma forma de carcinoma avançado da mama (T4d).

Esse tipo de carcinoma não mostra nenhum tipo de componente de células inflamatórias, apesar do nome da neoplasia. Está, normalmente, associado a carcinoma ductal infiltrante sem outras especificações, grau histológico III. A infiltração estromal dérmica é frequente, mas não é mandatória para o estabelecimento do diagnóstico.

É importante ressaltar que, em biópsias pequenas, a embolização linfática pode não ser observada em detrimento à clínica, sendo necessária uma amostragem maior para a confirmação diagnóstica e o estabelecimento de diagnósticos diferenciais com afecções inflamatórias mamárias.

Respostas Comentadas 167

11. (**B**) A análise anatomopatológica do carcinoma papilífero intraductal baseia-se em dois princípios importantes:

1. A necessária confirmação do diagnóstico através do estudo imuno-histoquímico, uma vez que seja estabelecido um diagnóstico diferencial com papiloma intraductal mamário. No carcinoma, não haverá expressão de HHF35, expressada tipicamente em células mioepiteliais, ausentes na periferia de ductos neoplásicos mamários. Também não é observada a expressão da proteína p63, presente nas células da camada basal de ductos não neoplásicos.

2. A ressecção completa do segmento comprometido garante o afastamento da possibilidade de possíveis focos de invasão ou microinvasão estromal. Com a identificação de tais focos, a neoplasia passa a se chamar carcinoma papilífero invasor, sendo o carcinoma ductal infiltrante o subtipo histológico mais frequente do componente invasor da neoplasia. Apesar da infiltração, a literatura relata um bom prognóstico. Representa 1-2% dos carcinomas mamários infiltrantes e compromete principalmente pacientes na pós-menopausa.

12. (**A**) A resposta correta inclui dois critérios considerados de benignidade. Um deles é o padrão celular bifásico com células bipolares; estas últimas são identificadas como as células mioepiteliais, que estão ausentes em lesão epitelial maligna. A neoplasia epitelial maligna apresenta, geralmente, somente um tipo celular epitelial. O outro fato é o fundo limpo dos esfregaços; de uma maneira geral, as neoplasias malignas, por produzirem necrose, apresentam um fundo com muitos *debris* celulares, resultando na sua aparência "suja".

13. (**C**) As microcalcificações distróficas aparecem raramente em alguns casos de carcinoma mucinoso, diferente em outras lesões epiteliais onde podem ser abundantes e pleomórficas.

14. (**B**) O carcinoma papilífero, de uma forma geral, é bem diferenciado e citologicamente pode ser de resolução problemática. O quadro causa frequente confusão com papilomas benignos e fibroadenomas.

15. (**C**) Apesar de o carcinoma medular ser considerado como neoplasia mamária maligna de melhor prognóstico, o quadro citopatológico é de alto pleomorfismo celular com frequentes figuras de mitose.

16. (**A**) Por possuírem um estroma acentuadamente fibroso (dito cirroso) nas punções do carcinoma lobular infiltrante é difícil a obtenção de celularidade adequada e suficiente para observação, resultando habitualmente em esfregaços hipocelulares.

17. (**C**) Os critérios de diagnóstico aplicados em lesões papilares da mama são semelhantes na histopatologia e na citopatologia. Há sempre uma dificuldade no diagnóstico diferencial entre carcinoma papilífero e papiloma. É sempre aconselhável, quando o quadro morfológico não é bem definido, a utilização do termo mais genérico de neoplasia papilar da mama. O que vai esclarecer o diagnóstico final é a presença ou ausência das células mioepiteliais, que precisam ser identificadas pelo exame de imuno-histoquímica. Quando presentes, caracterizam lesão benigna (papiloma) e, quando ausentes, caracterizam lesão maligna (carcinoma papilífero).

18. (**A**) O carcinoma tubular da mama tem estroma fibroso denso, semelhante ao visto em outras patologias benignas da mama, como na lesão esclerosante complexa; este é o primeiro fato que dificulta o diagnóstico diferencial entre elas. Lesão com estroma denso gera uma amostragem celular pequena nos esfregaços, dificultando a sua conclusão.

Como segundo fato, há a pouca atipia celular característica do carcinoma tubular (por ser uma neoplasia bem diferenciada), podendo induzir a se pensar estar diante de uma lesão benigna.

19. (**E**) A celularidade resultante em um esfregaço de aspirado citopatológico de mama depende diretamente do tamanho da lesão, da habilidade do puncionador e do grau de desmoplasia do estroma tumoral. Tumores com estroma cirrótico, habitualmente, geram esfregaços hipocelulares. Ao contrário, tumores pouco diferenciados, que produzem necrose e têm perda da adesão celular, geralmente geram esfregaços de celularidade rica.

20. (**B**) Tanto o tumor *phyllodes* maligno quanto o carcinoma metaplásico de células fusiformes apresentam uma dupla celularidade, composta de células epiteliais e células do estroma fusiforme com características de malignidade. Tal fato não ocorre com os demais tumores citados.

21. (**B**) As características do carcinoma ductal *in situ* de alto grau incluem o grande pleomorfismo celular, o alto grau de atipia nuclear e a presença de necrose. As microcalcificações são sempre muito evidentes. Ao contrário, as lesões de baixo grau apresentam células ductais pequenas e pouco atípicas.

22. (A) Os linfomas malignos da mama podem ser tumores primários ou secundários, e ambos são raros.

23. (E) O linfoma de Burkitt mostra alto índice de proliferação celular, e a presença de macrófagos com restos apoptóticos (padrão em céu estrelado) não é um achado patognomônico da doença. Também podem ser vistos em linfomas de alto grau com alto índice de proliferação celular, como os linfomas não Hodgkin de grandes células.

24. (C) O lipossarcoma não é uma variante do lipoma. O lipoma e suas variantes são neoplasias benignas, enquanto o lipossarcoma é uma neoplasia maligna constituída por lipoblastos.

25. (B) A fibromatose da mama não possui potencial metastático e apresenta menor índice de recorrência em relação às fibromatoses extramamárias. A fibromatose da mama recorre aproximadamente em 25% dos casos, enquanto as fibromatoses extramamárias recorrem em 57%.

26. (D) Melanoma maligno, carcinomas de pulmão, ovário, rim e estômago são os tumores que mais metastatizam para a mama. Além desses principais são citados outros sítios, como, tireoide, cérvice e próstata e, por vezes, o pâncreas.

27. (A) Os tumores que mais metastatizam para a mama são de origem pulmonar, ovariana, rim, tireoide, cérvice, estômago e próstata.

28. (B) Os tumores *phyllodes* frequentemente expressam CD34 e bcl-2, similarmente a outros tumores estromais da mama, ao contrário dos carcinomas sarcomatoides. Também expressam a vimentina, que é um marcador inespecífico de células de origem mesenquimal, como as células endoteliais, fibroblastos e de músculo liso vascular. Além disso, expressam o p53 em número variável de casos malignos e *borderline* e muito raramente nos casos benignos. Os tumores *phyllodes* não expressam a proteína S100.

29. (C) Carcinomas ductal e lobular *in situ* podem-se desenvolver em um fibroadenoma da mama, porém é um acontecimento raro e incomum.

30. (D) Os tumores *phyllodes* que atingem grandes medidas podem exibir áreas de necrose, degeneração cística e hemorragia, porém o achado de necrose não é critério para malignidade nestas lesões. As características de malignidade são:

margens infiltrativas, marcante hipercelularidade estromal, pleomorfismo celular e numerosas figuras de mitoses (> 10 mitoses/10 CGA).

31. (B) Macroscopicamente, o tumor *phyllodes* se apresenta como uma massa bem circunscrita, firme e que não atinge a pele. A superfície de corte é castanho-clara, de rosada a acinzentada e pode ser mucoide. Nas lesões grandes, o aspecto "folheado" é exuberante, com hemorragia, necrose e degeneração cística podendo estar presentes. As lesões pequenas são homogêneas, compactas, esbranquiçadas e firmes.

32. (B) Os carcinomas com fenótipo basal são tipicamente triplo-negativos: RE, RP e HER-2 negativos. Apesar de serem geralmente de alto grau, menos comumente apresentam metástases linfonodais.

33. (B) Dentre todas as opções, a única lesão que pode dar uma imagem de massa é o carcinoma intraductal com fibrose e infiltrado linfoide.

34. (D) Comedocarcinoma indica presença de necrose de células tumorais dentro do espaço ductal.

35. (A) São poucos os carcinomas invasores que apresentam microcalcificações. Isto é uma característica dos carcinomas intraductais (*in situ*).

36. O termo cancerização lobular significa:
(E) Este termo se refere à presença, em uma estrutura facilmente identificável como de lóbulo mamário, de um carcinoma com as características citoarquiteturais de CDIS.

Esta alteração foi originalmente descrita em relação às formas de alto grau (comedocarcinoma), mas foi posteriormente percebido que poderia também ser visto com os tipos de baixo grau. Como seu nome indica, a presunção original era que representava uma extensão secundária dentro de um lóbulo de um carcinoma de origem ductal, particularmente quando isto era achado associado a um CDIS convencional.

Esta interpretação provavelmente é errada. As evidências disponíveis sugerem que este fenômeno representa, em vez disso, uma variação no padrão de crescimento do CDIS em que a estrutura envolvida é ainda facilmente reconhecível como pertencendo a um lóbulo. Novas evidências para a unidade básica destas várias manifestações derivam da ocasional ocorrência de CDIS e de CLIS na mesma unidade lobular-ducto terminal (TDLU).

Respostas Comentadas 169

37. (**B**) O anticorpo HHF-35 e o p63 identificam células mioepiteliais. Nos carcinomas *in situ* há células mioepiteliais envolvendo cada um dos ductos ocupados pela proliferação neoplásica. Já nos invasivos, não há células mioepiteliais periféricas. Os anticorpos HMB45 e Melan A identificam melanossomos, o GCDFP15 identifica células apócrinas e derivação mamária, a vimentina identifica células estromais, o S100 diferenciação neural, e as queratinas 7 e 20 são utilizadas na determinação do sítio primário em carcinomas metastáticos.

38. (**C**) A imuno-histoquímica, ao identificar as células mioepiteliais, permite diferenciar estas duas entidades. As colorações de rotina (H&E) ou especiais (tricrômicas, reticulinas, PAS etc.) não permitem esta diferenciação. As técnicas de FISH e de PCR não se aplicam.

39. (**D**) O diâmetro médio do carcinoma tubular é de 1 cm. Lesões acima de 2 cm ou menores de 0,5 cm são muito raras e provavelmente correspondem a outro tipo de lesão, benigna (como, por exemplo, a cicatriz radial) ou maligna (como, por exemplo, um carcinoma ductal infiltrante SOE, bem diferenciado).

40. (**D**) O carcinoma cribriforme, como seu nome indica, é uma lesão que exibe uma aparência histológica cribriforme (de forma similar ao crivo ou peneira), com invasão estromal. Às vezes, exibe estruturas tubulares, e a quantidade relativa das áreas cribriforme e tubular determina o nome a ser utilizado. Pode ser em tudo cribriforme e, no entanto, invasivo. Recentemente foi descrita uma variante com o nome de variante sólida do carcinoma cribriforme invasivo.

41. (**D**) O carcinoma medular exibe todas as características de um carcinoma de células basais clássico: crescimento expansivo, focos de necrose geográfica, pleomorfismo nuclear acentuado, alto índice de mitoses, ausência de formação tubular, negatividade para receptores hormonais e HER-2, e positividade para os anticorpos ditos "basais": CK5, p-caderina, vimentina e, por vezes, p63 e actina. Porém, quando corretamente diagnosticado, cursa com um bom prognóstico em oposição aos basais clássicos, que são agressivos, com metástases axilares frequentes e de prognóstico ruim. Alguns autores consideram o carcinoma medular um tumor diferente dos basais clássicos.

42. (**B**) Aproximadamente 20 a 30% dos pacientes vão desenvolver carcinoma invasor, um risco 8 a 10 vezes maior que a população-controle.

43. (**A**) O grau de invasão local é geralmente maior no carcinoma lobular invasor.

44. (**B**) Não há diferença significativa de prognóstico entre carcinomas lobular e ductal SOE.

45 (**D**) Para ser denominado carcinoma lobular invasivo, o tumor tem que ter características morfológicas apropriadas. Carcinoma ductal infiltrante pode estar relacionado com carcinoma lobular *in situ* e vice-versa.

46. (**E**) Uma característica importante para o diagnóstico do carcinoma lobular invasor é a não coesão celular vista nestes tumores, consequência da falta da E-caderina. No estudo imuno-histoquímico, a pesquisa desta molécula de adesão será negativa.

47. (**B**) A neoplasia lobular é tipicamente E-caderina e queratina 5/6 negativas. Exibe positividade apenas para as queratinas de alto peso 34βE12.

48. (**D**) A neoplasia lobular geralmente não expressa c-erbB2.

49. (**B**) A neoplasia lobular geralmente constitui um fator de risco, podendo ou não evoluir para carcinoma invasivo da mama, dos tipos ductal e lobular.

50. (**C**) A neoplasia lobular (forma clássica) geralmente não apresenta, com frequência, necrose, microcalcificações e figuras de mitoses.

51. (**D**) A ressecção da área de lesão com a avaliação das margens cirúrgicas é recomendada nos casos de distensão acinar maciça ou quando tratar-se da variante pleomórfica, de células em "anel de sinete" ou variantes com necrose.

Bibliografia

Boff RA *et al. Compêndio de Mastologia:* Abordagem Multidisciplinar. Editora LEMAR, 2015.

Carter D. *Interpretation of breast biopsies.* 4th ed. Philadelphia: Lippincott Williams & Wilkins, 2002. p. 344-92.

Cohen C, Guarner J, De Rose P. Mamary Paget's disease and associated carcinoma. An immunohistochemical study. *Arch Pathol Lab Med* 1993;117:291-94.

Da Silva L, Clarke C, Lakhani SR. Demystifying basal-like breast carcinomas. *J Clin Pathol* 2007;60:1328-32.

Elston CW, Ellis IO (Eds.). *The breast, systemic pathology.* 3rd ed. Edinburgh: Churchill Livingstone, 1998. p. 239-462, vol. 13.

Fletcher CDM. *Diagnostic histopathology of tumors.* 3rd ed. London: Churchill Livingstone, 2007. p. 903-60.

Gray W, McKee GT. *Diagnostic cytopathology.* 2nd ed. Oxford: Churchill Livingstone, 2003. p. 237-302.

Capítulo 27 | Citologia e Histopatologia do Câncer de Mama

Leal C, Costa I, Fonseca D *et al.* Intracystic (encysted) papillary carcinoma of the breast: a clinical, pathological and immunohistochemical study. *Hum Pathol* 1998;29:1097-104.

Lucas FV, Perez-Mesa C. Inflammatory carcinoma of the breast. *Cancer* 1978;41:1595-605.

Marcus JN, Watson P, Page DL *et al.* Hereditary breast cancer: pathobiology, prognosis, and BRCA1 and BRCA2 linkage. *Cancer* 1996;77:697-709.

McLachlan SA, Erlichman C, Liu FF *et al.* Male breast cancer: an 11-year review of 66 patients. *Breast Cancer Res Treat* 1996;40:225-30.

Morimoto T, Komaki K, Yamakawa T *et al.* Cancer of the male breast. *J Surg Oncol* 1990;44:180-84.

NCCN Guidelines Version 1.2016.

O'Malley FP, Pinder SE. *Breast pathology*. London: Churchill Livingstone, 2006. p. 191-223.

Pedersen L, Zedeler K, Holck S *et al.* Medullary carcinoma of the breast. Prevalence and prognosis importance of classical risk factors in breast cancer. *Eur J Cancer* 1995;31A:2289-95.

Rakha EA, Ellis IO. Triple-negative/basal like breast cancer: review. *Pathology* 2009;41:40-47.

Rapin V, Contesso G, Mouriesse H *et al.* Medullary breast carcinoma. A reevaluation of 95 cases of breast cancer with inflammatory stroma. *Cancer* 1988;61:2503-10.

Rosai J. *Surgical pathology review*. 9th ed. St Louis: Mosby, 2007. p. 333-48.

Rosai J. *Surgical pathology*. 8th ed. St Louis: Mosby, 1996. p. 1618-20.

Rosai J. *Surgical pathology*. 9th ed. St Louis: Mosby, 2004. p. 1787-835.

Rosen PP. *Breast pathology*. 3rd ed. China: Lippincott Williams & Wilkins, 2009. p. 470-609.

Sasco Aj, Lowenfels AB, Pasker-de Jong P. Epidemiology of male breast cancer. A meta-analysis of published case-control studies and discussion of selected aetiological factors. *Int J Cancer* 1993;53:538-49.

Sternberg SS. *Diagnostic surgical pathology*. 3rd ed. Philadelphia: Lippincott, 1999. p. 1763-876.

Tavassoli FA, Devilee P (Eds.). *World health organization classification of tumors. Tumours of the breast and female genital organs*. Lyon: IARC Press, 2003. p. 9-112.

Tot T. The cytokeratin profile of medullary carcinoma of the breast. *Histopathology* 2000;37:175-81.

28

Estadiamento

Laura Zaiden ▪ *Laura Gusman* ▪ *Patrícia Pontes Frankel*
Viviane Ferreira Esteves ▪ *Roberto Vieira* ▪ *José Carlos de Jesus Conceição*
Flávia Maria de Souza Clímaco ▪ *Júlia Dias*

1. Paciente LSSM, sexo masculino, 32 anos, com diagnóstico de carcinoma ductal infiltrante grau II após biópsia. Ao exame físico apresentava nódulo de 3 cm em mama esquerda, dois linfonodos axilares móveis de, aproximadamente, 2 cm cada e linfonodo supraclavicular palpável.

Marque a alternativa que contenha o correto TNM:
(A) T2N3cMx
(B) T1cN1M1
(C) T2N1M1
(D) T3N2aM0
(E) T3N1Mx

2. De acordo com a classificação TNM, estão **incorretas**:
I. A incidência de micrometástases linfonodais detectadas por imuno-histoquímica em pacientes com linfonodo negativo pela hematoxilina-eosina é de 12 a 29%
II. Células tumorais isoladas são caracterizadas por medirem mais que 0,2 mm e menos que 2 mm
III. O acometimento da parede torácica inclui costelas, músculos peitorais grande e pequeno e os músculos intercostais
(A) I e II
(B) II e III
(C) I e III
(D) I, II e III
(E) Somente a II

3. Paciente GFS, 57 anos, apresentando aumento global da mama, pele espessada, edemaciada, com eritema e dor. Realizou exames de imagem que não evidenciaram presença de nódulo. Submetida à biópsia incisional que revelou carcinoma inflamatório.

Ao exame físico evidenciaram-se linfonodos axilares, fixos e endurecidos.

Assinale o correto TNM:
(A) T4dN2aMx
(B) T0N2bMx
(C) T4bN3M0
(D) TxN2M0
(E) T4dN2aM1

4. Sobre as regras de classificação do TNM. Assinale a alternativa **incorreta**:
(A) O abaulamento de pele e a retração papilar não mudam o estadiamento
(B) Doença de Paget associada a tumor é classificada de acordo com o tamanho do tumor
(C) No câncer de mama bilateral utiliza-se o maior tumor primário para designar a classificação T
(D) Na definição do estadiamento clínico, o *status* linfonodal é dado pelo exame físico minucioso das cadeias ganglionares e dos exames de imagem, incluindo radiografia de tórax e linfocintilografia
(E) A parede torácica na classificação TNM inclui os arcos costais, músculos intercostais e músculo serrátil anterior

Capítulo 28 | Estadiamento

5. Paciente CPM, 70 anos, com diagnóstico de carcinoma em mama direita, sem linfonodos palpáveis ao exame físico, foi submetida à quadrantectomia direita com biópsia de linfonodo sentinela negativa. Foi realizada imuno-histoquímica no linfonodo sentinela, sendo evidenciadas células tumorais isoladas.

Sobre a classificação TNM e as células tumorais isoladas. Assinale a **incorreta**:

I. A paciente será classificada como N1

II. Células tumorais isoladas são indicadoras de pior prognóstico, pois apresentam em sua histologia proliferação e reação estromal

III. São caracterizadas por medirem menos que 0,2 mm

(A) I e II
(B) I e III
(C) II e III
(D) Somente a I
(E) Todas estão incorretas

6. Paciente GVH, 65 anos, sexo feminino, apresentando lesão eczematosa e descamativa em mamilo direito, juntamente com retração papilar. À mamografia foi visualizado nódulo categoria 6 BI-RADS em região retroareolar medindo 2 cm. Ao exame físico não se observam linfonodos palpáveis.

Em se tratando de Doença de Paget assinale a classificação TNM correta:

(A) T4bN0Mx
(B) TisN0M0
(C) T2N0M0
(D) T1cN0Mx
(E) T2N2M0

7. Paciente com tumoração em mama esquerda de 4 cm e linfonodo ipsolateral aderido ao exame físico. Durante a cirurgia, observou-se acometimento do músculo serrátil anterior. Qual a classificação de acordo com o TNM:

(A) T3N1M1
(B) T4cN1Mx
(C) T4aN2aMx
(D) T4bN2Mx
(E) T2N2aM1

8. Assinale a alternativa correta:

(A) Após a realização de quimioterapia neoadjuvante, deve ser realizado novo estadiamento, uma vez que haja diminuição do tamanho tumoral

(B) Tumor invadindo a parede torácica é sempre estádio IV

(C) Os linfonodos infraclaviculares e cervicais pela classificação TNM não são considerados linfonodos regionais

(D) Metástase para cadeia mamária interna ipsolateral, sem evidência de metástase axilar, é considerada N2b

(E) Metástase para linfonodos axilares coalescentes ou aderidos a estruturas adjacentes é considerada N3

9. Paciente, 60 anos, com diagnóstico de carcinoma ductal infiltrante em mama esquerda foi submetida à mastectomia radical modificada. No pré-operatório, realizaram-se radiografia de tórax, cintilografia óssea, hepatograma, ultrassonografias abdominal e transvaginal, não sendo evidenciadas alterações.

Segue laudo histopatológico da cirurgia: carcinoma ductal infiltrante grau II de Elston, medindo 1,5 cm de diâmetro na região subareolar. Carcinoma ductal *in situ* extenso de baixo grau dos tipos cribriforme e sólido, medindo 10 cm. Ausência de infiltração de pele e mamilo. Metástase para quatro dos 20 linfonodos isolados, sendo dois com infiltração da cápsula e da gordura subjacente.

Marque a alternativa que possui o TNM correto e o estádio correspondente:

(A) T1cN2M0/estádio IIIA
(B) T2N1M0/estádio IIB
(C) T1aN1M0/estádio IIA
(D) T2N2M0/estádio IIIA
(E) T3N2M0/estádio IIIA

10. Paciente apresentando tumoração de 5,5 cm sem acometimento linfonodal, ausência de metástases a distância. Qual o correto estádio da paciente anterior:

(A) I
(B) IIB
(C) IIA
(D) IIIA
(E) IIIB

11. Segundo o AJCC 2010, o T1b(m) significa:

(A) Tumor de 0,6 a 1,0 cm situado no quadrante medial da mama

(B) Tumor multicêntrico em que a soma dos tumores é de 0,6 a 1,0 cm

(C) Tumor multicêntrico em que o maior foco é de 0,6 a 1,0 cm

(D) Tumor metastático para mama que mede 0,6 a 1,0 cm

(E) Tumor comprovadamente maligno que mede 0,6 a 1,0 cm

12. Em paciente com tumor de 5,5 cm, axila clinicamente livre e sem evidências de metástases a distância, o estadiamento clínico é:
(A) IIA
(B) IIB
(C) IIIA
(D) IIIB
(E) IIIC

13. Em paciente com câncer de mama, constatam-se metástase clinicamente aparente na cadeia mamária interna e ausência de metástase axilar. A classificação de N, no sistema TNM, é:
(A) 3a
(B) 2a
(C) 2b
(D) 3b
(E) 3c

14. Em tumor maligno de mama com 2 cm, que se apresenta com edema de pele, a classificação de T no sistema TNM é:
(A) 2
(B) 1c
(C) 4a
(D) 4c
(E) 4b

15. Em relação à atual classificação TNM do câncer de mama, podemos afirmar que:
(A) As metástases em linfonodo infraclavicular, ipsolateral, comprometido, são classificadas como pN3a
(B) Linfonodo supraclavicular, homolateral, comprometido, é considerado pM1
(C) Micrometástases são depósitos tumorais maiores que 0,3 mm e menores que 3,0 mm
(D) Células tumorais isoladas ou grupamentos de células menores que 0,3 mm são classificados como pN0
(E) Não houve mudança em relação às metástases em cadeia mamária interna

16. Em relação ao estadiamento do câncer de mama:
(A) O estadiamento clínico inclui apenas o exame físico das mamas e das cadeias linfáticas regionais
(B) Os exames de imagem fazem parte do estadiamento clínico se realizados dentro de 4 meses do diagnóstico na ausência de progressão de doença
(C) O tamanho do tumor é com base tanto no tamanho do carcinoma infiltrante quanto do carcinoma *in situ* associado

(D) Quando há vários focos de microinvasão, o tamanho de todos os focos é somado para definir o tamanho da lesão
(E) A retração do complexo areolopapilar classifica o carcinoma de mama como T4b

17. Em relação à presença de micrometástases é correto afirmar que:
A) A incidência de micrometástases detectada por imuno-histoquímica em linfonodos histologicamente negativos pode variar entre 12 a 29%
B) Há relatos de diminuição da sobrevida livre de doença em pacientes com micrometástases diagnosticadas apenas por imuno-histoquímica
C) As micrometástases podem diferenciar-se de células tumorais isoladas por características típicas das metástases, como proliferação ou reação estromal
D) Existe consenso na literatura em relação ao manejo de pacientes com linfonodo sentinela com micrometástase
E) O critério utilizado para diferenciar micrometástase de grupamento de células tumorais é o tamanho
(A) A, B, C e D estão corretas
(B) B, C, D e E estão corretas
(C) A, B, C e E estão corretas
(D) A, B, D e E estão corretas
(E) Todas estão corretas

18. O comprometimento metastático dos linfonodos axilares em axila clinicamente negativa é de:
(A) 5%
(B) 15%
(C) 20%
(D) 25%
(E) 35%

19. Em relação ao comprometimento de linfonodo supraclavicular ipsolateral ao carcinoma mamário, podemos afirmar que:
A) É considerado M1, em razão do prognóstico semelhante aos casos de metástases a distância
B) É classificado como pN3b
C) É classificado como pN3c
D) A sobrevida livre de doença é igual à de pacientes com carcinoma estádio IIIB
E) A sobrevida livre de doença é menor em relação a pacientes com carcinoma estádio IIIB
(A) A e C estão corretas
(B) A e E estão corretas
(C) B e D estão corretas
(D) C e D estão corretas
(E) C e E estão corretas

Capítulo 28 | Estadiamento

20. Os quatro maiores sítios de metástases são:
(A) Ossos, pulmão, fígado e ovário
(B) Ossos, pulmão, cérebro, fígado
(C) Pulmão, ossos, fígado, pâncreas
(D) Cérebro, ovário, fígado, ossos
(E) Ovário, ossos, fígado, pâncreas

21. Em relação ao tumor primário, é correto afirmar que:
A) O carcinoma *in situ* sem evidência de componente invasivo é classificado como Tis
B) Nos casos de carcinoma bilateral sincrônico, o tamanho do maior tumor determina o estadiamento, e o tratamento é o mesmo em ambas as mamas
C) A doença de Paget com componente infiltrante deve ser classificada de acordo com o tamanho histopatológico da invasão
D) Nos casos de carcinoma multifocal, o tumor de menor dimensão é responsável pelo estadiamento

(A) A e B estão corretas
(B) A e C estão corretas
(C) A e D estão corretas
(D) A, B e C estão corretas
(E) A, B e D estão corretas

22. Paciente de 40 anos foi atendida com queixa de nódulo bilateral e dor à palpação de ambas as mamas. Ao exame foi evidenciado nódulo de 1,5 cm em QSE de mama direita com axilas livres e tumoração de 4 cm, ocupando QSE e região retroareolar de mama esquerda com linfonodo endurecido. Em relação ao tratamento cirúrgico está indicada:
(A) Mastectomia bilateral com esvaziamento axilar
(B) Quimioterapia neoadjuvante com mastectomia bilateral e esvaziamento axilar

(C) Quadrantectomia direita com biópsia do linfonodo sentinela e mastectomia esquerda com esvaziamento axilar
(D) Quimioterapia neoadjuvante e quadrantectomia bilateral com biópsia do linfonodo sentinela
(E) Mastectomia bilateral com biópsia do LS

23. Em relação ao estadiamento do câncer de mama, é correto afirmar que:
A) Em relação ao estadiamento histopatológico pós-quimioterapia, o prefixo "y" deve ser usado na classificação TNM (ypTNM)
B) É com base apenas em dados histopatológicos.
C) É com base apenas em critérios clínicos
D) É importante para a definição do tratamento

(A) A e C estão corretas
(B) B e C estão corretas
(C) B e D estão corretas
(D) A e D estão corretas
(E) Todas estão corretas

24. Paciente foi submetida à mastectomia radical modificada por tumor localmente avançado e axila com linfonodos coalescentes e aderidos. No laudo histopatológico, verifica-se acometimento de 10 linfonodos dos 15 retirados. Como podemos classificar o *status* linfonodal dessa paciente?
(A) N2a
(B) N2b
(C) N3a
(D) N3b
(E) N3c

Respostas Comentadas

1. **(B)** Tumor maior que 2 cm e menor ou igual a 5 cm equivale a T2, a presença de metástase para linfonodo supraclavicular é considerada N3c, e não dispomos de informações sobre o rastreamento de doença metastática, considerando, então, como Mx.[1,2]

2. **(B)** Células tumorais isoladas são menores que 0,2 mm. A parede torácica na classificação TNM inclui os arcos costais, músculos intercostais e músculo serrátil anterior e não os músculos peitorais, como indica a questão.[1,2]

3. **(A)** O carcinoma inflamatório é classificado como T4d. A presença de linfonodos axilares fixos e endurecidos é classificada como N2a, e mais uma vez não dispomos do rastreamento para metástases a distância, sendo então M.[1,2]

4. **(A)** O estadiamento clínico inclui exame físico cuidadoso das mamas, avaliando pele e glândula mamária, e das cadeias linfonodais (axilar, supraclavicular e cervicais); exames de imagem e exame anatomopatológico de amostras do tecido para diagnóstico de câncer de mama. A linfocintilografia não é considerada na avaliação do estadiamento clínico.[1,2]

5. **(A)** A presença de células tumorais isoladas é considerada como N0, pois não apresenta evidência de atividade metastática (proliferação e reação estromal).[1,2]

6. **(D)** Doença de Paget associada a tumor é classificada de acordo com o tamanho do tumor. Tumor maior que 1 cm e menor ou igual a 2 cm é classificado como T1c. Ausência de comprometimento axilar classifica-se como N0. Não dispomos do rastreamento para metástases a distância, sendo então Mx.[1,2]

7. **(C)** A presença de acometimento de parede torácica, independente do tamanho do tumor, será classificada como T4a. Metástase para linfonodos axilares coalescentes ou aderidos a estruturas adjacentes é considerada N2a. Não dispomos do rastreamento para metástases a distância, sendo então Mx.[1,2]

8. **(D)** Achados de imagem e achados cirúrgicos, obtidos após a paciente ter sido tratada com quimioterapia neoadjuvante, imunoterapia, hormonoterapia e/ou radioterapia, não são considerados elementos do estadiamento inicial. Presença de tumor invadindo a parede torácica é considerada T4a, e só será estágio IV na presença de metástase a distância. Linfonodos infraclaviculares são considerados linfonodos regionais, porém os cervicais não entram na classificação do TNM, assim esses últimos quando acometidos são classificados como M1.[1,2]

9. **(A)** Tumor maior que 1 cm e menor ou igual a 2 cm é T1c. Metástases acometendo 4 a 9 linfonodos axilares classificam-se como N2. Não há presença de metástase, sendo estádio IIIA.[1,2]

10. **(B)** A paciente será classificada como T3N0M0, entrando no estádio IIB.
    T3 = Tumores maiores que 5 cm.
    N0 = Ausência de metástases em linfonodos regionais.
    M0 = Ausência de metástases a distância.[1,2]

11. **(C)** A denominação (m) significa tumor multicêntrico, e T1b representa que o maior foco mede de 0,6 a 1,0 cm. (AJCC Cancer Staging Manual – 2010).

12. **(B)** O sistema TNM (*Tumor, Nodes, Metastasis*), introduzido pela União Internacional Contra o Câncer (UICC), pretende uniformizar as condutas através de critérios de estadiamento. Os casos são colocados em grupos, estadiados de I a IV. Um tumor de 5,5 cm é T3. Se os linfonodos axilares forem clinicamente negativos é N0, e ausência de metástases, M0. A classificação por estádio neste caso é IIB (Cap. 17, p. 164-165).[4]

13. **(C)** De acordo com a 6ª edição (2003) do estadiamento clínico do câncer de mama, a classificação em relação aos linfonodos regionais é N2b, quando a metástase em cadeia mamária interna é clinicamente aparente, na ausência de metástase axilar evidenciada ao exame clínico (Cap. 17, p. 164).[4]

14. **(E)** De acordo com a classificação TNM, tumor de qualquer tamanho com edema ou ulceração de pele é classificado como T4b (Cap. 17, p. 164).[4]

Capítulo 28 | Estadiamento

15. (**A**) As mudanças realizadas na atual classificação do sistema TNM (6. ed., 2003) classificaram a presença de metástase em linfonodo infraclavicular ipsolateral como pN3a. Nas classificações anteriores, o comprometimento linfonodal supraclavicular era considerado pM1. Atualmente, é classificado como pN3c, independente da presença ou ausência de comprometimento axilar ou de linfonodos comprometidos em cadeia mamária interna. As micrometástases são depósitos tumorais maiores que 0,2 mm e menores ou iguais a 2 mm, quer esteja na cadeia mamária interna quer esteja na região axilar. As células tumorais isoladas ou pequenos grupamentos de células menores que 0,2 mm são classificados como pN0. A presença de metástase em cadeia mamária interna, baseando-se no método de detecção e na presença ou ausência de metástase axilar, tem nova classificação. O comprometimento microscópico dos linfonodos da cadeia mamária interna, detectado por biópsia do linfonodo sentinela, é classificado como N1. O comprometimento macroscópico dos linfonodos da cadeia mamária interna, detectado por exame de imagem (exceto linfocintilografia), ou pelo exame clínico, é classificado como N2, se ocorrer na ausência de metástase para cadeia axilar, e N3 quando houver comprometimento axilar (Cap. 35, p. 489-492).[2]

16. (**B**) O estadiamento clínico do câncer de mama inclui tanto o exame físico, quanto os exames de imagem. Os exames de imagem só serão considerados elementos para o estadiamento, se realizados dentro de 4 meses do diagnóstico, na ausência de progressão de doença. Quando são realizados após tratamento neoadjuvante (quimioterapia, hormonoterapia ou radioterapia) não são usados para o estadiamento clínico, uma vez que este seja definido antes do início do tratamento. O componente infiltrante é que define o tamanho do tumor (pT), mesmo quando associado a componente intraductal. A microinvasão é a extensão de células neoplásicas além da membrana basal não maior que 0,1 cm (T1 mic). Se houver múltiplos focos de microinvasão, o tamanho do maior foco será utilizado para definir a sua dimensão. Retração do complexo areolopapilar pode ocorrer em tumores T1, T2 e T3. O carcinoma mamário é classificado como T4b, se houver edema ou ulceração da pele (Cap. 35. p. 489-491).[2]

17. (**C**) Segundo dados da literatura, a incidência de micrometástases detectadas por estudo imuno-histoquímico é de 12 a 29%. Estudos retrospectivos realizados têm relatado diminuição da sobrevida livre de doença nestes casos (de 10 a 22%). Algumas pacientes apresentam metástases a distância com linfonodos axilares negativos, sugerindo que estes possam apresentar micrometástases. Estas se diferenciam das células tumorais isoladas por alterações histopatológicas típicas, como proliferação ou reação estromal. Entretanto, estas são características muito subjetivas, sendo difícil a sua reprodução entre os patologistas. Atualmente, o tamanho é o critério utilizado para diferenciar a micrometástase (maior que 0,2 mm e menor ou igual a 2 mm) das células tumorais isoladas e grupamentos de células tumorais (menor ou igual a 0,2 mm) (Cap. 35, p. 491-495).[2]

18. (**D**) O exame clínico pode apresentar erro de avaliação em relação ao comprometimento linfonodal, podendo ocorrer linfonodos histologicamente comprometidos em pacientes com axila clinicamente negativa em torno de 25% dos casos (Cap. 8, p. 293).[5]

19. (**D**) No atual sistema TNM da União Internacional Contra o Câncer (UICC), a presença de metástase em linfonodo supraclavicular é considerada pN3c e não mais M1, sendo seu prognóstico semelhante ao dos carcinomas localmente avançados (IIIB:T4 N0, N1, N2, M0). O estadiamento clínico é IIIC (qualquer T N3 M0) (Cap. 35, p. 496).[2]

20. (**B**) O câncer de mama se dissemina principalmente pelo sistema linfático, porém podem ocorrer metástases através dos vasos sanguíneos. Os quatro principais sítios de metástases são: osso, pulmão, cérebro e fígado (Cap. 35, p. 490).[2]

21. (**B**) O carcinoma *in situ* é classificado como Tis, quando não houver componente infiltrante. O carcinoma de Paget com componente infiltrante subjacente deve ser estadiado de acordo com a dimensão histopatológica da invasão (pT) (Cap. 35, p. 490- 491).[2]

Respostas Comentadas   177

22. (**C**) No carcinoma bilateral de mama, cada um dos tumores deverá ser estadiado separadamente. Consequentemente, o tratamento cirúrgico será individualizado, e a indicação cirúrgica dependerá do estadiamento clínico de cada um dos tumores. Neste caso, na mama direita, a cirurgia conservadora poderá ser realizada, em função da pequena dimensão do tumor. Como a axila é clinicamente negativa, a biópsia do linfonodo está indicada, evitando, assim, complicações decorrentes do esvaziamento axilar (linfedema, impotência funcional do membro superior). Na mama esquerda, o tratamento radical com esvaziamento axilar está indicado em decorrência da extensão locorregional da doença (Cap. 35, p. 491).[2]

23. (**D**) O estadiamento do câncer de mama é com base em critérios clínicos (cTNM) e patológicos (pTNM). O prefixo "y" indica os casos em que a classificação clínica ou patológica foi realizada durante ou após qualquer tipo de tratamento neoadjuvante (ycTNM e ypTNM). O sistema de classificação TNM para o câncer de mama é importante para definir o tratamento, para estimar o prognóstico da doença e para que se possam comparar os resultados obtidos com os diversos tipos de tratamentos (Cap. 35, p. 489-490).[2]

24. (**C**) O acometimento de 10 ou mais linfonodos axilares comprometidos se classifica como N3a.[3]

Referências Bibliográficas

1. Bland KI, Copeland EM. *The breast. Comprehensive management of benign and malignant disorders.* Philadelphia: Saunders, 2009.
2. Harris JR, Lippman ME, Morrow M *et al. Diseases of the breast.* 4th ed. Philadelphia: Lippincott Williams & Wilkins, 2014.
3. Edge SB, Compton CC. *AJCC Cancer Staging Manual – Annals of surgical oncology*, 2010 – Springer.
4. Menke CH *et al. Rotinas em mastologia.* 2. ed. Porto Alegre: Artmed, 2007.
5. Veronesi U. *Mastologia oncológica.* Rio de Janeiro: Medsi, 1999.

29

Outras Questões de Patologia

Roberta Acar Pereira

1. Paciente do sexo feminino, 35 anos, com massa palpável em mama esquerda, localizada no quadrante superior esquerdo, associada à linfadenopatia, sem outros sinais e sintomas, detectada após a gestação. Na mamografia, foi identificada massa bem definida com cerca de 8 cm que na punção aspirativa por agulha fina (PAAF) mostrou presença de macrófagos epitelioides, células gigantes e neutrófilos. Qual o melhor diagnóstico para o presente caso?
(A) Tuberculose
(B) Sarcoidose
(C) Mastite granulomatosa idiopática
(D) Infecção fúngica
(E) Granulomatose de Wegener

2. Assinale a alternativa correta:
(A) A adenose esclerosante é lobulocêntrica, ou seja, está presente em associação à unidade lobular do ducto terminal
(B) O carcinoma tubular exibe túbulos distorcidos e/ou alongados, com lúmens obliterados
(C) Na cicatriz radial, as células mioepiteliais estão sempre presentes ao redor de toda a glândula
(D) Os papilomas exibem projeções papilares compostas por estroma fibrovascular e revestimento por camada única de células
(E) A hiperplasia estromal pseudoangiomatosa faz diagnóstico diferencial com angiossarcoma de baixo grau, sendo positiva para vimentina e actina e geralmente negativa para CD34

3. Paciente do sexo feminino, 25 anos, com nódulo palpável em mama, móvel, bem delimitado e doloroso que na ultrassonografia mostrou-se hipoecoico e homogêneo. Macroscopicamente, tratava-se de massa de 2,5 cm, ovoide, branca, consistência fibrosa e superfície de corte com espaços semelhantes a fendas. Qual o diagnóstico mais provável?
(A) Adenoma tubular
(B) Fibroadenoma
(C) Hamartoma
(D) Tumor *phyllodes*
(E) Hiperplasia estromal pseudoangiomatosa

4. Qual das alternativas abaixo não caracteriza tumor *phyllodes* maligno?
(A) Presença de elementos heterólogos
(B) Marcada atipia celular
(C) Mitoses frequentes (5-10 por campo de grande aumento)
(D) Margens com padrão infiltrativo
(E) Estroma hipercelular com predomínio de componente epitelial

5. Com base no achados anatomopatológicos, são diagnósticos diferenciais com Doença de Paget, **exceto**:
(A) Doença de Bowen/carcinoma escamoso *in situ*
(B) Carcinoma de células basais
(C) Melanoma maligno
(D) Alterações de células claras
(E) Todas as acima

Capítulo 29 | Outras Questões de Patologia

6. Assinale a alternativa correta:
- (A) No carcinoma lobular *in situ* variante pleomórfica, as células são pequenas (mesmo tamanho dos linfócitos), mitoses e necrose podem estar presentes
- (B) Hiperplasia lobular atípica, carcinoma lobular *in situ* e carcinoma lobular *in situ* variante pleomórfica são uniformemente negativos para E-caderina
- (C) No carcinoma *in situ* variante pleomórfica, a marcação pelo Ki67 é semelhante à observada na hiperplasia lobular atípica e no carcinoma lobular *in situ*
- (D) Carcinoma lobular *in situ*, hiperplasia lobular atípica e carcinoma lobular *in situ* variante pleomórfica são positivos para receptores de estrogênio, progesterona e HER2/ neu
- (E) Na hiperplasia lobular atípica, as células são pequenas, uniformes, com núcleos redondos a ovais, cromatina homogênea e ausência de nucléolo, podendo conter vacúolos intracitoplasmáticos de mucina

7. As causas mais comuns de microcalcificações benignas na mamografia são, **exceto**:
- (A) Fibroadenoma
- (B) Alterações fibrocísticas
- (C) Adenose esclerosante
- (D) Ectasia ductal
- (E) Hiperplasia fibroadenomatoide

8. É lesão que pode levar a um falso diagnóstico de malignidade na PAAF (punção aspirativa por agulha fina):
- (A) Papiloma
- (B) Alterações lactacionais
- (C) Liponecrose
- (D) Fibroadenoma
- (E) Todas as acima

9. Em relação ao carcinoma intraductal bem diferenciado, assinale a alternativa **incorreta**:
- (A) Receptor de estrogênio positivo
- (B) HER-2/neu negativo
- (C) Receptor de progesterona positivo
- (D) Ciclina D1 negativa
- (E) P53 negativo

10. Dentre os carcinomas invasivos abaixo, qual o menos frequente?
- (A) Carcinoma mucinoso
- (B) Carcinoma tubular
- (C) Carcinoma medular
- (D) Carcinoma cribriforme
- (E) Carcinoma lobular

11. Muitos fatores prognósticos são importantes para a conduta terapêutica nos carcinomas invasivos. Além do estágio do linfonodo e grau histológico, quais outros fatores são independentes e de maior importância para a determinação do curso clínico?
- (A) Necrose tumoral e invasão vascular
- (B) Tamanho da área tumoral e alterações estromais (fibrose e elastose)
- (C) Invasão vascular e tamanho da área tumoral
- (D) Alterações estromais (fibrose e elastose) e invasão perineural
- (E) Invasão perineural e necrose tumoral

12. Assinale a alternativa incorreta em relação aos marcadores imuno-histoquímicos para células mioepiteliais:
- (A) Actina de músculo liso exibe marcação citoplasmática nas células mioepiteliais
- (B) Calponina apresenta marcação citoplasmática nas células mioepiteliais
- (C) Miosina tem marcação nuclear nas células mioepiteliais
- (D) P63 exibe marcação nuclear nas células mioepiteliais
- (E) Todas as acima

13. Em relação ao fenótipo basal do câncer de mama, assinale a alternativa correta:
- (A) CK 5/6 e CK 14 positivos
- (B) CK 7/8 e CK 14 positivos
- (C) CK 18 e CK 19 positivos
- (D) CK 5/6 e CK 18 positivos
- (E) CK 7/8 e CK 18 positivos

14. Qual dos marcadores abaixo não é utilizado para estabelecer metástase de câncer de mama?
- (A) GCDFP-15
- (B) Receptor de estrogênio
- (C) CK 20
- (D) CEA
- (E) BCA 225

15. Em relação ao linfonodo sentinela, chamamos de micrometástase:
- (A) Metástase < 0,2 mm
- (B) Metástase < 2,0 mm
- (C) Metástase > 0,2 mm e < 2,0 mm
- (D) Metástase > 2,0 mm
- (E) Nenhuma das afirmativas acima

16. Qual o diagnóstico mais provável para o exame citológico abaixo?

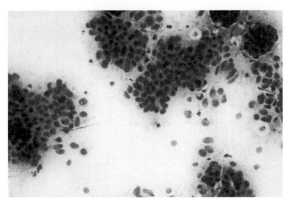

Ver *Prancha* em *Cores*.

(A) Liponecrose
(B) Papiloma
(C) Carcinoma de mama
(D) Alterações lactacionais
(E) Nenhuma das opções acima

17. Diante do quadro histológico apresentado, qual seria o diagnóstico mais adequado?

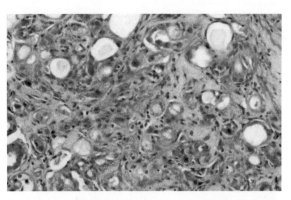

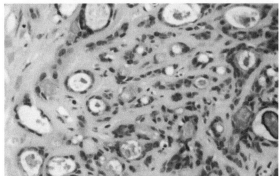

Ver *Prancha* em *Cores*.

(A) Carcinoma ductal infiltrante
(B) Cicatriz radial
(C) Carcinoma lobular infiltrante
(D) Adenose esclerosante
(E) Papiloma

18. Em relação à figura abaixo, qual o melhor diagnóstico?

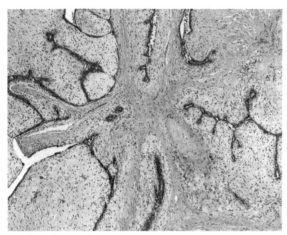

Ver *Prancha* em *Cores*.

(A) Fibroadenoma
(B) Papiloma
(C) Tumor *phyllodes*
(D) Hamartoma
(E) Adenoma tubular

19. Qual o diagnóstico para o quadro histológico abaixo?

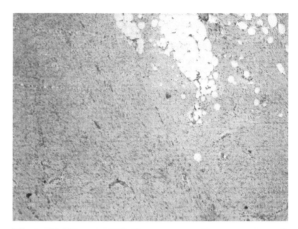

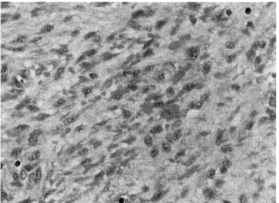

Ver *Prancha* em *Cores*.

(A) Fasciíte nodular
(B) Fibromatose
(C) Fibrossarcoma
(D) Miofibroblastoma
(E) Carcinoma metaplásico

20. Uma paciente em investigação de um nódulo cat 4 foi submetida à core biópsia com resultado histológico de lesão proliferativa atípica. A imuno-histoquímica revelou E caderina positiva com calcitonina e P63 negativos. A resposta a seguir que melhor encaixaria neste caso é:
(A) Carcinoma lobular invasivo
(B) Hiperplasia ductal com atipias
(C) Carcinoma ductal *in situ*
(D) Hiperplasia lobular com atipias
(E) Carcinoma invasivo de tipo não especial

Respostas Comentadas

1. (C) A mastite granulomatosa idiopática ocorre tipicamente em mulheres jovens entre 20 a 40 anos e está frequentemente associada à gravidez recente. Sua apresentação usual é como massa palpável que pode ser macia, mas nem sempre. A doença é bilateral em 1/4 dos pacientes e em mais da metade, a impressão clínica é de carcinoma. Linfadenopatia pode estar presente. Pacientes com mastite granulomatosa idiopática não apresentam sítios de doença granulomatosa extramamária, em contraste com outros distúrbios granulomatosos. A mamografia mostra massa bem definida ou uma densidade assimétrica. Macroscopicamente pode atingir mais de 8 cm. Os achados citológicos caracterizam-se pela presença de macrófagos epitelioides, células gigantes e neutrófilos. Necrose não está presente. Em alguns casos, aspectos específicos não são encontrados, tornando o diagnóstico definitivo difícil. Mastite granulomatosa idiopática é o diagnóstico de exclusão, de forma que necessita para um diagnóstico confiável de dados clínicos, histológicos e exclusão de outras infecções.

2. (A) A adenose esclerosante cresce em associação à unidade lobular do ducto terminal. Este padrão lobulocêntrico é a chave para o diagnóstico correto de adenose esclerosante e suas variantes e na distinção dessa lesão do carcinoma invasivo, sendo mais bem visualizada na objetiva de pequeno aumento. O carcinoma tubular exibe aparência infiltrativa com estroma mais celular e desmoplásico, com túbulos angulados exibindo seus lúmens abertos. A cicatriz radial, microscopicamente, é caracterizada por uma zona central de fibroelastose da qual irradiam ductos e lóbulos que podem exibir alterações benignas, como microcistos, metaplasia apócrina e alterações proliferativas. Esses ductos estão comumente distorcidos ou de aparência angulada, revestidos por uma ou mais camadas de epitélio com revestimento externo de células mioepiteliais ao menos em parte da glândula. Os papilomas são lesões compostas por ductos cisticamente dilatados, contendo múltiplas papilas compostas por eixos de estroma fibrovascular, revestidos por duas camadas de células (epiteliais e mioepiteliais). O epitélio luminal é frequentemente, mas nem sempre, cuboidal, e a camada basal ou mioepitelial é representada por célu-las arredondadas ou alongadas com abundante citoplasma claro. Na hiperplasia estromal pseudoangiomatosa, as células miofibroblásticas que revestem os espaços (fendas) são positivas para vimentina, actina e CD34, e uniformemente negativas para marcadores de células endoteliais, como CD31 e fator VIII. Podem expressar imunorreatividade para receptor de progesterona, mas são negativos para marcadores epiteliais.

3. (B) Fibroadenoma é uma lesão comum que se apresenta por massa dolorosa à palpação, móvel e bem definida em mulheres entre 20 a 30 anos. Lesões menores clinicamente impalpáveis podem, contudo, ser mais comuns e estar presentes por toda a mama. O exame ultrassonográfico mostra massas hipoecoica, homogênea e bem delimitada. Macroscopicamente são tipicamente vistos como massas de limites precisos, sem cápsula verdadeira e excisadas sem parênquima mamário ao redor. Mostram tamanho variando de 1 a 3 cm, mas formas raras em mulheres jovens e adolescentes podem atingir mais de 20 cm, sendo denominados como fibroadenomas gigantes nas últimas. A superfície de corte é algo lobulada, de consistência firme-elástica e com estruturas ductais no interior da lesão semelhantes a pequenas fendas. Raramente ao corte podem ter aparência mixoide. Em pacientes idosas, podem ter textura mais fibrosa. O diagnóstico diferencial mais importante é tumor *phyllodes*. Embora os fibroadenomas sejam mais frequentes em pacientes jovens e tenham tamanho pequeno, estes fatores não são excludentes para o tumor *phyllodes* que também pode ser visto em mulheres em torno dos 30 anos. O aspecto-chave é o estroma cinza-acastanhado com celularidade aumentada no tumor *phyllodes* e composto por verdadeiras fendas alongadas.

4. (C) A maioria dos tumores *phyllodes* é benigna, mas um dos espectros são lesões compostas por células estromais marcadamente atípicas com abundantes mitoses (mais de 10 por 10 campos de grande aumento) em que o estroma tem um crescimento excessivo do componente epitelial que infiltra o parênquima adjacente. Ocasionalmente, elementos sarcomatosos heterólogos específicos podem ser vistos, como lipossarcoma, condrossarcoma, ou mesmo, osteossarcoma.

Capítulo 29 | Outras Questões de Patologia

5. (E) As células do melanoma maligno mostram pigmentação citoplasmática, frequentemente exibem ninhos na junção dermoepidérmica além de disseminação através da epiderme. Marcações imuno-histoquímicas para proteína S-100, HMB 45 e Melan-A positivas e negativa para marcadores epiteliais confirmam origem da crista neural destas células. A substituição extensa da epiderme do mamilo por células de Paget pode simular doença de Bowen. Contudo, doença de Bowen não está associada à malignidade subjacente, além de frequentemente ser positiva para citoqueratina de alto peso molecular e negativa para HER-2/neu. Alterações de células claras constituem alteração não neoplásica de queratinócitos benignos. Podem ser distribuídas por toda epiderme, no entanto, são mais frequentes na camada basal ou no meio da epiderme. Citologicamente apresentam núcleo suave com citoplasma claro.

6. (B) O carcinoma lobular *in situ* variante pleomórfica (PLCIS) tem padrão de crescimento semelhante ao carcinoma lobular *in situ* clássico (LCIS), mas as células são grandes (3 a 4 vezes o tamanho do linfócito) com marcado pleomorfismo e frequentemente com nucléolos proeminentes. Entretanto, o núcleo está localizado excentricamente, a relação núcleo-citoplasma está aumentada e, ao contrário do carcinoma lobular *in situ* clássico, as mitoses podem ser vistas. Os aspectos citológicos são similares aos encontrados nas células individuais do carcinoma ductal *in situ* de alto grau. Necrose pode estar presente e geralmente é central, similar à aparência do comedocarcinoma. Assim como o carcinoma lobular *in situ* clássico, a variante pleomórfica e a hiperplasia lobular atípica são negativas para E-caderina pela imuno-histoquímica. Em contraste com o carcinoma lobular *in situ* clássico e a hiperplasia lobular atípica, a variante pleomórfica tem taxa de proliferação maior (Ki67) e maior probabilidade de positividade para p53 (25% PLCIS *versus* 0% LCIS). Tanto o LCIS quanto o PLCIS são positivos para receptores de estrogênio e progesterona na maioria dos casos (90-100%), e a maioria dos PLCIS é negativa para HER-2/neu, enquanto o LCIS mostra-se uniformemente negativo. No LCIS, há distensão dos lóbulos acometidos por uma proliferação uniforme de células pequenas sem coesão, com núcleos pequenos, uniformes, arredondados (aproximadamente 1 a 1,5 vez o tamanho do linfócito), mostrando cromatina relativamente homogênea e nucléolo ausente ou inconspícuo. Os núcleos estão localizados excentricamente, e o citoplasma é frequentemente pálido a claramente eosinofílico. As células podem conter vacúolos intracitoplasmáticos de mucina, podendo ser grandes o suficiente para produzir forma em anel de sinete. A mucina intracitoplasmática pode conferir uma aparência "targetoide" vista como um *dot* central escuro, rodeado por um halo claro.

7. (A) As causas mais comuns de microcalcificações benignas na mamografia são: alterações fibrocísticas, calcificações vasculares, hiperplasia fibroadenomatoide, ectasia ductal e adenose esclerosante. Microcalcificações podem estar presentes em tecido mamário normal, assim como calcificações em lóbulos atróficos. Alteração fibrocística é uma causa comum de calcificação mamograficamente indeterminada. Calcificações associadas à hiperplasia fibroadenomatoide têm geralmente uma aparência indeterminada, que é indistinguível do carcinoma ductal *in situ*. Calcificações associadas à adenose esclerosante, lóbulos atróficos e calcificações estromais benignas com frequência aparecem como agrupamentos de microcalcificações irregulares e granulares. Biópsia percutânea frequentemente é requerida para distinguir microcalcificação benigna de carcinoma ductal *in situ*. Ectasia ductal pode ser diagnosticada com base na imagem mamográfica, mas, em algumas ocasiões, a imagem pode causar incerteza, especialmente se as calcificações forem unilaterais e focais.

8. (E) O fibroadenoma pode causar confusão com lesões malignas, pois seu esfregaço mostra-se celular e pode conter algum pleomorfismo celular e descoesão ao redor das margens dos grupamentos celulares epiteliais. Os núcleos das células devem ser distinguidos dos núcleos das células malignas que mostram atipias. Punção de papilomas produz grupamentos tridimensionais de células epiteliais semelhantes às que podem ser vistas nos líquidos ascítico e pleural de carcinomas metastáticos, porém, raramente é visto pleomorfismo nuclear. Alterações lactacionais produzem células dissociadas com nucléolo proeminente e núcleo maior que as células epiteliais benignas "típicas". Vale lembrar que alterações lactacionais focais podem ocorrer em mulheres idosas e mesmo naquelas que nunca engravidaram. As células epiteliais têm citoplasma azul pálido ou vacuolado, visto pelo Giemsa, em razão de gotículas de lipídio. Liponecrose pode simular carcinoma citologicamente, onde o esfregaço é frequentemente celular e contém células descoesas, mas ao exame minucioso é vista uma população celular mista, incluindo macrófagos espumosos e células inflamatórias.

Respostas Comentadas

9. (D) Os carcinomas ductais *in situ* expressam positividade para os receptores de estrogênio, progesterona e para ciclina D1, além de negatividade para HER-2/neu e p53.

10. (B) O carcinoma lobular invasivo representa 4,9-15% de todos os carcinomas invasivos, enquanto o carcinoma tubular 0,8-2,3%, o cribriforme 0,8-3,5%, o mucinoso 0,8-6% e o medular 1-7%.

11. (C) Em adição ao estágio do linfonodo e ao grau histológico, o tamanho da área tumoral e a presença de invasão vascular são fortes fatores prognósticos que determinam a sobrevida de pacientes com câncer de mama invasivo. O tamanho aumentado do tumor é independentemente associado ao pior prognóstico e sobrevida. Em geral, tumores menores de 15 mm têm bom prognóstico em consistência com a frequência menor (15-20%) de metástase para linfonodos axilares e em contraste com tumores maiores de 15 mm, onde a frequência de metástase ganglionar é maior que 40%. A presença de êmbolos tumorais em espaços vasculares é um fator prognóstico importante e independente que pode ocorrer em mais de 50% dos carcinomas invasivos. Invasão vascular é significativamente associada ao envolvimento locorregional de linfonodo, mas a presença ou ausência de invasão vascular é também associada à sobrevida do paciente, independentemente do estágio do linfonodo, sendo fator preditivo para recorrência local. A significância prognóstica de outros aspectos patológicos ainda continua inconclusiva. Dentre elas estão a necrose tumoral, fatores estromais, como fibrose e elastose, assim como invasão perineural.

12. (C) Uma das mais usadas aplicações da imuno-histoquímica em patologia mamária é o diagnóstico diferencial entre lesões benignas e proliferações malignas *in situ* que imitam carcinoma invasivo. Para identificar camada de células mioepiteliais intacta, quatro marcadores são comumente usados na prática clínica e entre eles estão: actina de músculo liso, calponina e miosina, todas com marcação citoplasmática e p63 com marcação nuclear.

13. (A) Uma indicação para o uso das citoqueratinas (CK) 5/6 é a classificação do carcinoma de mama invasivo em subtipos basal ou luminal. Isto é com base em estudos acerca de dados sobre perfil de expressão gênica dos carcinomas invasivos, mostrando subcategorizações dessas lesões em tipos basal e luminal e associação dos mesmos com diferentes perfis moleculares e diferentes prognósticos. A positividade para CK5/6 e CK14 define fenótipo basal, enquanto a positividade para CK7/8, 18 e 19 determina fenótipo luminal. O fenótipo basal pode ser associado a pior prognóstico.

14. (C) O padrão de marcação da citoqueratina 20 e a expressão da citoqueratina 7 podem ter extremo valor nos casos onde o sítio primário da doença metastática não é conhecido clinicamente. Contudo, CK7 é frequentemente presente em carcinomas de mama e provenientes dela, e está também presente em outros carcinomas, incluindo o carcinoma seroso de ovário e carcinoma endometrial, assim como adenocarcinoma de pulmão, que são tipicamente CK20 negativos. Tumores provenientes do cólon frequentemente expressam CK20, mas não CK7. Outras lesões, como carcinomas renal e hepatocelular, tendem a não expressar tanto CK20 quanto CK7.

15. (C) As micrometástases são determinadas por metástases maiores que 0,2 mm, mas não maior que 2,0 mm. Metástases menores que 0,2 mm são consideradas como células tumorais isoladas.

Grupo 1 CK7: + CK20: +	Grupo 2 CK7: + CK20: –	Grupo 3 CK7: – CK20: +	Grupo 4 CK7: – CK20: –
Carcinoma de células transicionais Carcinoma mucinoso ovariano Carcinoma pancreático	Carcinoma mamário Adenocarcinoma pulmonar (grandes células) Carcinoma seroso ovariano Adenocarcinoma endometrial	Carcinoma colorretal	Carcinoma hepatocelular Carcinoma de células renais Adenocarcinoma prostático Carcinoma escamoso Carcinoma neuroendócrino de pequenas células

Capítulo 29 | Outras Questões de Patologia

16. (B) Papilomas são lesões benignas e podem fornecer uma amostra celular na PAAF com grandes grupamentos irregulares de células epiteliais. Além disso, núcleos soltos estão frequentemente presentes no fundo do esfregaço. Deve-se ter cuidado para não interpretar erroneamente uma amostra celular como sendo de uma lesão maligna.

17. (D) Notar a falta de reação estromal aos cordões de células infiltrantes que não devem ser confundidas com carcinoma invasivo. A presença de camada de células mioepiteliais é definidora de benignidade e deve ser confirmada pela imuno-histoquímica.

18. (A) Neoplasia bifásica exibindo celularidade estromal, mas não em um grau que justifique o diagnóstico de tumor *phyllodes*.

19. (B) Notar a presença de fascículos de células fusiformes em estroma misto mixoide e colagenizado. As bandas são compostas por células fusiformes a ovais, sem atipias, e mitoses são incomuns.

20. (E) A E caderina é fundamental na diferenciação de carcinoma lobular infiltrante (E caderina negativa) e carcinoma ductal (E caderina positivo). A determinação de invasão estromal separa neoplasias invasivas das *in situ*, podendo ser determinada pela ausência da membrana basal ou camada mioepitelial. P63 e calcitonina são marcadores das células mioepiteliais.

Bibliografia

Boff RA, Chagas CR, Mencke CH, Vieira RJS. *Tratado de Mastologia da SBM*. Rio de Janeiro: Revinter, 2011;624-25.

O'Malley FP, Pinder SE. *Breast pathology: a volume in foundations in diagnostic pathology series.* Philadelphia: Churchill Livingstone Elsevier, 2003 (imagens do Capítulo).

Rosen P. *Rosen's breast pathology.* 3rd ed. Philadelphia: Lippincott Williams & Wilkins, 2009.

Parte VI

Fatores Prognósticos e Carcinoma *In Situ* da Mama

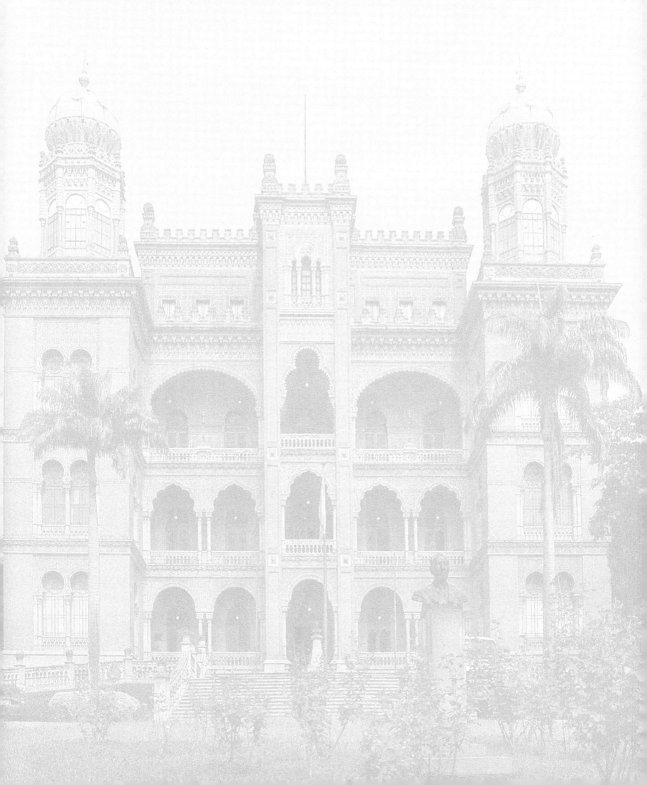

30

Fatores Prognósticos e Preditivos do Câncer de Mama

Mário Alberto Costa ▪ *Bertha Araújo* ▪ *Eduardo Bandeira de Mello*
Eduardo Medeiros ▪ *Maria de Fátima Gaui*
Sabrina Rossi Perez Chagas ▪ *Júlia Dias*

1. Com relação aos receptores hormonais, é correto afirmar:
(A) Representam importante fator prognóstico e preditivo
(B) Representam apenas fator prognóstico
(C) Representam apenas fator preditivo
(D) Só apresentam relevância na pré-menopausa
(E) Só apresentam relevância com axila comprometida

2. Em uma paciente de 50 anos submetida à segmentectomia com perspectiva de tratamento complementar, podemos dizer que ela apresenta menor risco de recidiva se:
(A) Apresentar tumor de 7 mm, grau 2, sem invasão linfovascular com c-erbB2^{+++}
(B) Apresentar tumor de 20 mm, grau 1, com receptores hormonais positivos
(C) Apresentar tumor triplo negativo (RE$^-$/RP$^-$/c-erbB2$^-$)
(D) Apresentar tumor de 23 mm, grau 3, c-erbB2 negativo
(E) Apresentar tumor de 7 mm, grau 1, com 1 linfonodo comprometido macroscopicamente, c-erbB2 negativo

3. Em uma paciente de 55 anos, submetida à segmentectomia por tumor de mama de 15 mm, grau 2, com 3 linfonodos sentinelas livres de acometimento e receptores hormonais positivos, o tratamento adjuvante exclusivo com hormonoterapia é adequado se:
(A) O escore do Oncotype DX for < 18
(B) O tumor apresentar infiltração cutânea no diagnóstico
(C) Apresentar altos níveis de uPA/PA1
(D) A avaliação do c-erbB2 for positiva
(E) Apresentar importante invasão linfovascular

4. Em uma paciente com axila comprometida e c-erbB2^{++}/$^{+++}$, é correto afirmar que:
(A) É necessário confirmar o c-erbB2 por FISH para definirmos se há benefício da utilização de trastuzumabe
(B) Os receptores hormonais revelarão a necessidade de utilização de taxanos
(C) Se apresentar tumor < 10 mm com baixo grau, podemos utilizar apenas hormonoterapia
(D) Caso os receptores hormonais sejam muito positivos, poderemos prescindir da terapia biológica
(E) A idade, o tamanho do tumor e os receptores é que vão determinar o tratamento complementar

5. Das assertivas abaixo, qual pode ser considerada correta?
(A) Menarca precoce, menopausa tardia e muitos anos de ciclos ovulatórios estão associados a um maior risco de câncer de mama
(B) Nuliparidade está relacionada com um menor risco de câncer de mama
(C) Gravidez após tratamento específico do câncer de mama pode reduzir a sobrevida
(D) Lactação por longos períodos está associado a um maior risco de desenvolvimento de câncer de mama
(E) Obesidade não é fator de risco para câncer de mama

Capítulo 30 | Fatores Prognósticos e Preditivos do Câncer de Mama

6. Estudos envolvendo quimioterapia neoadjuvante identificam fatores relacionados com aumento de chance de resposta patológica completa com **exceção** de:
(A) Receptores hormonais fortemente positivos
(B) HER-2 positivo
(C) Ki-67 elevado
(D) Tumor grau III
(E) Tumor triplo negativo

7. Na decisão do tratamento adjuvante, é fundamental considerarmos (assinale a assertiva correta):
(A) Fatores prognósticos: fatores capazes de antever a resposta à terapêutica
(B) Avaliação do risco de recidiva da doença e benefício estimado para o tratamento proposto
(C) Fatores preditivos de resposta, como o tamanho do tumor e a idade da paciente
(D) A análise gênica (Oncotype DX, p. ex.) em todos os subtipos de carcinoma ductal
(E) As respostas B e D estão corretas

8. Dentre os principais fatores prognósticos na avaliação de uma paciente com diagnóstico de câncer de mama, podemos citar os descritos a seguir, **exceto**:
(A) Estadiamento
(B) Tamanho do tumor
(C) BRCA-2 positivo
(D) Número de linfonodos comprometidos
(E) Idade

9. Dentre os fatores a seguir, qual deles não representa fator preditivo de resposta ao tratamento sistêmico:
(A) $p53$
(B) Receptores hormonais
(C) Ki-67
(D) Amplificação do oncogene HER-2
(E) Expressão de topoisomerase 2A

10. Assinale o fator independente e com maior nível de evidência (nível 1) na avaliação do prognóstico de pacientes com carcinoma invasivo e axila negativa:
(A) Análise de fase S por citometria de fluxo
(B) Nível de uPA/PAI-1
(C) Painel de 70 genes (Mamaprint)
(D) Nível de p53 no tumor
(E) Presença de micrometástase na medula óssea

11. Assinale o item que apresenta apenas fatores de mau prognóstico para o câncer de mama:
(A) Receptor de estrogênio positivo, HER-2 negativo, axila positiva
(B) Axila negativa, tumor de 5 cm, receptores hormonais positivos
(C) Raça negra, idade < 35 anos, Ki-67 alto
(D) Receptor de progesterona negativo, tumor de 4 cm, axila negativa
(E) Mãe com câncer de mama, receptor de estrogênio negativo, HER-2 negativo

12. Assinale a alternativa **falsa**:
(A) Aproximadamente 20% das pacientes com câncer de mama têm o gene HER-2/neu amplificado
(B) O tamanho do tumor e o grau histológico são fatores prognósticos para o câncer de mama
(C) A expressão do Ki-67 é um marcador de proliferação celular
(D) O tamanho do tumor é o fator prognóstico mais importante para doença metastática e para a sobrevida
(E) O *status* do HER-2 é o maior fator preditivo para o benefício com trastuzumabe

13. Assinale a alternativa verdadeira:
(A) Quanto mais idosa a paciente, maior a possibilidade de os tumores serem receptor de estrogênio negativo
(B) O receptor hormonal não tem valor prognóstico
(C) Os receptores de estrogênio e progesterona são os fatores preditivos mais importantes disponíveis
(D) O câncer de mama é uma doença homogênea
(E) O subtipo triplo negativo está associado a um prognóstico melhor

14. Recentemente, o tratamento adjuvante do carcinoma invasivo da mama tem sido individualizado. Dentre os avanços neste sentido, uma das maiores contribuições foi a classificação dos tumores em subtipos moleculares distintos. Dentre os subtipos definidos, o que conhecidamente tem resistência relativa a tratamento com quimioterapia com base em antraciclina e maior benefício relacionado com hormonoterapia, é:
(A) Subtipo luminal A
(B) Subtipo luminal B
(C) Subtipo HER-2
(D) Subtipo basaloide
(E) Nenhum subtipo tem menor benefício relacionado com quimioterapia ou maior com hormonoterapia

15. A avaliação de expressão gênica dos tumores invasivos da mama pode fornecer importantes informações sobre o prognóstico e possibilidades terapêuticas. Entre os testes disponíveis comercialmente, está o OncotypeDX. Sua utilização é recomendada para avaliação de:

(A) Tumores invasivos da mama, com mais de 3 linfonodos axilares positivos, receptores hormonais positivos

(B) Tumores invasivos da mama, com linfonodos axilares negativos e receptores hormonais negativos

(C) Tumores invasivos da mama, com mais de 3 linfonodos axilares positivos e receptores hormonais negativos

(D) Tumores invasivos da mama, com linfonodos axilares negativos e receptores hormonais positivos

(E) Tumores *in situ* da mama em que há contra-indicação formal ao uso de hormonoterapia adjuvante.

16. Caso clínico:

Paciente de 60 anos, pós-menopausa, detectou nódulo em mama esquerda, confirmado por mamografia. Foi submetida à *core* biópsia com laudo de carcinoma ductal infiltrante. Realizou segmentectomia com pesquisa de linfonodo sentinela, sendo os 2 linfonodos positivos, prosseguiu para esvaziamento axilar. O histopatológico revelou tumor de 3 cm, CDI, GIII, os demais linfonodos negativos, receptores de estrogênio e progesterona positivos e pesquisa de c-erbB2 por imuno-histoquímica +++/3⁺

16-1. O estadiamento da paciente de acordo com o *American Joint Committee on Cancer* (AJCC) é:

(A) Estádio IIA

(B) Estádio IIB

(C) Estádio IIIA

(D) Estádio IIIB

(E) Estágio IIIC

16-2. De acordo com recomendações da NCCN (*National Comprehensive Cancer Network*), qual exame confirma positividade para pesquisa de c-erbB2?

(A) Imuno-histoquímica +/3

(B) Imuno-histoquímica ++/3

(C) Imuno-histoquímica +++/3

(D) *Fluorescence in Situ Hybridization* (FISH) escore 1,5

(E) *Fluorescence in Situ Hybridization* (FISH) escore 2,1 e imuno-histoquímica ++/3⁺

16-3. Quais dos fatores abaixo melhor avaliam o risco de recidiva?

(A) Tamanho do tumor e números de gânglios comprometidos

(B) Idade da paciente e quimioterapia neoadjuvante

(C) Grau do tumor e cirurgia conservadora

(D) Positividade dos receptores hormonais e pré-menopausa

(E) Negatividade de c-erbB2 e radioterapia prévia

16-4. Em relação ao estadiamento do câncer de mama, qual a afirmação é correta?

(A) O número de linfonodos comprometidos não altera o intervalo livre de doença ou sobrevida

(B) O maior comprometimento de sobrevida é visto nas pacientes com 1 a 3 linfonodos comprometidos

(C) Dentro do estádio I o tamanho do tumor altera a sobrevida livre de recorrência

(D) O *downstaging* dos linfonodos axilares com quimioterapia neoadjuvante não altera a sobrevida

(E) O tamanho do tumor tem maior impacto na sobrevida que o número de linfonodos comprometidos

Respostas Comentadas

1. (**A**) Os receptores hormonais são importantes como fatores prognósticos e preditivos de resposta.

2. (**B**) c-erbB2^{+++}, grau 3, receptores hormonais negativos e linfonodo positivo são fatores que aumentam o risco de recidiva.

3. (**A**) Em pacientes com receptores hormonais positivos, o painel genético com escore < 18 determina um subgrupo de baixo risco, com excelente evolução com tratamento adjuvante sistêmico com hormonoterapia.

4. (**A**) Apenas 25% dos tumores c-erbB2++/+++ são realmente positivos; neste caso, é fundamental confirmar se há amplificação do gene através da técnica de FISH.

5. (**A**) Menarca precoce, menopausa tardia e muitos anos de ciclos ovulatórios estão associados a um maior risco de desenvolver câncer de mama.

6. (**A**) Tumores com receptores hormonais fortemente positivos têm menor chance de resposta patológica completa com quimioterapia neoadjuvante.

7. (**B**) Fatores preditivos nos permitem antever a resposta à terapêutica; tamanho do tumor e idade são considerados fatores prognósticos; a análise gênica tem sido utilizada em tumores com receptores hormonais positivos.

8. (**C**) Mutação de BRCA-2 não é fator prognóstico.

9. (**A**) p53 não é considerado fator preditivo de resposta.

10. (**B**) uPA/PAI foram testados prospectivamente, apresentam nível de evidência 1 na avaliação do prognóstico.

11. (**C**) Ki 67 constitui um índice de fator proliferativo, quanto maior, maior o índice de proliferação tumoral, pior o prognóstico; fatores como receptores hormonais negativos, HER-2 positivo, raça negra, paciente jovem e tumores grandes são relacionados com um pior prognóstico.

12. (**D**) O fator prognóstico mais importante é o *status* axilar.

13. (**C**) O câncer de mama é cada vez mais considerado uma doença de caráter heterogêneo; os receptores hormonais são os fatores preditivos mais importantes disponíveis, pois sendo positivos sabe-se como é favorável a resposta à hormonoterapia; quanto mais idosa a paciente, maior a chance de o tumor ser receptor positivo e ter um melhor prognóstico.

14. (**A**) Tumores com expressão gênica característica do subtipo luminal A têm alta expressão de receptores hormonais, baixa expressão de genes proliferativos, menor benefício de quimioterapia e maior sensibilidade à hormonoterapia.

15. (**D**) Tumores invasivos da mama axilar negativa e que expressem receptores hormonais têm prognóstico e benefício da utilização de quimioterapia adjuvante variável. A utilização de um teste genético (*oncotype* DX), onde 21 genes são avaliados e definem grupos de prognóstico bom, intermediário e ruim, auxilia na identificação do risco individual da paciente e na possibilidade de benefício de quimioterapia adjuvante. Este teste já é aplicado nas recomendações da sociedade Americana de Oncologia (ASCO) e no NCCN.

16-1. (**B**) De acordo com a classificação do AJCC de 2002 tumor > 2 cm e < 5 cm é classificado como T2, com 2 linfonodos axilares positivos N1 e sem metástases M0, sendo o estadiamento final T2N1M0- Estádio IIB.

16-2. (**C**) Segundo NCCN todos os novos casos de câncer de mama devem pesquisar c-erbB2, sendo positivo pela imuno-histoquímica, quando for +++/3+, e quando o escore pelo FISH for > 2,1.

16-3. (**A**) Os fatores prognósticos de recidiva mais significativos são idade, tamanho do tumor, grau de diferenciação, números de linfonodos comprometidos e, provavelmente, c-erbB2 positivo.

16-4. (**C**) Mesmo no estádio I, tumores maiores que 1 cm têm maior risco de recidiva; o número de linfonodos comprometidos é diretamente proporcional ao risco de recidiva; a resposta à quimioterapia neoadjuvante aumenta a sobrevida.

Bibliografia

Adjuvant Online. Disponível em: http://www.adjuvantonline.com

American Society of Clinical Oncology. Disponível em: http://www.asco.org

Boff RA, Wisintainer F, Amorin G. *Manual de diagnóstico e terapêutica em mastologia*. Caxias do Sul (RS): Mesa-Redonda, 2008.

Buzaid AC, Hoff PM, Maluf FC. *Manual prático de oncologia clínica do Hospital Sírio-Libanês*. São Paulo: Dendrix, 2009.

De Vita VT, Lawrence TS, Rosenberg SA *et al. Cancer principles & practice of oncology*. Philadelphia: Wolters Kluwer, 2008.

Di Leo A, Chan S, Friedrichs K *et al. Molecular predictors of response to anthracyclines*. ASCO Educational Book 2008.

Goldhirsch A, Wood WC, Gelber RD *et al.* Progress and promise: highlights of the international expert consensus on the primary therapy of early breast cancer 2007. *Annals of Oncology* 2007 July;18(7):1133-44.

Medscape Hematology/Oncology. Disponível em: http://www.medscape.com/oncology

National Cancer Institute. Disponível em: http://www.cancer.gov

National Comprehensive Cancer Network (NCCN). Disponível em: http://www.nccn.org

Paik S, Shak S, Tang G *et al.* A multigene assay to predict recurrence of tamoxifen treated, node negative breast cancer. *N Engl J Med* 2004;351:2817.

Uptodate. Disponível em: http://www.uptodate.com

31

Carcinoma *In Situ* da Mama

José Carlos de Jesus Conceição ■ *Flávia Maria de Souza Clímaco*
Patrícia Pontes Frankel ■ *Viviane Ferreira Esteves* ■ *Roberto Vieira* ■ *Júlia Dias*

1. Entre os carcinomas intraductais da mama, a designação "comedo" indica presença de:
(A) Microcalcificações
(B) Formações papilíferas
(C) Necrose
(D) Lesão de alto grau
(E) Tumor sólido

2. O risco de uma paciente com carcinoma intraductal de mama vir a ter um carcinoma invasor no futuro é cerca de quantas vezes o da população em geral?
(A) 5 vezes
(B) 2 vezes
(C) 4 vezes
(D) 10 vezes
(E) 6 vezes

3. Assinale o item que NÃO se inclui entre os critérios prognósticos de Van Nuys para o carcinoma intraductal de mama:
(A) Idade da paciente
(B) Tamanho da lesão
(C) Margem de ressecção cirúrgica
(D) Grau nuclear do tumor
(E) Presença de microcalcificações

4. Assinale a contraindicação para tratamento conservador do carcinoma intraductal de mama:
(A) Idade avançada
(B) Lesão palpável
(C) Grau nuclear 1
(D) Contraindicação à radioterapia
(E) Mamas densas

5. Em paciente de 45 anos com diagnóstico de carcinoma intraductal de mama, apresentando tumor de 20 mm, margem de ressecção cirúrgica de 15 mm e grau nuclear 2 com necrose, o índice prognóstico de Van Nuys é:
(A) 6
(B) 10
(C) 7
(D) 8
(E) 9

6. O fator prognóstico isolado mais importante no carcinoma intraductal da mama é:
(A) Margens de ressecção
(B) Grau nuclear
(C) Idade
(D) Comedonecrose
(E) Tamanho do tumor

7. Assinale a indicação para a avaliação do linfonodo sentinela em carcinoma intraductal da mama:
(A) Idade inferior a 40 anos
(B) Tumor palpável
(C) Margem cirúrgica insuficiente
(D) Impossibilidade de radioterapia complementar
(E) Grau nuclear 1

8. Em portadoras de carcinoma lobular *in situ* de mama, a possibilidade de desenvolver carcinoma invasor é:
(A) Semelhante em ambas as mamas
(B) Maior nas pacientes mais idosas
(C) Menor nas lesões menores que 1 cm
(D) Menor nas ressecções com margens livres
(E) Maior que 45% em 20 anos

Capítulo 31 | Carcinoma *In Situ* da Mama

9. No rastreamento mamográfico, o carcinoma intraductal corresponde a:
(A) 25%
(B) 5%
(C) 15%
(D) 50%
(E) 10%

10. O achado mamográfico mais frequente no carcinoma intraductal é:
(A) Nódulo associado a microcalcificações
(B) Microcalcificações com centro radiolucente
(C) Assimetria focal de densidade
(D) Microcalcificações agrupadas
(E) Nódulo

11. Em relação ao diagnóstico do carcinoma ductal *in situ* por ressonância magnética, é correto afirmar que:
(A) A ressonância é método eficaz na identificação do carcinoma intraductal multifocal e sem microcalcificações
(B) A ressonância não é um bom método para identificação dos carcinomas intraductais, uma vez que estes sejam representados por microcalcificações
(C) Um dos padrões encontrados na ressonância é a captação de contraste do tipo linear
(D) Todas estão corretas
(E) A e C estão corretas

12. Existem cinco padrões arquiteturais de carcinomas intraductais, a saber:
(A) Comedo, sólido, microinvasor, papilar, micropapilar
(B) Micropapilar, sólido, cribriforme, comedo, papilar
(C) Papilar, sólido, não comedo, cribriforme, micropapilar
(D) Micropapilar, microinvasor, comedo, não comedo, papilar
(E) Sólido, comedo, cribriforme, papilar, microinvasor

13. Em relação ao carcinoma ductal *in situ*, é correto afirmar:
A) As microcalcificações lineares à mamografia são mais frequentes no comedocarcinoma
B) A idade média de diagnóstico varia de 50 a 59 anos
C) A microinvasão é mais frequente no tipo sólido

D) A expressão da E-caderina o diferencia do carcinoma lobular *in situ*
E) HER-2/neu está expresso em 85 a 100% dos casos de comedocarcinoma

(A) A, B, C estão corretas
(B) B, C, D estão corretas
(C) C, D, E estão corretas
(D) Todas estão corretas, exceto C
(E) Todas estão corretas, exceto B

14. Em relação ao tratamento do carcinoma intraductal, podemos afirmar que:
A) A taxa de recidiva local após mastectomia é de 0 a 2%
B) A mastectomia é procedimento cirúrgico de escolha em todos os casos
C) A radioterapia reduz a taxa de recidiva local em 50%
D) O *status* da margem de ressecção é importante para predizer a recidiva local nos casos de cirurgia conservadora
E) As lesões do tipo comedo não possuem altas taxas de recidiva local

(A) A, B, C estão corretas
(B) B, C, D estão corretas
(C) A, C e D estão corretas
(D) C, D, E estão corretas
(E) Todas estão corretas

15. As microcalcificações no carcinoma intraductal ocorrem em:
(A) 93% dos casos
(B) 50% dos casos
(C) 76% dos casos
(D) 60% dos casos
(E) 42% dos casos

16. O tratamento conservador do carcinoma ductal *in situ* pode ser indicado quando:
A) O tumor for menor que 2,5 cm
B) O tumor for de alto grau
C) O tumor for de grau nuclear I ou II
D) O tumor for extenso
E) O tumor for radiologicamente bem delimitado

(A) A, B e C estão corretas
(B) B, C e D estão corretas
(C) A, B e C estão corretas
(D) C, D e E estão corretas
(E) A, C e E estão corretas

17. Em relação ao carcinoma intraductal, podemos afirmar que:
- A) Margem cirúrgica menor que 1 mm não é considerada suficiente para controle de recidiva local.
- B) A mastectomia é curativa em 88 a 89% dos casos
- C) O índice de Van Nuys tem como finalidade definir a melhor opção terapêutica
- D) A biópsia do linfonodo sentinela deve ser realizada, quando a mastectomia está indicada

- (A) A, B e C estão corretas
- (B) A, C e D estão corretas
- (C) A, B e D estão corretas
- (D) B, C e D estão corretas
- (E) Todas estão corretas

18. Paciente com 80 anos apresentou foco de microcalcificações lineares, ocupando todo o QSE de mama direita. Realizada mamotomia com laudo de carcinoma ductal *in situ*, grau nuclear III. Linfonodos axilares negativos e descarga papilar negativa. Receptores hormonais negativos. Em relação ao tratamento cirúrgico, podemos afirmar que:
- (A) A ressecção segmentar com esvaziamento axilar do nível I é o tratamento cirúrgico indicado
- (B) A mastectomia com biópsia do linfonodo sentinela é o tratamento de escolha
- (C) A mastectomia com esvaziamento axilar até nível III está indicada em razão da possibilidade de *skip metástases*
- (D) A biópsia do linfonodo sentinela não é necessária neste caso, pois a possibilidade de microinvasão é pequena
- (E) A mastectomia seguida de radioterapia é necessária em função da extensão da doença e da maior possibilidade de recidiva local

19. Sobre o carcinoma ductal *in situ* é **incorreto** afirmar:
- (A) Pode-se apresentar como descarga papilar com ou sem massa palpável
- (B) A média de idade do diagnóstico do CDIS é de 54 a 56 anos
- (C) Apresenta-se mais comumente como achados anormais na mamografia, e a alteração mamográfica mais comum é o nódulo
- (D) CDIS caracteriza-se por grupo de lesões heterogêneas
- (E) CDIS é definido pela presença de proliferação epitelial maligna restrita ao interior dos ductos sem invasão estromal

20. É correto afirmar sobre os CDIS do tipo comedo:
- (A) Apresentam características citológicas de menor agressividade
- (B) Caracterizam-se por apresentar extensa necrose, envolvendo os espaços celulares
- (C) Há baixo índice mitótico
- (D) Não se expressam à mamografia como microcalcificações
- (E) Exibem marcadores biológicos indicativos de lesões malignas de baixo grau e não se associam à microinvasão

21. Paciente de 48 anos, assintomática, foi submetida à mamografia para rastreamento de câncer de mama. O exame demonstrou microcalcificações irregulares e ramificadas cat 5 Bi-rads. Foi submetida à exérese da lesão com marcação pré-cirúrgica, e o controle radiológico da peça confirmou a eficácia cirúrgica. O laudo histopatológico foi de carcinoma ductal *in situ* de alto grau com necrose, medindo 27 mm e margens livres (distando 1,5 cm da margem mais próxima). Qual é o Índice Prognóstico de Van Nuys neste caso?
- (A) 3
- (B) 4
- (C) 9
- (D) 8
- (E) 6

22. Paciente de 56 anos, com diagnóstico de CDIS de baixo grau com necrose, medindo 10 mm com margens cirúrgicas livres, distando 10 mm do limite medial. Com base no Índice Prognóstico de Van Nuys qual a terapêutica correta?
- (A) Mastectomia
- (B) Tumorectomia + Radioterapia
- (C) Excisão ampla da lesão
- (D) Mastectomia + biópsia de linfonodo sentinela
- (E) Mastectomia + radioterapia

23. Em pacientes com diagnóstico de CDIS, a biópsia do linfonodo sentinela está indicada nas situações descritas a seguir, **exceto**:
- (A) Tumores extensos
- (B) Presença de alto grau nuclear
- (C) Presença de comedonecrose
- (D) Pacientes que vão ser submetidas à mastectomia
- (E) Necessidade de radioterapia complementar

24. A cirurgia conservadora deve ser considerada para o tratamento do CDIS que apresenta as seguintes características:
- (A) Tumores de baixo grau nuclear
- (B) Presença de comedonecrose
- (C) Tumores de alto grau nuclear
- (D) Tumores mal delimitados na imagem radiológica
- (E) Tumores com até 5 cm de diâmetro

Capítulo 31 | Carcinoma *In Situ* da Mama

25. Paciente com diagnóstico de carcinoma ductal *in situ* por mamotomia de microcalcificações em QSL de mama direita. Após mamotomia, houve desaparecimento das microcalcificações. Qual a melhor conduta adotada:

(A) Ressecção da topografia da lesão com biópsia de linfonodo sentinela

(B) Radioterapia

(C) Tamoxifeno

(D) Ressecção da topografia da lesão

(E) Mastectomia com biópsia de linfonodo sentinela

26. Ainda sobre o caso clínico da questão anterior. Após a cirurgia, no laudo histopatológico foi vista doença residual de carcinoma ductal *in situ* grau 2 com margem cirúrgica medial menor que 1 mm. Qual a melhor conduta?

(A) Ampliação de margem

(B) Mastectomia com biópsia de linfonodo sentinela

(C) Radioterapia com tamoxifeno subsequente

(D) Radioterapia

(E) Tamoxifeno

Respostas Comentadas

1. (**C**) O carcinoma intraductal do tipo comedo é caracterizado por extensa necrose, envolvendo espaços celulares. As células epiteliais são grandes e pleomórficas, sendo as figuras de mitose numerosas. No carcinoma do tipo comedo, as microcalcificações apresentam aspecto linear, ramificado ou são granulares e irregulares, correspondendo ao material necrótico calcificado. As lesões do tipo não comedo não apresentam necrose, sendo consideradas lesões de baixo grau. Também apresentam microcalcificações, sendo estas microfocais (Boff, 2006; Cap. 8, p. 120).[1]

2. (**D**) A chance de uma paciente ter um carcinoma invasor após um carcinoma intraductal é muito elevada. Relatos na literatura observaram que o risco chega a ser 10 vezes maior que o da população em geral. Portanto, é necessário um controle local adequado nestas pacientes (Menke, 2007; Cap. 12, p. 121-122).[2]

3. (**E**) O índice prognóstico de Van Nuys é um importante instrumento para avaliar a probabilidade de recidiva e definir o tratamento a ser instituído no carcinoma intraductal. Em 2003, a idade da paciente foi incluída entre os critérios prognósticos. A idade, o tamanho do tumor, a extensão das margens livres e a classificação patológica do tumor definem um determinado escore (de 4 a 12) que indica o tratamento que deve ser realizado, visando diminuir as taxas de recidiva da doença (Menke, 2007; Cap. 12, p. 121-122).[2]

4. (**D**) No estudo NSABP-B17, a radioterapia complementar, associada à cirurgia conservadora no carcinoma intraductal, diminuiu a recidiva local de 27% para 12%, devendo ser sempre realizada, quando a conservação da mama é indicada. Nos casos em que há contraindicação à radioterapia (doença do colágeno em atividade, radioterapia prévia em região torácica), a mastectomia é o tratamento de escolha (Menke, 2007; Cap. 12, p. 121-122).[2]

5. (**C**) O índice prognóstico de Van Nuys apresenta escore que varia de 4 a 12 pontos. O escore para lesões entre 16-10 mm é 2, para margem de ressecção livre de doença maior ou igual a 10 mm é 1, para lesão de não alto grau, com necrose (grau nuclear 1 ou 2) é 2, e para paciente com idade entre 40-60 anos, o escore é 2. A soma dos escores é 7. Neste caso, a ressecção da lesão seguida de radioterapia pode ser indicada (Menke, 2007; Cap. 12, p. 121).[2]

6. (**A**) A extensão das margens livres é o fator prognóstico isolado mais importante no tratamento do carcinoma intraductal. A completa excisão da lesão com margens adequadas pode produzir a cura, já que este tipo de lesão não apresenta probabilidade de invasão e metástases a distância (Menke, 2007; Cap. 12, p. 122).[2]

7. (**B**) A dissecção do linfonodo sentinela no carcinoma *in situ* da mama somente deve ser indicada nos casos de comedonecrose, alto grau ou massa palpável, pela probabilidade de microinvasão e comprometimento axilar. A possibilidade de invasão não diagnosticada nos casos de carcinoma intraductal cresce, à medida que aumenta o volume tumoral (Menke, 2007; Cap. 12, p. 124).[2]

8. (**A**) O carcinoma lobular *in situ* é frequentemente multicêntrico e bilateral. A biópsia excisional da lesão é suficiente, já que o carcinoma lobular *in situ* é um marcador de risco de desenvolvimento de neoplasia invasora. Este risco é semelhante em ambas as mamas (Menke, 2007; Cap. 12, p. 124-125).[2]

9. (**A**) A mamografia é altamente sensível para o diagnóstico do carcinoma intraductal, que corresponde a 25 a 30% dos carcinomas detectados por este método (Rosen, 2009; Cap. 11, p. 287).[3]

10. (**D**) Atualmente, o carcinoma intraductal frequentemente é diagnosticado pela mamografia, sendo as microcalcificações agrupadas à apresentação radiológica mais frequente. Um estudo retrospectivo de Ikeda & Anderson (1989) demonstrou que em 190 pacientes com carcinoma intraductal, 62% apresentavam microcalcificações à mamografia. Outras alterações mamográficas foram demonstradas em 22% das pacientes e em 16% não foi observada qualquer alteração (Harris, 2009; Cap. 26, p. 349).[4]

200 Capítulo 31 | Carcinoma *In Situ* da Mama

11. (E) A ressonância tem provado ser um método capaz de identificar o carcinoma intraductal, especialmente aqueles que não apresentam microcalcificações ou são multifocais, que não são detectados pela mamografia. Um dos padrões mais frequentes de captação do gadolínio no carcinoma intraductal, em que não se evidencia massa, é o do tipo linear, podendo ainda ser observados padrões dos tipos segmentar e regional (Rosen, 2009; Cap. 11, p. 288).[3]

12. (B) Os carcinomas intraductais são divididos de acordo com o padrão arquitetural em micropapilar, sólido, cribriforme, comedo, papilar. Os carcinomas cribriformes e micropapilar são formados por células com núcleos pequenos, uniformes e sem anormalidades nucleares. O subtipo comedo apresenta células grandes, pleomórficas, com núcleos alterados, sendo a necrose central característica deste subtipo histológico. Microcalcificações são observadas na área de necrose tumoral. No carcinoma intraductal sólido, o espaço ductal está completamente preenchido por células neoplásicas, e calcificações podem estar presentes. A necrose não é característica deste subtipo histológico. O carcinoma papilífero intraductal apresenta um eixo conjuntivo vascular e células epiteliais neoplásicas uniformes (Rosen, 2009; Cap. 11, p. 291-313).[3]

13. (D) As microcalcificações de aspecto linear são mais frequentes nas lesões de alto grau, como o comedocarcinoma. As calcificações de aspecto granular são mais frequentes nas lesões não comedo (papilar, cribriforme e sólido). A microinvasão é mais frequente no comedocarcinoma do que nos tipos não comedo. A idade média de acometimento do carcinoma intraductal é similar à do carcinoma ductal infiltrante (50 a 59 anos), sendo o subtipo cribriforme o mais frequente. A amplificação do HER-2/neu ocorre em 40 a 48% dos carcinomas intraductais. A maior frequência dessa alteração é no subtipo comedo (85 a 100%), estando associada ao pleomorfismo nuclear existente. A E-caderina é uma molécula de adesão intercelular que está expressa nas células epiteliais do carcinoma intraductal e ausente no carcinoma lobular *in situ*, permitindo a diferenciação entre os dois tipos histológicos através de estudo imuno-histoquímico (Rosen, 2009; Cap. 11, p. 290-327).[3]

14. (C) Apesar de a mastectomia ser considerada curativa para o carcinoma intraductal, recidivas – mesmo que pouco frequentes – podem ocorrer em razão da excisão incompleta do tecido mamário e da presença de um carcinoma ductal não identificado inicialmente. A mastectomia deve ser realizada em lesões extensas e multicêntricas. A cirurgia conservadora pode ser realizada com segurança, desde que alcançado bom resultado estético. A radioterapia complementar deve ser indicada com a finalidade de diminuir a taxa em até 50%. O índice de Van Nuys sugere que o tratamento conservador sem radioterapia pode gerar maior recidiva, estando apenas indicado nos casos de escore baixo. Além disso, demonstra a importância de se obter margens livres para diminuir a recidiva local (quanto maior a margem, menor a taxa de recidiva local).[5]

15. (C) As microcalcificações são o achado mamográfico mais frequente no carcinoma intraductal (76%). Os 24% restantes são decorrentes de outros tipos de lesões representadas por densidades assimétricas com distorção arquitetural ou por massa solitária ou múltipla (Boff, 2006; Cap. 8, p. 126).[1]

16. (E) As lesões extensas não permitem a realização de tratamento conservador em decorrência da maior taxa de recidiva local. Pacientes com lesões de até 2,5 cm podem ser submetidas à cirurgia conservadora, desde que o resultado estético seja satisfatório. As lesões de alto grau (grau nuclear III) e o comedocarcinoma tendem a ser mais extensos, sendo a mastectomia o melhor tratamento para essas lesões (Boff, 2006; Cap. 8, p. 126).[1]

17. (B) O índice de Van Nuys avalia a probabilidade de recorrência e seleciona as pacientes para tratamento conservador, tratamento conservador com radioterapia ou mastectomia (Boff, 2006; Cap. 8, p.123-124).[1] Margem cirúrgica de 2 a 3 mm é considerada satisfatória e é comumente usada como padrão, tendo em vista o crescimento descontínuo de alguns tipos de carcinoma intraductal. A mastectomia é curativa em 98 a 99% das pacientes e deve ser sempre realizada em conjunto com a biópsia do linfonodo sentinela, já que está indicada nos casos de lesão extensa com possibilidade de microinvasão (Harris, 2009; Cap. 26, p. 349).[4]

Respostas Comentadas 201

18. (B) O tipo de lesão da paciente é de alto grau e ocupa grande parte da mama. A mastectomia deve ser realizada pela grande extensão da doença na mama, frequentemente observada nas lesões de alto grau e nas lesões do tipo comedocarcinoma. Sempre que a mastectomia estiver indicada no carcinoma intraductal, a biópsia do linfonodo sentinela se impõe, em razão da possibilidade de invasão do estroma. A radioterapia complementar não é necessária, uma vez que tenha sido realizado tratamento radical. Somente terá indicação, caso haja comprometimento da margem profunda pela lesão (Harris, 2009; Cap. 26, p. 357).[4]

19. (C) Atualmente, o CDIS se apresenta mais frequentemente como um achado anormal na mamografia, e a alteração na mamografia mais encontrada são as microcalcificações irregulares (Boff, 2006; Cap. 8).[1]

20. (B) As lesões do CDIS podem ser do tipo comedo e não comedo. As lesões do tipo comedo são caracterizadas por extensa necrose, possuem células grandes e pleomorfismo celular. O índice mitótico é elevado com a presença de mitoses anormais. Frequentemente, o CDIS do tipo comedo se apresenta sob a forma de calcificações lineares, ramificadas ou irregulares que podem ser detectadas pela mamografia e apresenta características citológicas de maior agressividade com maior probabilidade de associação à microinvasão além de exibirem marcadores biológicos indicativos de lesão maligna de alto grau. As lesões do tipo não comedo não apresentam necrose, as calcificações são microfocais e se caracterizam por citologia de baixo grau (Boff, 2006; Cap. 8).[1]

21. (E) O Índice Prognóstico de Van Nuys quantificou preditores significativos de recorrência local (tamanho do tumor, estado das margens tumorais e classificação patológica) visando expressar numericamente o risco de recorrência local após a cirurgia conservadora da mama (Boff, 2006; Cap. 8).[1]

Carcinoma *in situ*: Índice Prognóstico de Van Nuys

Escore	1	2	3
Tamanho (mm)	Até 15	16-40	41 ou >
Margens (mm)	Maior ou = 10	1-9	Menor 1
Classificação patológica	Baixo grau sem necrose	Baixo grau com necrose	Alto grau com ou sem necrose

22. (C) Com base no Índice Prognóstico de Van Nuys, as pacientes com escores 3 e 4 não se beneficiam da terapêutica com a radioterapia, devendo ser tratadas apenas com excisão ampla da lesão. Pacientes com escores 8 e 9 devem ser submetidas à mastectomia, em razão da alta taxa de recorrência local. Para o grupo intermediário, com escores 5, 6 ou 7 as recomendações terapêuticas são mais difíceis, e as pacientes que se enquadram neste grupo se beneficiam da excisão ampla da lesão e radioterapia. Na questão, o escore é 4, portanto a paciente deve ser submetida apenas à excisão ampla da lesão (Boff, 2006; Cap. 8).[1]

23. (E) A biópsia do linfonodo sentinela no CDIS está indicada na presença de tumores extensos onde há a possibilidade da microinvasão ou invasão, nas pacientes que irão ser submetidas à mastectomia e nos tumores de alto grau nuclear (G3) com comedonecrose (Boff, 2006; Cap. 8).[1]

24. (A) A cirurgia conservadora para o CDIS deve ser considerada, quando o tumor tiver menos de 2,5 cm de diâmetro, apresentar grau nuclear 1 ou 2 (bem ou moderadamente diferenciado), não for do tipo comedocarcinoma e apresentar-se bem delimitado na imagem radiológica (Boff, 2006; Cap. 8).[1]

25. (D) Paciente com carcinoma ductal *in situ* precisa sempre ter a excisão completa da lesão com margem de, pelo menos, 1 mm.[6]

26. (A) Paciente com carcinoma ductal *in situ* precisa sempre ter a excisão completa da lesão com margem de, pelo menos, 1 mm.[6]

Referências Bibliográficas

1. Boff RA, Wisintainer F. *Mastologia moderna: abordagem multidisciplinar*, 2006. Capítulo 8.
2. Menke CH *et al. Rotinas em mastologia*. 2. ed. Porto Alegre: Artmed, 2007.
3. Rosen PP. *Rosen's breast pathology*. 3rd ed. Philadelphia: Lippincott Williams & Wilkins, 2009.
4. Harris JR, Lippman ME, Morrow M *et al. Diseases of the breast*. 4th ed. Philadelphia: Lipincott Williams & Wilkins, 2014.
5. Hwang ES, Esserman LJ. Tratamento do Carcinoma ductal *in situ*. In: *Clínicas Cirúrgicas da América do Norte*, 1999;79(5):929-952.
6. Breast Cancer – NCCN Guidelines Version 1.2016.

Parte VII

Manejo do Câncer de Mama

32

Cirurgia do Câncer de Mama

José Carlos de Jesus Conceição ▪ *Flávia Maria de Souza Clímaco* ▪ *Júlia Dias*

1. De acordo com o tratamento cirúrgico do câncer de mama assinale a alternativa **incorreta**:
(A) Margem cirúrgica é o principal fator preditivo de risco para recorrência local após cirurgia conservadora
(B) No estudo Milan III, a radioterapia demonstrou importante papel no controle locorregional, porém, não melhorou a sobrevida global das pacientes
(C) De acordo com o NCCN 1.2016, a cirurgia conservadora no tratamento do câncer de mama invasivo deve buscar margem cirúrgica de pelo menos 1 mm, visando ao adequado controle local da doença
(D) Na mastectomia poupadora de pele e complexo areolopapilar, a presença de carcinoma invasivo ou *in situ* na base da aréola é indicativo de reabordagem cirúrgica para exérese do mesmo
(E) No estudo Z0011, o esvaziamento axilar em pacientes com até dois linfonodos sentinelas positivos não demonstrou aumentar o controle locorregional de pacientes com câncer de mama inicial, submetidas a tratamento conservador

2. Nova abordagem cirúrgica não está indicada, quando a margem cirúrgica estiver comprometida por:
(A) Carcinoma ductal *in situ* de baixo grau
(B) Carcinoma lobular *in situ*
(C) Carcinoma lobular invasivo
(D) Carcinoma ductal invasivo
(E) Carcinoma mucinoso invasivo

3. Assinale o item **NÃO** considerado preditivo de cosmese na cirurgia do câncer de mama:
(A) Localização do tumor
(B) Ptose mamária
(C) Padrão tecidual da mama
(D) Tamanho do tumor
(E) Comprometimento linfonodal

4. Assinale o item que **NÃO** constitui indicação de mastectomia radical:
(A) Tumores multicêntricos
(B) Doença do colágeno em atividade
(C) Relação volume tumoral/mamário desfavorável
(D) Comprometimento linfonodal da axila
(E) Tumores invasores com extenso componente intraductal

5. Assinale a situação que **NÃO** constitui indicação de mastectomia simples:
(A) Tratamento de sarcomas
(B) Ablação higiênica de tumores localmente avançados
(C) Prevenção em pacientes de alto risco
(D) Carcinoma microinvasor
(E) Recidivas de tratamento conservador.

6. O limite percentual de tecido mamário ressecado que permite bom resultado estético e simetria adequada é de:
(A) 50%
(B) 40%
(C) 20%
(D) 30%
(E) 60%

Capítulo 32 | Cirurgia do Câncer de Mama

7. Conceitua-se mamoplastia oncológica como:
(A) Modalidade cirúrgica a ser empregada em todos os casos de câncer de mama
(B) Mamoplastia realizada na mama oposta à do câncer, para igualar os volumes
(C) Aplicação dos conceitos de cirurgia oncológica associados às técnicas de cirurgia plástica
(D) Cirurgias que utilizam retalhos miocutâneos para reconstrução mamária
(E) Técnica cirúrgica que emprega enxertos autólogos para reconstrução mamária imediata

8. A respeito das cirurgias oncoplásticas, assinale o verdadeiro:
(A) Estão indicadas exclusivamente em carcinomas intraductais
(B) Só devem ser realizadas em tumores com diâmetro máximo de 3 cm
(C) Têm resultados mais favoráveis em mamas de maior volume
(D) Estão contraindicadas em tumores retroareolares
(E) Não devem ser seguidas de radioterapia

9. No tratamento conservador do câncer de mama, o principal parâmetro a ser observado no planejamento cirúrgico é:
(A) Localização do tumor
(B) Estrutura da mama (fibroglandular ou adiposa)
(C) Volume e grau de ptose
(D) Cicatrizes prévias
(E) Relação tumor/mama

10. A mastectomia radical modificada com preservação do músculo peitoral maior foi proposta por:
(A) Patey-Dyson
(B) Madden-Auchincloss
(C) Halsted
(D) Veronesi
(E) Meyer

11. Em relação à mastectomia radical preconizada por Halsted, é correto afirmar que:
A) Apresenta taxa de sobrevida global maior que a da cirurgia conservadora
B) As taxas de sobrevida livre de doença e sobrevida global são semelhantes às da mastectomia radical modificada
C) Possui menor recidiva local que as cirurgias conservadoras
D) As taxas de sobrevidas livre de doença e global são maiores que as da mastectomia radical modificada
E) Apresenta maior taxa de sobrevida livre de doença que a mastectomia radical modificada, porém, sem alterar a taxa de sobrevida global

(A) A e B estão corretas
(B) A, B e C estão corretas
(C) B e C estão corretas
(D) B, C e E estão corretas
(E) C, D e E estão corretas

12. A conduta quando há comprometimento das margens após cirurgia conservadora é:
(A) Acompanhamentos clínico e radiológico
(B) Ampliação de margens
(C) Mastectomia simples
(D) C está correta
(E) B e C estão corretas, dependendo do caso

13. Em relação às contraindicações do tratamento conservador, correlacione as colunas e assinale a sequência correta:
A) Contraindicação absoluta
B) Contraindicação relativa

( ) Radioterapia prévia
( ) Doença do colágeno
( ) Câncer de mama masculino
( ) Tumores centrais
( ) Multicentricidade

(A) A – A – A – B – B
(B) A – B – A – B – A
(C) B – A – A – B – B
(D) B – B – A – B – B
(E) A – B – A – A – A

14. São fatores que aumentam o risco de recidiva local em pacientes submetidas à conservação da mama:
A) Margens focalmente comprometidas
B) História prévia de carcinoma ductal infiltrante em mama contralateral
C) Paciente com idade inferior a 35 anos
D) Mutação genética em BRCA ½
E) Invasão linfovascular

(A) A e C estão corretas
(B) A, B e C estão corretas
(C) B, C e D estão corretas
(D) Todas estão corretas, exceto E
(E) Todas estão corretas, exceto B

15. Em relação às complicações das mastectomias radicais, pode-se afirmar que:
(A) A lesão do nervo toracodorsal é responsável pelo déficit da flexão, extensão, abdução, adução e rotação externa do braço
(B) O nervo respiratório de Bell, se lesado, contraindica a reconstrução mamária com músculo grande dorsal
(C) O linfedema após esvaziamento axilar apresenta incidência variável (2 a 43%) em razão da falta de evidências epidemiológicas
(D) O nervo intercostobraquial é responsável pela inervação do músculo serrátil anterior
(E) O nervo torácico longo é responsável pela inervação do músculo grande dorsal, e sua lesão causa escápula alada

16. Em relação ao esvaziamento axilar no câncer de mama, pode-se afirmar que:
A) A morbidade do esvaziamento axilar varia com a extensão da dissecção
B) A maioria dos cirurgiões realiza dissecção apenas dos níveis I e II de Berg, uma vez que a maioria das *skip* metástases ocorra no nível II
C) O esvaziamento axilar até nível III de Berg é a técnica padrão atualmente utilizada pela maioria dos cirurgiões
D) O esvaziamento dos três níveis de Berg somente deve ser realizado quando ocorrer comprometimento linfonodal observado à cirurgia

(A) A e B estão corretas
(B) A e C estão corretas
(C) A e D estão corretas
(D) B e C estão corretas
(E) B e D estão corretas

17. Em relação ao tratamento do carcinoma subclínico, **NÃO** é verdadeiro:
(A) A cirurgia radioguiada (ROLL) é uma técnica que proporciona ressecções com melhor resultado estético e margens cirúrgicas adequadas em comparação à localização com fio metálico
(B) A biópsia do linfonodo sentinela não está indicada no carcinoma intraductal
(C) O fio metálico deve ultrapassar a lesão em 5 mm, para o agulhamento ser considerado ideal
(D) O exame de congelação somente se justifica para lesões mamárias maiores que 5 mm
(E) A técnica chamada SNOLL é constituída pela associação da localização do carcinoma subclínico com fio metálico com a injeção de radiofármaco para identificação do linfonodo sentinela.

18. Correlacione as colunas e assinale a sequência correta:
A) Tumorectomia
B) Setorectomia
C) Quadrantectomia

( ) Ressecção do setor mamário, englobando tumor com margem de pelo menos 1 cm
( ) Remoção do quadrante da mama, englobando tumor, pele e fáscia do músculo peitoral grande
( ) Ressecção total do tumor, sem preocupação com margens de segurança

(A) C – B – A
(B) B – C – A
(C) A – B – C
(D) A – C – B
(E) C – A – B

Respostas Comentadas

1. **(C)** No carcinoma invasor, é considerado margem livre, se o tumor não encostar na tinta, não importando mais a distância da margem.[1]

2. **(B)** O carcinoma lobular *in situ* é classificado como neoplasia lobular, assim como a hiperplasia lobular atípica e não precisamos de margem livre na exérese dessas lesões, apenas a retirada completa da imagem correspondente à mesma.[2]

3. **(E)** O cirurgião que deseja realizar cirurgia conservadora deve possuir visão oncoplástica, observando os critérios necessários para a obtenção de um bom resultado estético. Esses critérios, chamados preditores de cosmese, são vários: tamanho do tumor, volume mamário, relação volume do tumor *versus* volume mamário, ptose mamária, padrão tecidual fibroglandular ou lipossubstituído, localização do tumor, necessidade de ressecção de pele, cirurgias prévias. O comprometimento linfonodal não afeta o resultado estético na cirurgia conservadora do câncer de mama, não sendo considerado critério de predição de cosmese (Cap. 19, p. 178).[3]

4. **(D)** O comprometimento linfonodal não tem relação com a escolha da mastectomia, como forma de tratamento no câncer de mama. Pacientes com comprometimento linfonodal e possibilidade local de cirurgia conservadora poderão realizá-la. A radioterapia deve ser sempre realizada, quando a cirurgia conservadora está indicada, com a finalidade de reduzir a recorrência da doença. A mastectomia está indicada nos casos em que o tratamento conservador não pode ser realizado: relação volume tumoral/mamário desfavorável, multicentricidade, tumores infiltrantes com extenso componente intraductal, impossibilidade de se obter margens cirúrgicas livres na cirurgia conservadora, indisponibilidade de radioterapia complementar, doença do colágeno em atividade (contraindicação à radioterapia), carcinoma de mama em homens (a mastectomia está sempre indicada em razão do pequeno volume mamário), pacientes com possibilidade de acompanhamento incerto e desejo da paciente (Cap. 11, p. 142).[4]

5. **(D)** As afirmativas anteriores A, B, C, e posterior, E são indicações de mastectomia simples. No carcinoma microinvasor, entretanto, somente a mastectomia não é suficiente, sendo necessária a avaliação do comprometimento axilar através de biópsia do linfonodo sentinela. Se o linfonodo sentinela for positivo, procedemos ao esvaziamento axilar (Cap. 11, p. 142).[4]

6. **(C)** Quando a ressecção planejada é menor que 20% do volume mamário, normalmente se conseguem um bom resultado estético e uma simetria adequada. Para ressecções maiores, o tratamento sistêmico (quimioterapia ou hormonoterapia) pode ser indicado com a finalidade de reduzir o volume tumoral e tornar viável o tratamento conservador (Cap. 11, p. 142).[4]

7. **(C)** A mamoplastia oncológica, também conhecida como cirurgia oncoplástica, é uma evolução do tratamento conservador e tem por objetivo melhorar o resultado cosmético. Consiste na ressecção tumoral com ampla margem de segurança associada a técnicas de cirurgia plástica no mesmo tempo cirúrgico com finalidade de reconstrução mamária e obtenção de adequada simetria entre as mamas. É necessário um planejamento cirúrgico prévio para se obterem melhores resultados. Dessa forma, segurança oncológica e resultado estético satisfatório são proporcionados às pacientes (Cap. 11, p. 142-143).[4]

8. **(C)** As mamas de menor volume sempre representam um desafio técnico maior para se obter um resultado plenamente satisfatório, mesmo aplicando-se técnicas de cirurgia oncoplástica. Já nas mamas mais volumosas, os defeitos cosméticos são menores, e as técnicas de reconstrução, mais fáceis de serem realizadas (Cap. 11, p. 143).[4]

9. **(E)** O tamanho do tumor está vinculado ao tamanho da mama, e essa relação é isoladamente o principal parâmetro a ser observado, quando se planeja o tratamento conservador, seja ele clássico ou através da cirurgia oncoplástica (Cap. 11, p. 143).[4]

10. **(A)** Em 1948, Patey e Dyson descreveram uma técnica de mastectomia, denominada mastectomia radical modificada, que preservava o músculo peitoral grande, com ressecção do pequeno peitoral e esvaziamento axilar completo (Cap. 36, p. 501).[5]

Respostas Comentadas   209

11. (C) O estudo clínico NSABP B-04, realizado por Fisher *et al.*, comparou a mastectomia radical à Halsted com cirurgias menos extensas (mastectomia simples e mastectomia simples seguida de radioterapia), com a finalidade de avaliar a sobrevida livre de doença e a sobrevida global. O tratamento radical não apresentou melhores taxas de sobrevida em relação aos outros tratamentos. Veronesi *et al.* realizaram estudo randomizado comparando a eficácia do tratamento radical (Halsted) à cirurgia conservadora em pacientes com tumores menores ou iguais a 2 cm. As pacientes submetidas à cirurgia conservadora obtiveram maior taxa de recidiva local. Entretanto, não houve diferença em relação à cirurgia radical, quando avaliada a sobrevida global, demonstrando que a cirurgia conservadora é o tratamento de escolha para pacientes com tumores iniciais de mama.[6,7]

12. (E) Sabemos que as margens cirúrgicas comprometidas podem estar relacionadas com uma maior taxa de recidiva da doença. Em função disso, tem-se como rotina se obterem margens livres. A escolha do melhor tratamento cirúrgico a ser instituído no caso de margens comprometidas, como mastectomia ou ampliação de margens, levará em conta a relação volume tumoral/volume mamário, a possibilidade de multicentricidade, o desejo da paciente e o resultado estético. Portanto, as afirmativas B e C são possíveis, devendo levar em conta os critérios anteriores para se obter o controle local da doença (Cap. 11, p. 141-142).[4]

13. (B) Presença de tumor em mais de um quadrante (multicentricidade), pacientes submetidas à radioterapia torácica por linfoma de Hodgkin e o câncer de mama masculino (relação tumor/mama elevada) são contraindicações para a conservação da mama. Quando a paciente é portadora de doença do colágeno, na ausência de atividade da doença, a cirurgia conservadora pode ser indicada. Os tumores da região central da mama, com relação tumor/mama favorável, podem ser indicação de tratamento conservador (resultado estético final satisfatório) (Cap. 36, p. 501).[5]

14. (E) A história prévia de carcinoma ductal infiltrante em mama oposta não aumenta a recidiva local, estando o tratamento relacionado com o estadiamento clínico da doença. A margem cirúrgica é o mais importante fator de predição de recidiva após o tratamento. Diversos estudos têm relatado que margens maiores que 2 mm são adequadas. As pacientes jovens apresentam tumores biologicamente agressivos e retardo de diagnóstico (pela mamografia não eficaz nesta faixa etária), sendo observados tumores de grande volume. Estas pacientes frequentemente apresentam mutação BRCA1 ou BRCA2. Este tipo de mutação predispõe à recidiva, que varia de 14 a 46% (Cap. 36, p. 511-514).[5]

15. (C) Não há grandes estudos populacionais com finalidade de estimar a incidência do linfedema após o esvaziamento axilar e tampouco existe uma definição única de linfedema, levando a uma taxa de incidência extremamente variável na literatura (Cap. 42, p. 566-567).[5] O nervo torácico longo (ou Nervo de Bell) é responsável pela inervação do músculo serrátil anterior. O nervo toracodorsal é responsável pela inervação do músculo grande dorsal, e sua lesão não acarreta déficit funcional (Cap. 1, p. 27-28).[4]

16. (E) Não existem evidências de que a morbidade do esvaziamento axilar varie com a extensão da dissecção. A maioria dos cirurgiões recomenda a dissecção axilar dos níveis I e II como procedimento padrão, uma vez que *skip* metástases sejam encontradas frequentemente em nível II, e a presença de metástase em nível III seja rara. O nível II deve ser dissecado apenas quando houver comprometimento linfonodal macroscópico (Cap. 42, p. 566).[5]

17. (B) ROLL é uma técnica que utiliza radiofármaco para localização de lesões subclínicas e permite a retirada da lesão com margens adequadas. Há ressecção de menor quantidade de tecido mamário, gerando, assim, um melhor resultado estético. O fio metálico é outro método de localização de lesão impalpável. Para a localização com esta técnica ser considerada ideal, o fio deve ultrapassar a lesão e/ou não ultrapassar 5 mm. A biópsia do linfonodo sentinela pode ser indicada em casos selecionados de carcinoma intraductal (tumores extensos, multicentricidade etc.) (Cap. 11, p. 27-28; Cap. 40, p. 378).[4]

18. (B) Desde 1997, de acordo com a Sociedade Brasileira de Mastologia, há três terminologias utilizadas para os procedimentos cirúrgicos conservadores: tumorectomia (não há preocupação em se obter margem livre), setorectomia (margem de pelo menos 1 cm) e quadrantectomia (ampla margem de segurança) (Cap. 11, p. 141).[4]

Referências Bibliográficas

1. NCCN Guidelines Version 1.2016.
2. Boff RA *et al. Temas Controversos na Mastologia – Atualização; 2015.*
3. Menke CH, Xavier NL, Biazús, JV *et al. Rotinas em mastologia.* 2. ed. Porto Alegre: Artmed, 2007.

Capítulo 32 | Cirurgia do Câncer de Mama

4. Boff RA, Wisintainer F. *Mastologia moderna: abordagem multidisciplinar*. Caxias do Sul: Mesa-Redonda, 2006.

5. Harris JR, Lippman ME, Morrow M *et al. Diseases of the breast*. 4th ed. Philadelphia: Lippincott Williams & Wilkins, 2009.

6. Fisher B, Jeong JH, Anderson S *et al.* Twenty-five-year follow-up of a randomized trial comparing radical mastectomy, total mastectomy, and total mastectomy followed by irradiation. *N Engl J Med* 2002;347(8):567-75.

7. Veronesi U, Cascinelli N, Mariani L *et al.* Twenty-year follow-up of a randomized study comparing breast-conserving surgery with radical mastectomy for early breast cancer. *N Engl J Med* 2002;347(16):1227-32.

Reconstrução Mamária

Ângelo do Carmo Silva Matthes ▪ *Angelo Gustavo Zucca Matthes*

1. A reconstrução mamária usando a transposição do retalho abdominomiocutâneo (TRAM) é uma das mais utilizadas, pois não depende de materiais aloplásticos e apresenta bons resultados estéticos quando feita por equipe treinada. Recentemente a classificação das zonas da área doadora, referente a sua vascularização, foi mudada. Qual das alternativas abaixo mostra a classificação anterior (à esquerda) e a atualmente utilizada (à direita)?

(A)
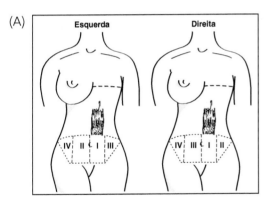

(B)
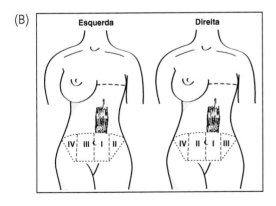

(C)
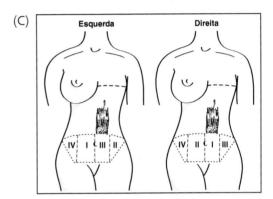

(D)
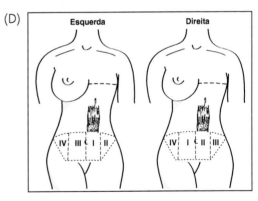

(E)
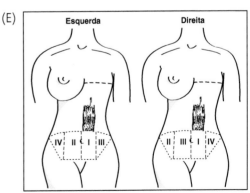

Capítulo 33 | Reconstrução Mamária

2. Em relação à mastectomia contralateral profilática (MCP) pode-se dizer que:

(A) A mastectomia contralateral profilática (MCP) não mostrou redução do risco de câncer de mama contralateral em pacientes com câncer de mama unilateral, mas é capaz de prever quais pacientes são mais propensas a se beneficiar com o procedimento

(B) A mastectomia profilática (MP) não mostrou redução do risco de câncer de mama bilateral em pacientes com câncer de mama unilateral, mas é capaz de prever quais pacientes são mais propensas a se beneficiar com o procedimento

(C) A mastectomia contralateral profilática (MCP) mostrou redução do risco de câncer de mama contralateral em pacientes com câncer de mama unilateral, além de indicar quais pacientes são mais propensas a se beneficiar com o procedimento

(D) A mastectomia profilática (MP) mostrou redução do risco de câncer de mama bilateral em pacientes com câncer de mama unilateral, além de indicar quais pacientes são mais propensas a se beneficiar com o procedimento

(E) A mastectomia contralateral profilática (MCP) mostrou redução do risco de câncer de mama contralateral em pacientes com câncer de mama unilateral, sem prever quais pacientes são mais propensas a se beneficiar com o procedimento

3. Em relação aos achados anatomopatológicos da mama contralateral, clínica e imagenologicamente sem lesões malignas, encontram-se relatos de descoberta de:

(A) Carcinoma oculto na mama contralateral em torno de 75% e de achados patológicos de moderado a alto graus, identificados na avaliação patológica final na mama contralateral em torno de 75%

(B) Carcinoma oculto na mama contralateral em torno de 50% e de achados patológicos de moderado a alto graus, identificados na avaliação patológica final na mama contralateral em torno de 50%

(C) Carcinoma oculto na mama contralateral em torno de 25% e de achados patológicos de

moderado a alto graus, identificados na avaliação patológica final na mama contralateral em torno de 75%

(D) Carcinoma oculto na mama contralateral em torno de 5% e de achados patológicos de moderado a alto graus, identificados na avaliação patológica final na mama contralateral em torno de 15%

(E) Não há relatos do achado incidental de lesões malignas em mamas clínica e imagenologicamente sadias

4. São fatores de risco para encontro de achados patológicos adicionais de moderado a alto riscos e de câncer de mama contralateral:

(A) São 3 fatores independentes predisponentes de malignidade na mama contralateral: histologia lobular invasiva ipsolateral, tumor multicêntrico ipsolateral e risco de Gail > 1,67, porém dependentes da idade > 50 anos no momento do diagnóstico do câncer

(B) São 3 fatores independentes predisponentes de malignidade na mama contralateral: idade > 50, tumor multicêntrico ipsolateral e risco de Gail > 1,67, porém dependentes da histologia lobular invasiva ipsolateral

(C) São 3 fatores independentes predisponentes de malignidade na mama contralateral: histologia lobular invasiva ipsolateral, tumor multicêntrico ipsolateral e risco de Gail > 1,67 e para achados de moderado a alto riscos, a idade > 50 anos associada a achados patológicos adicionais na mama ipsolateral

(D) São 3 fatores independentes predisponentes de malignidade na mama contralateral: a idade > 50, tumor multicêntrico ipsolateral e risco de Gail > 1,67 e histologia lobular invasiva ipsolateral para achados de moderado a alto riscos, a idade > 50 anos associada a achados patológicos adicionais na mama ipsolateral

(E) São 3 fatores independentes predisponentes de malignidade na mama contralateral: histologia lobular invasiva ipsolateral, a idade > 50 anos e risco de Gail > 1,67 e para achados de moderado a alto riscos, tumor multicêntrico ipsolateral associado a achados patológicos adicionais na mama ipsolateral

5. Em relação à mastectomia contralateral profilática (MCP) pode-se dizer que:

(A) Pode ser uma escolha razoável para pacientes com câncer de mama que tenham um risco de Gail > 1,67 independente de achados patológicos ipsolaterais adicionais de moderado a alto riscos, tumor ipsolateral multicêntrico ou tumor de histologia lobular invasiva ipsolateral e idade menor que 50 anos

(B) Pode ser uma escolha razoável para pacientes com câncer de mama que tenham um risco de Gail > 1,67, achados patológicos ipsolaterais adicionais de moderado a alto riscos, tumor ipsolateral multicêntrico ou tumor de histologia lobular invasiva ipsolateral para qualquer idade

(C) Pode ser uma escolha razoável para pacientes com câncer de mama que tenham um risco de Gail < 1,67, achados patológicos ipsolaterais adicionais de moderado a alto riscos, tumor ipsolateral multicêntrico ou tumor de histologia lobular invasiva ipsolateral e idade maior que 50 anos

(D) Pode ser uma escolha razoável para pacientes com câncer de mama que tenham um risco de Gail > 1,67, achados patológicos ipsolaterais adicionais de moderado a alto riscos, tumor ipsolateral multicêntrico ou tumor de histologia lobular invasiva ipsolateral e idade menor que 35 anos

(E) Pode ser uma escolha razoável para pacientes com câncer de mama que tenham achados patológicos ipsolaterais adicionais de moderado a alto riscos, tumor ipsolateral multicêntrico ou tumor de histologia lobular invasiva ipsolateral em qualquer idade e sem relação com risco de Gail

6. Em relação à mastectomia contralateral profilática (MCP) pode-se dizer que:

(A) A determinação das variáveis independentes de risco para desenvolvimento do câncer de mama contralateral pode ser útil para que pacientes de baixo risco não sejam submetidas, desnecessariamente, ao procedimento

(B) A determinação das variáveis independentes de risco para desenvolvimento do câncer de mama contralateral não é útil para determinar a indicação da mastectomia contralateral profilática para pacientes de baixo risco

(C) A determinação das variáveis independentes de risco para desenvolvimento do câncer de mama contralateral seleciona pacientes de alto risco para que sejam submetidas ao procedimento

(D) A determinação das variáveis independentes de risco para desenvolvimento do câncer de mama contralateral talvez possa ser útil para determinar a indicação da mastectomia contralateral profilática, em pacientes de baixo risco

(E) A determinação das variáveis independentes de risco para desenvolvimento do câncer de mama contralateral talvez possa ser útil para não determinar a indicação da mastectomia contralateral profilática, em pacientes de alto risco.

7. Em relação ao conceito da cirurgia estética e da cirurgia reconstrutora, podemos afirmar que:

(A) Não há diferença entre cirurgia estética e reconstrutora

(B) Cirurgia estética é a cirurgia que refaz o que foi danificado, que corrige o que causa problema físico ou mental, melhorando a qualidade de vida do indivíduo; cirurgia reparadora àquela que tem exclusivamente a finalidade de tornar o órgão em questão mais belo, isto é, o órgão em questão não apresenta e não causa nenhum problema físico e/ou mental

(C) Cirurgia estética é a que tem exclusivamente a finalidade de tornar o órgão em questão mais belo, isto é, o órgão em questão não apresenta e não causa nenhum problema físico e/ou mental, e cirurgia reparadora é a cirurgia que refaz o que foi danificado, que corrige o que causa problema físico ou mental, melhorando a qualidade de vida do indivíduo

(D) A cirurgia reconstrutora visa, exclusivamente, a melhorar a estética das mamas operadas por câncer de mama

(E) A cirurgia estética é fundamental para o tratamento cirúrgico do câncer de mama

Respostas Comentadas

1. (**A**) O conceito anatômico da TRAM baseia-se nas artérias epigástricas superior e inferior, as quais permitem a irrigação do retalho, ou seja, da área doadora da região infraumbilical. Por sinal, vale ressaltar que a vantagem da TRAM é permitir o uso do tecido adiposo da região infraumbilical. A região doadora é definida pela prega cutânea, formada desde a região suprapúbica, e se estende para ambas as cristas ilíacas anteroposteriores. As extremidades destas linhas unem-se a outra linha, passando pela borda superior da cicatriz umbilical. Dessa forma surge a delimitação da área doadora, como sendo uma elipse de tecido dermogorduroso na região infraumbilical.

A definição da área doadora depende basicamente de sua irrigação. Inicialmente Hartrampf dividiu o abdome inferior em quatro zonas, sendo a primeira referente ao músculo reto do abdome escolhido, a segunda referente à região sobre o músculo reto do abdome contralateral, a terceira na porção lateral do retalho ipsolateral ao músculo escolhido e a quarta a porção do retalho mais distante na região contralateral. Estudos contemporâneos em cadáveres mostraram a melhor perfusão da zona adjacente ipsolateral ao músculo reto do abdome a ser rotacionado, em relação à região adjacente contralateral, portanto sugere-se uma mudança entre as zonas II e III. Com isso acredita-se que a melhor irrigação do retalho abdominal inferior seja feita primeiramente pelos vasos perfurantes, saindo diretamente do músculo abdominal (zona I), seguido pela região lateral ipsolateral adjacente (zona II), depois pela adjacente contralateral (zona III) e, finalmente, pela porção lateral contralateral do retalho (zona IV), a qual deveria ser desprezada na maioria das reconstruções monopediculadas, em virtude de sua baixa perfusão.

2. (**E**) A mastectomia contralateral profilática (MCP) mostrou redução do risco de câncer de mama contralateral em pacientes com câncer de mama unilateral, sem prever quais pacientes são mais propensas a se beneficiar com o procedimento. (http://www.spmastologia.com.br/predictors. asp)

3. (**D**) Na peça cirúrgica de mama contralateral sem lesão clínica ou de imagem, encontra-se carcinoma oculto na mama em torno de 5% e de achados patológicos de moderado a alto graus, identificados na avaliação patológica final na mama em tor-

no de 15%. (http://www.spmastologia.com.br/predictors.asp)

4. (**C**) São 3 fatores independentes predisponentes de malignidade na mama contralateral: histologia lobular invasiva ipsolateral, tumor multicêntrico ipsolateral e risco de Gail > 1,67 e para achados de moderado a alto riscos, a idade > 50 anos associada a achados patológicos adicionais na mama ipsolateral. (http://www. spmastologia.com.br/predictors.asp)

5. (**B**) Pode ser uma escolha razoável para pacientes com câncer de mama que tenham um risco de Gail > 1,67, achados patológicos ipsolaterais adicionais de moderado a alto riscos, tumor ipsolateral multicêntrico ou tumor de histologia lobular invasiva ipsolateral para qualquer idade. (http://www.spmastologia.com.br/predictors.asp)

6. (**A**) A determinação das variáveis independentes de risco para desenvolvimento do câncer de mama contralateral pode ser útil para que pacientes de baixo risco não sejam submetidas, desnecessariamente, ao procedimento.

Embasamento científico das respostas

TÍTULO: Fatores Predisponentes de Câncer de Mama Contralateral em Pacientes com Câncer de Mama Unilateral Submetidas à Mastectomia Contralateral Profilática.

INTRODUÇÃO: Apesar de a mastectomia contralateral profilática (MCP) ter reduzido o risco de câncer de mama contralateral em pacientes com câncer de mama unilateral, era muito difícil prever quais pacientes eram mais propensas a se beneficiar com o procedimento. O objetivo desse estudo foi identificar os fatores clínicos e patológicos que preveem o câncer de mama contralateral e, assim, informar decisões a respeito da realização da MCP em pacientes com câncer de mama unilateral.

MÉTODOS: Foi incluído no estudo um total de 542 pacientes com câncer de mama unilateral, submetidas à MCP na Universidade do Texas – M. D, Anderson Cancer Center, de janeiro de 2000 a abril de 2007. Foi usada a análise de regressão logística para identificar fatores clínicos e patológicos que predispuseram o câncer de mama contralateral.

RESULTADOS: Das 542 pacientes incluídas no estudo, 25 (5%) tinham um carcinoma oculto na mama contralateral. Oitenta e duas pacientes (15%) tinham achados patológicos de moderado a alto graus, identificados na avaliação patológica final na mama contralateral. A análise multivariada revelou 3 fatores independentes predisponentes de malignidade na mama contralateral: histologia lobular invasiva ipsolateral, tumor multicêntrico ipsolateral e risco de Gail > 1,67. A análise multivariada também revelou que idade > 50 anos no momento do diagnóstico do câncer e achados patológicos adicionais na mama ipsolateral de moderado a alto riscos foram variáveis independentes predisponentes de achados de moderado a alto riscos na mama contralateral.

CONCLUSÕES: Os achados indicam que a MCP pode ser uma escolha razoável para pacientes com câncer de mama que tenham um risco de Gail > 1,67, achados patológicos ipsolaterais adicionais de moderado a alto riscos, tumor ipsolateral multicêntrico ou tumor de histologia lobular invasiva ipsolateral.

Comentários de Fernanda Barbosa: Segundo o estudo, a incidência encontrada de carcinoma oculto na mama contralateral foi de 4,6%, a qual pode ser considerada baixa e também consistente com as menores taxas encontradas na literatura, as quais variam de 4 a 68%. Esses dados podem sugerir uma detecção precoce de lesões preexistentes na mama contralateral, e não necessariamente a prevenção do câncer de mama contralateral. Apesar disso, esse estudo contou com amostra considerável de pacientes submetidas à mastectomia contralateral profilática, devendo seus resultados serem levados em consideração. A determinação das variáveis independentes de risco para desenvolvimento do câncer de mama contralateral talvez possa ser útil não para determinar a indicação da mastectomia contralateral profilática, mas sim para que pacientes de baixo risco não sejam submetidas, desnecessariamente, ao procedimento.

7. (C) A Sociedade de Cirurgia Plástica dos Estados Unidos define a cirurgia estética como a cirurgia realizada em estruturas normais do corpo com a finalidade de melhorar a aparência daquela considerada normal, isto é, para melhorar o que está normal.

Esta é uma conceituação muito ampla, que, com certeza, inclui muitas mulheres com mamas "normais" e que necessitam de uma cirurgia de mama para terem melhor qualidade de vida e ficam excluídas dos planos de saúde, que não permitem que se faça cirurgia estética, sendo que na realidade necessitam de uma reparação das mamas.

Por isso é muito pertinente que se discuta, defina e normatize o que é uma cirurgia estética e uma cirurgia reparadora, e com isso possamos pressionar o governo e as entidades médicas e planos de saúde para que não mais se cometa injustiça com as mulheres.

Partindo da definição semântica dos nossos dicionários, encontramos que estética é o estudo que determina o caráter do belo nas produções naturais e artísticas, e estético o que é relativo à estética, que tem o sentido de beleza, artístico, harmonioso.

Ora, com o conceito acima, dever-se-ia conceituar **cirurgia estética àquela que tem exclusivamente a finalidade de tornar o órgão em questão mais belo, isto é, o órgão em questão não apresenta e não causa nenhum problema físico e/ou mental**, e a pessoa que deseja uma intervenção, o quer simplesmente para torná-lo mais atraente, o que facilmente pode ser comprovado pela análise de médicos especialistas na área, o que necessita, muitas vezes, do concurso de psiquiatras para analisar a implicação mental que porventura poderá acarretar, pois muitos indivíduos que desejam correções em órgãos normais estão, na realidade, insatisfeitos com outras situações sociais e não propriamente com o órgão em questão.

Por outro lado, encontramos nos dicionários o significado de reparadora ou de reparação, que é do ato de reparar: colocar em bom estado, refazer o que foi danificado em certas partes, tornando-as melhores ou substituindo-as por outras; restituir ao estado primitivo; renovar; aperfeiçoar; retocar; melhorar; corrigir, consertar, atenuar, disfarçar, minorar, restabelecer e remediar, o que, por conseguinte, deve conceituar a **cirurgia reparadora: a cirurgia que refaz o que foi danificado, que corrige o que causa problema físico ou mental, melhorando a qualidade de vida do indivíduo**.

Isto posto, vamos enquadrar em cirurgia reparadora todas as cirurgias que visam a restituir a perda de um órgão, por exemplo nas mamas, toda a paciente que foi total ou parcialmente mutilada e que necessita de uma cirurgia para restituir a forma, ou a simetria das mamas, por qualquer meio, inclusive próteses.

Bibliografia

Classificação estatística internacional de doenças e problemas relacionados à saúde CID-10. Organização Mundial de Saúde. Tradução: Centro Colaborador da OMS para Classificação de Doenças em Português. 6. ed. São Paulo: Universidade de São Paulo, 1998.

Ferreira MC. Conceituando cirurgia estética e reparadora. In: *Jornal do CREMESP* 2002 maio;177.

Hartrampf C, Scheflan M, Black PW. Breast reconstruction with a transverse abdominal island flap. *Plast Reconstr Surg* 1982;69:216-25.

http://www.spmastologia.com.br/predictors.asp

Matthes ACS, Matthes AG. A oncoplastia na promoção da saúde. In: Rietjens M, Urban C. (Eds.). *Cirurgia da mama: estética e reconstrutora*. Rio de Janeiro: Revinter, 2007. p. 519-29, vol. 1.

Rozen WM, Ashton MW, Taylor GI. Reviewing the vascular supply of the anterior abdominal wall: redefining anatomy for increasingly refined surgery. *Clin Anat* 2008;21(2):89-98.

Silva EN, Simões JC. Bases anatômicas do retalho miocutâneo do reto do abdome pediculado na artéria epigástrica superior. *Rev Med Res* 2007;9(4):147-57.

Yi M, Meric-Bernstam F, Middleton LP *et al.* Predictors of contralateral breast cancer in patients with unilateral breast cancer undergoing contralateral prophylactic mastectomy. *Cancer* 2009 Feb.;115:962-71.

34

Princípios de Cirurgia Estética das Mamas

Ângelo do Carmo Silva Matthes ▪ *Angelo Gustavo Zucca Matthes*

1. A observação das linhas de Langer na incisão da pele da mama proporciona:
   (A) Maior dificuldade na sutura
   (B) Maior tensão na cicatrização
   (C) Melhor aspecto estético
   (D) Menor tempo cirúrgico
   (E) Cicatrizes mais evidentes

2. Paciente, 50 anos (foto abaixo), realizou exames de rotina.

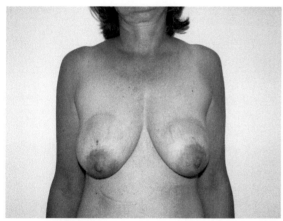

Ver *Prancha* em *Cores*.

A avaliação ultrassonográfica mostrou nódulo irregular de 1,6 × 1,2 × 1,6 na junção dos quadrantes superiores da mama esquerda. A mamografia mostra microcalcificações agrupadas, e a ressonância magnética apresenta nódulo de contornos irregulares às 2 h, 1,6 × 1,5 × 1, 5, ambos os exames com alterações na mesma topografia, sendo classificados como BI-RADS V. *Core* biópsia mostrou tratar-se de um carcinoma ductal invasivo, grau II.

Ao exame físico nota-se discreto espessamento na junção de quadrantes superiores da mama esquerda. As mamas são consideradas ptóticas de tamanho moderado e grau 3. Axilas e fossas consideradas negativas.

Pensando em uma abordagem cirúrgica oncoplástica a melhor opção dentre as seguintes seria:
(A) Técnica do pedículo superior para ressecção de lesão maligna associada à biópsia do linfonodo sentinela com simetrização contralateral pela mesma técnica
(B) Técnica de Pitanguy em T invertido para ressecção de lesão maligna associada à biópsia de linfonodo sentinela com simetrização contralateral pela mesma técnica
(C) Técnica do pedículo inferior para ressecção de lesão maligna associada à biópsia do linfonodo sentinela com simetrização contralateral pela mesma técnica
(D) Técnica Le Jour para ressecção de lesão maligna associada a esvaziamento axilar dos três níveis de Berg, com simetrização contralateral pela mesma técnica
(E) Técnica do pedículo inferior para ressecção de lesão maligna associada à biópsia do linfonodo sentinela sem simetrização contralateral pela mesma técnica

Capítulo 34 | Princípios de Cirurgia Estética das Mamas

3. Paciente, 45 anos, realizou exames de rotina e mamografia, notou nódulo espiculado, irregular, com limites imprecisos, de 2,0 × 2,3 cm em quadrante inferomedial quase em junção de quadrantes inferiores, classificada como BI-RADS V. *Core* biópsia mostrou tratar-se de um carcinoma ductal invasivo, grau III. Ao exame físico nota-se uma mama com volume e ptose moderada e axilas com linfonodos de características fibroelásticas. Usando princípios oncoplásticos qual seria a melhor opção cirúrgica para esta paciente:

(A) Técnica de Pitanguy em T invertido para ressecção de lesão maligna associada à biópsia de linfonodo sentinela sem simetrização contralateral pela mesma técnica

(B) Técnica do pedículo superior para ressecção de lesão maligna associada à biópsia do linfonodo sentinela com simetrização contralateral pela mesma técnica

(C) Técnica Le Jour para ressecção de lesão maligna associada a esvaziamento axilar dos três níveis de Berg, com simetrização contralateral pela mesma técnica

(D) Técnica do pedículo inferior para ressecção de lesão maligna associada à biópsia do linfonodo sentinela com simetrização contralateral pela mesma técnica

(E) Técnica do pedículo inferior para ressecção de lesão maligna associada à biópsia do linfonodo sentinela sem simetrização contralateral pela mesma técnica

4. Paciente, 32 anos, encaminhada por ginecologista com queixa de nódulo de 1,5 × 1,0 cm, sólido, irregular na junção dos quadrantes mediais da mama esquerda, a 1 cm da aréola. Avaliação imagenológica por ultrassom refere tratar-se de um nódulo sólido, irregular, com maior diâmetro perpendicular à pele e discreta sombra acústica posterior. PAAF mostrou células neoplásicas presentes. Ao exame físico confirma-se a topografia do nódulo com as mesmas características, porém nota-se discreto edema de pele sobre a projeção da lesão. A paciente apresenta mamas pequenas, sem ptose, sendo a mama direita discretamente menor que a esquerda. Axilas e fossas consideradas negativas. Seguindo uma abordagem cirúrgica oncoplástica, qual seria a melhor opção dentre as seguintes:

(A) Técnica do pedículo superior para a ressecção de lesão maligna associada à biópsia do linfonodo sentinela com simetrização contralateral pela mesma técnica

(B) Técnica do pedículo inferior para a ressecção de lesão maligna associada à biópsia do linfonodo sentinela com simetrização contralateral pela mesma técnica

(C) Técnica periareolar com ressecção da lesão maligna com margens amplas após tunelização da pele associada à biópsia do linfonodo sentinela com simetrização contralateral pela mesma técnica

(D) Técnica periareolar com ressecção da lesão maligna com margens amplas, incluindo a pele sobre o nódulo, associada à biópsia do linfonodo sentinela com simetrização contralateral pela mesma técnica

(E) Mastectomia radical modificada, pois é impossível abordagem oncoplástica

5. Paciente, 72 anos, procura mastologista com história de prurido há seis meses no complexo areolopapilar (CAP) à direita, refratário a tratamentos prévios com corticoides tópicos. Neste período houve evolução da lesão com desabamento e ulceração da papila. Biópsia da região mostrou tratar-se de uma doença de Paget, sem massa palpável associada. Ao exame físico notam-se mamas de moderado volume e discreta ptose. Sem outras lesões palpáveis. Axilas e fossas negativas. A paciente vaidosa não aceita a ideia de perder sua mama. Segundo conceitos oncoplásticos, que abordagem cirúrgica, mais indicada, poderia ser dada para este caso:

(A) Quadrantectomia central à direita, seguida por reconstrução por retalho do tipo *plug flap*

(B) Técnica periareolar com ressecção da lesão maligna com margens amplas após tunelização da pele associada à biópsia do linfonodo sentinela com simetrização contralateral pela mesma técnica

(C) Técnica de Torek para remoção do CAP à direita, seguida de linfonodo axilar ipsolateral

(D) Quadrantectomia central e biópsia de linfonodo sentinela à direita, seguida por reconstrução por retalho de Daher contralateral

(E) Remoção do CAP e biópsia de linfonodo sentinela à direita, com reconstrução imediata do CAP por enxerto livre de pele

6. Paciente, 54 anos, realizou mamografia que mostrou assimetria focal em união dos quadrantes inferiores. Submetida à *core* biópsia que mostrou tratar-se de um carcinoma lobular invasivo, grau III. Ao exame físico notam-se mamas com moderado volume e grau de ptose acentuado. À palpação nota-se discreto espessamento na topografia referida. Fossas negativas, contudo, presença de linfonodo suspeito ipsolateral. Usando princípios oncoplásticos qual seria a melhor opção cirúrgica para esta paciente:
(A) Técnica periareolar para ressecção de lesão maligna guiada por ROLL, associada à biópsia de linfonodo sentinela sem simetrização contralateral pela mesma técnica
(B) Técnica do pedículo inferior para ressecção de lesão maligna guiada por fio metálico, associada a esvaziamento axilar com simetrização contralateral pela mesma técnica
(C) Técnica Le Jour para ressecção de lesão maligna marcada por ROLL, associada a esvaziamento axilar dos três níveis de Berg, com simetrização contralateral pela mesma técnica
(D) Técnica do pedículo inferior para ressecção de lesão maligna, associada à biópsia do linfonodo sentinela com simetrização contralateral pela mesma técnica
(E) Técnica do pedículo inferior para ressecção de lesão maligna, associada à biópsia do linfonodo sentinela sem simetrização contralateral pela mesma técnica

7. São objetivos da oncoplastia no tratamento cirúrgico do câncer de mama:
(A) Ressecção da lesão tumoral, remodelamento glandular, assimetria mamária, manutenção da autoestima da paciente
(B) As técnicas de oncoplastia visam, apenas, a aspectos estéticos das pacientes tratadas cirurgicamente por câncer de mama
(C) Ressecção da lesão tumoral independente das margens, remodelamento glandular, simetria mamária, manutenção da autoestima da paciente
(D) Ressecção da lesão tumoral, remodelamento glandular, simetria mamária, manutenção da autoestima da paciente, independente de aspectos estéticos
(E) Ressecção da lesão tumoral com margens satisfatórias, remodelamento glandular, simetria mamária, manutenção da autoestima da paciente e resultados estéticos favoráveis

8. Uma mama considerada tipo II deve ser:
(A) Mama com altura igual ao raio da base e é uma mama proporcional ao tórax da paciente, nem muito pequena nem muito grande
(B) Mama comprida e fina, tem a altura maior que o raio de base
(C) Mama que tem o raio de base e altura iguais, porém de volume exagerado, desproporcional ao tórax da paciente
(D) Mama de tamanho moderado e muito ptótica
(E) Mama larga tem o raio de base maior que a altura

9. A definição de ptose mamária depende basicamente de algumas medidas mamárias para sua classificação. Qual das alternativas está correta em relação à ptose mamária?
(A) A linha imaginária passando pelo vértice da mama, e que no cruzamento da prega inframamária determina o ponto A, e o mamilo é o ponto M. Formando um segmento AM. Medida importante para definir a classificação de ptose
(B) Se segmento AM +2, há uma ptose moderada
(C) Se segmento AM +3, há uma ptose acentuada
(D) O segmento AM não é importante para definir o grau de ptose
(E) O segmento AM refere-se à linha imaginária que passa entre a fúrcula esternal e o mamilo

10. A incisão, para a exérese de nódulo de mama sem suspeição de malignidade, deve:
(A) Ser sempre radiada
(B) Ser sempre em sulco inferior
(C) Ser sempre periareolar
(D) Ser sempre arciforme
(E) Ser sempre cosmeticamente aceitável

11. Não é técnica de cirurgia plástica associada às técnicas cirúrgicas oncológicas para o tratamento do câncer de mama:
(A) Retalho em ilha
(B) Periareolar
(C) Pedículo superior
(D) Pedículo inferior
(E) Quadrantectomia

Respostas Comentadas

1. (**C**) As incisões mamárias devem ser realizadas de tal forma que não alterem a anatomia e nem tornem as mamas inestéticas; as linhas de Langer obedecem as linhas de força da mama e oferecem melhor resultado estético.

2. (**C**) Para a abordagem de quadrantes superiores em mama de moderado a grande volumes, ptótica, as técnicas que envolvem a irrigação do complexo areolopapilar pelo pedículo inferior são mais indicadas. Elas favorecem uma ressecção ampla dos quadrantes superiores e um excelente resultado estético. As técnicas de Le Jour e Pitanguy compreendem abordagem do tipo pedículo superior, mais adequadas para abordagem dos quadrantes inferiores. No caso referido a paciente apresentava estádio clínico I, T1cN0M0, o que justifica a biópsia do linfonodo sentinela para a avaliação do *status* axilar.

3. (**B**) Para a abordagem de quadrantes superiores em mama de moderado a grande volumes, ptótica, as técnicas que envolvem a irrigação do complexo areolopapilar pelo pedículo superior são mais indicadas, entre elas as técnicas de Le Jour e Pitanguy. Elas favorecem uma ressecção ampla dos quadrantes inferiores e um excelente resultado estético. No caso referido a paciente apresentava estádio clínico IIA, T2N0M0, o que justifica a biópsia do linfonodo sentinela para a avaliação do *status* axilar.

4. (**D**) Para a abordagem de lesões suspeitas em quaisquer quadrantes mamários principalmente se próximos à aréola, independente do tamanho ou ptose mamária, pode-se usar a técnica periareolar. Ela favorece uma ressecção ampla e segura da lesão com um modelamento glandular simples, permitindo a correção rápida e eficaz do defeito adquirido com excelente resultado estético. Como havia suspeita do comprometimento de pele sobre o tumor, a ressecção de pele neste caso é indicada para segurança oncológica. No caso referido a paciente apresentava estádio clínico I, T1cN0M0, o que justifica a biópsia do linfonodo sentinela para a avaliação do *status* axilar.

5. (**A**) Para abordagem de lesões suspeitas em quadrante central, independente do tamanho ou ptose mamária, podem-se usar técnicas conhecidas como *plug flap*, Daher e Grissoti são umas delas, ou seja rotações de retalhos de pele pediculados, geralmente provenientes de quadrantes inferiores que preencham o volume de tecido central excisado e mantenham a forma mamária. A doença de Paget tem características associadas a prurido e ulceração da papila, seu diagnóstico muitas vezes é retardado dada a confusão feita com processos inflamatórios de pele. Confirmado após biópsia e achado de células de Paget. Existem três fatores importantes que determinam a evolução desta patologia: presença de massa palpável; presença de carcinoma invasor associado e comprometimento axilar. Pacientes sem massa palpável possuem excelente prognóstico com taxas de sobrevida média de 31 a 80% em 10 anos. Nos casos em que a doença está restrita a um carcinoma intraductal não se recomenda biópsia de linfonodo axilar.

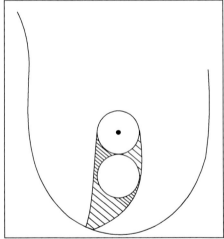

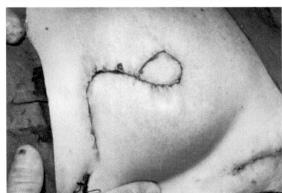

Ver *Prancha* em *Cores*.

6. (C) Para a abordagem da união de quadrantes inferiores em mama de qualquer volume, contudo ptótica, a técnica Le Jour que envolve a irrigação do complexo areolopapilar pelo pedículo superior é indicada. Ela favorece uma ressecção ampla da união dos quadrantes inferiores e um excelente remodelamento glandular com bom resultado estético. O uso de ROLL *(radioguided occult lesion localization)* como do fio metálico favorece a ressecção de lesões não palpáveis ou de localização duvidosa. Como linfonodo clinicamente suspeito o esvaziamento axilar estava indicado para a avaliação do *status* axilar.

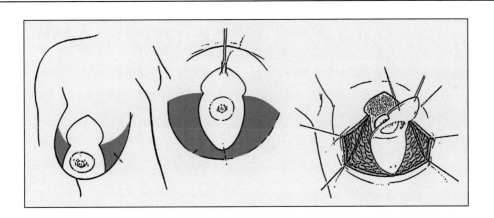

7. (E) O advento da cirurgia oncoplástica para o tratamento cirúrgico conservador do câncer de mama visa, basicamente, à ressecção da lesão tumoral com margens amplas, com remodelamento mamário imediato, além da simetrização mamária contralateral, objetivando um tratamento oncológico eficaz e a manutenção da autoestima da paciente.

8. (E) A mama tipo I tem a altura igual ao raio da base e é uma mama proporcional ao tórax da paciente, nem muito pequena nem muito grande. A mama tipo II é a mama larga, tem o raio de base maior que a altura. A mama tipo III é a mama comprida e fina, tem a altura maior que o raio de base. A mama tipo IV tem o raio de base e altura iguais, porém de volume exagerado, desproporcional ao tórax da paciente, segundo Classificação de Bozzola *et al*.

9. (**A**) A colocação do complexo areolomamilar (CAM) que, normalmente, está projetado no 4º espaço intercostal em relação à prega inframamária, sendo que teremos uma linha imaginária passando pelo vértice da mama e que no cruzamento da prega inframamária determina o ponto A, e o mamilo é o ponto M. Formando um segmento AM que mede 0 cm, quando se sobrepõe o ponto A ao M.

Assim, o CAM pode estar acima, abaixo ou sobre o ponto A. Sempre com a paciente em posição supina e com o ponto mamilar definido como ponto M, ter-se-á um segmento AM, que é a distância do ponto M ao ponto A. Portanto, o ponto M (mamilo) pode estar sobre o ponto A, e o segmento AM é igual a 0. Se o mamilo estiver acima do ponto A, terá um segmento que mede a distância do ponto M ao ponto A e terá um valor positivo, indicando que o mamilo está acima da prega inframamária, e se o ponto M estiver abaixo do ponto A, teremos uma medida negativa, indicando que o mamilo está abaixo da prega inframamária, ou seja, define uma mama ptótica.

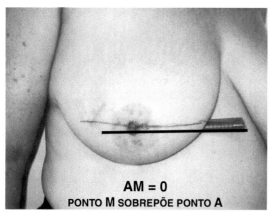

AM = 0
PONTO M SOBREPÕE PONTO A

Ver *Prancha* em *Cores*.

Também verificamos a distância do mamilo até o ponto F, localizado na base do pescoço, na fúrcula, é o segmento FM, que é aceito como normal no valor de 21 a 23 cm.

Com os dados obtidos dos segmentos AM, FM e o ângulo de abertura do braço, definimos a ptose das mamas como P0, P1, P2, P3, P4 e P5.

Ptose	AM	FM	Ângulo
P0	+ e	21-23 e	0°
P1	0 a –4 ou	21-25 ou	< 90°
P2	–5 a –7 ou	25-30 ou	90°
P3	–7 a –10 ou	30-35 ou	> 90 < 180°
P4	> –10 ou	> 35 ou	180°
P5	> –10 e	> 35 e	180°

10. (**E**) As incisões mamárias devem ser realizadas de tal forma que não alterem a anatomia e nem tornem as mamas inestéticas.

11. (**E**) Para a abordagem das diferentes pacientes, podem-se empregar diversas técnicas cirúrgicas, já descritas na literatura, porém a grande maioria das técnicas relatadas são apenas algumas variações pessoais.

Dentre as diversas técnicas para cirurgia plástica da mama, que usamos com algumas modificações, destacam-se as de retalho em ilha, periareolar, pedículo superior, pedículo inferior que com alguma variação individual conseguimos reconstruir todo o tipo de mamas. A técnica cirúrgica oncológica de quadrantectomia isoladamente não é técnica de cirurgia plástica, porém associada a alguma das técnicas cirúrgicas plásticas descritas anteriormente constitui o que hoje se denomina oncoplastia.

Bibliografia

Boff AR, Santos GR. Doença de Paget. In: Boff AR, Wisintainer F, Amorim G. *Manual de diagnóstico e terapêutica em mastologia*. Caxias do Sul: Mesa-Redonda, 2007. p. 185-88.

Bozzola AR. Mamaplastia em "L". In: Ribeiro L. *Cirurgia plástica da mama*. Rio de Janeiro: Medsi, 1989. p. 129-83, Cap. 7.

Clough KB, Lewis JS, Couturaud B *et al*. Oncoplastic techniques allow extensive resections for breast-conserving therapy of breast carcinomas. *Annals of Surgery* 2003;237(1):26-34.

Curso Modular Online de Mastologia/ http://www.mulheresaude.med.br/

Luini A, Andreoli C, Merson M. A quadrantectomia. In: Veronesi U. (Ed.). *A conservação da mama*. São Paulo: Icone, 1992. p. 69-100.

Matthes ACS, Matthes AG. A oncoplastia na promoção da saúde. In: Mario Rietjens, Urban C. (Eds.). *Cirurgia da mama: estética e reconstrutora*. Rio de Janeiro: Revinter, 2007. p. 519-29, vol. 1.

Matthes AG, Rietjens M, Brenelli FP *et al*. Cirurgia oncoplástica: uma refinada alternativa para o tratamento contra o câncer de mama. *Revista da Sociedade Brasileira de Cancerologia* 2006. p. 40-48, vol. 2.

Rietjens M, Petit JY, Contesso G *et al*. The role of reduction mammaplasty in oncology. *Eur J Plast Surg* 1997;20:246-50.

Strömbeck JO. Reduction mammoplasty by upper and lower glandular resections. In: Goldwin RM. *Plastic and reconstructive surgery of the breast*. Boston: Little Brown & Co, 1976.

35

Biópsia do Linfonodo Sentinela

Carlos Ricardo Chagas ▪ Rafael Henrique Szymanski Machado
Luiz Fernando Pinho do Amaral ▪ Sandra Mendes Carneiro
José Carlos de Jesus Conceição ▪ Flávia Maria de Souza Clímaco ▪ Júlia Dias

1. Em relação à biópsia de linfonodo sentinela é **falso**:
   - (A) É indicada em tumores de menos de 3 cm
   - (B) É contraindicada em paciente com axila apresentando linfonodos fixos e fusionados
   - (C) É indicada com injeção de azul patente em gestantes
   - (D) É indicada em tumores multicêntricos
   - (E) É indicada em carcinomas microinvasores

2. Por definição o linfonodo sentinela é:
   - (A) O primeiro linfonodo que recebe drenagem de linfa do tumor
   - (B) O primeiro linfonodo que recebe drenagem de linfa da mama
   - (C) O primeiro linfonodo que recebe drenagem de linfa do plexo mamário superficial
   - (D) O primeiro linfonodo que recebe drenagem da papila
   - (E) O primeiro linfonodo que recebe drenagem de linfa da aréola

3. No carcinoma *in situ*, é mandatória a pesquisa de linfonodo sentinela, quando:
   - (A) Há lesão focal com comedonecrose
   - (B) Há câncer *in situ* de 4 cm
   - (C) Há cancerização lobular
   - (D) Há indicação de mastectomia
   - (E) A lesão é de grau III

4. Deve-se completar o esvaziamento axilar nas situações abaixo, **exceto**:
   - (A) Macrometástase em linfonodo sentinela
   - (B) Micrometástase em linfonodo sentinela
   - (C) Célula tumoral isolada em linfonodo sentinela após quimioterapia neoadjuvante
   - (D) Linfonodo parassentinela com micrometástase
   - (E) Linfonodo sentinela não marcado seja por azul patente, seja por radioisótopo

5. Acerca da técnica de marcação de linfonodo sentinela é correto:
   - (A) O azul patente apresenta taxa de detecção superior ao radioisótopo
   - (B) O azul patente identifica os linfonodos sentinelas de torácica interna
   - (C) A melhor via de administração é a intradérmica
   - (D) A melhor técnica de administração é a subdérmica
   - (E) A linfocintilografia pré-operatória é indispensável quando se utiliza o radioisótopo

6. No intraoperatório de pesquisa do linfonodo sentinela, é recomendável, **exceto**:
   - (A) Remover linfonodos palpáveis endurecidos
   - (B) Remover linfonodos com captação a partir de 10% do valor máximo de captação do sentinela
   - (C) Esvaziar nível I, se o sentinela não for identificado
   - (D) Confirmar leito cirúrgico silencioso após remover o sentinela
   - (E) Retirar o sentinela com captação, pelo menos, 5 vezes o valor do *background*

Capítulo 35 | Biópsia do Linfonodo Sentinela

7. A biópsia de linfonodo sentinela é contraindicada, **exceto**:
(A) No carcinoma inflamatório
(B) No carcinoma ductal invasivo de 3 cm com edema de pele
(C) No carcinoma lobular invasivo multifocal bilateral
(D) No carcinoma ductal invasivo de 2 cm com acometimento de músculo intercostal
(E) No carcinoma inflamatório que obteve resposta patológica completa com tratamento neoadjuvante

8. É recomendável a biópsia de linfonodo sentinela, **exceto**:
(A) Ser realizada em recidiva de carcinoma infiltrante pós-quadrantectomia com biópsia do linfonodo sentinela há mais de 6 meses
(B) Ser realizada após mamoplastia redutora
(C) Ser realizada após cirurgia em QSE de mama
(D) Ser realizada após quimioterapia neoadjuvante
(E) Ser realizada em carcinoma em homem de 2 cm, axila negativa

9. São fatores que dificultam a localização do linfonodo sentinela, **exceto**:
(A) Obesidade
(B) Idade avançada
(C) Oclusão por metástase
(D) Incisão prévia em axila
(E) Incisão prévia em aréola

10. O linfonodo sentinela quando realizado com Tc^{99m} o faz pela marcação de uma das moléculas abaixo, **exceto**:
(A) Nanocoloide
(B) Dextrana
(C) Fitato
(D) Timina
(E) Macroagregado de albumina

11. Por conceito, linfonodo sentinela é:
(A) O primeiro linfonodo axilar comprometido pela neoplasia
(B) O primeiro linfonodo a receber metástase da neoplasia
(C) O linfonodo comprometido pela neoplasia, mais próximo do tumor
(D) O linfonodo não comprometido no nível I da axila
(E) O linfonodo não comprometido na axila ou na mamária interna

12. Na identificação do linfonodo sentinela:
(A) É obrigatória a linfocintilografia
(B) A injeção do radiofármaco deve ser peritumoral
(C) Pode-se utilizar azul patente ou tecnécio
(D) A técnica mais precisa é a estereotaxia
(E) O uso do *gamma probe* é indispensável

13. O objetivo de utilizar a técnica do linfonodo sentinela é:
(A) Evitar o esvaziamento axilar desnecessário
(B) Ressecar todos os linfonodos comprometidos
(C) Garantir o esvaziamento axilar completo
(D) Ressecar apenas os linfonodos comprometidos adjacentes
(E) Avaliar indicação de radioterapia axilar

14. Micrometástase no linfonodo sentinela é qualquer metástase:
(A) Entre 0,1 e 0,5 mm
(B) Entre 0,2 e 2 mm
(C) Menor que 0,2 mm
(D) Menor que 0,5 mm
(E) Entre 0,5 e 3 mm

15. Entende-se por submicrometástase no linfonodo sentinela as metástases menores que:
(A) 0,2 mm
(B) 0,4 mm
(C) 0,3 mm
(D) 0,5 mm
(E) 1 mm

16. A incidência de linfedema moderado a grave, segundo o ALMANAC *trial*, em pacientes submetidos à biópsia do linfonodo sentinela e esvaziamento axilar foi de:
(A) 5 e 13%, respectivamente
(B) 2 e 20%, respectivamente
(C) 3 e 15%, respectivamente
(D) 7 e 25%, respectivamente
(E) Todas estão erradas

17. Em relação à biópsia do linfonodo sentinela, é correto afirmar que:
    A) O seu princípio baseia-se na drenagem de células malignas provenientes de um carcinoma de mama através do vaso linfático aferente para um linfonodo específico, localizado em uma cadeia linfática regional
    B) O conceito de linfonodo sentinela foi primeiro descrito por Cabanas para o melanoma
    C) O esvaziamento axilar está indicado para os casos em que o linfonodo sentinela está comprometido por células neoplásicas
    D) No câncer de mama, a biópsia do linfonodo sentinela foi primeiro descrita por Krag et al., utilizando enxofre coloidal-Tc^{99m}
    E) A biópsia do linfonodo sentinela está indicada para carcinomas infiltrantes estádios I e II, com axila clinicamente negativa

    Estão corretas:
    (A) A, B, e C
    (B) A, C e E
    (C) A, B, C e E
    (D) A, C, D e E

18. Paciente de 40 anos foi atendida no Ambulatório de Mastologia, apresentando mamografia com microcalcificações pleomórficas em mama direita (BI-RADS 5).

    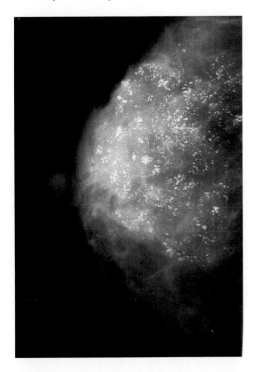

    Realizada *core* biópsia com diagnóstico de carcinoma ductal *in situ*. Ao exame clínico não foram evidenciados nódulos ou condensações, e os linfonodos axilares homolaterais eram fibroelásticos.

    Podemos afirmar que:
    A) A mastectomia com amostragem axilar (nível I de Berg) é o tratamento mais indicado, já que há possibilidade de invasão do estroma
    B) A mastectomia simples é o tratamento indicado, não havendo necessidade de investigação linfonodal, uma vez que o carcinoma seja *in situ*
    C) A biópsia do linfonodo sentinela está sempre indicada nos casos em que a mastectomia é o procedimento de escolha em pacientes com carcinoma *in situ*
    D) A mastectomia é procedimento curativo em aproximadamente 98 a 99% das pacientes com carcinoma ductal *in situ*
    E) A mastectomia com esvaziamento axilar até nível II está indicada, uma vez que o exame clínico evidenciou linfonodos suspeitos ao exame clínico
    (A) A e D estão corretas
    (B) B e D estão corretas
    (C) C e D estão corretas
    (D) E e D estão corretas
    (E) Apenas D está correta

19. Em relação à biópsia do linfonodo sentinela através do método radioguiado, assinale a opção correta:
    (A) O uso de radiofármacos pode ocasionar reações alérgicas e até mesmo choque anafilático
    (B) Em 100 operações radioguiadas estima-se que a dose média absorvida pelas mãos do cirurgião seja de 0,45 mGy, ou seja, 1% do limite de dose anual recomendada para a população
    (C) São recomendadas medidas de proteção da equipe cirúrgica durante o procedimento radioguiado, em decorrência do efeito cumulativo de radiação a que está exposta ao longo do tempo
    (D) O ^{99m}tecnécio é o radioisótopo mais utilizado para a identificação do linfonodo sentinela e possui meia-vida de 8 horas
    (E) Todos os trabalhos iniciais sobre a biópsia do linfonodo sentinela estavam dirigidos à injeção intradérmica de radiofármaco

20. Em relação à abordagem axilar após quimioterapia neoadjuvante, pode-se afirmar que:

(A) Apesar de já existirem estudos que sugerem segurança do método da biópsia do linfonodo sentinela pós-quimioterapia neoadjuvante, o mesmo encontra-se, salvo em projeto de pesquisa, contraindicado.

(B) A taxa de falso-negativo maior que 10% do linfonodo sentinela no estudo FNAC de pacientes com regressão de doença axilar pós-QT sugere que precisamos de novos estudos para validar a segurança do método

(C) O estudo ACOSOG Z1071 conseguiu demonstrar taxa de falso-negativo de aproximadamente 10% do linfonodo sentinela pós-quimioterapia em pacientes com regressão completa de doença axilar, quando isolados pelo menos dois linfonodos sentinelas, o que sugere ser um método possivelmente aceitável

(D) No estudo SENTINA, foi visto que a biópsia do linfonodo sentinela (BLS) pode ser feita com segurança após a quimioterapia em pacientes BLS negativos pré-tratamento neoadjuvante

(E) O estudo publicado, em 2015, do Instituto Europeu de Oncologia em que foi avaliado o desfecho de pacientes com ou sem doença axilar detectável e que foram submetidas a tratamento neoadjuvante, e, posteriormente, a biópsia de linfonodo sentinela sugere que pacientes com axila N1 ou N2 que se tornaram clinicamente negativa, o linfonodo sentinela negativo não é fator de bom prognóstico

21. Pode ser causa de falha de identificação do linfonodo sentinela, **exceto**:

(A) Obesidade
(B) Cirurgia axilar prévia
(C) Tumor multicêntrico
(D) Idade avançada
(E) Mamoplastia

22. Em relação à biópsia do linfonodo sentinela da cadeia mamária interna, pode-se afirmar que:

A) A injeção superficial de radiofármaco proporciona taxa de identificação semelhante quando comparada à injeção intraparenquimatosa

B) Em pacientes com carcinoma mamário, o risco de comprometimento da cadeia mamária interna é de 6 a 9% em pacientes com axila negativa e de 28 a 52%, quando a axila está comprometida

C) O tratamento radioterápico da cadeia mamária interna nos casos de linfonodo comprometido aumenta as taxas de sobrevida

D) As complicações do procedimento não são frequentes, podendo ocorrer lesão de pleura e de vasos mamários internos

E) Tumores mediais e centrais possuem maior taxa de drenagem para a cadeia mamária interna que os tumores laterais

(A) A, B e C
(B) B, C e D
(C) C, D e E
(D) A, B e D
(E) B, D e E

Respostas Comentadas

1. (**C**) O uso de Azul Patente V está formalmente contraindicado em gestantes, principalmente, pela possibilidade de reações alérgicas e quadros anafiláticos, de consequências imprevisíveis para o feto. As demais alternativas estão corretas.

2. (**B**) O linfonodo sentinela é assim considerado em relação ao órgão drenado pela respectiva cadeia linfática.

3. (**D**) Quando se realiza mastectomia como tratamento de carcinoma *in situ*, deve-se indicar a biópsia do linfonodo sentinela porque será a única oportunidade de fazê-lo, caso exista invasão – não diagnosticada no material da biópsia pré-cirúrgica ou, também, em peça de biópsia incisional ou excisional.

4. (**B**) O estudo IBCSG 23-01 demonstrou que, em pacientes com micrometástases, o esvaziamento axilar não aumentou a taxa de sobrevida global e sobrevida livre de doença.

5. (**C**) É uma verificação universal ser esta a via que melhor se presta à marcação do linfonodo sentinela, quanto à linfocintilografia pré-operatória, embora seja valiosíssima, a sua não realização não impede a detecção do linfonodo sentinela (através de sonda).

6. (**C**) Não existem evidências para o esvaziamento exclusivo do nível I no tratamento do câncer de mama. Além disso, o linfonodo sentinela pode estar em outros níveis da axila ou em outras localizações não axilares e, caso positivo, obriga ao esvaziamento, pelo menos, dos níveis I e II.

7. (**C**) O linfonodo sentinela está contraindicado em tumores T4, localmente avançado e carcinoma inflamatório (T4b), mesmo com resposta patológica completa pela provável alteração dos vasos linfáticos. Nesses casos, a taxa de falso-negativo é muito alta, contraindicando o procedimento.

8. (**D**) Não existe consenso para tal prática. As outras assertivas estão corretas.

9. (**E**) Em caso de incisão prévia na região do complexo areolopapilar as injeções dos marcadores podem ser realizadas em outras áreas, como a peritumoral ou periareolar (em outro setor que não aquele da incisão).

10. (**E**) No macroagregado, as partículas são grandes e, assim, de difícil migração pelas vias linfáticas. É ideal para a realização marcação pré-cirúrgica com ROLL (onde não se deseja que haja migração do radiofármaco).

11. (**B**) O linfonodo sentinela é definido como o primeiro linfonodo da cadeia locorregional de drenagem linfática do tumor a receber metástase.

12. (**C**) A linfocintilografia não é imprescindível no pré-operatório, apesar de a mesma permitir a identificação de linfonodos extra-axilares e avaliar o número de linfonodos existentes. Injeções superficiais (intradérmicas, subdérmicas e periareolares) ou profundas (intraparenquimatosas – peritumoral, por exemplo) de tecnécio ou azul patente podem ser utilizadas para marcação do linfonodo sentinela. As injeções superficiais marcam preferencialmente a região axilar, e as profundas demonstram outras vias. Ainda não se sabe o real valor do linfonodo sentinela da cadeia mamária interna em relação ao tratamento. O uso do *gamma probe* só é necessário quando se utilizar radiofármaco. A estereotaxia somente será necessária se aplicar-se o azul patente ou o tecnécio peritumoral em carcinomas subclínicos.

13. (**A**) O linfonodo sentinela apresenta boa correlação com o *status* axilar. Se o linfonodo sentinela estiver comprometido, há probabilidade de comprometimento de outros linfonodos axilares. Caso negativo, o esvaziamento axilar não está indicado, evitando-se as sequelas desse procedimento.

14. (**B**) As micrometástases são metástases com tamanho entre 0,2 e 2 mm. A submicrometástase é definida como menor que 0,2 mm e também chamada de "células tumorais isoladas".

15. (**A**) A submicrometástase é definida como menor que 0,2 mm e também chamada de "células tumorais isoladas".

16. (**A**) No *ALMANAC trial* (2006), foi avaliada a incidência de linfedema nas pacientes submetidas à biópsia do linfonodo sentinela e naquelas submetidas ao esvaziamento axilar. O risco de linfedema foi maior quando o esvaziamento axilar foi realizado (13% *versus* 5%).

Capítulo 35 | Biópsia do Linfonodo Sentinela

17. **(D)** Todas estão corretas, menos B, pois Ramon Cabanas foi quem primeiro demonstrou o conceito do linfonodo sentinela como preditor do *status* linfonodal regional através de um estudo pioneiro sobre a drenagem linfática no carcinoma de pênis. Morton *et al.* demonstraram a eficácia da biópsia do linfonodo sentinela para o estadiamento linfonodal no melanoma cutâneo. No câncer de mama, a técnica foi primeiro descrita por Krag *et al.* utilizando radiofármaco (enxofre coloidal-Tc^{99m}). A biópsia do linfonodo sentinela somente está indicada no carcinoma mamário nos estádios I e II, quando os linfonodos são clinicamente negativos.

18. **(C)** A mastectomia é o tratamento ideal neste caso com o objetivo de se obter um adequado controle local, já que as microcalcificações difusas observadas sugerem ser a doença extensa. Este procedimento é altamente eficaz no tratamento do carcinoma ductal *in situ*, levando as pacientes à cura em 98 a 99% dos casos. A mastectomia é sempre indicada nos carcinomas *in situ* multicêntricos ou extensos, com a finalidade de se obterem margens livres de doença e de diminuir a taxa de recidiva local. O linfonodo sentinela deve ser sempre realizado, quando a mastectomia está indicada, em razão da possibilidade de microinvasão e do consequente acometimento metastático linfonodal.

19. **(B)** O ^{99m}tecnécio é o radioisótopo mais utilizado para marcação do linfonodo sentinela e possui meia-vida relativamente curta, de seis horas. As doses absorvidas pelos tecidos sadios são baixas (1% do limite de dose recomendada para a população em geral), não havendo necessidade de qualquer proteção da equipe quando da realização da biópsia do linfonodo sentinela.

20. **(E)** A biópsia do linfonodo sentinela pós-quimioterapia neoadjuvante é um tema que tem sido amplamente estudado. Muitos pontos ainda devem ser esclarecidos, porém, alguns já estão consolidados, como pacientes com axila clinicamente negativa que se mantêm negativas pós-quimioterapia, a biópsia do linfonodo sentinela está indicada. O estudo FNAC demonstrou taxa de falso-negativo do BLS pós-QT de 8,4%, sendo um estudo que incentiva a técnica nessa situação. O ACOSOG Z1071 (Alliance) obteve taxa de falso-negativo de 12,6% mesmo com pelo menos 2 linfonodos sentinelas. O estudo SENTINA demonstrou taxa de detecção do linfonodo sentinela pós-QT em pacientes já com BLS negativa pré-QT de, aproximadamente, 60%, contraindicando o método. E o estudo falado na alternativa "E" demonstrou que não houve mudança na sobrevida de pacientes com BLS positiva ou negativa nas pacientes inicialmente N1 ou N2 pós-QT que clinicamente se tornaram negativas.

21. **(C)** O sucesso da biópsia do linfonodo sentinela é inversamente proporcional ao índice de massa corporal e à idade. Soran *et al.* demonstraram que o índice de massa corporal maior que 30 e idade maior que 50 anos estavam associados à linfocintilografia negativa e à falha de identificação do linfonodo sentinela ($p < 0,05$). Cirurgias extensas na mama, como mamoplastia, e cirurgias em região axilar podem dificultar a identificação do linfonodo sentinela em razão de os vasos linfáticos estarem seccionados, com consequente interrupção da linfa para os linfonodos regionais. Os tumores multicêntricos não causam falha de detecção. A injeção superficial (periareolar) pode ser realizada para a marcação do linfonodo sentinela, uma vez que os linfáticos da derme e do parênquima mamário constituam uma unidade funcional, drenando a linfa da região profunda para a superfície, convergindo para o plexo subareolar e, em seguida, para a região axilar.

22. **(E)** Existem duas vias de drenagem linfática da mama: a via externa e a via interna. A via externa drena a linfa da pele, da aréola e dos ductos lactíferos para a região axilar. A via interna drena a linfa da região profunda da mama preferencialmente para os linfáticos mamários internos. As injeções realizadas no tecido mamário, mais próximas aos vasos linfáticos profundos, possuem maior taxa de identificação em cadeia mamária interna, que pode variar de 11 a 40%. As injeções superficiais possuem drenagem preferencial para a região axilar, com taxas de identificação de até 98%. Os tumores mediais e centrais da mama apresentam maior taxa de drenagem linfática para a cadeia mamária interna que os tumores laterais. A biópsia do linfonodo sentinela da cadeia mamária interna permanece ainda controversa. O risco de comprometimento metastático é baixo, principalmente em pacientes com tumores iniciais e com axila negativa (6 a 9%), e o tratamento (cirúrgico ou radioterápico) não aumentou as taxas de sobrevida. Apesar de as complicações do procedimento não serem frequentes (entre 2 e 7%), a biópsia do linfonodo sentinela da cadeia mamária interna deve ser realizada apenas em ensaios clínicos.

Bibliografia

Boff RA, Wisintainer F. *Mastologia moderna: abordagem multidisciplinar*. Caxias do Sul: Editora Mesa-Redonda, 2006.

Boff RA et al. *Temas Controversos na Mastologia – Atualização*; 2015. p.115-22, cap 9.

Cabanas RM. An approach for the treatment of penile carcinoma. *Cancer* 1977;39(2):456-66.

Chagpar A, Martin III RC, Chao C et al. Validation of subareolar and periareolar injection techniques for breast sentinel lymph node biopsy. *Arcg Sur* 2004;139:614-20.

Chen RC, Lin NU, Golshan M et al. Internal mammary nodes in breast cancer: diagnosis and implications for patient management – A systemic review. *J Clin Oncol* 2008;26(30):4981-89.

Chua B, Ung O, Boyages J. Competing considerations in regional nodal treatment for early breast cancer. *Breast J* 2002;8(1):15-22.

Chung MA, Steinbhoff MM, Cady B. Clinical axillary recurrence in breast cancer patients after a negative sentinel node biopsy. *Am J Surg* 2002;184(4):310-14.

Clímaco F, Coelho-Oliveira A, Djahjah MC et al. Sentinel lymph node identification in breast cancer: a comparison study of deep versus superficial injection of radiopharmaceutical. *Nucl Med Commun* 2009;30:525-32.

Cody III HS, Fey J, Akhurst T et al. Complementarity of blue dye and isotope in sentinel node localization for breast cancer: univariate and multivariate analysis of 966 procedures. *Ann Surg Oncol* 2001;8(1):13-19.

Cody III HS, Hill ADK, Tran KN et al. Credentialling for breast lymphathic mapping: how many cases are enough? *Ann Surg* 1999;229(5):723-28.

Cody III HS. Clinical aspects of sentinel node biopsy. *Breast Cancer Res* 2001;3(2):104-8.

Cody III HS. Sentinel lymph node mapping in breast cancer. *Oncology* 1999;13(1):25-33.

Cremonesi M, Ferrari M, Sacco E et al. Radiation protection in radioguided surgery of breast cancer. *Nucl Med Commun* 1999;20(10):919-24.

Freedman GM, Fowble BL, Nicolaou N et al. Should internal mammary lymph nodes in breast cancer be a target for the radiation oncologist? *Int J Radiat Oncol Biol Phys* 2000;46(4):805-14.

Harris JR, Lippman ME, Morrow M et al. *Diseases of the breast*. 4th ed. Philadelphia: Lippincott Williams & Wilkins, 2009.
Cap. 26, p. 351; 357-359 & Cap. 41, p. 542-543
Cap. 41, p. 554-555
Cap. 42, p. 566-567

Krag DN, Weaver DL, Alex JC et al. Surgical resection and radiolocalization of the sentinel lymph node in breast câncer using a gamma probe. *Surg Oncol* 1993;2(6):335-40.

Lyman GH, Giuliano AE, Somerfield MR et al. American Society of Clinical Oncology Guideline Recommendations for sentinel lymph node biopsy in early-stage breast cancer. *J Clin Oncol* 2005;23(30):7703-20.

Menke C. *Rotinas em mastologia*. 2. ed. Porto Alegre: H, Xavier NL Artmed, 2007; Cap. 20, p. 193 e 197.

Morton DL, Wen DR, Wong JH et al. Technical details of intraoperative lymphatic mapping for early stage melanoma. *Arch Surg* 1992;127(4):392-99.

Sociedade Brasileira de Mastologia. *Reunião de Consenso da Sociedade Brasileira de Mastologia*. Rio de Janeiro. 2007. Disponível em: www.sbmastologia.com.br. Acesso em: 21.07.2009.

Soran A, Falk J, Bonaventura M et al. Does failure to visualize a sentinel node on preoperative lymphoscintigraphy predict a greater likelihood of axillary lymph node positivity? *J Am Coll Surg* 2007;205(1):66-71.

Veronesi U, Armone P, Veronesi P et al. The value of radiotherapy on metastatic internal mammary nodes in breast cancer. Results on a large series. *Ann Oncol* 2008;9:1553-60.

Veronesi U, Galimberti V, Zurrida S et al. Sentinel lymph node biopsy as an indicator for axillary dissection in early breast cancer. *Eur J Cancer* 2001;37:454-58.

Veronesi U, Paganelli G, Viale G et al. A randomized comparison of sentinel-node biopsy with routine axillary dissection in breast cancer. *N Engl J Med* 2003;349(6):546-53.

36

Hormonoterapia

Gilberto Amorim ▪ *Wederson Claudino* ▪ *Júlia Dias*

1. Quais são os princípios do tratamento hormonal em câncer de mama? Qual a resposta abaixo que melhor se aplica:
(A) Conhecer o *status* dos receptores de hormônio
(B) Determinar o tipo histológico do câncer de mama
(C) Conhecer o número de linfonodos envolvidos
(D) Definir o grau do tumor
(E) Avaliar o índice de proliferação Ki-67

2. Quais são as estratégias de manipulação hormonais disponíveis? Escolha uma das opções abaixo:
(A) Ooforectomia cirúrgica
(B) Ooforectomia actínica
(C) Modulação do receptor de estrogênio
(D) Supressão do estrogênio sérico
(E) Todas as anteriores

3. Descreva o processo de síntese do estrogênio na mulher na pré- e pós-menopausa? A melhor resposta que se aplica é:
(A) A síntese ocorre predominantemente no tecido adiposo em ambos os estados menopausais
(B) A síntese ocorre no tecido adiposo principalmente na mulher na pré-menopausa
(C) A principal fonte de síntese de estrogênio na mulher pós-menopausa é nas glândulas suprarrenais
(D) O ovário constitui uma fonte importante na produção de estrogênio tanto na pré-, quanto na pós-menopausa
(E) O ovário constitui a principal fonte de síntese na pré-menopausa, enquanto na mulher na pós-menopausa a síntese se desvia para o tecido adiposo

4. Quais são os efeitos do estrogênio no organismo? Escolha a resposta que melhor se aplica:
(A) O estrogênio está envolvido no metabolismo energético
(B) Papel puramente anabólico global
(C) Participar no desenvolvimento sexual da mulher; efeito anabólico ósseo e proliferativo ao nível endometrial
(D) Tem efeitos antiproliferativos e pró-coagulante
(E) Principal efeito atrófico na camada endometrial

5. Qual é a relação causal entre estrogênio e câncer de mama? A resposta mais correta é:
(A) Nenhuma relação causal direta.
(B) Protetor contra o câncer de mama e ovário
(C) Somente relação com o carcinoma *in situ*
(D) Está envolvido diretamente na gênese do câncer de mama
(E) Relação causal somente em mulheres na pré-menopausa quando os níveis circulantes são altos

6. Qual é o principal intuito do tratamento hormonal em câncer de mama? A resposta que se aplica melhor é:
(A) Reduzir os níveis de estrogênio circulante
(B) Aumentar a sensibilidade do tumor à quimioterapia
(C) Aumentar os níveis séricos de estrogênio
(D) Servir como radiossensibilizante
(E) Reduzir os níveis de progesterona

Capítulo 36 | Hormonoterapia

7. Quais são os fatores envolvidos na tomada de decisão clínica quando se considera um tratamento à base de manipulação hormonal em pacientes adjuvantes ou metastáticos? Marcar a opção mais correta:
- (A) *Status* receptor hormonal
- (B) *Status* menopausal, *status* receptor hormonal e sítio tumoral
- (C) Grau e sítio tumorais
- (D) Índice de proliferação e ritmo de progressão da doença metastática
- (E) Nenhuma das anteriores

8. Quais são os principais efeitos colaterais do tamoxifeno? Escolha a mais correta:
- (A) Alopecia
- (B) Trombose
- (C) Câncer do útero
- (D) Retinopatia
- (E) Sintomas menopausais

9. Quais são os principais efeitos colaterais dos inibidores da aromatase?
- (A) Trombose
- (B) Eventos isquêmicos
- (C) Eventos musculoesqueléticos
- (D) Distúrbios gastrointestinais
- (E) Distúrbios geniturinários

10. Qual é a situação atual da terapia de reposição hormonal em pacientes com histórico de câncer de mama? A mais correta é:
- (A) É bastante segura e não contraindicada
- (B) Aumenta o risco de câncer de ovário
- (C) Prescrever sempre que houver diagnóstico de osteoporose
- (D) Aumenta o risco de câncer de mama, prescrever somente em casos excepcionais
- (E) Prescrever sempre para tratar os sintomas da menopausa

11. Descreva os principais métodos de ablação ovariana.
- (A) Ooforectomia cirúrgica
- (B) Ooforectomia actínica
- (C) Ooforectomia química (inibidor LHRH)
- (D) Somente A e B
- (E) Todas as anteriores estão corretas

12. Qual é a definição de menopausa no contexto de pacientes com câncer de mama? Escolha a mais correta.
- (A) Ooforectomia bilateral prévia

- (B) Idade acima de 60 anos
- (C) Se a paciente estiver tomando tamoxifeno ou toremifeno e idade menor que 60 anos, os níveis de FSH e estradiol devem estar na faixa da pós-menopausa
- (D) Idade menor que 60 anos e amenorreica por 12 meses ou mais na ausência de quimioterapia, tamoxifeno, toremifeno ou supressão ovariana e FSH e estradiol na faixa de pós-menopausa
- (E) Todas as anteriores

13. Qual é o papel atual dos inibidores da aromatase no tratamento do câncer de mama após a menopausa? Escolha a melhor resposta que se aplica:
- (A) Como 2ª linha de tratamento após falha do tamoxifeno
- (B) Primeira linha hormonal de tratamento hormonal preferencial
- (C) Manutenção após o uso de quimioterapia
- (D) Preventivo após diagnóstico de carcinoma ductal *in situ*
- (E) Nenhuma das opções anteriores

14. Sobre hormonoterapia adjuvante em pacientes com câncer de mama receptor hormonal positivo, é correto afirmar:
- (A) No estudo ATLAS foi constatado diminuição da taxa de recorrência e mortalidade por câncer de mama nas pacientes em uso de tamoxifeno por 10 anos comparadas à monoterapia por 5 anos, porém, com aumento dos efeitos adversos, como aumento da mortalidade por câncer de endométrio e por embolia pulmonar
- (B) O uso do inibidor da aromatase em pacientes na pós-menopausa demonstrou melhora da sobrevida livre de doença e sobrevida global, quando comparado a monoterapia ao tamoxifeno.
- (C) Pacientes em uso de tamoxifeno deve manter acompanhamento regular ginecológico com consulta e exame de imagem anual para avaliação endometrial
- (D) O uso do inibidor da aromatase associado à supressão ovariana é o tratamento de escolha para pacientes na pré-menopausa
- (E) O paciente, durante o uso de inibidor da aromatase, deve fazer de rotina tratamento profilático com bifosfonado por causa da perda da densidade mineral óssea

15. Sobre hormonoterapia é correto afirmar:

(A) No estudo BIG 1-98, foi demonstrado que a terapia hormonal com o letrozol melhora a sobrevida livre de doença tanto em pacientes com CDI, quanto CLI, quando comparada ao uso do tamoxifeno adjuvante

(B) O uso de antidepressivos, como fluoxetina, venlafaxina e paroxetina é desencorajado em pacientes tomando tamoxifeno

(C) No estudo TEXT, as pacientes que utilizaram exemestano tiveram melhora significativa da taxa de sobrevida livre de doença e sobrevida global

(D) O estudo SOFT demonstrou que pacientes de alto risco ou muito jovens se beneficiam do bloqueio ovariano

(E) No estudo ATLAS, o prolongamento da terapia hormonal não aumentou de maneira significativa o risco de câncer endometrial

Respostas Comentadas

1. (**A**) Receptores hormonais, receptor de estrogênio (RE) e receptor de progesterona (RP) são parâmetros biológicos com amplo uso clínico na prática oncológica. A determinação do *status* destes receptores é considerada hoje informação-chave na tomada de decisões terapêuticas para pacientes com câncer de mama. Receptores hormonais têm valores prognóstico e preditivo. A presença destas proteínas é frequentemente feita por métodos imunoenzimáticos. Aproximadamente 50-70% dos pacientes com câncer de mama precoce ou metastático têm um dos RH positivos. Tumores hormônio-sensíveis (RH+) geralmente se comportam de modo mais indolente, tendem a metastatizar para sítios não viscerais, como osso, pele e linfonodos inicialmente, e são tumores que tendem a ter um padrão de recidiva tardia.[1-3]

2. (**E**) Uma vez que o estrogênio tenha sido identificado como um alimentador das neoplasias mamárias hormônio-sensíveis a, redução ou supressão dos níveis de estrogênio constitui estratégia terapêutica em câncer de mama. Existem basicamente dois modos de bloquear os efeitos do estrogênio em paciente com câncer de mama:[1-3]

   ■ Fármacos que inibem ou suprimem o efeito agonista estrogênico no tumor (Tamoxifeno, inibidores da aromatase, fulvestranto, acetato de megestrol).
   ■ Cirurgia (ooforectomia) ou radioterapia nos ovários para reduzir a produção de estrogênio.

3. (**E**) Na mulher em pré-menopausa, o estrogênio é sintetizado preferencialmente do precursor colesterol. A síntese acontece principalmente nas células granulosas dos ovários, sendo a produção cíclica controlada por uma via de *feedback* positivo e negativo através do eixo hipotalâmico-hipofisário.

   Na mulher após a menopausa, o principal sítio de síntese estrogênica é o tecido adiposo, através de um precursor androgênico, produzido pelas suprarrenais e convertido em estrogênio pela atividade de uma enzima chamada aromatase.[1-3]

4. (**C**).[1-3]

   ■ Desenvolvimento dos caracteres sexuais secundários femininos.
   ■ Crescimento endometrial.

   ■ Formação de osso.
   ■ Além do mais o estrogênio tem efeito pró-coagulante.

5. (**D**) Várias observações pré-clínicas, clínicas e de estudos epidemiológicos têm ligado o estrogênio diretamente com o risco de câncer de mama. Isto tem sido demonstrado pelo papel do estrogênio em estimular o desenvolvimento mamário, a ação do estrogênio durante períodos críticos do desenvolvimento e crescimento mamário, a atividade proliferativa do estrogênio em células cancerosas *in vitro* e a observação clínica de que estratégias que reduzem a concentração de estrogênio no corpo são, frequentemente, acompanhadas por uma resposta do tumor.[1-3]

6. (**A**) O objetivo principal da hormonoterapia e aquele de reduzir o nível de estrogênio circulante e/ou bloquear os efeitos do mesmo na célula cancerosa. Para atingir este objetivo, várias estratégias estão disponíveis, que variam desde o bloqueio direto do receptor de estrogênio por drogas, como tamoxifeno, fulvestrano; até redução da concentração aos níveis sistêmico e local através da inibição do eixo hipotalâmico-hipofisário com os análogos do hormônio liberador da gonadotrofina (GNRH), ou inibição da enzima responsável (inibidores da aromatase) pela síntese do estrogênio. Modalidades cirúrgicas ou radioterapêuticas, como ooforectomia ou ablação actínica do ovário, também servem e são utilizadas contemporaneamente.[1,2]

7. (**B**) A avaliação do *status* hormonal do tumor para a positividade dos receptores de estrogênio e/ou progesterona e o *status* menopausal constituem um fator crucial. Em mulheres na pós-menopausa, qualquer das opções hormonais disponíveis pode servir de escolha, enquanto que nas pacientes na pré-menopausa devem ser evitados os inibidores da aromatase. Outro fator importante a ser considerado é se a paciente apresenta doença predominantemente óssea ou de tecidos moles e caráter indolente, em que se prioriza a hormonoterapia, ao contrário dos pacientes que apresentam metástases com predomínio em sítios viscerais ou doença rapidamente progressiva em que a quimioterapia é o tratamento de preferência.[1,2]

Respostas Comentadas 235

8. **(E)** O tamoxifeno é um modulador do receptor de estrogênio, competindo com o estradiol para ligação no receptor de estrogênio. Tamoxifeno possui atividade estrogênica agonista em certos tecidos e antagonistas em outros. Assim a principal atividade antagonista desejada é aquela de inibir o crescimento tumoral. Quando comparado a placebo, eventos, como sintomas menopausais e corrimento vaginal, são frequentemente observados. Um particular efeito agonista indesejável é o estímulo na proliferação endometrial, levando à hiperplasia, sangramento e, raramente, câncer endometrial. Além do mais a atividade agonista pró-coagulante do tamoxifeno aumenta o risco de trombose.[1,2]

9. **(C)** Esta classe de drogas produz uma supressão estrogênica importante no organismo feminino. Quando comparados a tamoxifeno em estudos clínicos, um risco aumentado de eventos musculoesqueléticos emerge como principal complicação. Por eventos musculoesqueléticos entendem-se fraturas ósseas, osteoporose, artralgias e outros.[1,2]

10. **(D)** Embora terapia de reposição hormonal (TRH) seja considerada o tratamento mais eficaz na resolução dos sintomas climatéricos, a evidência atual não favorece o seu uso rotineiro em mulheres na pós-menopausa. Abordagem alternativa para paliar ou corrigir os efeitos hipoestrogênicos deve ser explorada. Na ausência de dados definitivos é aconselhável que mulheres com uma história de câncer de mama representem uma contraindicação relativa ao uso de TRH. Na eventualidade que sintomas de menopausa ou morbidade esquelética possam comprometer a saúde ou qualidade de vida, o uso de estrogênio pode ser considerado após discussão cuidadosa dos riscos e benefícios. Neste caso, a menor dose eficaz deve ser prescrita pelo menor tempo possível.[1,2]

11. **(E)**.[1,2]
- Ablação ovariana pode ser alcançada pela ooforectomia, radiação ovariana, ou por ablação química, seja como efeito colateral da quimioterapia, seja intencionalmente através da administração de agonistas do hormônio liberador do hormônio luteinizante (LHRH).
- Ooforectomia é eficaz em reduzir os níveis de estrogênio, porém é um procedimento irreversível.
- Radioterapia induz ablação com redução dos níveis de estrogênio, porém, esta técnica só obtém níveis compatíveis com menopausa em 80% das pacientes.
- Agonistas LHRH podem induzir supressão ovariana reversível e são geralmente bem tolerados.

12. **(E)**. Critérios razoáveis para considerar uma mulher em menopausa incluem um dos seguintes:[4]
1. Ooforectomia bilateral prévia.
2. Idade acima de 60 anos.
3. Idade menor que 60 anos e amenorreica por 12 meses ou mais na ausência de quimioterapia, tamoxifeno, toremifeno ou supressão ovariana e FSH e estradiol na faixa de pós-menopausa.
4. Se a paciente estiver tomando tamoxifeno ou toremifeno e idade menor que 60 anos, os níveis de FSH e estradiol devem estar na faixa da pós-menopausa.

13. **(B)** Em mulheres na pós-menopausa a principal fonte de estrogênio vem da conversão periférica de um precursor androgênico em estrogênio pela atividade da enzima aromatase. Inibidores da aromatase bloqueiam este processo e, consequentemente, reduzem os níveis séricos de estrogênio no corpo. Vários estudos clínicos randomizados têm demonstrado uma superior eficácia desta classe de drogas em termos de sobrevida livre de progressão ou sobrevida global, quando comparados diretamente ao tamoxifeno em pacientes com câncer de mama. Salvo contraindicação, inibidores da aromatase são os agentes hormônio-responsivos de preferência no tratamento adjuvante do câncer de mama, na pós-menopausa.[4,5]

14. **(B)** No estudo ATLAS, foi visto aumento da mortalidade por câncer de endométrio e aumento também na incidência de embolia pulmonar, porém, sem diferenciar a taxa de mortalidade do mesmo nos dois grupos (tamoxifeno 5 ou 10 anos). Pacientes em uso do tamoxifeno devem manter acompanhamento com consulta ginecológica anual, porém, a avaliação endometrial só deve ser feita quando houver sangramento uterino anormal. O uso do inibidor da aromatase, associado à supressão ovariana em pacientes na pré-menopausa, não é usado de rotina, devendo ser considerado em pacientes com patologias mais graves, como acometimento linfonodal, tumores com grau elevado e pacientes jovens. O uso do inibidor da aromatase propicia a perda da densidade mineral óssea, tendo como rotina a sua avaliação de maneira periódica. Entretanto, a terapia profilática deve ser avaliada individualmente, não sendo indicada de rotina.[6,7]

15. (D) No estudo BIG 1-98, o letrozol se mostrou superior ao tamoxifeno nas pacientes com carcinoma lobular invasivo, mas não nas com carcinoma ductal invasivo (luminal A). A venlafaxina é um dos poucos antidepressivos seguros para pacientes em uso do tamoxifeno. No estudo TEXT, o uso do exemestano demonstrou melhora significativa apenas da taxa de sobrevida livre de doença. No estudo ATLAS, o uso do tamoxifeno por 10 anos aumentou o risco de câncer de endométrio e foi estatisticamente significativo.[7]

Referências Bibliográficas

1. De Vita VT, Hellman S, Rosenberg SA. *Cancer: Principles & Practice of Oncology*. Philadelphia: Wolters Kluwer, 2008.

2. Piccart MJ, Wood WC, Chie-Mien Hung, Solin *et al. Breast cancer management and molecular medicine*, 2007.

3. Cassidy J, Bissett D, Spence RAJ. *Oxford Handbook of Oncology* (Oxford Handbooks Series), 2002.

4. *NCCN – National Comprehensive Cancer Network Guidelines* (NCCN) v. 9.0, 2009.

5. American Society of Clinical Oncology Technology Assessment on the use of aromatase inhibitors as adjuvant therapy for postmenopausal women with hormone receptor-positive breast cancer. *Status Report* 2004.

6. *NCCN – National Comprehensive Cancer Network Guidelines* (NCCN) v. 1.2016.

7. Atlas trial; Meta-análise Aromatase Inhibitors Overwiew Group – AIOG.

37

Quimioterapia do Câncer de Mama

Gilberto Amorim ▪ *Wederson Claudino*
Mário Alberto Costa ▪ *Eduardo Bandeira de Mello*
Maria de Fátima Gaui ▪ *Sabrina Rossi Perez Chagas* ▪ *Júlia Dias*

1. Sobre os agentes utilizados no tratamento adjuvante do câncer de mama pode-se afirmar:
   (A) O lapatinibe é um anticorpo monoclonal com atividade no receptor HER-1 e HER-2
   (B) A capecitabina é um análogo da pirimidina
   (C) As antraciclinas são medicamentos amplamente utilizados no tratamento adjuvante do câncer de mama, porém são totalmente contraindicados em pacientes HER-2 positivo que vão receber o trastuzumabe
   (D) Os taxanos são agentes que bloqueiam a polimerização, e a Vinorelbina bloqueia a despolimerização
   (E) O pertuzumabe é um anticorpo monoclonal que age em sinergismo com o trastuzumabe por atuar no subdomínio 4 de HER-2

2. Aponte a resposta que melhor descreve uma modalidade de tratamento quimioterápico:
   (A) Tratamento adjuvante
   (B) Neoadjuvante
   (C) Paliativo
   (D) Quimiorradioterapia
   (E) Todas as anteriores

3. Qual das opções abaixo contém a sequência correta das fases do ciclo celular?
   (A) G2, G1, S, M
   (B) M, S, G1, G2
   (C) G1, S, G2, M
   (D) M, G2, G1, S
   (E) S, M, G2, G1

4. Quais são os principais eventos celulares ligados à progressão tumoral?
   (A) Angiogênese
   (B) Invasão e metástase
   (C) Potencial proliferativo ilimitado
   (D) Evasão à apoptose
   (E) Todas as anteriores

5. Quais são as principais classes de agentes quimioterápicos no que se refere ao mecanismo de ação? Escolha uma das opções abaixo:
   (A) Agentes fase S específicos
   (B) Agentes fase S não específicos
   (C) Agentes que inibem o RNA
   (D) Agentes que inibem a atividade dos ribossomos
   (E) A e B estão corretas

6. Quais são os fatores considerados na tomada de decisão de um tratamento quimioterápico? Escolha uma das opções a seguir:
   (A) Características do paciente como *performance*, idade
   (B) Comorbidades
   (C) Estágios e sensibilidade do tumor ao tratamento proposto
   (D) Somente A está correta
   (E) A, B e C estão corretas

7. Quais são os principais efeitos adversos do tratamento quimioterápico? Escolha a mais correta:
   (A) Alopecia, leucopenia, vômito, mucosite
   (B) Queimadura na pele
   (C) Diarreia, anorexia, alteração do paladar
   (D) A e C estão corretas
   (E) Nenhuma das anteriores

Capítulo 37 | Quimioterapia do Câncer de Mama

8. Como manejar os principais efeitos colaterais ligados à quimioterapia?
(A) Suspendendo a quimioterapia definitivamente
(B) Atrasando a quimioterapia por 1 semana
(C) Trocando de quimioterapia
(D) Trocando de quimioterapia para hormonoterapia que é menos tóxica
(E) Nenhuma das anteriores

9. Defina o melhor conceito de terapia-alvo molecular:
(A) É aquela em que o alvo é a célula cancerosa e o tecido em que ele se origina
(B) Quando o alvo é sempre o DNA celular
(C) São drogas desenhadas intencionalmente para bloquear moléculas-chave dentro das células cancerosas que apresentam expressão única ou exacerbada quando comparadas a células normais do mesmo tecido
(D) Somente C está correta
(E) A, B e C estão corretas

10. Quais são as principais características da terapia-alvo molecular?
(A) Possuir um perfil de toxicidade particular
(B) O agente terapêutico atua somente na célula cancerosa, poupando as células normais
(C) A molécula-alvo desempenha papel vital na fisiopatologia da célula cancerosa
(D) Todas as anteriores estão corretas
(E) Nenhuma das anteriores

11. Quais dos exemplos abaixo constituem mecanismo de ação das terapias-alvo moleculares?
(A) Inibição de receptores da família HER na superfície celular
(B) Inibição de receptores no domínio intracelular
(C) Inibição de moléculas intracelulares envolvidas na transdução de sinais
(D) Inibição da angiogênese
(E) Todas as anteriores estão corretas

12. O que é farmacogenética e qual sua utilidade no tratamento do câncer?
(A) Estudo do perfil genético do tumor e serve para determinar a sensibilidade do tumor ao tratamento proposto
(B) Estudo da variabilidade genética interindividual na resposta ao tratamento e/ou a ocorrência de toxicidade inesperada
(C) A e B estão corretas
(D) Somente B está correta
(E) Nenhuma das anteriores

13. Qual das opções abaixo melhor descreve a sequência de desenvolvimento de drogas em oncologia?
(A) Síntese da droga, *screening* de fármacos eficazes, estudos pré-clínicos, estudos clínicos
(B) *Screening* de fármacos, estudos clínicos, estudos pré-clínicos
(C) Testes pré-clínicos em modelos animais, testes em humanos
(D) Testes em humanos em estudos de fases I, II e III
(E) Síntese da droga, estudos clínicos

14. Quais dos estudos abaixo são usados como parâmetro de excelência para aprovação de drogas em oncologia?
(A) Estudos pré-clínicos
(B) Estudos em modelos animais
(C) Estudos de fase III
(D) Estudos de fase II
(E) Estudos de fase I

15. Sobre o tratamento sistêmico do câncer de mama é **incorreto** afirmar que:
(A) O uso de platina no tratamento neoadjuvante dos tumores triplo negativos melhora a resposta patológica completa
(B) No estudo NSABP-B27, o grupo das pacientes que receberam docetaxel neoadjuvante obteve melhor taxa de resposta patológica completa, porém sem aumento significativo da sobrevida global
(C) Em pacientes com tumor luminal A, o tratamento neoadjuvante pode ser feito com hormonoterapia
(D) No tratamento das pacientes metastáticas HER-2 positivo que sofreram de cardiotoxicidade com o trastuzumabe anteriormente, o mesmo deve ser evitado mesmo que a função cardíaca tenha sido recuperada, pelo risco aumentado de recorrência
(E) No estudo CLEOPATRA, o bloqueio duplo do HER-2 com pertuzumabe e trastuzumabe associado à quimioterapia em pacientes com tumor HER-2 positivo com doença metastática demonstrou aumento do tempo livre de progressão e também da sobrevida global

16. Segundo o Breast Cancer NCCN Version 1.2016, paciente de 48 anos com tumor de 3,0 cm, biópsia de linfonodo sentinela com 1 linfonodo com metástase de 1,2 mm dos 3 retirados, RH fortemente positivos, HER-2 –, Ki67 5%, Oncotype Dx de 15, que foi submetida à mastectomia, qual o melhor tratamento adjuvante?
(A) Linfadenectomia axilar, quimioterapia, radioterapia e hormonoterapia
(B) Linfadenectomia axilar, quimioterapia e hormonoterapia
(C) Quimioterapia, radioterapia e hormonoterapia
(D) Radioterapia e hormonoterapia
(E) Hormonoterapia

17. Marque a assertiva **falsa**:
(A) A ocorrência de resposta patológica completa após a quimioterapia neoadjuvante se correlaciona com a sobrevida
(B) A grande vantagem da quimioterapia neoadjuvante, no câncer de mama operável, é o aumento da taxa de cirurgias conservadoras
(C) Foi comprovado que não há diferença na sobrevida, quando comparamos quimioterapia neoadjuvante a tratamento adjuvante, utilizando o esquema AC
(D) Paciente com receptor de estrogênio positivo e baixo grau histológico tem taxa de resposta patológica completa significativamente maior do que aqueles com receptor de estrogênio negativo e de alto grau
(E) A presença de componente residual *in situ* não se constitui um fator prognóstico adverso na avaliação da resposta patológica à quimioterapia neoadjuvante

18. Uma das drogas abaixo, frequentemente utilizada no tratamento do câncer de mama, não é um quimioterápico citotóxico:
(A) Capecitabina
(B) Adriamicina
(C) Zolendronato
(D) Vinorelbina
(E) Ciclofosfamida

19. Marque a alternativa **falsa**:
(A) A insuficiência cardíaca induzida pelo trastuzumabe é irreversível
(B) Há casos em que pacientes com doença visceral metastática podem iniciar tratamento com hormonoterapia isolada
(C) O uso simultâneo de quimioterapia e hormonoterapia não oferece vantagem em termos de sobrevida

(D) Não existe comprovação de que a sobrevida, utilizando combinação de múltiplos agentes quimioterápicos, é superior a agentes únicos utilizados sequencialmente na doença metastática
(E) Tumores com histologias favoráveis, como o tumor mucinoso, devem ser tratados com quimioterapia adjuvante, quando o tumor for $\geq$ 3 cm: a insuficiência cardíaca induzida pelo trastuzumabe é reversível

20. Dentre as vantagens da quimioterapia neoadjuvante podem-se citar as listadas abaixo, **exceto**:
(A) Propiciar a cirurgia em tumores localmente avançados
(B) Aumentar o número de cirurgias conservadoras em tumores de até 6 cm
(C) Diminuir a recorrência local em pacientes submetidas à segmentectomia que, antes da quimioterapia neoadjuvante, eram candidatas à mastectomia
(D) Avaliação *in vivo* da eficácia do tratamento
(E) Tratamento imediato da doença sistêmica micrometastática

21. Em relação aos estudos de tratamento neoadjuvante é **incorreto** afirmar que:
(A) A maioria dos estudos inclui as antraciclinas no esquema terapêutico
(B) A adição dos taxanos não aumentou a resposta patológica completa
(C) Os pacientes que apresentaram resposta patológica completa obtiveram aumento de sobrevida
(D) O uso de trastuzumabe na neoadjuvância em pacientes HER-2+ aumenta a taxa de resposta
(E) A resposta à quimioterapia é maior quando os receptores hormonais são negativos

22. O carcinoma inflamatório é um tipo especial de câncer de mama. Assinale a afirmativa correta.
(A) O tratamento mais adequado consiste em quimioterapia neoadjuvante, mastectomia com esvaziamento axilar e radioterapia
(B) Em pacientes que obtiveram resposta patológica completa, a cirurgia conservadora seguida de radioterapia pode ser considerada
(C) Pacientes que obtiveram resposta patológica completa e foram submetidos à mastectomia não necessitam de radioterapia
(D) A pesquisa de linfonodo sentinela deve ser realizada antes da quimioterapia
(E) A hormonoterapia adjuvante é frequentemente indicada nestes pacientes

Capítulo 37 | Quimioterapia do Câncer de Mama

23. Em relação à quimioterapia adjuvante no câncer de mama pode-se afirmar que:
- (A) Se a axila for negativa, está indicada apenas na pré-menopausa
- (B) Está indicada em carcinoma *in situ* extenso de alto grau
- (C) Pode ser indicada nas pacientes com tumores maiores que 1 cm e HER-2+
- (D) Pode substituir a hormonoterapia em carcinomas grau I, linfonodo negativo e RE e RP positivos
- (E) Deve ser administrada logo após o término da radioterapia

24. Novas drogas vêm sendo incorporadas nos últimos anos ao tratamento adjuvante. Está correto afirmar que:
- (A) Apesar dos progressos a diminuição da mortalidade no câncer de mama não pode ser atribuída à terapia adjuvante
- (B) A maioria dos estudos que adicionaram taxanos às antracilinas obteve benefício de sobrevida global; uma exceção foi o NSABP B28
- (C) O uso de trastuzumabe na adjuvância ainda não é tratamento padrão
- (D) Agentes antiangiogênicos, como o bevacizumabe, já podem ser recomendados no tratamento adjuvante do câncer de mama
- (E) O estudo do ABCSG 12 não mostrou diminuição de recidiva, quando utilizado bifosfonato (ácido zoledrônico) no esquema adjuvante

25. Paciente feminina de 49 anos, pré-menopausa, diagnóstico de carcinoma ductal infiltrante, tumor de 2 cm, receptores hormonais positivos, HER-2 negativo. Realizou segmentectomia com pesquisa de linfonodo sentinela. Linfonodo sentinela positivo na imuno-histoquímica, pN0(i+). Qual o tratamento adjuvante indicado?
- (A) Quimioterapia associada a tamoxifeno seguida de radioterapia
- (B) Quimioterapia seguida de hormonoterapia com tamoxifeno e radioterapia
- (C) Quimioterapia seguida de hormonoterapia com inibidor de aromatase e radioterapia
- (D) Quimioterapia seguida de radioterapia
- (E) Goserelina associada a inibidor de aromatase e radioterapia

26. Qual o método mais adequado para avaliar a resposta à quimioterapia neoadjuvante?
- (A) Exame físico
- (B) Mamografia
- (C) Ressonância magnética
- (D) Avaliação patológica (resposta patológica)
- (E) PET-scan

27. Em uma paciente de 53 anos com câncer de mama esquerda, pós-menopausa, submetida à segmentectomia e linfadenectomia axilar, a patologia revelou um carcinoma ductal infiltrante com 2,5 cm, 4 linfonodos comprometidos, receptor de estrogênio positivo (75%), receptor de progesterona negativo e oncogene HER-2 3+. Qual a recomendação que não está indicada no tratamento adjuvante desta paciente?
- (A) Quimioterapia adjuvante com antracíclico seguido de taxano
- (B) Trastuzumabe (por 1 ano); ao término da quimioterapia
- (C) Quimioterapia adjuvante com CMF
- (D) Hormonoterapia com inibidor de aromatase
- (E) Radioterapia

28. Caso Clínico

Paciente de 60 anos de idade, pós-menopausa, detectou nódulo em mama esquerda, confirmado por mamografia. Foi submetida à *core* biópsia com laudo de carcinoma ductal infiltrante. Realizou segmentectomia com pesquisa de linfonodo sentinela, sendo os 2 linfonodos positivos, prosseguiu para esvaziamento axilar. O histopatológico revelou tumor de 3 cm, CDI, GIII, os demais linfonodos negativos, receptores de estrogênio e progesterona positivos e pesquisa de c-erbB2 por imuno-histoquímica +++/3.

28. Caso Clínico

28-1. Qual a melhor opção terapêutica adjuvante neste caso?
- (A) Quimioterapia associada a anticorpo monoclonal (trastuzumabe) seguido de hormonoterapia
- (B) Hormonoterapia adjuvante
- (C) Quimioterapia e hormonoterapia concomitantes
- (D) Quimioterapia seguida de hormonoterapia
- (E) Hormonoterapia concomitante com anticorpo monoclonal (trastuzumabe)

28-2. Qual o melhor sequenciamento das terapias adjuvantes?
- (A) Quimioterapia, trastuzumabe e hormonoterapia concomitantes
- (B) Quimioterapia e hormonoterapia concomitantes seguido de trastuzumabe
- (C) Quimioterapia e trastuzumabe concomitantes, iniciando a hormonoterapia ao término da quimioterapia
- (D) Quimioterapia seguida de trastuzumabe e, por último, hormonoterapia
- (E) Trastuzumabe seguido de quimioterapia e, por último, hormonoterapia

Perguntas 241

28-3. Qual protocolo de quimioterapia seria mais indicado neste caso?
(A) Não há indicação de quimioterapia
(B) Ciclofosfamida, metotrexato e fluorouracil (CMF) concomitante com trastuzumabe
(C) Adriblastina com ciclofosfamida seguida de paclitaxel
(D) Docetaxel e ciclofosfamida concomitantes com trastuzumabe
(E) Adriblastina e ciclofosfamida seguidos de paclitaxel concomitante com trastuzumabe

28-4. Nos casos em que se opta por utilizar trastuzumabe deve-se fazer por:
(A) 3 meses
(B) Enquanto durar a quimioterapia
(C) 6 meses
(D) 8 meses
(E) 12 meses

28-5. Caso a paciente tenha evidência de fração de ejeção comprometida no ecocardiograma, o melhor protocolo de quimioterapia seria:

(A) Fluorouracil, adriblastina e ciclofosfamida
(B) Fluorouracil, epirrubicina e ciclofosfamida
(C) Docetaxel, ciclofosfamida concomitante com trastuzumabe
(D) Adribastina e ciclofosfamida seguido de paclitaxel
(E) Docetaxel, carboplatina e trastuzumabe concomitantes

28-6. Em relação ao risco/benefício da quimioterapia, qual a afirmação não é correta?
(A) Mortes decorrentes de quimioterapia são causadas por sepse por neutropenia ou eventos tromboembólicos
(B) O benefício da quimioterapia é diretamente proporcional à idade da paciente
(C) A toxicidade letal ocorre em 1 a cada 200/500 pacientes
(D) Morte por quimioterapia é mais frequente em pacientes pós-menopausa
(E) Morte por quimioterapia é mais comum em pacientes que fizeram tamoxifeno concomitante

Respostas Comentadas

1. (**B**) O lapatinibe é um inibidor da tirosina cinase, sendo um agente intracelular capaz de inibir o HER-1 (EGFR) e HER-2. As antraciclinas e o trastuzumabe, apesar de serem drogas potencialmente cardiotóxicas, podem ser utilizadas em associação, mas sempre com monitorização regular da função cardíaca. Os taxanos e a vinorelbina são agentes que atuam nos microtúbulos, porém, os primeiros bloqueiam a despolimerização, e o segundo a polimerização. Quem atua no subdomínio 4 do HER-2 é o trastuzumabe, e o pertuzumabe age no subdomínio 2.

2. (**E**) Oncologistas indicarão quimioterapia, objetivando atingir duas metas: a) *Controle ou cura*, em que existem várias modalidades, a saber:

- *Neoadjuvante:* modalidade de tratamento em que a quimioterapia é administrada antes de um tratamento local definitivo (cirurgia, radioterapia ou quimiorradioterapia). O principal objetivo deste tratamento no câncer de mama é de converter cirurgias mais radicais em cirurgias conservadoras com preservação da cosmese. Além do mais a administração de quimioterapia antes da cirurgia oferece uma plataforma importante para avaliar a quimiossensibilidade do tumor.
- *Adjuvante:* a quimioterapia é administrada após um tratamento local definitivo. Quimioterapia adjuvante é administrada em indivíduos em risco de possuir doença micrometastática ao nível sistêmico. O risco de doença sistêmica é estimado com base em características clinicopatológicas.
- *Quimiorradioterapia concomitante:* quando ambas as modalidades são combinadas no tratamento de tumores precoces ou localmente avançados. O principal objetivo é aquele de aproveitar o efeito sinérgico dos dois tratamentos. Esta modalidade é pouco utilizada no tratamento do câncer de mama.
- *Quimioterapia paliativa:* tratamento em que a principal meta é a paliação ou controle dos sintomas causados pelo tumor, visando, assim, a uma melhoria da qualidade de vida, e não menos prolongar a sobrevida dos pacientes.

3. (**C**) O ciclo celular divide-se em interfase e mitose. A interfase, por sua vez, é subdividida em três subfases, chamadas G1, S e G2. Na fase G1, a célula se prepara para duplicar o seu material genético. Durante a fase S (síntese), ocorre a replicação do DNA. Passando à fase G2, a célula já com o material genético duplicado continua a crescer e prepara-se para entrar em mitose, que gera uma cópia idêntica e com o mesmo número de material genético. Por vezes algumas células saem do ciclo celular e entram em um estado quiescente, definido como G0, em que a célula não se replica.

4. (**E**) Células cancerosas necessitam de vasos sanguíneos para suportar o seu crescimento. Invasão e metástases constituem características fundamentais na progressão tumoral juntamente com a capacidade de evadir a apoptose e o potencial proliferativo ilimitado.

5. (**E**) Classicamente, os quimioterápicos são divididos em duas grandes classes, dependendo do mecanismo de ação ao nível celular: quimioterápicos que predominantemente bloqueiam a fase S do ciclo celular; chamados fase S específicos, e aqueles não fase S específicos. Quimioterápicos fase S específicos atuarão preferencialmente em células em replicação, enquanto aqueles não fase S específicos podem atuar em células em qualquer ponto do ciclo celular, esteja a célula replicando ou não.

6. (**E**) No processo de deliberação de tratamento, vários fatores devem ser levados em consideração. Estes fatores são analisados dentro de duas perspectivas importantes, o paciente e a doença. No que se refere à doença, devem-se levar em conta o estágio, tratamentos prévios, história natural da doença e, não menos, a sensibilidade da doença ao esquema proposto. Fatores relacionados com o paciente, como idade, estado nutricional, *performance*, *status*, comorbidades, qualidade de vida e controle de sintomas, são conjuntamente avaliados.

Respostas Comentadas   243

7. (D) Muitos dos efeitos colaterais relacionados com os quimioterápicos podem ser explicados com base no mecanismo de ação dos quimioterápicos, isto é, de agir em células com alta atividade de replicação. Baseando-se neste princípio e no princípio de que a quimioterapia age de forma ubíqua, células dos compartimentos hematológico e gastrointestinal que têm um potencial replicativo elevado são também afetadas. Assim leucopenia, anemia, plaquetopenia, mucosite, diarreia são uns dos efeitos esperados. Alopecia também é um efeito muito frequente e se baseia nos mesmos princípios acima. Náuseas, vômitos, falta de apetite e alteração do paladar são frequentes e variam em intensidade de acordo com o quimioterápico em questão.

8. (E) O manejo específico de cada efeito colateral depende da intensidade e do tipo do mesmo, podendo variar desde conduta expectante à internação hospitalar para medicação de suporte. Toxicidade hematológica leve pode ser conduzida de forma expectante, enquanto leucopenia associada à febre pode representar um risco e necessita de internação para antibioticoterapia venosa. Muitos dos efeitos colaterais, como mucosite, náusea e vômitos, melhoram no intervalo entre os ciclos e são abordados com medicação de suporte. Outros, como a alopecia, geralmente melhoram somente no fim do tratamento.

9. (D) Terapia-alvo molecular constitui uma nova abordagem no tratamento do câncer, que resulta de uma série de descobertas no campo da biologia molecular do câncer. Drogas nesta categoria diferem dos agentes tradicionais no sentido em que elas são desenhadas intencionalmente para bloquear moléculas-chave dentro das células cancerosas que apresentam expressão única ou exacerbada quando comparadas a células normais do mesmo tecido. Esta exclusividade molecular resulta em uma vantagem terapêutica uma vez que a droga atuará somente nas células que portam o alvo.

10. (D).
- O alvo molecular é expresso exclusivamente nas células cancerosas, assim o agente terapêutico atuará somente na célula cancerosa, poupando as células normais.
- A molécula-alvo deverá desempenhar um papel crucial na manutenção do fenótipo maligno, as-

sim uma vez que o alvo molecular seja inibido, a célula não será capaz de desenvolver resistência contra o agente terapêutico, teoricamente.
- Os inibidores da angiogênese, por exemplo, podem causar sangramentos, hipertensão e trombose.

Os balanços entre estas características determinarão a eficácia ou a limitação do tratamento-alvo molecular.

11. (E) Receptores da tirosino cinase são uma combinação de famílias de receptores, localizados na superfície celular que compartilham várias características estruturais e funcionais. A demonstração de que estes receptores têm papel crítico na manutenção do fenótipo maligno é demonstrada pela observação de que mutações nesta família podem conduzir a alterações críticas, incluindo, em alguns exemplos, proliferação descontrolada. Vários inibidores desta família de receptores têm sido aprovados para tratamento em câncer, como o anticorpo inibidor do HER-2 (trastuzumabe), ou erlotinib, um inibidor do receptor do fator de crescimento, ambos pertencentes à família tirosino cinase e vários outros. A função destes fármacos é aquela de inibir o estímulo proliferativo causado pela expressão aberrante destes receptores. Estes fármacos podem atuar no domínio extra ou intracelular destes receptores. Além do mais, outra estratégia explorada é aquela de bloquear a sinalização intracelular através da inibição de moléculas-chave que atuam nestas vias (inibidores da mTOR – *mamalian target of rapamicin*, por exemplo).

Um segundo mecanismo de ação explorado é a inibição da angiogênese, passo crucial na progressão tumoral. Vários inibidores da angiogênese, conhecidos como fármacos antiangiogênicos, estão em várias fases de estudo no tratamento do câncer.

12. (B) Além do efeito da idade, função orgânica e interação entre drogas, a variabilidade interindividual na resposta ao tratamento e/ou a ocorrência de toxicidade inesperada têm sido recentemente justificadas pela variabilidade genética, a que se dá o nome de farmacogenética. O campo da farmacogenética iniciou com o estudo de enzimas metabolizadoras de drogas e hoje compreende o estudo da influência da variação genética (polimorfismos) no inteiro espectro do mecanismo de ação das drogas, na absorção e distribuição.

Capítulo 37 | Quimioterapia do Câncer de Mama

13. (A) Quimioterápicos seguem um longo percurso desde seu nascimento como molécula até aprovação pelas agências regulatórias. Durante uma fase precoce a molécula nasce do resultado de síntese de vários compostos, então passa para uma fase de *screening* na tentativa de selecionar uma molécula ativa. Uma vez identificada a molécula em interesse é testada em modelos pré-clínicos, como estudos *in vitro* e/ou em modelos animais ou xenógrafos. Se o fármaco mostrar-se de interesse nesta etapa, ele passa para a fase de ensaios clínicos em seres humanos. O tempo médio de desenvolvimento de uma droga até a sua aprovação clínica é de cerca de 10 anos com um custo aproximado de 800 milhões a 1 bilhão de dólares.

14. (C).

- *Fase I:* ensaio clínico realizado em humanos, geralmente pacientes oncológicos com câncer avançado. O objetivo principal dos estudos de fase I é de avaliar a segurança, farmacocinética e a dose ideal de uma droga candidata. Eficácia não é objetivo primário nesta fase, embora ela seja avaliada consistentemente. Geralmente envolve um número pequeno de pacientes.
- *Fase II:* ensaio clínico envolvendo cerca de 30-40 pacientes selecionados com um tipo particular de neoplasia. O objetivo principal destes tipos de estudo é aquele de avaliar a eficácia da droga em questão. Dados de toxicidade são também avaliados.
- *Fase III:* os estudos de fase III envolvem centenas a milhares de pacientes com uma patologia específica, e o principal objetivo é aquele de comparar a eficácia e tolerabilidade do fármaco experimental ao tratamento padrão. Estes estudos são, às vezes, chamados estudos registrativos, uma vez que seus resultados possam ajudar a definir o novo padrão de excelência de um determinado tratamento.

15. (D) Na experiência do MD Anderson Cancer Center, das pacientes que apresentaram cardiotoxicidade com o trastuzumabe, apenas 12% tiveram recorrência quando foram retratadas na doença metastática, demonstrando assim que a maioria dessas pacientes pode ser retratada com baixo risco.

16. (E) Segundo o NCCN, micrometástase não é indicação de linfadenectomia axilar ou radioterapia. Pacientes luminal A até T3 N0 ou N1mi M0, se ti-

verem Oncotype Dx menor que 18 (baixo risco), devem ser submetidas apenas à hormonoterapia.

17. (D) Tumores com receptor hormonal negativo e alto grau histológico respondem melhor à quimioterapia.

18. (C) Zolendronato é um bifosfonato.

19. (A) A insuficiência cardíaca induzida pelo trastuzumabe é reversível.

20. (C) Na verdade, a taxa de recorrência local é maior nestas pacientes.

21. (B) O uso de taxanos, especialmente sequencial às antraciclinas, aumenta a chance de Prc.

22. (A) De um modo geral o tratamento mais recomendado consiste em quimioterapia neoadjuvante, mastectomia com esvaziamento axilar e radioterapia.

23. (C) Quimioterapia adjuvante não está indicada em CDIS; não substitui a hormonoterapia em pacientes com receptores positivos e deve ser administrada primeiro do que a radioterapia.

24. (B) O uso de taxanos na adjuvância levou a uma melhora das taxas de sobrevida global; as demais afirmativas são falsas.

25. (B) Não se recomenda inibidor de aromatase na pré-menopausa; quimioterapia seguida de tamoxifeno e radioterapia é uma opção adequada; tamoxifeno deve ser iniciado ao término da quimioterapia.

26. (D) O método mais adequado para avaliar a resposta ao tratamento neoadjuvante é a resposta patológica.

27. (C) Os resultados com CMF adjuvante não são bons em pacientes com 4 ou mais linfonodos comprometidos e em pacientes com HER 2 positivo.

28. Caso Clínico

28-1. (A) Pacientes com linfonodos comprometidos são de alto risco, necessitando de quimioterapia adjuvante; no caso de c-erbB2 positivo com tumores maiores que 0,5 cm devem receber trastuzumabe, e sendo receptor hormonal positivo, tratamento hormonal no mínimo por 5 anos.

28-2. (C) Estudos randomizados demonstraram que o uso de quimioterapia, associada à hormonoterapia, teve resultados inferiores ao braço com tratamento sequencial; em todos os estudos com trastuzumabe na adjuvância, a droga é associada à quimioterapia ou se inicia logo após o término da quimioterapia (Protocolo HERA).

28-3. (**E**) Estudos randomizados demonstraram que pacientes com linfonodos comprometidos se beneficiaram da adição de taxanos, assim como a adição de trastuzumabe concomitante ou ao término da quimioterapia nos pacientes c-erbB2 positivo.

28-4. (**E**) Os trabalhos que utilizam trastuzumabe na adjuvância o fazem por período de 1 ano, com exceção do estudo finlandês (FinHer) que o faz por 9 semanas.

28-5. (**E**) O estudo BCIRG 006 randomizou em um dos braços que utilizaram trastuzumabe protocolo sem adriblastina com resultados estatísticos semelhantes, sendo uma opção para pacientes com função cardíaca comprometida.

28-6. (**B**) Segundo publicação do *Early Breast Cancer Trialist's Collaborative Group* (EBCTCG) o benefício da quimioterapia é inversamente proporcional à idade da paciente, assim como aumenta a toxicidade do tratamento com a idade; a utilização do tamoxifeno concomitante à quimioterapia não melhorou os resultados e aumentou a toxicidade.

Bibliografia

Adjuvant Online. Disponível em: http://www.adjuvantonline.com

American Society of Clinical Oncology. Disponível em: http://www.asco.org

Boff RA, Wisintainer F, Amorin G. *Manual de diagnóstico e terapêutica em mastologia*. Caxias do Sul (RS): Mesa-Redonda, 2008.

Boff RA, Wisintainer F. *Mastologia moderna: abordagem multidisciplinar*. Caxias do Sul: Mesa-Redonda, 2015, Capítulo 62.

Buzaid AC, Hoff PM, Maluf FC. *Manual Prático de oncologia clínica do Hospital Sírio-Libanês*. São Paulo: Dendrix, 2009.

Buzaid AC, Maluf FC. *MOC - Manual de Oncologia Clínica do Brasil*, 2015.

Cassidy J, Bissett D, Spence RAJ. *Oxford handbook of oncology* (Oxford Handbooks Series), 2002.

De Vita VT, Hellman S, Rosenberg SA. *Cancer principles & practice of oncology*. Philadelphia: Wolters Kluwer 2008.

Di Leo A, Chan S, Friedrichs K *et al. Molecular predictors of response to anthracyclines*. ASCO Educational Book 2008.

Ewer MS, Vooletich MT, Durand JB. Reversibility of Trastuzumab-Related Cardiotoxicity: New Insights Based on Clinical Course and Response to Medical Treatment. e Departments of Cardiology and Breast Medical Oncology, The University of Texas M.D. Anderson Cancer Center, Houston, TX.*J Clin Oncol* 23:7820, 2005.

Fox E, Curt GA, Balis FM. Clinical trial design for target-based therapy. *The Oncologist* 2002;7:401-9.

Goldhirsch A, Wood WC, Gelber RD *et al.* Progress and promise: highlights of the international expert consensus on the primary therapy of early breast cancer 2007. *Annals of Oncology* 2007 July;18(7):1133-44.

Hanahan D, Weinberg RA. The hallmarks of cancer. *Cell* 2000;100:57-70.

Heichman KA, Roberts JM. Rules to replicate by. *Cell* 1994;79:557-62.

Medscape Hematology/Oncology. Disponível em: http://www.medscape.com/oncology

National Cancer Institute. Disponível em: http://www.cancer.gov

National Comprehensive Cancer Network (NCCN). Disponível em: http://www.nccn.org

Paik S, Shak S, Tang G *et al.* A multigene assay to predict recurrence of tamoxifen treated, node negative breast cancer. *N Engl J Med* 2004;351:2817.

Sherr CJ. Cancer cell cycles. *Science* 1996;274:1672-77.

Uptodate. Disponível em: http://www.uptodate.com

38

Radioterapia no Câncer de Mama

Célia Maria Pais Viégas ▪ *Carlos Manoel Mendonça Araújo*

A Radioterapia é a especialidade médica que utiliza radiações ionizantes no tratamento de neoplasias malignas e, ocasionalmente, doenças benignas. É uma modalidade terapêutica que tem um papel de destaque em câncer de mama. Serão apresentadas questões relativas à interação da radiação ionizante nos tecidos aos níveis físico, químico e biológico, sendo destacados as diferentes modalidades e os aparelhos utilizados em radioterapia.

1. Define-se ionização como o processo através do qual:
(A) Um elétron orbital é ejetado
(B) Um elétron orbital é excitado
(C) Não há interação com a matéria
(D) Há produção de luminescência
(E) Há aumento de temperatura

2. O alvo específico da lesão celular letal promovida pela radiação é:
(A) O DNA
(B) O ribossoma
(C) A membrana nuclear
(D) A membrana citoplasmática
(E) O citoplasma

3. O feixe de fótons de aceleradores utilizado em tratamentos de câncer de mama é exemplo de radiação:
(A) Eletromagnética
(B) Mecânica
(C) Particulada
(D) Elástica
(E) Corpuscular

4. O feixe de elétrons de aceleradores utilizado em tratamentos de câncer de mama é exemplo de radiação:
(A) Eletromagnética
(B) Mecânica
(C) Particulada
(D) Elástica
(E) Térmica

5. As ordens de grandeza de energia de feixes de tratamentos de radioterapia e de radiografias de radiodiagnóstico são, respectivamente:
(A) Ortovoltagem e megavoltagem
(B) Megavoltagem e ortovoltagem
(C) Milivoltagem e megavoltagem
(D) Ortovoltagem e milivoltagem
(E) Megavoltagem e milivoltagem

6. Analise as afirmativas abaixo e assinale entre os parênteses T se for uma característica de teleterapia ou B em caso de braquiterapia.
( ) A fonte que emite radiação encontra-se distante da paciente
( ) A fonte que emite radiação encontra-se próxima à paciente
( ) Aceleradores lineares, IMRT, radiocirurgia são exemplos deste tipo de radioterapia
( ) Divide-se em alta, média ou baixa taxa de dose
( ) Mammosite, Savi e agulhamento intersticial são exemplos de abordagem com esta técnica em câncer de mama

Marque a alternativa que exibe a sequência correta:

(A) T – B – T – B – B
(B) B – T – B – T – T
(C) T – B – T – T – T
(D) B – T – B – B – B
(E) B – T – T – B – B

Capítulo 38 | Radioterapia no Câncer de Mama

7. Assinale entre parênteses: Ab se a intenção terapêutica for de radioterapia ablativa, Pr se for profilática, Na se for neoadjuvante, Pl se for paliativa:
( ) Castração actínica
( ) Irradiação de mama residual
( ) Betaterapia em pós-ressecção de queloides
( ) Irradiação mamária prévia ao uso de antiandrogênios em Ca de próstata
( ) Compressão medular por implantes em coluna
( ) Irradiação de tumores com dimensões limítrofes à cirurgia
Marque a alternativa que exibe a sequência correta:
(A) Ab – Ab – Pr – Pr – Pl – Na
(B) Pr – Pr – Ab – Ab – Pl – Na
(C) Ab – Pr – Ab – Pr – Pl – Na
(D) Pr – Ab – Pr – Ab – Pl – Na
(E) Ab – Pr – Pr – Pr – Pl – Na

8. Assinale a alternativa que exibe uma contraindicação absoluta para conservação seguida de complementação com radioterapia em câncer de mama.
(A) Gestação de segundo trimestre
(B) 2 ou + tumores volumosos em quadrantes separados de mama
(C) Mamoplastia com presença de prótese
(D) Microcalcificações difusas indeterminadas
(E) Irradiação prévia homolateral

9. Assinale a alternativa que **não** exibe uma contraindicação relativa para conservação seguida de complementação com radioterapia em câncer de mama.
(A) Mama volumosa
(B) Relação tumor/mama elevada
(C) Lúpus associado
(D) Localização central de tumor
(E) Irradiação prévia por doença de Hodgkin

10. Marque entre parênteses V em caso de verdadeiro e F em caso de falso acerca de fatores significativamente determinantes na conservação como tratamento para câncer de mama:
( ) Idade da paciente
( ) *Status* socioeconômico da paciente
( ) Raça da paciente
( ) Experiência do cirurgião
( ) Hospital especializado em câncer
Marque a alternativa que exibe a sequência correta:
(A) V – F – F – V – V
(B) F – F – F – V – V
(C) V – V – F – F – V

(D) V – V – F – F – F
(E) V – V – V – V – V

11. De uma forma geral é indicada radioterapia nas pacientes **exceto:**
(A) Pacientes com carcinoma intraductal submetida à cirurgia conservadora
(B) Pacientes com carcinoma invasivo EC I a IIB submetida a tratamento conservador
(C) Pacientes com carcinoma invasivo EC IIB e III submetida à mastectomia e esvaziamento axilar
(D) Pacientes com margens comprometidas por carcinoma invasor após mastectomia
(E) Pacientes com carcinoma lobular *in situ* submetida à cirurgia conservadora

A Radioterapia é uma modalidade terapêutica que tem um papel de destaque em câncer de mama. Uma vez definido que o tratamento padrão em câncer de mama deverá ser conservador, sempre que possível, tal abordagem torna compulsória a complementação terapêutica adjuvante com radioterapia. Mesmo em cenários não conservadores, pacientes de alto risco necessitarão de complementação terapêutica no plastrão mamário ou em cadeias de drenagem linfática. Esta modalidade também permite que tumores limítrofes ou demasiados grandes sejam passíveis de cirurgia após terapia neoadjuvante associada à quimioterapia e oferece índices satisfatórios de resultados em tratamentos paliativos de metástases ósseas, compressão medular e de implantes secundários cerebrais. É uma alternativa eficaz como castração actínica. Portanto, radioterapia é eficaz e segura em todos os estádios clínicos desta neoplasia maligna. Há vantagens na sua utilização em outras situações patológicas não malignas da mama, como profilaxia de ginecomastia e profilaxia de recidiva de queloide. Serão apresentadas questões relativas a estas situações, sendo destacadas as diferentes modalidades terapêuticas, seus resultados e aparelhos utilizados em radioterapia.

12. Vários estudos randomizados compararam cirurgia conservadora seguida de radioterapia *versus* mastectomia radical modificada em pacientes com doença estadiada como I e II (Milão, NSABP, NCI, EORTC, DBCG e Goustav Roussy). As chances de controle tumoral na primeira e na segunda situações variam, respectivamente, entre:
(A) 65-70% × 75-85%
(B) 70-75% × 82-90%
(C) 75-80% × 80-85%
(D) 80-85% × 80-85%
(E) 80-92% × 82-98%

13. Ocasionalmente, há indicação de radioterapia de plastrão/mama associado à irradiação de cadeias de drenagem linfática de axila e fossa supraclavicular. Marque entre parênteses (V) em caso de indicação verdadeira e (F), caso falsa.
( ) Carcinoma inflamatório de mama
( ) 4 ou + LN comprometidos da gordura axilar
( ) Índice nodal superior a 20% caso achado de número de LN axilares inferior a 10
( ) Tratamento neoadjuvante em tumores localmente avançados
( ) Tratamento adjuvante em tumores localmente avançados com resposta patológica completa

Marque a alternativa que exibe a sequência correta:
(A) V – V – F – V – F
(B) V – V – V – V – F
(C) V – V – V – V – V
(D) V – V – F – F – F
(E) V – V – V – F – F

14. Há benefício significativo de reforço de radioterapia sobre leito operatório em pacientes:
(A) De qualquer idade
(B) Com idade inferior a 60 anos
(C) Com idade inferior a 50 anos
(D) Com idade inferior a 40 anos
(E) Com idade inferior a 30 anos

15. Paciente de 43 anos e tumor na mama esquerda é submetida à nodulectomia e avaliação de LN sentinela. O laudo da peça mostra carcinoma ductal *in situ* com 9 mm de diâmetro, grau 2, distando 2,5 cm da margem cirúrgica mais próxima. O estudo europeu atualizado para 10 anos (EORTC 22881) avaliou a importância da indicação de reforço em pacientes com câncer de mama. De acordo com este estudo, para este caso, é seguro dizer acerca da utilização do reforço:
(A) Se a margem fosse comprometida, deveria ser prescrita dose de 16 Gy
(B) Traz grande benefício, estatisticamente restrito a mulheres jovens
(C) É benéfica, pois a margem cirúrgica foi inferior a 3 cm
(D) É vantajosa, pois a cirurgia realizada foi avaliação de linfonodo sentinela
(E) Desconhece-se o real benefício em Ca *in situ*, pois o trabalho incluiu tumores invasivos

16. Uma paciente recebeu radioterapia com doses plenas em mama direita, após terapia conservadora cirúrgica. Ela engravida e comparece para consulta indagando a possibilidade de lactar por esta mama. Sua resposta é de:
(A) 0%

(B) 15%
(C) 25%
(D) 35%
(E) 45%

17. Exames mamográficos radiológicos são realizados após cirurgia conservadora de mama, acompanhamento de irradiação local, em paciente com câncer de mama. A respeito deste exame (mamografia), é correto dizer:
(A) Não é um exame adequado de acompanhamento, visto o baixo índice de correlação com achados de recidiva (inferior a 50%)
(B) Com a progressão de tempo, os achados de edema, coleções e espessamento de pele são substituídos por fibrose e calcificações
(C) Espessamento de pele é visto em 60% dos casos
(D) Estabilização dos achados mamográficos ocorre após 4 meses da irradiação
(E) Este exame perde seu valor preditivo positivo após a irradiação mamária, em razão da deformação arquitetural evolutiva e progressiva

18. Paciente com 39 anos e CDI de mama esquerda, estadiada clinicamente como T4 N2 é submetida à quimioterapia neoadjuvante. Apresenta resposta clinicamente excelente na mama, e os linfonodos axilares tornam-se impalpáveis. É submetida à mastectomia e linfadenectomia axilar. O laudo da peça mostra: ausência de neoplasia na mama e 1 de 17 LN axilares comprometidos por tumor. Recomenda-se irradiação de:
(A) Nenhuma região
(B) Axila, apenas
(C) Plastrão, apenas
(D) Fossa supraclavicular e axila
(E) Plastrão, fossa e axila

19. Uma paciente apresenta linfonodos axilares comprometidos à esquerda por adenocarcinoma metastático de provável origem mamária, sem evidências clínicas ou radiológicas do tumor primário de mama (tumor oculto com metástases axilares). É submetida à dissecção axilar, sem mastectomia, e são detectados 4 linfonodos axilares comprometidos de 13 dissecados. Do ponto de vista de complementação terapêutica com radiações ionizantes, a melhor abordagem seria:
(A) Irradiação de mama, apenas
(B) Irradiação de mama e reforço local
(C) Irradiação de mama e cadeias axilares de drenagem linfática
(D) Irradiação de mama com reforço local e irradiação de cadeias axilares de drenagem linfática
(E) Não irradiar esta paciente

Capítulo 38 | Radioterapia no Câncer de Mama

20. Abaixo estão presentes algumas das possíveis complicações após irradiação da mama e cadeias axilares de drenagem linfática em câncer de mama. Marque a alternativa que exibe o *incorreto* percentual de sua incidência:
(A) Pneumonite actínica assintomática – 7%
(B) Edema de mama – 10%
(C) Fratura de costela – 5-10%
(D) Plexopatia braquial – 2%
(E) Fibrose subcutânea – 20%

21. Radioterapia intraoperatória é uma nova técnica de tratamento para pacientes com tumores de mama. A alternativa que contém todas as técnicas disponíveis para este tratamento é:
(A) Ortovoltagem e elétrons
(B) Elétrons e braquiterapia de alta taxa de dose
(C) Elétrons e braquiterapia de baixa taxa de dose
(D) Elétrons, ortovoltagem e braquiterapia de alta taxa de dose
(E) Elétrons, ortovoltagem e braquiterapia de baixa taxa de dose

22. Radioterapia intraoperatória é mais um dos armamentos disponíveis em radioterapia para pacientes com tumores de mama. É uma afirmação **incorreta**, acerca desta modalidade terapêutica:
(A) O tempo total de tratamento é mais curto
(B) Há probabilidade significativamente maior de falha local do que com a radioterapia convencional
(C) O risco de complicações é da ordem de 3%
(D) É necessário um aparelho dedicado em centro cirúrgico, para este tipo de tratamento
(E) Pode ser realizada com ortovoltagem ou com elétrons

23. O hipofracionamento de tumores de mama é uma alternativa, podendo ser realizada em pacientes selecionados. Segundo a American Society for Radiation Oncology (ASTRO) os critérios são:
(A) 50 anos ou mais
(B) T1-T2
(C) Cirurgia conservadora
(D) Sem quimioterapia prévia
(E) Todas estão corretas

24. É **incorreto** afirmar acerca de ginecomastia em pacientes submetidos a tratamento para câncer de próstata:
(A) DES e os andrógenos não esteroides são os principais causadores de ginecomastia, sendo rara consequência pós-orquiectomia
(B) Radioterapia profilática decresce a incidência de ginecomastia e de hipersensibilidade em cerca de 50% dos casos
(C) A radioterapia mamária pode ser administrada em doses únicas (9 Gy), até 20 Gy/5 frações
(D) Os efeitos benéficos da radioterapia são de longa duração
(E) Radioterapia deve ser evitada, após os resultados terapêuticos com uso de tamoxifeno

25. Uma paciente decide realizar mamoplastia redutora, porém tem antecedentes de queloides em outras áreas do corpo. Você indica betaterapia como profilaxia de queloide e orienta que o tratamento deverá ser iniciado:
(A) Até 24 horas antes da cirurgia
(B) Até 48 horas antes da cirurgia
(C) Até 24 horas após a cirurgia
(D) Até 48 horas após a cirurgia
(E) Independente do tempo decorrido da cirurgia

26. Considerando a radioterapia em campos tangentes presentes por exemplo no ACOZOG Z-11 pode-se afirmar que:
(A) Incide principalmente nível
(B) Atinge 95% dose para tratamento de 51% nível I
(C) Atinge 95% dose para tratamento de 26% nível II
(D) A e B estão corretas
(E) A + B + C estão corretas

Respostas Comentadas

1. (A) Radioterapia utiliza radiações ionizantes no tratamento de neoplasias malignas e, ocasionalmente, algumas condições benignas. Ionização ocorre quando um fóton interage com a camada orbital de um elétron e tem energia suficiente para ejetá-lo da eletrosfera. Com isto inicia-se uma cadeia de eventos que poderá resultar em quebras duplas irreparáveis da molécula de DNA e impedir a duplicação celular, tendo como consequência a morte de tecidos tumorais.

2. (A) Há evidências abundantes que o alvo da lesão promovida pela radiação seja o núcleo em oposição ao citoplasma: experimentos em que é possível separar ambas as estruturas, com posterior exposição à radiação evidenciam maior sensibilidade nuclear, utilização de isótopos com curto alcance de radiação (isto é, alcance restrito ao citoplasma) não impede a duplicação celular, células são mortas pela incorporação de timidina tritiatada ao citoplasma etc.

3. (A) Feixes de fótons são exemplos de radiações eletromagnéticas, cuja característica é a ausência de massa e energia elevada do feixe de tratamento. A utilização deste tipo de feixe de tratamento permite a deposição de energia ao longo de seu trajeto, de modo mais penetrante. Dessa forma são escolhidos fótons de energias distintas para realizar tratamentos em mamas com dimensões distintas. Geralmente, são utilizados campos tangenciais, de modo a evitar dosagem em pulmões, em caso de mama residual em tratamentos conservadores.

4. (C) Feixes de elétrons são exemplos de radiações particuladas ou corpusculares, cuja característica é a presença de massa e carga, o que aumenta a interação energética com o meio irradiado. A utilização deste tipo de feixe de tratamento permite a deposição de energia restrita a uma profundidade determinada, de modo mais superficial, poupando estruturas mais profundas. Geralmente, é a energia de escolha para tratamento de plastrão, a fim de evitar doses elevadas em pulmões.

5. (B) Aparelhos de radiodiagnóstico utilizam fótons com energia máxima de quilovoltagem ou ortovoltagem (= 1.000 volts), ao passo que aceleradores lineares utilizam fótons com megavoltagem (= 1.000.000 Volts). Originalmente, as máquinas de radioterapia eram as mesmas de Ortovoltagem, o que impedia atingir a dose na profundidade, sem que houvesse uma sobredosagem intensa da superfície. Atualmente, com os novos aceleradores, consegue-se uma uniformidade de dose, sem sobredosagem superficial.

6. (A) A **radioterapia** é uma forma de tratamento de neoplasias malignas através da utilização de radiação ionizante. É classificada didaticamente de acordo com a proximidade da fonte que emite radiação em relação à paciente: é denominada de **teleterapia**, caso esta fonte esteja distante da paciente (tele = a distância). São exemplos: aceleradores lineares, cobaltoterapia, IMRT, radiocirurgia. Por outro lado denomina-se **braquiterapia**, caso fonte de radiação ionizante seja aplicada próxima à superfície corporal a ser tratada, ou à pequena distância dela, ou ainda inserida no interior do processo tumoral maligno. Dentre algumas indicações de seu tratamento estão os reforços após a teleterapia, ou em tratamentos exclusivos com hipofracionamento (Mammosite®, Savi® ou agulhamentos intersticiais). Dependendo do número de ionizações oferecido por minuto (taxa de dose), a braquiterapia pode ser classificada como de alta taxa, média ou baixa taxa de dose. Sua ação se limita à área próxima ao volume a ser tratado, minimizando as doses às estruturas vizinhas. Ambas podem ser utilizadas como terapia exclusiva ou em associação terapêutica, dependendo do volume, tipo e localização do tumor. As associações terapêuticas mais comuns são: com radioterapia externa, cirurgia, quimioterapia, hormonoterapia.

7. (E) Radioterapia pode ser indicada para tratamento exclusivo ou em associações terapêuticas com quimio, hormonoterapia ou cirurgia. Se usada exclusivamente, poderá ter intenção **radical**, quando visar à cura, com doses plenas ou **paliativa**, quando objetivar minimizar ou abolir sintomas de doença avançada. É um exemplo do primeiro caso tratamento exclusivo de tumores de pele localizados na região torácica e do segundo caso, irradiação de metástases ósseas, compressões medulares ou implantes cerebrais secundários. Ainda é um exemplo de utilização exclusiva, porém visando suprimir a função de um órgão a castração actínica, em que denomina-se **ablativa**. Quando utilizada em associações terapêuticas poderá iniciar este tratamento, de forma **prévia** ou **neoadjuvante** ou sucedê-lo, considerada **adjuvante** ou **profilática**. Nesta última situação, o objetivo é o de esterilizar doença microscópica deixada pela cirurgia ou quimioterapia, tendo como exemplos a irradiação de mamas residuais e a irradiação como profilaxia de surgimento de ginecomastia, com uso de antiandrogênicos.

8. (D) O *Joint Committee of the American College of Surgeons*, em 1991, determinou as situações em que deveria ser contraindicada conservação seguida de radioterapia para tratamento de câncer de mama, a saber: 1º ou 2º trimestres de gestação, 2 ou + tumores volumosos em quadrantes separados de mama, irradiação prévia homolateral e presença de microcalcificações difusas indeterminadas. Após o Consenso de Milão para conservação, ocorrido em 2005, muitas das previamente consideradas contraindicações absolutas passaram a contraindicações relativas ou não serem mais consideradas contraindicações: em caso de 2º trimestre de gestação, pode-se realizar cirurgia e esperar parto para RXT, passou a relativa; 2 tumores próximos que possam ser excisados como espécime único com margens livres e cosmese preservada, tornam a conservação exequível, e, finalmente, irradiação de manto prévia poderá realizar conservação e posterior irradiação com técnicas modernas de irradiação com bons resultados, passando à contraindicação relativa. Além disso, pacientes com prótese prévia não têm contraindicação à conservação, muito pelo contrário, visto que já têm uma preocupação maior com a autoimagem a ponto de realizarem procedimento de inserção de prótese para este fim. Entretanto há controvérsias acerca de maiores índices de complicações relativas à presença de prótese e irradiação, e as mesmas devem ser alertadas a este respeito. Permanece uma contraindicação absoluta a presença de microcalcificações, visto que os melhores resultados estão relacionados com a ausência de margens comprometidas na mama residual.

9. (D) O *Joint Committee of the American College of Surgeons*, em 1991, determinou as situações classificadas como contraindicações relativas para conservação seguida de radioterapia para tratamento de câncer de mama, a saber: **relação tumor/mama elevada, presença de doença do colágeno associada ao câncer, mama volumosa, localização central do tumor.** Após o Consenso de Milão para conservação, ocorrido, em 2005, muitas das previamente consideradas contraindicações relativas passaram a não ser mais consideradas contraindicações, ou contraindicações previamente consideradas absolutas passaram a relativas: artrite reumatoide não foi considerada contraindicação por doença de colágeno, irradiação de manto prévia poderá realizar conservação e posterior irradiação com técnicas modernas de irradiação com bons resultados, passando à contraindicação relativa, e, finalmente, localização central, com as técnicas oncoplásticas atuais, é exequível à conservação. Além disso, pacientes com prótese prévia não têm contraindicação à conservação, muito pelo contrário, visto que já têm uma preocupação maior com a autoimagem a ponto de realizarem procedimento de inserção de prótese para este fim. Entretanto, há controvérsias acerca de maiores índices de complicações relativas à presença de prótese e irradiação, e as mesmas devem ser alertadas a este respeito. Permanece uma contraindicação absoluta a presença de microcalcificações, visto que os melhores resultados estão relacionados com a ausência de margens comprometidas na mama residual.

10. (E) Apesar de o pronunciamento do Consenso de Mama de 1992 indicar que cirurgia conservadora seguida de radioterapia é a abordagem mais adequada para o tratamento do carcinoma da mama em fase inicial, ainda há uma taxa relativamente baixa de conservação nos Estados Unidos. Um estudo conduzido pela Universidade de Nova York investigou fatores preditores de conservação em uma grande e diversificada população enferma, após revisão de dados com 43.111 pacientes do *Cancer Surveillance Program Database for Los Angeles County* submetidas à cirurgia por carcinoma de mama. A maior parte das pacientes ainda é submetida à cirurgia não conservadora (52,6%), e análise univariada mostrou que a extensão da doença, *status* linfonodal, tamanho do tumor, idade, raça, nível socioeconômico, especialização em câncer do cirurgião e do hospital foram associadas significativamente ao tipo de cirurgia empregada (P < 0,0001).

11. (E) O carcinoma *in situ* é considerado uma lesão precursora, que indica um risco elevado para neoplasia de mama. Radioterapia não está indicada.

12. (E) Os resultados de estudos randomizados com número adequado de pacientes comparando cirurgia conservadora e radioterapia *versus* mastectomia mostram que as chances de controle tumoral são estatisticamente similares, sem benefício para uma ou outra abordagem, porém com vantagem nítida para autoimagem das pacientes submetidas à terapia conservadora. Tais resultados consideram o tratamento conservador seguido de radioterapia a abordagem padrão para mulheres com câncer de mama inicial, servindo inclusive como fator de controle de qualidade de cuidado em tratamento de mulheres com esta neoplasia.

13. (C) Irradiação de drenagem linfática permanece controversa. Entretanto, há situações de consenso para irradiação: todas as alternativas são indicações precisas. São indicações de irradiação de cadeias de drenagem linfática: pacientes EC N0 sem esvaziamento/estadiamento axilar cirúrgico, amostragem axilar com < de 6 LN recuperados, 4 ou = LN axilares comprometidos. Além destes, alguns autores recomendam complementação axilar, caso haja extensão extracapsular, comprometimento linfovascular e tamanho de LN supe-

rior a 3 cm. Em pacientes com 1-3 LN comprometidos à gordura axilar, com número isolado da axila inferior a 10 LN, a utilização de coeficiente nodal (número de LN +/Número de LN encontrados na axila) reduz diferenças de resultados, podendo ser indicação mais precisa do que o número absoluto de LN comprometidos: caso coeficiente linfonodal for superior a 0,20, há índices de recidiva superior a 20%, devendo-se considerar radioterapia adjuvante.

14. (A) Na cirurgia conservadora, até 80% das ocorrências ocorrem no leito tumoral. Alguns estudos sugerem que Boost de 5 a 15 Gy diminuem a recidiva local em 10 anos.

15 (E) O EORTC em sua publicação inicial de 5 anos com mais de 5.000 mulheres estudadas evidenciou vantagem apenas nas mulheres mais jovens. Entretanto, após acompanhamento por mais de 10 anos, todos os subgrupos de idade analisados se beneficiaram significativamente da adição do reforço, embora o benefício absoluto tenha sido mais intenso nas mulheres mais jovens.

16. (C) Dentre as funções de um tratamento conservador está a manutenção da função do órgão irradiado. É descrita a manutenção de lactação homolateral, variando de 18 a 25% das mulheres irradiadas.

17. (B) Acompanhamento mamográfico de pacientes com câncer de mama é uma ferramenta valiosa na detecção de possíveis recidivas ou segundos primários. A necessidade de complementação com radioterapia poderá confundir achados em caso de profissionais inexperientes. Sabe-se que com o passar do tempo **edema, coleções e espessamento de pele são substituídos por fibrose e calcificações**. Recidivas podem ser caracterizadas em até 77% dos casos avaliados por mamografia, e a maioria das mudanças é observada no primeiro ano pós-radioterapia e sua estabilização atingida entre 12 e 36 meses após seu término.

18. (E) Trata-se de uma paciente com tumor localmente avançado submetida à quimioterapia neoadjuvante, com excelente resposta. Apesar dos excelentes achados, é recomendada irradiação de plastrão, fossa e axila.

19. (**C**) Trata-se de um caso de tumor oculto de mama com metástases axilares, já à apresentação, situação presente em menos de 1% das vezes. Mastectomia radical modificada e irradiação complementar têm sido a abordagem historicamente realizada. Em estudo recente com 45 mulheres com este quadro tratadas em um período de 47 anos no M.D Anderson Hospital, pacientes submetidas à mastectomia (n = 13), comparadas àquelas submetidas à conservação de mama (n = 32), tiveram índices similares de controle local, sobrevida livre de doença, sobrevida global em 7 anos.

20. (**B**) Radioterapia é um tratamento extremamente bem tolerado, com baixos índices de toxicidades, que variam entre 0-20%, dependendo do grau referido e do tipo de toxicidade. Todas as alternativas exibem índices corretos, exceto a de edema de mama que é da ordem de 20-30%.

21. (**D**) Radioterapia intraoperatória é uma técnica recente de radioterapia que emprega uso de radiação diretamente ao leito operatório no ato cirúrgico. O racional é de que 80% das recidivas ocorrerão no segmento do leito tumoral, permitindo um tratamento mais restrito da mama. É considerado um tratamento alternativo à irradiação mamária total e ainda carece de acompanhamento a longo prazo no que diz respeito a recidivas tardias, porém, resultados a curto prazo (inferiores a 10 anos) mostram índices similares de falha e controle local e boa tolerância. Poderá empregar feixes de elétrons, ortovoltagem e braquiterapia de alta taxa de dose.

22. (**B**) Radioterapia intraoperatória é uma técnica recente de radioterapia que emprega uso de radiação diretamente ao leito operatório no ato cirúrgico. O racional é de que 80% das recidivas ocorrerão no segmento do leito tumoral, permitindo um tratamento mais restrito da mama. É considerado um tratamento alternativo à irradiação mamária total e ainda carece de acompanhamento a longo prazo no que diz respeito a recidivas tardias, porém, resultados a curto prazo (inferiores a 10 anos) mostram índices similares de falha e controle local e boa tolerância. Poderá empregar feixes de elétrons, ortovoltagem e braquiterapia de alta taxa de dose.

23. (**E**) Um estudo canadense randomizou 1.200 pacientes para radioterapia convencional e hipofracionamento. Não houve diferença na sobrevida livre de recorrência local, sobrevida global e resultado cosmético.

24. (**E**) Ginecomastia é um problema que afeta cerca de 50% dos homens que se submetem a trata-mento hormonal. Embora sua gravidade deva ser considerada como moderada ela é a causa mais frequente de interrupção da hormonoterapia em tratamentos de câncer de próstata. Radioterapia é extremamente eficaz na profilaxia do surgimento desta condição no que diz respeito à dor e aumento de volume da glândula mamária. Radioterapia deverá ser iniciada antes do começo da terapia hormonal.

25. (**C**) Radioterapia é extremamente eficaz na profilaxia de surgimento de queloides. Recomenda-se que o tratamento seja iniciado em até 24 horas após o trauma cirúrgico, com doses que variam de 12-20 Gy, com betaterapia com placa de Estrôncio 90, braquiterapia de alta taxa de dose ou ortovoltagem. As chances de controle são da ordem de 80-90%.

26. (**C**) Pode ter contribuído para prevenção da recorrência de local no grupo do sentinela no ACOZOG Z-11.Neste estudo, não houve diferença estatisticamente significativa na recorrência locorregional entre os grupos com ou sem esvaziamento axilar em pacientes T1-T2N0M0 cm até dois linfonodos sentinelas positivos.

Bibliografia

Bartelink H, Horiot JC, Poortmans PM *et al.* Impact of a higher radiation dose on local control and survival in breast-conserving therapy of early breast cancer: 10-year results of the randomized boost *versus* no boost EORTC 22881-10882 trial. *J Clin Oncol* 2007 Aug. 1;25(22):3259-65. Epub 2007 June 18.

Boff RA, Carli AC, Brenelli H, Brenelli FP, Carli LS, Sauer FZ, Reiriz AB, Coelho CP, Coelho GP. *Compêndio de Mastologia: abordagem multidisciplinar.* Caxias do Sul: Lorigraf, 2015.

Boff RA, Chagas CR, Mencke CH, Vieira RJS. *Tratado de Mastologia da SBM.* Rio de Janeiro: Revinter, 2011.

Brenelli F, Berrettini A, Bronzatti E *et al. Doenças da Mama: Guia prático baseado em evidências.* São Paulo: Revinter, 2011.

Buchholz TA, Haffty BG. Breast cancer: locally advanced and recurrent disease, postmastectomy radiation, and systemic therapies. In: Halperin EC, Perez CA, Brady LW (Ed.). *Perez and Brady's principles and practice of radiation oncology.* 5th ed. Philadelphia: Lippincott 2008. p. 1293-311. Chap. 54.

Fisher B, *et al.* Reanalysis and results after 12 years of follow-up in a randomized clinical trial comparing total mastectomy with lumpectomy with or without irradiation in the treatment of breast cancer. *N Engl J Med* 1995;333:1456-1461.

Haffty BG, Buchholz TA & Perez CA. Early stage Breast Cancer- Chapter 53 .In: Halperin EC, Perez CA & Brady LW [ed]. *Perez and Brady´s Principles and Practice of Radiation Oncology.* 5th ed. 2008, p.1208-1210.

Respostas Comentadas

Haffty BG, Buchholz TA, Perez CA. Early stage breast cancer. In: Halperin EC, Perez CA, Brady LW (Ed.). *Perez and Brady´s principles and practice of radiation oncology*. 5th ed. Philadelphia: Lippincott, 2008. p. 1226-29. Chap. 53.

Hall EJ. *Radiobiology for the radiologist*. 6th ed. Philadelphia: Lippincott Williams & Wilkins, 2005. p. 37-38. Cap. 3.

Hall EJ. *Radiobiology for the radiologist*. 6th ed. Philadelphia: Lippincott Williams & Wilkins, 2005. p. 7-8. Cap. 1.

Hershman DL, Buono D, Jacobson JS *et al.* Surgeon characteristics and use of breast conservation surgery in women with early stage breast cancer. *Ann Surg* 2009 May;249(5):828-33.

Hershman DL, Buono D, McBride RB *et al.* Surgeon characteristics and receipt of adjuvant radiotherapy in women with breast cancer. *J Natl Cancer Inst* 2008 Feb. 6;100(3):199-206. Epub 2008 Jan. 29.

Hiotis K, Ye W, Sposto R *et al.* Predictors of breast conservation therapy: size is not all that matters. *Cancer* 2005;103(5):892-99.

Mendelson EB. Evaluation of the postoperative breast. *Radiol Clin North Am* 1992 Jan.;30(1):107-38.

Moran MS, Colasanto JM, Haffty BG *et al.* Effects of breast-conserving therapy on lactation after pregnancy. *Cancer J* 2005 Sept.-Oct.;11(5):399-403.

Munshi A. External hypofractionated whole-breast radiotherapy: now where does accelerated partial breast irradiation stand? *J Cancer Res Ther* 2007 Oct.-Dec.;3(4):231-35.

Owen JR, Ashton A, Bliss JM *et al.* Effect of radiotherapy fraction size on tumour control in patients with early-stage breast cancer after local tumour excision: long-term results of a randomised trial. *Lancet Oncol* 2006 June;7(6):467-71.

Perez CA, Kuten A, Grigsby PW. *Principles and practice of radiation oncology*. 4th ed. 2004. p. 2343.

Schwartz GF, Veronesi U, Clough KB *et al.* Consensus conference committee. Proceedings of the consensus conference on breast conservation. April 28 to May 1, 2005, Milan, Italy. *Int J Radiat Oncol Biol Phys* 2006 Aug. 1;65(5):1281-88.

Seegenschmiedt MH. Radiotherapy of nonmalignant diseases. In: Halperin EC, Perez CA, Brady LW (Ed.).

Perez and Brady´s principles and practice of radiation oncology. 5th ed. Philadelphia: Lippincott, 2008. p. 1953-54. Chap. 89.

START Trialists' Group, Bentzen SM, Agrawal RK *et al.* The UK standardisation of breast radiotherapy (START) trial B of radiotherapy hypofractionation for treatment of early breast cancer: a randomised trial. *Lancet* 2008 Mar. 29;371(9618):1098-107. Epub 2008 Mar. 19.

Tralins AH. Lactation after conservative breast surgery combined with radiation therapy. *Am J Clin Oncol* 1995 Feb.;18(1):40-43.

Truong PT, Woodward WA, Thames HD *et al.* The ratio of positive to excised nodes identifies high-risk subsets and reduces inter-institutional differences in locoregional recurrence risk estimates in breast cancer patients with 1-3 positive nodes: an analysis of prospective data from British Columbia and the MD Anderson Cancer Center. *Int J Radiat Oncol Biol Phys* 2007 May 1;68(1):59-65.

Veronesi U, Zurrida S. Breast conservation: results and future perspectives at the European Institute of Oncology. *Int J Cancer* 2007;120(7):1381-86.

Vlastos G, Jean ME, Mirza AN *et al.* Feasibility of breast preservation in the treatment of occult primary carcinoma presenting with axillary metastases. *Ann Surg Oncol* 2001 June;8(5):425-31.

Vrieling C, Collette L, Fourquet A *et al.* The influence of patient, tumor and treatment factors on the cosmetic results after breast-conserving therapy in the EORTC 'boost vs. no boost' trial. EORTC Radiotherapy and Breast Cancer Cooperative Groups. *Radiother Oncol* 2000 June;55(3):219-32.

Whelan T, MacKenzie R, Julian J *et al.* Randomized trial of breast irradiation schedules after lumpectomy for women with lymph node-negative breast cancer. *J Natl Cancer Inst* 2002;94(15):1143-50.

Whelan T. *Long-term results of a randomized trial of accelerated hypofractionated whole breast irradiation following breast conserving surgery in women with node negative breast cancer*. Abstract 21 30th Annual San Antonio Breast Cancer Symposium (SABCS): abstract 21. Presented December 13, 2007.

Winchester DP, Cox JD. Standards for breast conservation treatment. *CA Cancer J Clin* 1992;42:134.

39

Acompanhamento após Câncer de Mama

Mário Alberto Costa ■ *Eduardo Bandeira de Mello*
Eduardo Medeiros ■ *Sabrina Rossi Perez Chagas*

1. Assinale o item que não é recomendado como rotina no acompanhamento das pacientes que tiveram câncer de mama
   (A) Exame físico
   (B) Mamografia
   (C) Cintilografia óssea
   (D) Exame ginecológico
   (E) Exame clínico com mastologista

2. Marque a assertiva **falsa**:
   (A) O risco de recidiva do câncer de mama diminui após os 5 primeiros anos do diagnóstico da doença
   (B) O marcador CA15-3 deve ser pedido a cada 6 meses
   (C) Tomografia computadorizada do abdome não deve ser solicitada de rotina
   (D) Mamografia deve ser realizada anualmente
   (E) O acompanhamento deve seguir após os primeiros 5 anos, principalmente nas mulheres com receptores hormonais positivos

3. Qual dos exames abaixo é o mais importante no acompanhamento das mulheres com história de câncer de mama?
   (A) Exames laboratoriais
   (B) CA15-3
   (C) Cintilografia óssea anual
   (D) CEA
   (E) Exame clínico das mamas

4. Paciente de 62 anos, com câncer de mama com axila comprometida, tendo recebido, após cirurgia, quimioterapia com base em taxanos e hormonoterapia com inibidor de aromatase, durante o acompanhamento, além do exame físico devem-se solicitar:
   (A) Radiografia de tórax, cintigrafia óssea, ultrassonografia de abdome e marcadores (CEA e CA15-3) causados por alto risco de recidiva sistêmica
   (B) RM das mamas e radiografia de tórax em função do risco de recidiva locorregional
   (C) Somente exames específicos direcionados, se houver alterações no exame físico
   (D) Mamografia e densitometria óssea anuais
   (E) Apenas mamografia anual

5. Nas pacientes com perspectiva de utilização de trastuzumabe após tratamento com antraciclinas, devemos nos preocupar com:
   (A) Possível toxicidade cardíaca com insuficiência ventricular
   (B) Possível toxicidade cardíaca com arritmia e lesão valvar
   (C) Possível toxicidade pulmonar com pneumonite intersticial
   (D) Possível toxicidade neurológica e demência precoce
   (E) Maior toxicidade hematológica e risco de infecção

6. Durante o acompanhamento de uma paciente com câncer de mama de alto risco (axila comprometida, receptores hormonais negativos, c-erbB2+), a dosagem seriada de marcadores (CEA e CA15-3) deve ocorrer:
   (A) A cada 4 meses, nos primeiros 2 anos e, após, a cada 6 meses, até 5 (B) anos
   (B) Somente se na apresentação os níveis estiverem elevados
   (C) A solicitação não é recomendada
   (D) Somente nas pacientes na pré-menopausa
   (E) Apenas em pacientes com suspeita de recidiva hepática

Capítulo 39 | Acompanhamento após Câncer de Mama

7. Em uma paciente de 82 anos com câncer de mama de baixo risco em tratamento hormonal com tamoxifeno é recomendado:
(A) Ultrassonografia transvaginal anual pelo risco potencial de neoplasia uterina
(B) Ultrassonografia abdominal semestral pela toxicidade hepática
(C) Mamografia anual
(D) Radiografia de tórax anual
(E) Todas as alternativas estão corretas

8. Em uma paciente portadora de câncer de mama estádio IIIa, após terapia adjuvante, podemos dizer que a cintilografia óssea deve ser realizada:
(A) Anualmente, em todas as pacientes, para detecção precoce da recidiva óssea
(B) Semestralmente nas pacientes com c-erbB2^{+++} pelo maior risco de recidiva óssea
(C) A cada 2 anos, somente se os marcadores estiverem elevados
(D) Apenas se a paciente apresentar suspeita real de recidiva óssea
(E) Somente quando houver alterações na densitometria óssea

9. Em uma paciente submetida à segmentectomia e radioterapia local com grande toxicidade cutânea, após o tratamento complementar, deverá ser acompanhada com exame físico regular e:
(A) Mamografia anual somente
(B) Ressonância Magnética de tórax e mamas anuais pelo risco de lesão residual
(C) Ultrassonografia de mamas e radiografia de tórax anuais pela possível toxicidade pulmonar
(D) Ressonância magnética de mamas e ultrassonografia de mamas anuais pelo risco de lesão local
(E) Ressonância Magnética de mama semestral pelos primeiros 2 anos e, a seguir, anualmente

10. Paciente de 32 anos, negra, BRCA1$^+$, com tumor de mama triplo negativo (RE negativo/RP negativo/c-erbB2$^-$), submetida à cirurgia, quimioterapia e radioterapia, inicia controle regular com exame físico. A mesma apresenta risco de recidiva locorregional além de aparecimento de doença na outra mama e:
(A) Maior risco de câncer de pulmão e pâncreas
(B) Maior risco de câncer de ovário e cólon
(C) Maior risco de câncer de estômago e cólon
(D) Risco igual à população em geral para outras neoplasias
(E) Maior risco de câncer de ovário e melanoma

11. Paciente com câncer de mama localmente avançado, com invasão de parede torácica – T4a, submetida à ressecção completa da lesão, recebe quimioterapia e radioterapia complementar. Ao término do tratamento inicia acompanhamento a cada 3 meses. Além do exame físico regular devemos sempre solicitar:
(A) Mamografia e tomografia de tórax semestrais pelo risco de recidiva locorregional
(B) Mamografia e ressonância magnética de tórax anuais pelo risco de recidiva locorregional
(C) Ressonância magnética das mamas e radiografia de tórax semestrais pelo risco de recidivas locorregional e pulmonar
(D) Mamografia e ultrassonografia de tórax semestrais pelo risco de recidiva locorregional
(E) Nenhuma das anteriores está correta

12. Após tratamento de paciente jovem de alto risco, com axila comprometida e c-erbB2^{+++}, durante o acompanhamento é correto dizer que:
(A) Os marcadores (CEA e CA15-3) podem antecipar o aparecimento da doença clínica e devem ser solicitados com frequência
(B) Existe alto risco de recidiva sistêmica, estando indicadas radiografia de tórax, ultrassonografia de abdome e cintigrafia óssea além de marcadores laboratoriais com frequência
(C) Em caso de sintomas neurológicos focais, convém realizar ressonância magnética de crânio para afastar possível recidiva
(D) Existe grande probabilidade de desenvolver tumor de ovário, estando indicada ultrassonografia transvaginal semestral
(E) O risco de recidiva sistêmica é muito maior que o risco de recidiva locorregional, tornando a mamografia necessária apenas a cada 2 anos

13. Em uma paciente de 53 anos com câncer de mama esquerda, pós-menopausa, submetida à segmentectomia e linfadenectomia axilar, a patologia revelou um carcinoma ductal infiltrante com 2,5 cm, 4 linfonodos comprometidos, receptor de estrogênio positivo (75%), receptor de progesterona negativo e oncogene HER-2 3+. Qual a recomendação que não está indicada no acompanhamento desta paciente?
(A) Exame físico a cada 4-6 m por 5 anos e depois, anualmente
(B) Mamografia anual
(C) Avaliação ginecológica anual
(D) Ressonância magnética do crânio anual, dado o alto risco de metástase cerebral
(E) Densitometria óssea anual, caso use inibidor de aromatase

14. No acompanhamento após tratamento adjuvante, qual a afirmativa correta?
(A) Aproximadamente 30% das pacientes nos estádios I e II recidivarão
(B) O risco de recidiva é o mesmo a cada ano nos 5 primeiros anos
(C) Pacientes livres de recidivas após 5 anos são dados como curados
(D) Pacientes de alto risco devem ser seguidos com dosagens de CA15-3 seriados
(E) Tumores receptores hormonais negativos são menos propensos a recidivas viscerais

15. São recomendações de acordo com a ASCO 2014 de *follow-up* após tratamento primário de câncer de mama, exceto:
(A) Anamnese e história recente
(B) Exame físico a cada 3 a 6 meses nos primeiros 3 anos, a cada 6 a 12 meses no quinto e no sexto anos e anualmente após
(C) Mamografia e USG das mamas em 1 ano após diagnóstico
(D) Exames laboratoriais e marcadores tumorais não são indicados de rotina
(E) RX de tórax, USG abdominal e cintilografia óssea anualmente

Respostas Comentadas

1. (**C**) Cintilografia óssea não deve ser realizada de rotina, deve-se solicitar apenas quando a paciente apresente algum sinal ou sintoma que justifique uma investigação.

2. (**B**) Nenhum exame laboratorial deve ser realizado de rotina, a menos que a paciente apresente algum sinal ou sintoma que justifique uma investigação laboratorial.

3. (**E**) A recidiva tumoral nas mamas deve ser precocemente diagnosticada pela chance de ressecção e cura da paciente; então, a visita ao mastologista deve existir como rotina.

4. (**D**) Mamografia anual deve constar da avaliação periódica da paciente; a densitometria óssea é importante na pós-menopausa, especialmente em pacientes que usam inibidores da aromatase.

5. (**A**) Pacientes em uso de trastuzumabe devem ser acompanhadas, pois há risco de cardiotoxicidade, principalmente com uso concomitante ou prévio de antraciclinas.

6. (**C**) Não se recomenda a avaliação regular com marcadores tumorais.

7. (**C**) Apenas a mamografia deve ser realizada de rotina.

8. (**D**) Não se recomenda cintilografia óssea de rotina, sem o exame reservado a pacientes com suspeita clínica de recidiva.

9. (**A**) Apenas mamografia deve ser realizada de rotina.

10. (**B**) Pacientes com mutação de BRCA1 tem mais chance de desenvolver cânceres de ovário e cólon.

11. (**E**) Apenas mamografia deve ser solicitada regularmente.

12. (**C**) Pacientes com c-erbB2 positivo têm mais chance de apresentarem metástase cerebral e, em caso de sintomas neurológicos suspeitos, convém prosseguir na investigação com TC ou RM de crânio.

13. (**D**) Não se recomenda RM do crânio de rotina.

14. (**A**) Eventualmente, o risco de recidiva nos estádios I e II é na faixa de 30%; o risco de recidiva é proporcionalmente maior nos 2 primeiros anos, porém, recidivas tardias mesmo 10/15 anos depois podem ocorrer; não há estudos publicados do benefício da utilização dos marcadores tumorais no acompanhamento após tratamento inicial; nos tumores receptores negativos, recidivas viscerais são frequentes.

15. (**E**) RX de tórax, USG abdominal e cintilografia óssea não estão indicados para o *follow-up* de pacientes assintomáticos e sem achados no exame físico.

Bibliografia

Adjuvant Online. Disponível em: http://www.adjuvantonline.com

American Society of Clinical Oncology. Disponível em: http://www.asco.org

Boff RA, Wisintainer F, Amorim G. *Manual de diagnóstico e terapêutica em mastologia*. Caxias do Sul: Mesa-Redonda, 2008.

Boff RA, Carli AC, Brenelli H, Brenelli FP, Carli LS, Sauer FZ, Reiriz AB, Coelho CP, Coelho GP. *Compêndio de Mastologia: abordagem multidisciplinar*. Caxias do Sul: Lorigraf, 2015.

Boff RA, Chagas CR, Mencke CH, Vieira RJS. *Tratado de Mastologia da SBM*. Rio de Janeiro: Revinter, 2011.

Brenelli F, Berrettini A, Bronzatti E, Ching AW, Frasson A, Lima LNB, Luzzato F,Machado L, Matthes AGZ, Millen E, Novita G, Oliveira HRO, Pace B, Santos GR, Vollbrecht B, Urban C, Zerwes F. *Doenças da Mama: Guia prático baseado em evidências*. São Paulo: Revinter, 2011.

Buzaid AC, Hoff PM. *Manual prático de oncologia clínica*. Hospital Sírio-Libanês. São Paulo: Dentrix, 2009.

De Vita VT, Lawrence TS, Rosenberg SA. *Cancer principles & practice of oncology*. Philadelphia: Wolters Kluwer, 2008.

Di Leo A, Larsimont D, Gancberg D et al. *Molecular predictors of response to anthracyclines*. ASCO Educational Book, 2008.

Goldhirsch A, Glick JH, Gelber RD et al. Progress and promise: highlights of the international expert consensus on the primary therapy of early breast cancer 2007. *Annals of Oncology* 2007 July;18(7):1133-44.

Medscape Hematology/Oncology. Disponível em: http://www.medscape.com/oncology

National Cancer Institute. Disponível em: http://www.cancer.gov

National Comprehensive Cancer Network (NCCN). Disponível em: http://www.nccn.org

Paik S, Shak S, Tang G et al. A multigene assay to predict recurrence of tamoxifen treated, node negative breast cancer. *N Engl J Med* 2004;351:2817.

Uptodate. Disponível em: http://www.uptodate.com

40

Prevenção Primária do Câncer de Mama

Viviane Ferreira Esteves ▪ *Patrícia Pontes Frankel* ▪ *Roberto Vieira* ▪ *Júlia Dias*

1. Entende-se por prevenção primária do câncer de mama:
(A) Estratégias que visam a evitar a formação do câncer
(B) Estratégias que visam à detecção precoce do câncer
(C) Estratégias medicamentosas para evitar a formação do câncer
(D) Estratégias de rastreamento
(E) Estratégias que visam a evitar recidivas

2. A prevenção primária pode ser atingida alterando os fatores de risco para a doença. Fazem parte dos fatores de risco para câncer de mama, **exceto**:
(A) Menarca precoce e menopausa tardia
(B) Primeira gravidez tardia
(C) Suscetibilidade genética
(D) Terapia de reposição hormonal
(E) Contraceptivos orais

3. Com relação ao *National Surgical Adjuvant Breast and Bowel Project* (NSABP-P1) é **incorreto** afirmar:
(A) Utilizou tamoxifeno de 10 mg
(B) Observou uma redução de 49 e 50% no risco de câncer invasivo e não invasivo respectivamente
(C) Apresentou risco relativo 3× para tromboembolismo pulmonar
(D) Estudou mulheres com mais de 60 anos e de 35 a 60 anos com *Gail* > 1,66%
(E) Paciente com mais de 50 anos possui um risco de 2,5× maior de câncer de endométrio

4. O *Royal Marsden Trial* (RMT) e *Italian National Trial* (INT) se caracterizam por, **exceto**:
(A) São estudos europeus que não reproduziram os mesmos resultados obtidos no NSABP-P1
(B) Encontraram, respectivamente, risco relativo de 0,83 e 0,76
(C) A análise precoce e o tamanho da amostra podem ter contribuído para os resultados escassos
(D) Após um acompanhamento de 20 anos, o RMT confirmou uma diminuição estatisticamente significativa do risco de câncer de mama
(E) Possuem baixo poder estatístico, pois não houve randomização

5. O *International Breast Cancer Interventional Study* (IBIS-1) se caracteriza por, **exceto**:
(A) É um estudo randomizado retrospectivo que avaliou 7.139 mulheres
(B) Os fatores de risco utilizados para seleção foram uma combinação de história familiar, carcinoma lobular *in situ*, hiperplasia atípica, nuliparidade e biópsias de mama benignas
(C) Após 50 meses, 170 casos de câncer de mama foram reportados, sendo 101 casos no grupo placebo e 69 no grupo tratado com tamoxifeno, traduzindo uma redução de 32% na incidência do câncer mamário (p = 0,013)
(D) Os benefícios do uso do tamoxifeno durante 5 anos se mantêm por 10 anos após a randomização, e os efeitos colaterais não são mais observados após a interrupção da medicação
(E) Após 96 meses de *follow-up*, houve 27% de redução de risco de câncer de mama

Capítulo 40 | Prevenção Primária do Câncer de Mama

6. O raloxifeno é um SERM com comportamento clínico e biológico distinto do tamoxifeno; de fato, apresenta como diferença marcante o não estímulo endometrial, apesar de exercer as mesmas propriedades benéficas do tamoxifeno sobre o tecido mamário. Dois ensaios clínicos, para testar a eficácia do raloxifeno na prevenção da osteoporose, identificaram que este poderia reduzir a incidência do câncer de mama: *MORE (Multiple Outcomes of Raloxifen Evaluation)* e *CORE (Continuing Outcomes relevant to Evista)*. Com relação a estes estudos, assinale a **incorreta**:

(A) O estudo MORE demonstrou redução significativa de 76% dos casos de câncer de mama invasivo nas mulheres do grupo do raloxifeno, após um acompanhamento de 40 meses

(B) O estudo CORE avaliou mulheres na pré- e pós-menopausa de alto risco para câncer de mama

(C) No estudo MORE, as mulheres foram randomizadas para receber placebo, 60 ou 120 mg de raloxifeno

(D) O estudo CORE demonstrou uma redução de risco de 59% dos casos de câncer de mama invasivo e uma redução de 66% dos casos receptores de estrogênio positivos

(E) Durante 8 anos foi demonstrada uma redução de risco de câncer de mama invasivo de 66 e 76% dos casos receptores de estrogênio positivos

7. O estudo STAR *(Study of Tamoxifen and Raloxifen)* avaliou 19.747 na pós-menopausa com *Gail* > 1,66% ou CLIS. Assinale a **incorreta** sobre o STAR:

(A) Tanto o raloxifeno como o tamoxifeno reduziram o risco de desenvolvimento de câncer invasivo e *in situ* em cerca de 50%

(B) Mulheres com uso de raloxifeno tiveram 36% menor risco de câncer de endométrio se comparadas ao grupo do tamoxifeno

(C) Houve 29% menos episódios de trombose venosa profunda no grupo do raloxifeno, se comparadas ao grupo do tamoxifeno

(D) As pacientes foram randomizadas para 20 mg/dia de tamoxifeno ou 60 mg/dia de raloxifeno por cinco anos

(E) Os principais efeitos adversos do raloxifeno são fogachos, tromboembolismo e cãibra

8. Com relação a outros agentes utilizados para quimioprevenção, assinale a **incorreta**:

(A) Os inibidores da aromatase reduzem 50% novos tumores em mama contralaterais de pacientes com câncer de mama. Assim, seu uso está sendo analisado para quimioprevenção no estudo IBIS-2

(B) Não existem trabalhos randomizados prospectivos sobre o uso dos fitoestrogênios na prevenção do câncer de mama

(C) Existe um crescente interesse pelo uso dos inibidores da COX-2 para prevenção do câncer de mama

(D) O estudo de Veronesi *et al.* encontrou resultados promissores com uso de retinoides para prevenção de câncer de mama ipsolateral ou contralateral em pacientes com câncer de mama estágio I

(E) As estatinas foram analisadas em 7 estudos e mostraram redução do risco de câncer de mama de 49%

9. A mastectomia redutora de risco (MRR) compreende a remoção da mama normal visando reduzir a incidência e melhora a expectativa de vida de mulheres pertencentes à população de alto risco para desenvolvimento de câncer de mama. A MMR pode ser indicada nas situações abaixo, **exceto**:

(A) Mutação nos genes BRCA1 e BRCA2

(B) Câncer na mama contralateral

(C) História familiar fortemente positiva

(D) Mastalgia intensa com mamas densas

(E) Presença de carcinoma lobular *in situ*

10. Com relação às cirurgias redutoras de risco é **incorreto** afirmar:

(A) A mastectomia redutora de risco (MRR) reduz em até 90% o risco de câncer de mama em mulheres de alto risco

(B) A MRR tem como potencial negativo a irreversibilidade e a perda da identidade sexual

(C) A MRR reduz 89,9% o risco de morte por câncer de mama em mulheres de alto risco, e 100% em mulheres de risco moderado

(D) A ooforectomia profilática reduz em até 50% o risco de câncer de mama e em 80-95% o risco de câncer de ovário

(E) Todas as pacientes com câncer de mama se beneficiam da MRR contralateral

11. Com relação à biópsia de linfonodo sentinela na mastectomia redutora de risco, assinale a alternativa correta:
(A) Pacientes com câncer de mama e que realizarão a mastectomia redutora de risco contralateral deverão ser submetidas à biópsia de linfonodo sentinela profilática
(B) A biópsia de linfonodo sentinela é indicada sempre pelo risco de patologia acidental na peça cirúrgica e a impossibilidade de realizar a técnica em um segundo momento
(C) A biópsia de linfonodo sentinela não deverá nunca ser realizada pela morbidade da técnica
(D) Em alguns casos selecionados, como carcinoma inflamatório, quando indicado mastectomia redutora de risco contralateral, a biópsia de linfonodo sentinela poderá ser considerada pelo risco maior de doença subclínica nesta mama
(E) Se não realizado, a presença de comprometimento acidental de carcinoma invasor na peça cirúrgica indica a biópsia do linfonodo sentinela pela técnica subdérmica periareolar em um segundo tempo

12. Segundo as medidas de profilaxia primária do câncer de mama, pode-se afirmar:
(A) A mastectomia redutora de risco está indicada em todas as pacientes portadoras da mutação BRCA 1 e BRCA2
(B) Tanto a quimioprofilaxia quanto a cirurgia redutora de risco são medidas igualmente eficazes para pacientes de alto risco como aquelas com mutação BRCA 1 e BRCA 2
(C) A adenomastectomia bilateral é a cirurgia redutora de risco padrão para as pacientes de alto risco
(D) A biópsia de linfonodo sentinela na cirurgia redutora de risco não deve ser um procedimento de rotina
(E) O tamoxifeno pode ser utilizado como quimioprofilaxia em pacientes de alto risco, porém, pelo risco de câncer de endométrio, a ultrassonografia transvaginal anual é recomendada

13. Sobre prevenção primária do câncer de mama, assinale a alternativa **incorreta**:
(A) No estudo STAR, foi comprovado que o raloxifeno possui equivalência ao tamoxifeno na profilaxia do câncer de mama invasivo e *in situ*
(B) No estudo IBIS-2, o anastrozol demonstrou ter menor taxa de recorrência de câncer de mama do que nas pacientes que usaram tamoxifeno, porém sem significância estatística
(C) No estudo IBIS-1, foi demonstrado que o uso do tamoxifeno por 5 anos em pacientes de alto risco diminui a incidência de câncer de mama por, pelo menos, 20 anos
(D) O aumento do risco de câncer de endométrio pelo uso do tamoxifeno só ocorre durante os 5 anos do uso da droga
(E) Nenhum efeito foi notado na incidência de câncer de mama invasivo receptor estrogênio positivo com uso do tamoxifeno, no estudo IBIS-1

Respostas Comentadas

1. **(A)** Prevenção primária do câncer de mama se caracteriza por estratégias que visam evitar a formação do câncer e prevenção secundária, estratégias que visam à detecção precoce.[1]

2. **(E)** Até o momento não existem estudos que comprovem o risco do uso de contraceptivos orais no desenvolvimento do câncer de mama.[2]

3. **(A)** A NSABP-P1 utilizou tamoxifeno de 20 mg durante 5 anos.[3,4]

4. **(E)** As pacientes foram randomizadas nos dois estudos.[2,5-7]

5. **(A)** Foi um estudo randomizado prospectivo.[2,5,8,9]

6. **(B)** O estudo MORE incluiu pacientes na pós-menopausa com osteoporose. As pacientes do estudo MORE que tinham recebido raloxifeno e consentiram participar do estudo CORE foram randomizadas para o uso de raloxifeno de 60 mg/dia ou placebo durante quatro anos para avaliar a persistência e/ou a maior redução na incidência do câncer de mama. Não foi observada proteção frente aos cânceres não invasivos (RR = 1,78; 95% de IC = 0,37-8,61).[1,2,5,10,11]

7. **(A)** Não foi observada redução do risco de câncer *in situ* no grupo do raloxifeno.[2,4,5,12]

8. **(E)** Com relação às estatinas uma metanálise com sete estudos aleatórios e nove observacionais demonstrou que não exibe qualquer potencial quimiopreventivo.[2,13]

9. **(D)** A mastalgia intensa com mamas densas não é uma indicação possível para MRR.[1]

10. **(E)** O significado da mastectomia redutora de risco contralateral é questionável e controverso. Estudos sobre redução da incidência de câncer de mama contralateral em populações com história pessoal são escassos. Apesar de a incidência de câncer de mama ser significativamente menor entre pacientes mastectomizadas, não há evidência de benefício em sobrevida global ou específica.[1,4,14]

11. **(D)** Pacientes que serão submetidas à mastectomia redutora de risco possuem um risco muito baixo de patologia acidental (em torno de 2%), o que não justifica a realização de biópsia de linfonodo sentinela como rotina já que a técnica em si já possui risco de complicação. Em casos selecionados, quando possui risco maior de doença subclínica, como no carcinoma inflamatório contralateral, quando se opta pela mastectomia redutora de risco contralateral, a avaliação do linfonodo sentinela deverá ser realizada. Após um achado acidental de doença invasora, pela impossibilidade de realizar a técnica, devemos proceder com o esvaziamento axilar de níveis 1 e 2.[15]

12. **(D)** Em pacientes com mutação BRCA1 e BRCA2, a mastectomia redutora de risco é a medida de risco mais eficaz para prevenção primária do câncer de mama, porém, nem sempre está indicada, como, por exemplo, pacientes idosas e pacientes com câncer de mama em estádio avançado. A quimioprofilaxia nessas pacientes pode trazer uma redução de risco de 45 a 60%, sendo menor do que a cirurgia. Até hoje não temos um procedimento padrão definido como sendo o melhor na cirurgia redutora de risco. O uso do tamoxifeno na profilaxia primária aumenta o risco do câncer de endométrio, porém a ultrassonografia endometrial de rotina não está indicada, e sim, uma avaliação ginecológica.[16,17]

13. **(A)** O raloxifeno demonstrou a mesma diminuição de risco de câncer de mama invasivo em comparação ao tamoxifeno, porém, no carcinoma *in situ*, o tamoxifeno continua sendo superior.[18-20]

Referências Bibliográficas

1. Boff R, Wisintainer F, Amorim G. *Manual de diagnóstico e terapêutica em mastologia*. Caxias do Sul: Mesa-Redonda, Caps. 63 e 64. 2008.
2. Harris JR, Lippman ME, Morrow M *et al. Diseases of the breast*. Philadelphia: Lippincott Williams & Wilkins, Caps. 20 e 22, 2009.
3. Fisher B, Constantino JP, Wickerham DL *et al.* Tamoxifen for prevention of breast cancer: report of the national surgical adjuvant breast and bowel project P-1 study. *J Natl Cancer Inst* 1998;90:1371-88.
4. Boff R, Wisintainer F. *Mastologia moderna – Abordagem multidisciplinar*. Caxias do Sul. Mesa-Redonda, 2006.
5. Bland KI, Copeland EM. *The breast. Comprehensive management of benign and malignant disorders*. Philadelphia: Saunders, Cap. 20, 2009.
6. Powles T, Eeles R, Ashley SE *et al.* Interim analysis of the incidence of breast cancer in the Royal Marsden Hospital tamoxifen randomized chemoprevention trial. *Lancet* 1998;352:98-101.

7. Veronesi U, Maisonneuve P, Sacchini V *et al.* Tamoxifen for breast cancer among hysterectomised women. *Lancet* 2002;359:1122-24.

8. Cuzick J, Forbes JF, Sestak I *et al.* Long-term results of tamoxifen prophylaxis for breast cancer–96-month follow-up of the randomized IBIS-I trial. *J Natl Cancer Inst* 2007 Feb.;99(4):272-82.

9. Cuzick J, Forbes J, Edwards R *et al.* First results from the international breast cancer intervention study (IBIS-1): a randomised prevention trial. *Lancet* 2002;360:817-24.

10. Martino S, Cauley JA, Barrett-Connor E *et al.* Continuing outcomes relevant to Evista: breast cancer incidence in postmenopausal osteoporotic women in a randomized trial of raloxifene. *J Natl Cancer Inst* 2004;96:1751-61.

11. Cauley JA, Norton L, Lippman ME *et al.* Continued breast cancer risk reduction in postmenopausal women treated with raloxifen. *Breast Cancer Res Treat* 2001;65:125-34.

12. Vogel V, Constantino JP, Wickerham DL *et al.* Effects of tamoxifen vs raloxifene on the risk of developing invasive breast cancer and other disease outcomes. the NSABP Study of Tamoxifen and Raloxifene (STAR) P-2 trial. *JAMA* 2006;295:2727-41.

13. Bonovas S, Filioussi K, Tsavaris N *et al.* Use of statins and breast cancer: a meta-analysis of seven randomized clinical trials and nine observational studies. *J Clin Oncol* 2005;23:8606-12.

14. Domchek SM, Rebbeck TR. Prophylactic oophorectomy in women at increased cancer risk. *Curr Opin Obstet Gynecol* 2007 Feb.;19(1):27-30.

15. Nasser SM, Smith SG, Chagpar AB. The role of sentinel node biopsy in women undergoing prophylactic mastectomy. *J Surg Res* 2010 Dec;164(2):188-92.

16. Boff RA, Wisintainer F. *Mastologia moderna: abordagem multidisciplinar.* Caxias do Sul: Mesa-Redonda, 2015,

17. NCCN Guidelines Version 2.2015.

18. Forbes JF, Sestak I, Howell A. Anastrozole versus tamoxifen for the prevention of locoregional and contralateral breast cancer in postmenopausal women with locally excised ductal carcinoma in situ (IBIS-II DCIS): a double-blind, randomised controlled trial. www.thelancet.com/journals/lancet/article/.../ abstract Published Online: 11 December 2015.

19. Cuzick J, Sestak I, Cawthorn S *et al.* Tamoxifen for prevention of breast cancer: extended long-term follow-up of the IBIS-I breast cancer prevention trial. *Lancet Oncology* 2015 Jan;16(1):67-75.

20. Vogel VG. The NSABP Study of Tamoxifen and Raloxifene (STAR) trial. Expert Rev Anticancer Ther. 2009 Jan;9(1):51-60. doi: 10.1586/14737140.9.1.51. Review. Erratum in: *Expert Rev Anticancer Ther.* 2009 Mar;9(3):388.

41

Tratamento Paliativo

Gilberto Amorim ■ *Wederson Claudino*

1. Qual das opções abaixo melhor representa a história natural do câncer de mama metastático?
   (A) Uma vez metastático o câncer de mama geralmente segue um curso agressivo
   (B) Recidiva local constitui a forma mais comum de recidiva do câncer de mama
   (C) Câncer de mama hormônio-sensível geralmente apresenta-se com doença visceral
   (D) Doença hormônio-resistente tem uma tendência a se apresentar com metástase viscerais *ab initio*
   (E) Nenhuma das anteriores

2. Quais das opções abaixo melhor representa os princípios do tratamento paliativo do câncer de mama metastático?
   (A) A maioria dos pacientes é ainda curável, mesmo com metástases
   (B) Paliação de sintomas
   (C) Melhoria da qualidade de vida
   (D) Prolongar sobrevida
   (E) B, C e D estão corretas

3. Quais dos fatores abaixo devem ser considerados na abordagem inicial dos pacientes metastáticos?
   (A) *Performance status*
   (B) Sítio de envolvimento
   (C) Estado nutricional
   (D) Ritmo de progressão
   (E) Todos os anteriores

4. Quais são as diretrizes gerais do tratamento individualizado do câncer de mama metastático? Escolha uma das opções abaixo:
   (A) Quimioterapia inicialmente para qualquer tipo de câncer de mama
   (B) Usar hormonoterapia somente como consolidação do tratamento

   (C) Quimioterapia ou hormonoterapia +/– terapia anti-HER-2 em função do perfil imunofenotípico
   (D) Usar terapia anti-HER-2 sempre
   (E) A, B e D estão corretas

5. Qual é a sequência geralmente utilizada no tratamento em pacientes com câncer de mama hormônio-sensível?
   (A) Quimioterapia primeiro, então hormonoterapia
   (B) Hormonoterapia e, então, quimioterapia, uma vez que se esgotam as linhas hormonais
   (C) Terapia anti-HER-2, então hormonoterapia
   (D) Radioterapia, então quimioterapia
   (E) Nenhuma das anteriores

6. Qual é o tratamento padrão dos tumores HER-2 positivos?
   (A) Hormonoterapia
   (B) Quimioterapia
   (C) Terapia anti-HER-2
   (D) Quimioterapia e terapia anti-HER-2
   (E) Nenhuma das anteriores

7. Qual é o papel dos bifosfonatos no tratamento da doença óssea metastática?
   (A) Antitumoral
   (B) Prevenção de eventos esqueléticos e antiálgico
   (C) Melhorar o estado nutricional
   (D) Melhorar a *performance status*
   (E) A e C são corretas

8. Quais são os principais sítios de metástase do câncer de mama?
   (A) Baço, osso, cérebro
   (B) Pulmão e cérebro
   (C) Osso, pulmão, fígado
   (D) Fígado e cérebro
   (E) Osso, intestino e fundo de olho

Capítulo 41 | Tratamento Paliativo

9. Qual das opções abaixo melhor representa as principais complicações esqueléticas do câncer de mama?
(A) Compressão medular
(B) Fratura de ossos longos
(C) Dor óssea
(D) Hipercalcemia
(E) Todas as anteriores

10. Qual é o tratamento da síndrome de compressão medular? Escolha a opção que **não** se aplica:
(A) Hormonoterapia
(B) Radioterapia
(C) Quimioterapia
(D) Cirurgia
(E) Corticosteroides

11. Qual das opções abaixo melhor define marcadores tumorais e qual é o seu papel em câncer de mama?
(A) Proteínas de células normais usadas para o diagnóstico precoce
(B) RNA circulante usado para o diagnóstico precoce da doença
(C) DNA tumoral circulante usado para definir a progressão da doença
(D) Antígenos tumorais circulantes usados para monitorar o curso da doença
(E) Proteínas mitocondriais do tumor usadas para diagnóstico precoce

12. Em relação aos fatores prognósticos podemos afirmar que:
(A) Pacientes com metástases comprometendo parede torácica, ossos e linfonodos geralmente apresentam sobrevida livre de doença menor que aqueles com doença visceral
(B) Pacientes com receptores hormonais positivos têm prognóstico menos favorável
(C) *Performance status* limitado não é considerado um fator prognóstico adverso
(D) A presença de células tumorais circulantes (CTC) em pacientes metastáticos está relacionada com menor sobrevida
(E) Todos estão errados

13. Qual a opção falsa da disseminação da doença metastática da mama?
(A) Pode ocorrer por via sanguínea, linfática ou extensão direta do tumor para parede torácica
(B) Tumores que expressam receptores hormonais disseminam-se principalmente para os ossos
(C) Tumores com receptores hormonais negativos recidivam em vísceras primariamente
(D) A sobrevida tem melhorado nos últimos anos
(E) O carcinoma ductal invasivo está mais associado a metástases em peritônio e pleura

14. Em relação aos estudos recentes sobre doença metastática podemos afirmar:
(A) O estudo FIRST comparou tratamento de pacientes em uso de fulvestranto *versus* anastrazol e demostrou benefício a favor do fulvestranto com maior tempo para progressão
(B) O estudo Bolero-2 avaliou pacientes que progrediram com anastrozol e randomizou para exemestrano ou exemestrano associado a everolimus. Esta associação no estudo demonstrou a melhora na sobrevida livre de eventos
(C) O estudo CLEOPATRA randomizou 808 pacientes para receber transtuzumabe + pertuzumabe + doxetacel ou transtuzumabe + docetacel. A combinação das três drogas mostrou benefício na sobrevida livre de progressão e sobrevida global
(D) O papel do Bevacizumabe foi avaliado como primeira linha em carcinoma metastático de mama junto a diversos esquemas quimioterápicos em três grandes estudos: ECOG2100, AVADO e RIBBON
(E) Todas as afirmativas são verdadeiras

Respostas Comentadas

1. (D) Uma substancial fração, aproximadamente 10% de mulheres com câncer de mama (dados americanos), será diagnosticada com doença metastática. Além do mais a maioria das pacientes que terão recidiva após tratamento local do seu câncer invasivo terá retorno da sua doença de forma sistêmica, mais do que recidiva local. Os sítios mais comumente envolvidos são os ossos, pulmão e fígado. Câncer de mama hormônio-sensível geralmente dissemina para ossos e tecidos moles, enquanto tumores hormônio-resistentes disseminam-se, geralmente, para sítios viscerais. Doença metastática é geralmente incurável. Somente uma pequena fração de pacientes atinge sobrevida longa.[1-5]

2. (E) Uma vez que a doença metastática seja considerada incurável, o objetivo principal do tratamento oncológico é aquele de paliar sintomas, melhorar a qualidade de vida e autonomia e não menos prolongar a sobrevida global.[1-5]

3. (E) A abordagem ao paciente metastático se baseia em dois parâmetros; características do paciente e características da doença. No que se refere ao paciente leva-se em conta a *performance*, estado nutricional e preferências pessoais. Quanto à doença é importante antes de tudo a caracterização biológica da mesma, sítio de envolvimento, ritmo de progressão e sensibilidade ao esquema proposto.[1,5]

4. (C) É fundamental a caracterização fenotípica da doença e seguem as linhas gerais abaixo:[2,4]

  I. Doença Hormônio-sensível/HER-2 negativo- Hormonoterapia e/ou quimioterapia em sequencial.

  II. Doença Hormônio-resistente/HER-2 negativo-Quimioterapia.

  III. Doença HER-2 positiva/hormônio-sensível ou resistente. Quimioterapia e/ou hormonoterapia + terapia anti HER-2.

5. (B) A decisão de iniciar quimioterapia ou hormonoterapia se baseia nas características da doença. Hormonoterapia deve sempre ser priorizada em pacientes hormônio-sensíveis, principalmente naqueles que apresentam doença de curso indolente, sítio de doença óssea ou de partes moles e naqueles pacientes com mínimo volume de doença, mesmo sendo visceral. Quimioterapia, então, segue após falha dos tratamentos hormonais.[1,2,4]

Por vezes a quimioterapia é o tratamento elegível, se os pacientes se apresentarem com doença rapidamente progressiva, crise visceral ou sintomatologia intensa. Uma vez alcançada a estabilização da doença, retorna-se à hormonoterapia.

6. (D) O tumor de mama que expressa a proteína HER-2 tem um tratamento específico com um anticorpo, chamado trastuzumabe, que normalmente é administrado juntamente com a quimioterapia. Trastuzumabe é uns dos fármacos de uma série conhecidos como terapia-alvo molecular. O objetivo desta terapia é de bloquear funções anômalas, como, por exemplo, a proliferação exacerbada das células cancerosas, causada pela expressão exagerada desta proteína.[4]

7. (B) Pacientes que se apresentam com metástase óssea lítica ou eventualmente blástica, a inclusão de um agente antirreabsortivo, bifosfonato, ajuda no controle da dor e diminui as complicações esqueléticas do tipo osteoporose, fraturas e necessidade de radioterapia.[2,4,5]

8. (C) Embora nenhuma regra geral se aplique, metástases ocorrem frequentemente para as estações nodais, tecidos moles, pleura e osso em pacientes com tumores de mama hormônio-sensível, enquanto sítios viscerais, como pulmão, fígado e sistema nervoso central, são os locais de preferência de tumores triplo-negativos e de tumores HER-2 positivos.[1,2]

9. (E) Metástases ósseas de tumores mamários representam um desafio clínico para o oncologista. Metástases ósseas podem trazer grande morbidade para pacientes com câncer de mama com dor óssea, hipercalcemia, fraturas e, não raro, síndrome de compressão medular. A disponibilidade de agentes reabsortivos potentes, como os bifosfonatos, tem reduzido a frequência destas complicações.[1,2,5]

10. (A) Pacientes com síndrome de compressão medular geralmente apresentam dorsalgia/lombalgia acompanhada ou não de déficit neurológico em membros inferiores e/ou disfunção esfincteriana. Pacientes devem ser avaliados imediatamente com um exame de imagem para definir o nível da compressão. Uma vez que a suspeita seja levantada o paciente deve iniciar tratamento com corticosteroides imediatamente. O tratamento definitivo depende do tipo de câncer, o local afetado na coluna e condição geral do paciente. Geralmente, o tratamento mais comum envolve a radioterapia dirigida ao local afetado, embora cirurgia e quimioterapia são algumas vezes utilizadas.[1-3,5]

11. (D) Os marcadores tumorais são antígenos tumorais circulantes que são usados para monitorar o curso da doença. Enquanto a sua utilidade na doença metastática é mais consolidada, seu uso para detecção de doença precoce é muito discutível. CA15-3 e CEA são os dois marcadores mais usados. A flutuação destes marcadores durante a terapia pode indicar resposta ou falha terapêutica. Porém, muita cautela deve ser tomada para não basear as decisões clínicas somente nestes marcadores, mas sim como um dado adicional utilizado conjuntamente com imagem e comportamento clínico da doença.[1,2]

12. (D) Pacientes com metástases comprometendo parede torácica, ossos e linfonodos geralmente apresentam sobrevida livre de doença maior que aqueles com doença visceral. Pacientes com receptores hormonais positivos têm prognóstico mais favorável. *Performance status* limitado é considerado um fator prognóstico adverso. A presença de células tumorais circulantes (CTC) em pacientes metastáticos está relacionada com menor sobrevida.[6]

13. (E) A neoplasia lobular está mais associada a metástases em peritônio e pleura.[6]

14. (E) Todas as afirmativas estão corretas e relacionadas com estudos, avaliando tratamento do carcinoma mamário metastático.[7,8]

Referências Bibliográficas

1. DeVita, Hellman, Rosenberg's. *Cancer: principles & practice of oncology*, 2008.
2. Piccart MJ, Wood WC, Hung C-M *et al. Breast cancer management and molecular medicine*. New York: Springer, 2007.
3. Cassidy J, Bissett D. *Oxford handbook of oncology* (Oxford Handbooks Series), 2002.
4. National comprehensive cancer network guidelines (NCCN). 2009, v. 9.
5. Bruera E, Higginson IJ, Ripamonti C. *Textbook of palliative medicine*. London: Hodder Arnold, 2009.
6. Boff RA, Carli AC, Brenelli H *et al. Compêndio de Mastologia: abordagem multidisciplinar*. Caxias do Sul: Lorigraf, 2015.
7. Boff RA, Chagas CR, Mencke CH, Vieira RJS. *Tratado de Mastologia da SBM*. Rio de Janeiro: Revinter, 2011.
8. Brenelli F, Berrettini A, Bronzatti E *et al. Doenças da Mama: Guia prático baseado em evidências*. São Paulo: Revinter, 2011.

Parte VIII

Problemas Terapêuticos Especiais em Câncer de Mama

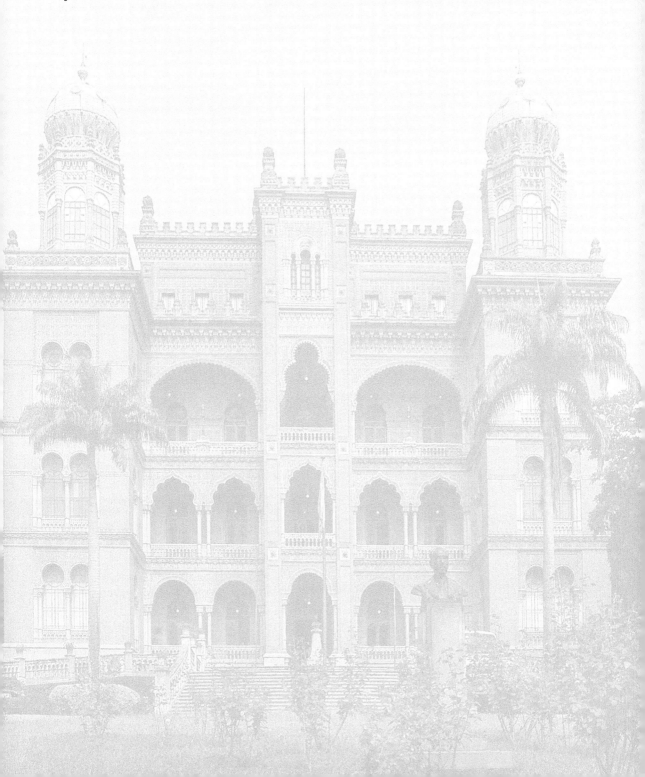

42

Carcinoma Inflamatório

Luiz Fernando Pinho do Amaral ■ *Carlos Ricardo Chagas*
Sabrina Rossi Perez Chagas ■ *Júlia Dias*

1. Em relação à definição de carcinoma inflamatório são corretas as afirmativas abaixo com **exceção** de:
(A) O carcinoma inflamatório é caracterizado por dermatotropismo
(B) Manifesta-se por eritema, *peau d'orange* ou manifestações sutis na pele
(C) A biópsia da pele não é necessária para o seu diagnóstico
(D) A história do quadro clínico é fundamental para o seu diagnóstico
(E) Em 50% dos casos não há tumor associado

2. Fazem parte do diagnóstico diferencial do carcinoma inflamatório as seguintes patologias abaixo relacionadas, com **exceção** de:
(A) Mastites infecciosas
(B) Dermatite atópica
(C) Leucemia
(D) Doença de Paget
(E) Linfoma

3. O chamado carcinoma inflamatório mamário oculto é:
(A) Presença de linfoadenopatia axilar
(B) Presença de tumor mamário impalpável
(C) Presença concomitante ao quadro clínico de tumor mamário impalpável
(D) Presença de êmbolos linfáticos tumorais na derme na ausência de tumor mamário
(E) Presença de êmbolos linfáticos tumorais na derme na ausência de sinais clínicos

4. No momento do diagnóstico do carcinoma inflamatório da mama, é comum haver metástases a distância em:
(A) 5-10% dos casos
(B) 10-15% dos casos
(C) 20-30% dos casos
(D) 50-60% dos casos
(E) Mais de 60% dos casos

5. Quanto à epidemiologia do carcinoma inflamatório mamário, é correto afirmar que esta entidade se apresenta em:
(A) 1-5% dos casos de câncer de mama
(B) 10-15% dos casos de câncer de mama
(C) 15-20% dos casos de câncer de mama
(E) 20-25% dos casos de câncer de mama
(E) 25-30% dos casos de câncer de mama

6. Epidemiológica e historicamente, o carcinoma inflamatório da mama tem a peculiaridade de ser muito frequente em qual região do globo?
(A) Norte da Austrália e Nova Zelândia
(B) Nordeste dos Estados Unidos
(C) Norte da França
(D) Norte da África, na Tunísia
(E) Norte do Brasil

7. Uma paciente com diagnóstico de carcinoma inflamatório da mama é classificada em relação ao tumor, pela classificação TNM, em:
(A) T3
(B) T4a
(C) T4b
(D) T4c
(E) T4d

8. É sabido que a abordagem terapêutica dos carcinomas inflamatórios da mama inicia-se pelo tratamento neoadjuvante. Qual a opção mais usada?
(A) CMF
(B) Tamoxifeno
(C) AC
(D) Letrozole
(E) FEC/FAC

Capítulo 42 | Carcinoma Inflamatório

9. Em relação ao perfil imuno-histoquímico mais prevalente nos carcinomas inflamatórios da mama, é mais frequente o abaixo relacionado:
(A) ER (+); PgR (+); HER 2 (–)
(B) ER (–); PgR (+); HER 2 (–)
(C) ER (+); PgR (+); HER 2 (+)
(D) ER (+); PgR (–); HER 2 (–)
(E) ER (–); PgR (–); HER 2 (+)

10. Em relação aos métodos mais usuais de rastreamento frente a pacientes com diagnóstico de carcinoma inflamatório são usados comumente os abaixo relacionados, com **exceção** de:
(A) Radiografia de tórax
(B) Cintilografia óssea
(C) US hepática
(D) FDG-PET
(E) USG abdominal

11. São manifestações usuais mamográficas do carcinoma inflamatório as abaixo relacionadas com **exceção** de:
(A) Espessamento cutâneo
(B) Linfoadenopatia axilar
(C) Distorção arquitetural
(D) Espessamento trabecular
(E) Microcalcificações

12. Em relação ao controle locorregional dos casos de carcinoma inflamatório, após análise multivariada verifica-se que os dois mais importantes fatores são:
(A) Resposta à quimioterapia neoadjuvante e *status* da margem cirúrgica
(B) Tamanho do tumor primário e comprometimento ganglionar
(C) Resposta ao tratamento radioterápico e margem cirúrgica
(D) Resposta ao tratamento radioterápico e à quimioterapia neoadjuvante
(E) Tamanho do tumor primário e resposta à quimioterapia neoadjuvante

13. O papel da cirurgia no tratamento do carcinoma inflamatório da mama:
(A) Está sempre indicado
(B) Está indicado nos casos antes da quimioterapia
(C) Está indicado somente nos casos com resposta total à quimioterapia neoadjuvante
(D) Está indicado nos casos com resposta total ou parcial à quimioterapia neoadjuvante
(E) Está indicado após a radioterapia

14. Em relação aos aspectos epidemiológicos do carcinoma inflamatório da mama é **incorreta** a afirmação
(A) Mais comum em afro-americanas
(B) Comum seu aparecimento em idades jovens
(C) É o carcinoma de pior prognóstico
(D) Mais comum na raça negra
(E) Tem apresentado queda em sua incidência

15. Na classificação de Haagensen, chamada Classificação Clínica de Columbia, a ocorrência de um carcinoma inflamatório na mama classifica a paciente em:
(A) Estádio IV
(B) PEV – 3
(C) Estádio B
(D) Estádio C
(E) Estádio D

16. A chamada classificação do Instituto Gustave-Roussy da França é uma classificação descritiva dos cânceres mamários que leva em consideração:
(A) Tamanho tumoral e tipo histológico
(B) Tamanho tumoral e grau nuclear
(C) Crescimento tumoral e sinais inflamatórios
(D) Crescimento tumoral e tipo histológico
(E) Tamanho tumoral e *status* linfonodal

17. Segundo a classificação PEV – Poussé Evolutive de Villejuif o carcinoma inflamatório pode ser classificado em:
(A) PEV-0 e PEV-1
(B) PEV-1 e PEV-2
(C) PEV-A e PEV-B
(D) PEV-C e PEV-D
(E) PEV-2 e PEV-3

18. O carcinoma inflamatório é caracterizado por um fenótipo agressivo. Em relação aos aspectos biológicos moleculares que o caracterizam é **incorreto** afirmar:
(A) É frequente a negatividade para os receptores de E e Pg
(B) É frequente a expressão aumentada da E-caderina
(C) É frequente a superexpressão de HER-2
(D) É frequente a não expressão da mutação p53
(E) É frequente a superexpressão da glicoproteína MUC-1

19. A chamada "assinatura genética de Charafe-Jauffret" para a caracterização molecular dos carcinomas inflamatórios é dada por:

(A) ER (–); PR (–); HER-2 (–); E-caderina (+); MIB1 (+)

(B) ER (–); PR (+); HER-2 (+); E-caderina (+); MIB1 (–)

(C) ER (+); PR (+); HER-2 (–); E-caderina (–); MIB1 (+)

(D) ER (–); PR (–); HER-2 (+); E-caderina (–); MIB1 (–)

(E) ER (–); PR (–); HER-2 (+); E-caderina (+); MIB1 (+)

20. O grupo de Van Golen postula que o fenótipo altamente invasivo dos carcinomas inflamatórios é representado por alterações em dois tipos de genes, um superexpresso, e o outro com perda de expressão. Assinale a afirmativa que os relaciona respectivamente:

(A) RhoC (GTPase) e WISP3

(B) RhoC (GTPase) e HER-2

(C) WISP3 e HER-2

(D) WISP3 e MUC-1

(E) RhoC (GTPase) e E-caderina

21. Paciente, 40 anos, há 2 meses notou aumento progressivo da mama direita, com dor, edema e eritema em 50% da mama. Aos exames de imagem foi constatado tumor de 2 cm no QSI da mama direita e axila livre. Submetida a *core* biópsia do nódulo com diagnóstico de carcinoma ductal infiltrante HER2 positivo e RH negativo, e a biópsia incisional da pele revelou êmbolos tumorais nos vasos linfáticos da pele. Realizado tratamento neoadjuvante com resposta patológica completa. Qual a melhor conduta cirúrgica para essa paciente?

(A) Mastectomia radical modificada

(B) Mastectomia simples com biópsia de linfonodo sentinela

(C) Mastectomia poupadora de pele com biópsia de linfonodo sentinela

(D) Quadrantectomia de mama direita com biópsia de linfonodo sentinela

(E) Nenhuma cirurgia

Respostas Comentadas

1. (C) A biópsia da pele é necessária para a averiguação de presença de êmbolos neoplásicos tumorais na derme, porém, muitas vezes, o resultado da patologia não confirma esta presença, quando, então, o diagnóstico é dado por exclusão e pelo quadro clínico geral do paciente (Harris, p. 971-972).[1]

2. (D) A doença de Paget que afeta o complexo areolopapilar tem como característica fundamental iniciar-se pela papila e destruir *a posteriori* o complexo areolopapilar. Todas as outras patologias são possíveis causas que entram no diagnóstico diferencial do carcinoma inflamatório.[2]

3. (E) O chamado carcinoma inflamatório oculto é a apresentação de êmbolos linfáticos tumorais na ausência de sinais clínicos típicos do carcinoma inflamatório, edema, hiperemia, pele em casca de laranja.[2]

4. (C) No momento do diagnóstico clínico, é comum haver metástases a distância em 20/35% dos casos.[2]

5. (A) O carcinoma inflamatório de mama é entidade rara, manifestando-se em 1-5% dos casos de câncer de mama (Harris, p. 971).[1]

6. (D) A prevalência e a incidência do quadro de carcinoma inflamatório é maior na Tunísia, Norte da África. Não se sabe(m) a(s) causa(s).[2,3]

7. (E) Pela classificação TNM independente de presença de tumor, o quadro de carcinoma inflamatório é classificado como T4 (Harris, p. 662).[1]

8. (E) Os regimes mais usados de tratamento neoadjuvante do carcinoma inflamatório são aqueles que são com base em uso de antracíclicos, principalmente a doxorrubicina (adriamicina) e a epirrubicina, combinados com fluorouracil e ciclofosfamida (Harris, p. 975).[1]

9. (E) A maior parte dos carcinomas inflamatórios da mama são altamente agressivos, sendo geralmente negativos para os receptores de E e Pg e positivos para HER-2 (Harris, p. 977).[1]

10. (D) Apesar de ser método promissor em oncologia, o uso de FDG-PET no estadiamento de pacientes portadoras de carcinoma inflamatório ainda está em investigação. Seu uso deve ser considerado na avaliação das mulheres com carcinoma inflamatório da mama apesar de não ter passado por estudos prospectivos. Leve-se também em consideração seu alto custo.[2,4]

11. (E) As microcalcificações não são manifestações usuais do carcinoma inflamatório. Todas as outras opções são manifestações mamográficas frequentes desta entidade.[2]

12. (A) As variáveis de maior importância no controle locorregional da doença após análise multivariada foram a presença de margem cirúrgica livre após QT neoadjuvante, de preferência nos casos em que houve resposta completa.[2]

13. (D) A abordagem multidisciplinar no tratamento do carcinoma inflamatório da mama preconiza sempre a QT neoadjuvante como primeira linha de tratamento e havendo resposta total ou parcial do tumor à mesma, indica-se a mastectomia radical complementar à mesma.[5]

14. (E) Apesar da melhora em outros estádios da doença, as últimas estatísticas têm demonstrado um aumento em sua incidência mundial.[6]

15. (E) Na classificação de Columbia, originária dos estudos de Stout e Haagensen, nos anos 1940, classifica-se o carcinoma inflamatório como estádio "D", sendo caracterizado por inoperabilidade.[7]

16. (C) A classificação do *Institut Gustave-Roussy*, também conhecida como *Pousée Evolutive Staging*, leva em consideração o crescimento tumoral em critério temporal e presença ou não de sinais inflamatórios.[7]

17. (E) A classificação PEV é dividida em quatro grandes grupos: PEV 0, PEV 1, PEV 2 e PEV 3; sendo o carcinoma inflamatório incluído a depender do tempo de evolução e da apresentação clínica em PEV 2 ou PEV 3.[7]

18. (D) O grupo dos carcinomas inflamatórios apresenta a superexpressão da mutação p53 que é responsável pela instabilidade genômica e acúmulo de mutações no genoma que facilitam a carcinogênese e progressão tumoral.[8]

Respostas Comentadas

19. (**E**) A assinatura genética de Charafe-Jauffret e seu grupo é caracterizada pela negatividade dos receptores de E e Pg; superexpressão de HER-2 e positividade para a E-caderina e para a glicoproteína MIB-1; que, em síntese, outorgam a esses tumores um fenótipo altamente agressivo.[8]

20. (**A**) O grupo de Van Golen identificou dois genes – RhoC (GTPase) superexpresso e perda da expressão do WISP3 – como factíveis genes envolvidos na desregulação e agressividade dos carcinomas inflamatórios.[8]

21. (**A**) Trata-se de uma paciente com carcinoma mamário inflamatório (T4d) e, por isso, após resposta patológica completa, o tratamento que deve ser feito é mastectomia radical modificada com radioterapia.[9]

Referências Bibliográficas

1. Harris J, Lippman M, Morrow M *et al. Diseases of the breast.* 3rd ed. 2000.
2. Singletary SE, Cristofanilli M. Defining the clinical diagnosis of inflammato):7-10.ry breast cancer. *Seminars in oncology* 2008 Feb.;35(1);7-10.
3. Boussen H, Bouzaiene H, Hassouna JB *et al. Seminars in oncology* 2008 Feb.;35(1):17.
4. Le-Petross CH, Bidaut L, Yang WT. *Evolving role of imaging modalities in inflammatory breast cancer. Seminars in Oncology* 2008 Feb.;35(1):51-63.
5. Singletary SE. *Surgical management of inflammatory breast cancer. Seminars in Oncology* 2008 Feb.;35(1):72-77.
6. Levine PH, Veneroso C. The epidemiology of inflammatory breast cancer. *Seminars in oncology* 2008 Feb.;3(1):1-6.
7. Bland KI, Copeland EM. *The breast. Comprehensive management of benign and malignant diseases.* 2nd ed. p. 1278.
8. Gong Y. Pathologic aspects of inflammatory breast cancer: part 2. Biologic insights into its aggressive phenotype. *Seminars in oncology* 2008 Feb.;35(1):33-40.
9. Breast Cancer – NCCN Guidelines Version 1.2016.

43

Carcinoma Oculto da Mama

Carlos Ricardo Chagas ■ *Sandra Mendes Carneiro*
Andrea Alves da Silva ■ *Rafael Henrique Szymanski Machado*
Luiz Fernando Pinho do Amaral ■ *Júlia Dias*

1. Assinale a alternativa mais correta em relação às linfonodomegalias axilares:
(A) A maioria das linfonodomegalias axilares representa patologias benignas
(B) Na presença de linfonodomegalias, o linfoma é o tumor maligno mais frequente
(C) A e B estão corretas
(D) A tuberculose é causa mais frequente
(E) A metástase de carcinoma oculto da mama é a causa mais frequente

2. Em relação à radioterapia para o tratamento do carcinoma oculto da mama, a radioterapia deve:
(A) Ser indicada quando existir mais de quatro linfonodos axilares comprometidos
(B) Ser indicada radioterapia da mama
(C) Deve ser indicada radioterapia da fossa supraclavicular quando há três ou mais linfonodos comprometidos
(D) B e C estão corretas
(E) Quando não se realizar esvaziamento axilar

3. O estudo por ressonância magnética das mamas deve ser indicado:
(A) Sempre que possível
(B) Quando existir linfonodos supraclaviculares suspeitos
(C) Quando não existirem linfonodos supraclaviculares suspeitos
(D) Quando houver indicação de cirurgia conservadora
(E) Quando houver indicação de biópsia do linfonodo sentinela

4. Os tumores encontrados na cauda de Spencer devem ser considerados:
(A) Mamários
(B) Axilares

(C) De pior prognóstico
(D) De melhor prognóstico
(E) Sem indicação de biópsia de linfonodo sentinela, independentemente de suas características

5. No diagnóstico diferencial do carcinoma oculto da mama, a anamnese é de suma importância, devendo ser pesquisado:
(A) Febre
(B) Sinais e sintomas referentes a outros órgãos
(C) Presença de lesões cutâneas e pulmonares
(D) História pessoal de tumores de tireoide
(E) Todas elas

6. Na avaliação imuno-histoquímica do linfonodo axilar comprometido por neoplasia maligna deve fazer parte:
(A) Positividade para receptores hormonais para estrogênio e progesterona
(B) Positividade para HER-2/neu
(C) Somente para receptores para estrogênio e progesterona
(D) A e B estão corretas
(E) Nenhuma delas

7. A positividade do HER-2/neu do linfonodo axilar comprometido por neoplasia maligna:
(A) Com 3 cruzes confirma a mama como sítio primário da doença
(B) Independente do número de cruzes confirma a mama como sítio primário
(C) Com 2 cruzes obriga à realização do teste de FISH
(D) Sempre confirma a mama como sítio primário
(E) A e C são as mais corretas

Capítulo 43 | Carcinoma Oculto da Mama

8. Em relação ao estadiamento, uma vez firmado o diagnóstico de carcinoma oculto da mama, deve ser estabelecido como:
(A) T0N1M0 ou T0N2M0
(B) T1N1M0 ou T1N2M0
(C) TXN1M ou TXN2M0
(D) A e B estão corretas
(E) T4N1M0 ou T4N1M0

9. Em relação à localização do sítio primário no carcinoma oculto da mama:
(A) Mama ipsolateral à axila comprometida é o local mais provável
(B) A mama contralateral nunca pode ser o sítio primário
(C) Embora raramente, a mama contralateral pode ser o sítio primário
(D) A e C são as mais corretas
(E) Nenhuma delas

10. Em relação ao carcinoma oculto da mama, a assertiva: " é provável que as células neoplásicas isoladas produzam metástases axilares através do plexo linfático fascial profundo e pela via linfática dérmica que chegam à cadeia sentinela, onde se implantam e multiplicam, causando adenopatia axilar":
(A) Foi instituída por Halsted
(B) É o paradigma de Fisher
(C) É o paradigma de Crile
(D) É um dos mecanismos mais aceitáveis nos dias atuais
(E) Nenhuma delas

11. Qual o tratamento local mais adequado para uma paciente com quadro de carcinoma mamário oculto?
(A) Esvaziamento axilar e radioterapia mamária
(B) Radioterapias mamária e axilar
(C) Mastectomia com biópsia de LS
(D) Ressecção segmentar de QSL e esvaziamento axilar
(E) Mastectomia e radioterapia axilares

Respostas Comentadas

1. (**C**) Afirmativas corretas, segundo a literatura.

2. (**D**) A radioterapia da mama faz parte do tratamento do carcinoma oculto da mama e na região supraclavicular segue os protocolos habituais de indicações. O esvaziamento axilar está sempre indicado.

3. (**A**) Não havendo contraindicação para a sua realização, o estudo por ressonância magnética deve ser indicado em uma tentativa de se encontrar a lesão primária.

4. (**A**) A cauda de Spencer faz parte da mama.

5. (**E**) Sempre devem ser procuradas causas extramamárias para o comprometimento axilar, e a anamnese e o exame clínico são fundamentais.

6. (**D**) São fatores preditivos do câncer de mama que devem orientar o diagnóstico e o tratamento (ver próxima pergunta).

7. (**E**) A positividade pode indicar o sítio primário da doença.

8. (**A**) O tumor oculto é considerado T0.

9. (**D**) Na grande maioria das vezes, o sítio primário se encontra na mama ipsolateral, embora a mama contralateral também possa ser.

10. (**D**) Esta assertiva vem sendo aceita como a mais provável.

11. (**A**) Pacientes com carcinoma mamário oculto deve realizar esvaziamento axilar e como tratamento da mama tanto a radioterapia como a mastectomia são opções aceitáveis.

Bibliografia

Boff RA, Campos de Carli A, Brenelli H *et al. Compêndio de Mastologia: abordagem multidisciplinar*. Caxias do Sul, RS: Lorigraf – 2015.

Boff RA, Machado LS. Carcinoma oculto de mama. In: Boff RA, Wisintainer F, Amorim G. *Manual de diagnóstico e terapêutica em mastologia*. Caxias do Sul: Mesa-Redonda, 2008. p. 199-201.

Carvalho BPSA. Carcinoma oculto da mama. In: *Manual de doenças da mama*. Diretrizes da Regional de Minas Gerais da Sociedade Brasileira de Mastologia. Rio de Janeiro: Revinter, 2008. p. 107-10.

Santos Filho ASF, Santos ALG, Gomes HMB. Carcinoma oculto da mama. *Rev Bras Mastol* 2009;34-39.

44

Câncer de Mama Bilateral

Laura Gusman ▪ Laura Zaiden
Patrícia Pontes Frankel ▪ Viviane Ferreira Esteves ▪ Roberto Vieira
José Carlos de Jesus Conceição ▪ Flávia Maria de Souza Clímaco

1. No câncer de mama bilateral, qual o tipo histológico mais frequente?
(A) Mucinoso
(B) Lobular
(C) Ductal
(D) Medular
(E) Tubular

2. Assinale a alternativa que não constitui fator de risco para câncer de mama bilateral:
(A) Multicentricidade
(B) História familiar positiva
(C) Ca original em idade jovem
(D) Terapia endócrina prévia para Ca de mama
(E) Mutação em BRCA1 e BRCA2

3. Sobre o câncer bilateral de mama é incorreto afirmar:
(A) O uso de inibidores da aromatase diminui o risco do câncer de mama bilateral
(B) Setenta por cento dos casos são metacrônicos
(C) A RM da mama sempre deve ser realizada para a avaliação da mama contralateral antes do início do tratamento do tumor primário
(D) A sobrevida das pacientes com Ca bilateral é igual à das pacientes com Ca unilateral
(E) Doença multicêntrica e os antecedentes familiares são os principais fatores de risco

4. Assinale a alternativa correta sobre câncer de mama bilateral:
(A) A alteração *in situ* no tumor contralateral é considerada prova absoluta de que essa lesão constitui um tumor primário
(B) Há diferença quanto à sobrevida livre de doença quando comparada aos tumores unilaterais
(C) São considerados sincrônicos quando acometem ambas as mamas com intervalo superior a um ano
(D) O tipo histológico de carcinoma ductal invasor é o mais comum.
(E) Um terço dos casos de carcinoma bilateral é metacrônico

5. Dentre as alternativas abaixo, assinale a que melhor condiz com rastreamento da mama contralateral ao tumor primário:
(A) Ressonância magnética (RM)
(B) Mamografia anual + exame físico semestral
(C) Mamografia e exame clínico semestrais + RM anual
(D) Mamografia, ultrassom, RM e exame clínico semestrais
(E) Mamografia, ultrassom e exame clínico semestrais

Capítulo 44 | Câncer de Mama Bilateral

6. Paciente, DSS, 54 anos, com diagnóstico de carcinoma ductal infiltrante grau 2 em mama direita foi submetida à mastectomia radical modificada após biópsia peroperatória de linfonodo sentinela positiva.

Doze meses após a cirurgia realizou RM de mama esquerda que evidenciou em QSE nódulo categoria 3 BI-RADS. Realizada *core* biópsia com diagnóstico de carcinoma ductal infiltrante grau 1 sendo assim submetida à quadrantectomia esquerda com biópsia do linfonodo sentinela negativo.

Assinale abaixo a alternativa correta:
(A) O caso acima constitui uma exceção, uma vez que o câncer de mama contralateral geralmente é mais agressivo, de alto grau histológico
(B) Trata-se de um caso clássico de tumor sincrônico contralateral
(C) *The American Cancer Society* recomenda rastreamento da mama contralateral com RM em virtude do seu impacto significativo na mortalidade por câncer de mama
(D) Apesar da detecção de um segundo tumor primário não haverá alteração na sobrevida livre de doença
(E) Pode-se tratar de metástase do tumor primária contralateral

7. Sobre o câncer de mama bilateral assinale a alternativa incorreta:
(A) Mesmo tipo e grau histológico em ambas as mamas fazem diagnóstico para tumor metastático da mama contralateral
(B) Alteração *in situ* na mama contralateral é critério diagnóstico de certeza de carcinoma bilateral de mama
(C) Sempre que a nova lesão for histologicamente diferente da primária fecha-se o diagnóstico de carcinoma bilateral de mama
(D) Tumor metacrônico geralmente é *in situ*, pequeno e com linfonodo negativo
(E) O risco de morte pelo câncer contralateral é em torno de 0,1% por ano

8. Assinale a assertiva correta:
 I. A prevalência de câncer de mama sincrônico bilateral é, aproximadamente, de 1 a 3%
 II. De acordo com o estudo ATAC, o uso do inibidor da aromatase reduz em 30% o risco de câncer de mama contralateral nas pacientes com receptores de estrogênio positivo
 III. Nos tumores sincrônicos, prevalece sempre o estadiamento do tumor mais avançado

(A) I e III estão corretas
(B) Todas estão corretas
(C) I e II estão corretas

(D) II e III estão corretas
(E) III está correta

9. Paciente, 55 anos, apresentando distorção focal de arquitetura em QSE de mama esquerda à mamografia e microcalcificações em QII de mama direita. Realizou biópsia cirúrgica bilateral que evidenciou: mama esquerda; carcinoma lobular infiltrante; mama direita: carcinoma lobular *in situ.* Responda:
(A) A paciente acima é portadora de câncer de mama bilateral
(B) O carcinoma lobular *in situ*, também denominado de neoplasia lobular, não é considerado câncer de mama e sim marcador de risco para o desenvolvimento do mesmo
(C) O carcinoma lobular *in situ* deve ser tratado com excisão ampla com margens em decorrência de sua agressividade e alta taxa de recidiva
(D) Essa paciente indubitavelmente será submetida à quimioterapia, uma vez que é portadora de carcinoma lobular bilateral
(E) O prognóstico da paciente é pior pois apresenta carcinoma lobular bilateral

10. A paciente descrita acima poderia se beneficiar do seguinte tratamento cirúrgico:
(A) Mastectomia esquerda e ampliação de margens da mama direita
(B) Mastectomia radical bilateral
(C) Setorectomia esquerda e mastectomia direita
(D) Mastectomia esquerda e mastectomia redutora de risco direita
(E) Setorectomia bilateral

11. São fatores de risco para bilateralidade no câncer de mama, exceto:
(A) Exposição à radioterapia
(B) História familiar de câncer de mama masculino
(C) História familiar de bilateralidade
(D) Carcinoma lobular *in situ*
(E) Paciente jovem

12. É correto afirmar em relação ao câncer bilateral de mama, exceto que:
(A) Sua incidência na literatura é variável, com taxas entre 6 e 20%
(B) O carcinoma metacrônico é aquele que ocorre em um intervalo superior a 6 meses do diagnóstico do 1º tumor
(C) A bilateralidade é contraindicação para o tratamento conservador
(D) Será considerada como nova lesão primária se o grau histológico for nitidamente maior do que o da lesão inicial
(E) A mamografia aumentou a detecção de carcinoma bilateral sincrônico

13. Em relação ao carcinoma bilateral de mama, é correto afirmar que:
A) O tratamento deve ser realizado de acordo com o estadiamento da doença em cada mama
B) O carcinoma bilateral invasor possui prognóstico semelhante ao do carcinoma unilateral invasor
C) A biópsia em espelho da mama oposta é realizada tendo em vista a incidência elevada de carcinoma invasor contralateral
D) Em pacientes com carcinoma *in situ* e carcinoma invasor em mama contralateral, a sobrevida livre de doença é dependente do estadiamento do carcinoma invasor
E) Deve ser sempre realizada mastectomia bilateral devido à agressividade da doença

(A) Apenas A está correta
(B) B e D estão corretas
(C) C e E estão corretas
(D) A e D estão corretas
(E) A e C estão corretas

14. Em relação ao carcinoma lobular *in situ*, assinale a opção correta:
(A) Enquanto a bilateralidade é frequente, a multifocalidade ocorre em apenas uma parcela dos casos
(B) Menos de 10% são diagnosticados em mulheres na pós-menopausa
(C) Aparece frequentemente como microcalcificações na mamografia
(D) O carcinoma lobular *in situ* apresenta expressão da E-caderina ao contrário do carcinoma ductal
(E) A incidência do carcinoma lobular *in situ* na população geral é de 0,5 a 3,8%

15. É correto afirmar sobre o carcinoma bilateral de mama:
(A) Aumenta o risco de câncer de mama em parentes de 1º grau
(B) Não há relação entre história familiar de câncer bilateral e aumento da incidência entre familiares
(C) A incidência de carcinoma sincrônico não tem aumentado com a introdução de métodos de detecção precoce, como a mamografia
(D) O carcinoma metacrônico é aquele que ocorre simultaneamente a um câncer diagnosticado na mama oposta
(E) Será considerada nova lesão primária se for histologicamente igual ao câncer na primeira mama

16. Paciente de 50 anos foi diagnosticada com carcinoma ductal infiltrante de 4 cm em região retroareolar de mama direita e linfonodos clinicamente negativos. Em 1 mês do diagnóstico foi identificado carcinoma ductal infiltrante em QSE de mama contralateral de 1,5 cm com linfonodo axilar de 1 cm, móvel, fibroelástico. Os exames de rastreio foram negativos para metástases a distância. O tratamento preconizado é:
(A) Mastectomia direita e ressecção segmentar esquerda com esvaziamento axilar bilateral
(B) Mastectomia bilateral com esvaziamento axilar
(C) Mastectomia direita e ressecção segmentar esquerda, ambas com biópsia de linfonodo sentinela
(D) Mastectomia bilateral com biópsia do linfonodo sentinela
(E) Mastectomia bilateral com biópsia de linfonodo sentinela à esquerda e esvaziamento axilar à direita

17. As pacientes tratadas de um carcinoma mamário desenvolvem um novo carcinoma em mama contralateral em uma taxa cumulativa anual de:
(A) 0,7%
(B) 2%
(C) 3%
(D) 6%
(E) 10%

18. Em pacientes com carcinoma intraductal, a incidência de bilateralidade é de aproximadamente:
(A) 1 a 2%
(B) 3 a 6%
(C) 5 a 10%
(D) 10 a 15%
(E) 15 a 20%

19. Em relação ao carcinoma mamário bilateral, assinale a opção verdadeira:
(A) Não é contraindicação à conservação da mama
(B) Exige sempre a mastectomia bilateral
(C) A ressonância magnética é o melhor método diagnóstico
(D) A e C estão corretas
(E) A e D estão corretas

20. O risco cumulativo de câncer de mama contralateral após 10 anos do diagnóstico de um carcinoma lobular *in situ* é de:
(A) 3%
(B) 6%
(C) 7%
(D) 8%
(E) 30%

Respostas Comentadas

1. (**B**) O tipo histológico mais comum é o carcinoma lobular de mama que se caracteriza pela multifocalidade na mama ipsolateral.

2. (**D**) O uso de hormonoterapia e/ou inibidores da aromatase e também da quimioterapia no tratamento adjuvante do tumor primário diminui o risco de câncer na mama contralateral.

São fatores de risco para câncer de mama bilateral:

- Mutações BRCA1 ou BRCA2.
- Idade jovem no diagnóstico do tumor primário.
- História familiar de câncer de mama.
- Câncer primário do tipo histológico lobular.
- Exposição à radiação prévia (p. ex., radioterapia "em Manto").

3. (**C**) A RM das mamas tem alta sensibilidade, baixa a moderada especificidade no rastreamento de câncer de mama além de alto custo como método complementar à mamografia.

Ainda não há consenso sobre o rastreamento de câncer de mama com o uso da RM. A Sociedade Americana de Câncer recomenda a realização de RM pelas pacientes com altíssimo risco para câncer de mama, porém, não faz recomendações sobre o uso da RM nas pacientes com história pessoal de câncer de mama.

4. (**A**) O aparecimento de câncer na mama contralateral pode representar um novo tumor primário ou metástase do tumor anterior. A diferenciação entre esses dois diagnósticos pode ser difícil, porém podemos ter certeza que se trata de um segundo tumor primário quando esse é de tipo histológico diferente do anterior e/ou possui um componente *in situ* associado.

A sobrevida global livre de doença não se altera quando comparado com doença unilateral. Tumores sincrônicos aparecem em intervalo inferior a 6 meses. Com relação aos tumores bilaterais, o tipo histológico mais comumente encontrado é o lobular.

5. (**B**) O rastreamento da mama contralateral não muda, são utilizados mamografia anual e exame físico semestral.

6. (**D**) A mortalidade por câncer de mama não aumenta quando bilateral.

O segundo tumor primário metacrônico geralmente se mostra menos agressivo, sendo menores e comumente *in situ*.

No caso anterior, o tumor é metacrônico, pois apareceu em intervalo maior que 6 meses.

The American Cancer Society não faz recomendações sobre o uso da RM nas pacientes com história pessoal de câncer de mama.

A metástase do tumor contralateral apresenta mesmo grau histológico do tumor primário.

7. (**A**) O mesmo tipo e o grau histológico em ambas as mamas não fecham o diagnóstico para tumor metastático, pois um segundo tumor primário pode ter essas mesmas características do primeiro.

8. (**A**) O estudo ATAC mostra que os inibidores da aromatase podem prevenir mais de 70% dos tumores contralaterais receptores de estrogênio positivos, quando comparados com não utilização de nenhum outro tratamento adjuvante. O tamoxifeno mostrou uma redução de risco de 50%. Além disso, o uso dos inibidores da aromatase teve uma menor incidência de câncer de endométrio quando comparado com o tamoxifeno.

9. (**B**) O carcinoma lobular *in situ*, também denominado de neoplasia lobular, não é considerado câncer de mama e sim marcador de risco para o desenvolvimento do mesmo. A paciente descrita anteriormente pode ser submetida à quimioterapia em função de características do tumor invasivo não descritas na questão, mas não por conta da neoplasia lobular na mama contralateral. Além disso, não possui um prognóstico pior.

10. (**D**) A bilateralidade por si só não deve modificar o plano terapêutico, mas diante da histologia lobular deve-se sempre pensar em discutir com a paciente tratamento cirúrgico bilateral, especialmente neste caso, em que a paciente também é portadora de carcinoma lobular *in situ* contralateral.

Respostas Comentadas

11. (B) Há relatos de que pacientes jovens submetidas à radioterapia para doença de Hodgkin apresentam aumento de risco para carcinoma bilateral de mama. Parentes de 1º grau de pacientes com carcinoma bilateral possuem maior risco de bilateralidade se compararmos a parentes de 1º grau de pacientes com carcinoma unilateral. Em pacientes com carcinoma lobular *in situ*, o risco de carcinoma invasor é 30% em 20 a 25 anos de seguimento, metade na mama ipsolateral, e a outra metade na mama contralateral. Estudos publicados observaram que mulheres mais jovens com câncer de mama têm maior risco de desenvolver carcinoma contralateral. Estudos relatam que mulheres com menos de 50 anos têm um risco 10 a 14 vezes maior de apresentar carcinoma bilateral e que mulheres acima dos 70 anos possuem um risco apenas 2 vezes maior.

12. (C) A bilateralidade não é contraindicação ao tratamento conservador. O tratamento dependerá do estadiamento clínico do tumor semelhante ao que ocorre com o carcinoma unilateral. O carcinoma metacrônico é aquele que aparece depois de 6 meses (1 ano para alguns autores) após o diagnóstico de carcinoma de mama. A incidência varia de 6 a 20%, sendo mais alta em países com elevada prevalência de câncer de mama.

13. (D) O tratamento do carcinoma bilateral é realizado de acordo com o estadiamento de cada um dos tumores. O tratamento será conservador, se a lesão for pequena. A mastectomia será reservada para os tumores de maior volume ou carcinoma *in situ* extenso. O prognóstico, nos casos de tumor sincrônico, é decorrente do tumor mais avançado. Se a paciente possuir lesão *in situ* em mama e invasora em outra, a sobrevida vai depender da lesão mais grave (invasora). Nos casos de tumor metacrônico, caso haja um longo intervalo entre os cânceres, o risco de morte em razão do primeiro câncer declina e passa a ser quase totalmente aquele do segundo. Estudos realizados relatam que pacientes com carcinoma *in situ* bilateral possuem a maior sobrevida, as pacientes com doença invasora e outra *in situ* possuem prognóstico semelhante às pacientes com doença unilateral, e as pacientes com carcinoma invasor bilateral têm o pior prognóstico. Em relação à biópsia em espelho, muitos estudos concluíram que a incidência de câncer invasor bilateral é muito baixa para justificar o procedimento, e este pode diagnosticar casos *in situ* que nunca evoluiriam para carcinoma invasor.

14. (B) O diagnóstico do carcinoma lobular *in situ* ocorre frequentemente em mulheres entre 40 e 50 anos, e menos de 10% são diagnosticados na pós-menopausa. A verdadeira incidência desta lesão na população em geral é desconhecida. Não há manifestações clínicas típicas, e a maioria dos carcinomas lobulares *in situ* não é detectada pela mamografia. A incidência do carcinoma lobular *in situ* em biópsias de lesões benignas é de 0,5 a 3,8%. É frequentemente multifocal e bilateral. Mais de 50% das pacientes com carcinoma lobular *in situ* apresentam múltiplos focos na mesma mama e aproximadamente 30% apresentam essa lesão em mama contralateral. A proteína E-caderina está ausente na membrana plasmática das células das neoplasias lobulares (*in situ*, invasora e tipo pleomórfico) em mais de 95% dos casos.

15. (A) Existe forte evidência da associação entre carcinoma bilateral e desenvolvimento de carcinoma em familiares (notadamente parentes de 1º grau). O incremento do rastreio mamográfico nas últimas décadas aumentou de 5% para 33% o diagnóstico do carcinoma *in situ* em mama contralateral. O carcinoma que ocorre simultaneamente a um câncer diagnosticado na mama oposta é sincrônico, enquanto o metacrônico ocorre em um intervalo superior a 6 meses do diagnóstico do 1º tumor. Um câncer que se desenvolve na mama contralateral será considerado uma nova lesão primária se for histologicamente diferente do câncer da outra mama.

16. (C) A paciente em questão apresenta carcinoma bilateral de mama sincrônico e o tratamento dependerá do estadiamento clínico em cada mama. Segue-se o sistema TNM (*Tumor, Nodes, Metastasis*) introduzido pela União Internacional Contra o Câncer (UICC), o qual pretende uniformizar as condutas através de critérios de estadiamento. O estadiamento do carcinoma da mama direita é T2N0M0 (estádio IIA), sendo o tratamento a mastectomia com biópsia do linfonodo sentinela (reconstrução imediata pode ser oferecida). O estadiamento da mama esquerda é T1N0M0 (estádio I), e o tratamento oferecido pode ser cirurgia conservadora com biópsia do linfonodo sentinela.

17. (A) No estudo clássico de Robbins e Berg de 1964, o risco anual de desenvolver carcinoma contralateral de mama durante o seguimento de um carcinoma é de 0,7%.

18. (D) O carcinoma intraductal apresenta bilateralidade de aproximadamente 10 a 15%.

19. (**A**) O carcinoma bilateral de mama deverá ser tratado de acordo com o estadiamento clínico. Em pacientes com mutações no gene BRCA, a mastectomia pode ser considerada. O padrão ouro radiológico permanece sendo a mamografia. A ressonância magnética ainda não é um método de rastreio eficaz para carcinoma contralateral nos casos em que a mamografia e o exame clínico da mama contralateral não apresentam alterações. A ressonância magnética está bem estabelecida para: (1) *screening* de mulheres com mutação BRCA e (2) carcinoma oculto de mama.

20. (**C**) A incidência cumulativa de câncer de mama contralateral em pacientes com carcinoma lobular *in situ*, que é considerada lesão de risco para desenvolvimento subsequente de 30% (ipsolateral e contralateral). Quando avaliamos o risco de carcinoma contralateral apenas, este risco é de 12%.

Bibliografia

Bland KI, Copeland EM. *The breast. Comprehensive management of benign and malignant disorders*. Philadelphia: Saunders, 2009.

Boff RA, Carli AC, Brenelli H *et al.* Compêndio de Mastologia: abordagem multidisciplinar. Caxias do Sul: Lorigraf, 2015.

Boff RA, Chagas CR, Mencke CH *et al.* Tratado de Mastologia da SBM. Rio de Janeiro: Revinter, 2011.

Boff RA, Wisintainer F. *Mastologia moderna: abordagem multidisciplinar*. Caxias do Sul: Mesa-Redonda, 2006.

Brenelli F, Berrettini A, Bronzatti E *et al.* Doenças da Mama: Guia prático baseado em evidências. São Paulo: Revinter, 2011.

Harris JR, Lippman ME, Morrow M *et al. Diseases of the breast*. 4th ed. Philadelphia: Lipincott Williams & Wilkins, 2014.

Menke CH *et al. Rotinas em mastologia*. 2. ed. Porto Alegre: Artmed, 2007.

45

Recidivas Locais após Cirurgias

Mário Alberto Costa ▪ *Eduardo Bandeira de Mello* ▪ *Sabrina Rossi Perez Chagas*

1. Marque a opção que corresponde à sequência correta de resposta das assertivas abaixo (V: verdadeiro; F: falso):
( ) A recidiva tumoral local após o tratamento conservador da mama tem bom prognóstico.
( ) A recidiva tumoral após a mastectomia radical está relacionada com o aumento do risco para metástase.
( ) Quando a punção aspirativa de uma lesão axilar suspeita de recidiva regional após uma mastectomia ipsolateral for negativa, deve-se parar a investigação
(A) V – V – F
(B) F – F – V
(C) F – V – F
(D) V – V – V
(E) V – F – V

2. Na vigência de recidiva local, deve-se realizar a investigação de outros sítios com:
I. Radiografia ou TC de tórax
II. Cintilografia óssea
III. PET-TC
IV. TC ou USG de abdome
V. TC de crânio
(A) I/II/IV
(B) I/II/III/IV
(C) I/II/III/IV/V
(D) III
(E) I/III/IV

3. Marque a opção **falsa**:
(A) A recidiva precoce reflete características agressivas do tumor
(B) A recidiva precoce afeta marcadamente a sobrevida
(C) Intervalo curto entre a mastectomia e a recidiva determina um pior prognóstico
(D) Na recidiva local, após o tratamento conservador, a radioterapia deve ser repetida
(E) A recidiva pós-mastectomia está relacionada com um aumento do risco de metástase

4. Em uma paciente de 48 anos, após realizar uma segmentectomia para tratamento de CDI de mama com 3 linfonodos comprometidos, é correto afirmar:
(A) Que o tratamento deve ser complementado com radioterapia, apenas se a margem estiver comprometida
(B) Que a radioterapia aumenta a sobrevida, mas não o controle local
(C) Que a radioterapia aumenta o controle local, mas não a sobrevida
(D) Que a radioterapia aumenta o controle local e a sobrevida
(E) Que deve ser feita radioterapia na mama toda, mas o uso de reforço *(boost)* é desnecessário

5. Após uma cirurgia conservadora, certos fatores estão relacionados com o risco de recidiva local, **exceto**:
(A) Margem
(B) Idade
(C) Presença de componente intraductal extenso
(D) Suscetibilidade hereditária
(E) Presença de carcinoma lobular infiltrante

6. Após uma cirurgia conservadora, certos fatores estão relacionados com a redução do risco de recidiva local, **exceto**:
(A) Tamoxifeno adjuvante em pacientes com receptor de estrogênio positivo
(B) Tamoxifeno adjuvante independente do *status* do receptor de estrogênio
(C) Radioterapia com *boost* em pacientes jovens
(D) Quimioterapia adjuvante
(E) Ampliação das margens, caso estas se mostrem positivas

Capítulo 45 | Recidivas Locais após Cirurgias

7. Dentre os aspectos abaixo, um **não** se correlaciona com pior prognóstico após recidiva local:
(A) Recidiva com tumor invasivo
(B) Recidiva com tumor *in situ*
(C) Intervalo de tempo curto entre o tratamento inicial e a recidiva
(D) Envolvimento cutâneo
(E) Receptor hormonal negativo

8. Em uma paciente com recidiva local após cirurgia conservadora seguida de radioterapia, é correto afirmar que:
(A) Uma nova ressecção local é adequada desde que as margens estejam livres
(B) A mastectomia é o tratamento padrão
(C) Pacientes com comprometimento cutâneo devem ser imediatamente mastectomizadas para depois receberem quimioterapia adjuvante
(D) A axila nunca deve ser reexplorada
(E) Todas as alternativas anteriores estão corretas

9. Quanto ao tratamento sistêmico após recidiva local, é correto afirmar que:
(A) Em paciente com tumor HER-2 3+ o uso de trastuzumabe associado à quimioterapia pode substituir a mastectomia
(B) Em paciente com tumor HER-2 3+, após a mastectomia, pode-se considerar o uso de trastuzumabe associado à quimioterapia, como tratamento adjuvante
(C) Em paciente na pré-menopausa, com tumor RE+ que falhou localmente em uso de tamoxifeno, deve-se suspender o tamoxifeno e iniciar um inibidor da aromatase
(D) Não há indicação de tratamento sistêmico após recidiva local
(E) Em um tumor com RE negativo em paciente na pós-menopausa pode-se tentar um inibidor da aromatase, se a paciente já tiver sido tratada com quimioterapia

10. Em caso de recidiva supraclavicular, pode-se considerar que (assinale a assertiva correta):
(A) Tratamento exclusivo com radioterapia é adequado
(B) Tratamento sistêmico exclusivo é adequado
(C) Não há necessidade de reestadiamento, visto que todas as pacientes têm doença disseminada
(D) O tratamento inicial mais recomendado é linfadenectomia seguida de quimioterapia adjuvante
(E) A abordagem deve ser multidisciplinar com tratamentos sistêmico e local, caso não haja evidência de doença a distância

11. Nos casos de recidivas locorregionais, qual a afirmação **falsa**?
(A) Ocorrem em 5-10% das pacientes mastectomizadas
(B) Ocorrem concomitante com recidivas a distância em 10-60%
(C) Ocorrem mais precocemente nas pacientes mastectomizadas do que nas tratadas com cirurgias conservadoras
(D) Radioterapia diminui a incidência somente nas pacientes com tratamento conservador
(E) São mais frequentes em pacientes com tumores com invasão linfovascular e extensão extracapsular

12. Nos casos de recidivas locorregionais do câncer de mama, qual a afirmação correta?
(A) Ocorrem geralmente mais tarde nas pacientes mastectomizadas comparadas às submetidas ao tratamento conservador
(B) Sempre deverão ser feitas a mastectomia radical e a radioterapia após recidivas do tratamento conservador
(C) Não ocorre piora da prognóstico nas pacientes com recidivas
(D) As recidivas locais em cirurgias conservadoras são detectadas em 40 a 75% dos casos pela mamografia
(E) A maioria ocorre fora do local do tumor primário

Respostas Comentadas

1. (**A**) Pela alta probabilidade de recidiva regional em lesão axilar ipsolateral suspeita, deve-se prosseguir a investigação, quando punção aspirativa negativa.

2. (**A**) Estudos mostram que 10% das pacientes que têm recidiva locorregional terão recidiva a distância concomitante; o uso do PET-TC não está indicado como rotina; a tomografia de crânio deve ser realizada apenas, caso a paciente tenha queixas relacionadas com o sistema nervoso central.

3. (**D**) Não se deve irradiar a mama se previamente irradiada.

4. (**D**) Dados da metanálise de Oxford revelam que a radioterapia aumenta o controle local e a sobrevida, especialmente em pacientes com axila comprometida.

5. (**E**) O risco de recidiva local é maior, quando a margem está comprometida, em pacientes jovens (idade < 35-40 anos), na presença de CDIS extenso e em pacientes com mutações de BRCA1/BRCA2; não há correlação com carcinoma lobular infiltrante.

6. (**B**) Tamoxifeno é eficaz em pacientes com RE positivo.

7. (**B**) Recidiva local com CDIS exclusivo não aumenta o risco de metástase a distância e morte por câncer de mama.

8. (**B**) Nova ressecção local só se aplica dentro de um estudo clínico (experimental) ou se a paciente recusa a mastectomia, que é o tratamento padrão; pacientes com comprometimento cutâneo de receber inicialmente tratamento sistêmico; a axila pode ser reexplorada, especialmente se, no tratamento primário, for feita apenas pesquisa do linfonodo sentinela.

9. (**B**) Trastuzumabe associado à quimioterapia não substitui o tratamento local adequado, mas pode ser utilizado após realizar a mastectomia; não se recomenda inibidor da aromatase na pré-menopausa ou em tumores com RE negativo.

10. (**E**) Sempre devemos reestadiar a paciente; a abordagem deve ser multidisciplinar; preferimos iniciar com tratamento sistêmico e, caso não tenha doença a distância, complementar com tratamento local.

11. (**D**) A radioterapia em pacientes mastectomizadas com tumores maiores que 5 cm e com mais de 4 linfonodos comprometidos diminui a recidiva local; as recidivas ocorrem geralmente em 2/3 anos nas pacientes mastectomizadas e em 3/4 anos nos casos com cirurgias conservadoras; são mais frequentes nos casos com tumores maiores, com linfonodos comprometidos, tumores indiferenciados, receptores negativos, com margens comprometidas e invasão linfovascular.

12. (**D**) As recidivas ocorrem em média 3 a 4 anos após tratamento conservador e 2 a 3 anos após mastectomia. O tratamento padrão é a mastectomia simples de resgate preferencialmente seguida de reconstrução mamária. As pacientes com recidiva apresentam pior prognóstico. A maioria das recidivas ocorre no local da cirurgia anterior.

Bibliografia

Adjuvant Online. Disponível em: http://www.adjuvantonline.com

American Society of Clinical Oncology. Disponível em: http://www.asco.org

Boff RA, Chagas CR, Mencke CH, Vieira RJS. *Tratado de Mastologia da SBM*. Rio de Janeiro: Revinter, 2011.

Boff RA, Carli AC, Brenelli H et al. *Compêndio de Mastologia: abordagem multidisciplinar*. Caxias do Sul: Lorigraf, 2015.

Boff RA, Wisintainer F, Amorim G. *Manual de diagnóstico e terapêutica em mastologia*. Caxias do Sul: Mesa-Redonda, 2008.

Brenelli F, Berrettini A, Bronzatti E et al. *Doenças da Mama: Guia prático baseado em evidências*. São Paulo: Revinter, 2011.

Buzaid AC, Hoff PM. *Manual prático de oncologia*. Clínica do Hospital Sírio-Libanês. São Paulo: Dentrix, 2009.

De Vita VT, Lawrence TS, Rosenberg SA. *Cancer principles & practice of oncology*. Philadelphia: Saunders, 2008.

Di Leo et al. *Molecular predictors of response to anthracyclines*. ASCO Educational Book 2008.

Goldhirsch A, Glick JH, Gelber RD et al. Progress and promise: highlights of the international expert consensus on the primary therapy of early breast cancer 2007. *Annals of Oncology* 2007 July;18(7):1133-44.

Medscape Hematology/Oncology. Disponível em: http://www.medscape.com/oncology

National Cancer Institute. Disponível em: http://www.cancer.gov

National Comprehensive Cancer Network (NCCN). Disponível em: http://www.nccn.org

Paik S, Shak S, Tang G *et al.* A multigene assay to predict recurrence of tamoxifen treated, node negative breast cancer. *N Engl J Med* 2004;351:2817.

Uptodate. Disponível em: http://www.uptodate.com

46

Tumores Filoides e Sarcomas

Carlos Ricardo Chagas ▪ *Luiz Fernando Pinho do Amaral*
Rafael Henrique Szymanski Machado ▪ *Andrea Alves da Silva*
Sandra Mendes Carneiro ▪ *Júlia Dias*

1. Em relação aos tumores filoides, é incorreto:
   - (A) São lesões bifásicas
   - (B) Mimetizam fibroadenomas
   - (C) Geralmente apresentam dimensões maiores que os fibroadenomas
   - (D) São responsáveis por 10% dos tumores mamários
   - (E) Apresentam aparecimento em idades mais avançadas que os fibroadenomas

2. Os tumores filoides são classificados em lesões fibroepiteliais porque:
   - (A) Apresentam extensa fibrose
   - (B) Apresentam extensa proliferação epitelial
   - (C) Apresentam muitos adenomas
   - (D) Apresentam componentes conjuntivo-epiteliais
   - (E) Apresentam componentes estromais e epiteliais

3. A classificação mais usual dos tumores filoides divide-os em:
   - (A) Benignos e malignos
   - (B) Benignos, celularidade estromal aumentada e malignos
   - (C) Benignos, intermediários e malignos
   - (D) Benignos, pleomorfismo celular estromal e intermediários
   - (E) Celularidade estromal, atipia estromal e pleomorfismo estromal

4. Na classificação tripartite mais usual dos tumores filoides, são levados em consideração, **exceto**:
   - (A) Celularidade estromal
   - (B) Atipia e pleomorfismo estromal
   - (C) Número de mitoses celulares estromais
   - (D) Natureza das margens tumorais
   - (E) Vascularização tumoral

5. Os tumores filoides benignos apresentam as seguintes características, **exceto**:
   - (A) Hipercelularidade estromal modesta
   - (B) Margens tumorais definidas
   - (C) Pleomorfismo celular acentuado
   - (D) Distribuição estromal uniforme
   - (E) Crescimento estromal ausente

6. São características dos tumores filoides malignos as seguintes relacionadas abaixo, **exceto**:
   - (A) Margens tumorais invasivas
   - (B) Presença de elementos heterólogos
   - (C) Numerosas figuras de mitose
   - (D) Hipercelularidade estromal
   - (E) Pleomorfismo celular ausente

7. São diagnósticos diferenciais dos tumores filoides os relacionados abaixo, **exceto**:
   - (A) Fibroadenoma hipercelular
   - (B) Fibroadenoma juvenil gigante
   - (C) Carcinoma metaplásico
   - (D) Sarcomas primários
   - (E) Adenose nodular

8. A denominação cistossarcoma filoide foi dada por:
   - (A) William Halsted
   - (B) Johannes Muller
   - (C) Willy Meyer
   - (D) John Azzopardi
   - (E) Charles Moore

9. A principal característica clínica dos tumores filoides:
   - (A) Associação a carcinoma ductal invasor
   - (B) Tumores pouco exuberantes
   - (C) Aparecimento rápido
   - (D) Metastatização linfática acentuada
   - (E) Bilateralidade

Capítulo 46 | Tumores Filoides e Sarcomas

10. Quanto à clínica e à propedêutica dos tumores filoides pode-se afirmar, **exceto**:
(A) A maioria não é diagnosticada no pré-operatório
(B) Não há característica imagenológica que distingua os tipos de tumor filoide
(C) O uso da *core* biópsia é fator decisivo para distingui-los dos fibroadenomas
(D) Nas mamografias, o aspecto assemelha-se aos fibroadenomas
(E) O ultrassom não traz benefício para o diagnóstico

11. Quanto ao tratamento dos tumores filoides é fundamental:
(A) Uso da mastectomia radical a Patey
(B) Dissecção axilar
(C) Excisão ampla com margens negativas e dissecção axilar
(D) Excisão ampla com margens negativas e pesquisa do gânglio sentinela
(E) Excisão ampla com margens negativas

12. Na presença de doença metastática por filoide maligno, as principais drogas empregadas em seu tratamento quimioterápico são:
(A) Adriamicina e ciclofosfamida
(B) Adriamicina e ifosfamida
(C) Adriamicina e docetaxel
(D) Ciclofosfamida e docetaxel
(E) Adriamicina, metotrexato e ciclofosfamida

13. O papel da radioterapia nos tumores filoides:
(A) É fundamental na complementação do tratamento cirúrgico
(B) Tem-se usado a radioterapia parcial como escolha
(C) Usa-se sempre quando as margens são exíguas
(D) Não há papel comprovado no tratamento
(E) Usa-se somente nas variedades malignas

14. O principal fator preditivo de recorrência local nos tumores filoides é:
(A) Celularidade do tumor
(B) Presença de elementos heterólogos
(C) Margens cirúrgicas livres com menos de 1,0 cm
(D) Presença de invasão vascular
(E) Crescimento estromal

15. Quanto aos sítios de metástases dos tumores filoides o mais comum é:
(A) Cérebro
(B) Fígado
(C) Ossos
(D) Pulmões
(E) Gânglios linfáticos

16. A forma mais frequente de sarcoma da mama é:
(A) Leiomiossarcoma
(B) Lipossarcoma
(C) Fibrossarcoma
(D) Angiossarcoma
(E) Neurossarcoma

17. O diagnóstico do tumor filoide baseia-se:
(A) No componente epitelial
(B) No componente estromal
(C) Nos componentes epitelial e estromal
(D) Na microinvasão
(E) Na invasão linfática da derme

18. Qual dentre os sarcomas mamários destaca-se pelo frequente diagnóstico equivocado de benignidade e por apresentar pior prognóstico?
(A) Angiossarcoma
(B) Lipossarcoma
(C) Sarcoma osteogênico
(D) Histiocitoma fibroso maligno
(E) Tumor filoide maligno

19. Escolha a alternativa **verdadeira** a respeito do tumor filoide:
(A) A retração da papila é achado clínico comum
(B) Nas formas malignas, a hormonoterapia adjuvante é importante
(C) O local de metástase mais frequente dos tumores filoides malignos é o tecido ósseo
(D) O componente epitelial do tumor determina a sua natureza benigna ou maligna
(E) Sua taxa de recorrência é em média de 20%, quando é extraído sem preocupação com as margens

20. No tumor filoide maligno:
(A) Está indicada a biópsia do linfonodo sentinela, em tumores com diâmetro inferior a 3 cm
(B) Indica-se radioterapia complementar quando se realiza cirurgia conservadora
(C) A hormonoterapia adjuvante está indicada na pós-menopausa independentemente de receptores hormonais
(D) Os órgãos mais frequentemente acometidos por metástases são os pulmões e não os ossos
(E) A quimioterapia adjuvante é recomendada em pacientes com idade abaixo de 35 anos

21. Quanto ao tumor filoide é correto responder:
(A) Incide predominantemente após os 60 anos
(B) É encontrado mais frequentemente na adolescência
(C) Ocorre em geral dos 35 aos 55 anos
(D) É mais comum em crianças
(E) Ocorre igualmente em todas as faixas etárias

22. Na cirurgia para tumor filoide, é mandatório:
(A) Biópsia de linfonodo sentinela
(B) Esvaziamento axilar completo
(C) Sempre realizar mastectomia
(D) Obter margem de segurança de 1 a 2 cm
(E) Remover músculo peitoral maior

23. Ao exame clínico locorregional no tumor filoide:
(A) Nunca há aumento de linfonodos axilares
(B) Ocorre aumento reacional dos linfonodos axilares em cerca de 20% dos casos
(C) É comum a identificação de linfonodos fixos e fusionados
(D) É frequente a identificação de linfonodos infraclaviculares suspeitos
(E) É comum a linfadenomegalia axilar bilateral suspeita

24. O tumor filoide é habitualmente:
(A) RE e RP positivos
(B) RE negativo e RP positivo
(C) RE e RP negativos
(D) Multifocal
(E) Bilateral

25. No tumor filoide maligno, é correto afirmar:
(A) Os componentes estromal e epitelial produzem metástases
(B) Apenas o componente estromal produz metástases
(C) Apenas o componente epitelial apenas produz metástases
(D) Nunca ocorre formação de metástases
(E) A ocorrência de metástases só ocorre em tumores recidivados

26. No tumor filoide maligno, é correto afirmar:
(A) O sítio mais comum de metástases é o coração
(B) O sítio mais comum de metástases é o pulmão
(C) O sítio mais comum de metástases são os ossos
(D) O sítio mais comum de metástases é o fígado
(E) O sítio mais comum de metástases é o Sistema Nervoso Central

27. São diagnósticos diferenciais de tumor filoide, **exceto**:
(A) Carcinoma ductal infiltrante SOE
(B) Carcinoma condroide
(C) Angiossarcoma
(D) Fibroadenoma gigante juvenil
(E) Carcinoma papilífero

28. Em função das semelhanças entre o fibroadenoma e o tumor filoide, o patologista tem dificuldade em material de *core* biópsia para definir o diagnóstico. Assim sendo, as diferenças ao estudo histopatológico que se destacam no tumor filoide são:
(A) Hipercelularidade do estroma, hiperplasia do componente epitelial e atipia epitelial
(B) Hipocelularidade do estroma, hiperplasia do componente epitelial e atipia epitelial
(C) Hipercelularidade do estroma, atrofia do componente epitelial e atipia epitelial
(D) Hipercelularidade do estroma, metaplasia óssea do componente epitelial e atipia epitelial
(E) Hipercelularidade do estroma, metaplasia condroide do componente epitelial e atipia epitelial

29. É correto afirmar que durante seu crescimento:
(A) O tumor filoide infiltra a pele
(B) O tumor filoide distende a inervação de plexo braquial
(C) O tumor filoide infiltra a musculatura peitoral
(D) O tumor filoide distende a pele
(E) O tumor filoide infiltra linfonodos de torácica interna

30. A recidiva local do tumor filoide ocorre em:
(A) 10% dos casos
(B) 20% dos casos
(C) 30% dos casos
(D) 50% dos casos
(E) 60% dos casos

31. Assinale a alternativa **incorreta**:
(A) O tumor filoide benigno se diferencia do fibroadenoma principalmente pela celularidade do estroma
(B) O tumor filoide maligno tem uma taxa de metástase de aproximadamente 20%
(C) A recidiva local do tumor filoide é de 20%
(D) O angiossarcoma é o tipo de sarcoma mais comum da mama e possui disseminação linfática, sendo os locais mais comuns de metástase o pulmão, pele, ossos e fígado
(E) O principal fator preditivo de recidiva local é a margem cirúrgica

Respostas Comentadas

1. (**D**) São tumores raros, perfazendo 0,5 a 1,0% dos tumores mamários.

2. (**E**) São tumores que apresentam microscopicamente um componente bifásico – epitelial e estromal – importantes em sua classificação. Há tendência de classificar os tumores filoides como tumores derivados do estroma mamário.

3. (**C**) A classificação mais usada dos tumores filoides divide-os tripartitamente em benignos, intermediários ou de baixa malignidade e malignos.

4. (**E**) Na classificação dos tumores filoides, as características mais utilizadas em sua classificação são: atipia celular estromal, atividade mitótica celular estromal por cada 10 campos, presença ou ausência de crescimento estromal e características das margens infiltrativas do tumor. A vascularização tumoral não é considerada.

5. (**C**) Os tumores filoides benignos apresentam as seguintes características: margens circunscritas, presença de estruturas estromais e epiteliais homogênea e balanceada sem pleomorfismo e baixo índice mitótico, frequentemente de 0/4 por 10 campos.

6. (**E**) Os tumores filoides malignos apresentam as seguintes características: margens infiltrativas, estroma com figuras anaplásicas estromais, índice mitótico de 10 ou mais células por cada 10 campos e o chamado fenômeno do crescimento estromal que representa a dominância das células estromais fusiformes relativas ao componente epitelial.

7. (**E**) O diagnóstico diferencial dos tumores filoides dependerá da manifestação clínica do mesmo. Se sua manifestação for para o aspecto benigno, predominarão os fibroadenomas juvenis ou fibroadenomas com hipercelularidade. Se sua manifestação for para o lado da malignidade, os dois principais diagnósticos diferenciais serão o carcinoma metaplásico e o sarcoma primário da mama. A adenose nodular é tumor benigno de origem glandular nada tendo microscopicamente que possa confundi-la com um tumor filoide.

8. (**B**) Foi Johannes Muller, em 1838, que primeiro fez a descrição deste tumor.

9. (**C**) A principal característica clínica destes tumores é a de aparecimento de massa mamária de crescimento rápido, indolor, percebido pelo paciente.

10. (**C**) Ao considerarmos o seu diagnóstico por PAAF ou por *core* biópsia, devemos lembrar que este grupo de tumores apresenta heterogeneidade em sua apresentação microscópica e como consequência disso pode apresentar erros de amostragem por mecanismos de coleta aleatória. A avaliação final será sempre através dos resultados obtidos pelo laudo histopatológico, obtido por completa excisão cirúrgica do tumor.

11. (**E**) O princípio fundamental no tratamento dos tumores filoides é a excisão ampla da massa tumoral com margens negativas, de preferência com mais de 1,0 cm de largura em todas as suas dimensões.

12. (**B**) O tratamento dos tumores filoides é essencialmente cirúrgico. As formas malignas comportam-se como verdadeiros sarcomas primários que têm como característica principal a baixa resposta a quimioterápicos.

13. (**D**) Um dos maiores centros de tratamento oncológico do mundo, MD Anderson Cancer Institute, ressalta que a abordagem terapêutica dos tumores filoides não corrobora qualquer papel da radioterapia em seu tratamento.

14. (**C**) O principal fator preditivo de recorrência dos tumores filoides são as margens cirúrgicas adequadas de, no mínimo, 1,0 cm para todas as dimensões tumorais.

15. (**D**) Os pulmões são o sítio de metástases mais comuns dos tumores filoides.

16. (**D**) Os angiossarcomas são os mais frequentes sarcomas primários da mama.

17. (**C**) O diagnóstico destes tumores é com base nos componentes epitelial e estromal.

18. (**A**) O angiossarcoma de mama além de ser a forma mais frequente dos sarcomas mamários em seu diagnóstico diferencial, principalmente nos angiossarcomas de baixo grau, os principais diagnósticos diferenciais são: os hemangiomas dos mais variados tipos; angiolipomas; hiperplasias endoteliais papilares e as hiperplasias estromais pseudoangiomatosas.

Respostas Comentadas

19. (E) Se a exérese do tumor filoide for feita sem a preocupação com as margens, sua taxa de recorrência é de 20%.

20. (D) O tumor filoide maligno tem seu tratamento com base na exérese com margens amplas, no mínimo 1,0 cm em toda a extensão do tumor, e o órgão mais comumente afetado são os pulmões, pois sua metastatização é eminentemente vascular.

21. (C) Dados de experiência internacional.

22. (D) O principal fator preditivo de recorrência dos tumores filoides são as margens cirúrgicas adequadas de, no mínimo, 1,0 cm para todas as dimensões tumorais.

23. (B) Dados de experiência internacional.

24. (B) Dados de experiência internacional.

25. (B) As metástases têm origem no componente estromal, provavelmente por maior circulação sanguínea.

26. (B) Dados de experiência internacional.

27. (E) Em função dos dados clínicos e características anatomopatológicas.

28. (A) Dados de experiência internacional.

29. (D) Dados de experiência internacional.

30. (B) Dados de experiência internacional.

31. (D) A disseminação do angiossarcoma é hematogênica.

Bibliografia

Boff RA, Campos de Carli A, Brenelli H *et al. Compêndio de Mastologia: abordagem multidisciplinar*. Caxias do Sul, RS: Lorigraf – 2015.

Boff RA, Santos GR. Tumor filodes. In: Boff RA, Wisintainer F, Amorim G. *Manual de diagnóstico e terapêutica em mastologia*. Caxias do Sul: Mesa-Redonda, 2008. p. 175-77.

Esteva JF, Gutierrez C.Nonepithelial malignancies of the breast. In: Harris JR, Lippman ME, Morrow M, Osborne CK. *Diseases of the breast*. Philadelphia: Lippincott Williams & Wilkins, 2010. p. 800-807.

Petrek JA. Tumor filóides. In: Harris JR, Lippman ME, Morrow M *et al. Doenças da mama*. Rio de Janeiro: Medsi, 2002. p. 811-17.

Schnitt SJ, Collins LC. Nipple disorders. In: *Biopsy interpretation of the breast*. Philadelphia: Lippincott Williams & Wilkins, 2009.

47

Doença de Paget da Mama

Carlos Ricardo Chagas ▪ *Andrea Alves da Silva* ▪ *Luiz Fernando Pinho do Amaral*
Rafael Henrique Szymanski Machado ▪ *Sandra Mendes Carneiro* ▪ *Júlia Dias*

1. Em relação à doença de Paget, marque a **incorreta**:
- (A) A teoria epidermotrófica sugere que as células de Paget crescem nos ductos mamários e prosseguem ao longo dos sinusoides lactíferos até a epiderme do mamilo
- (B) Histologicamente são células grandes, como manchas pálidas, com núcleo oval e grande nucléolo
- (C) As células de Paget não invadem a membrana basal, portanto, é uma doença benigna
- (D) Deve ser feito diagnóstico diferencial com cancro sifilítico

2. Em relação à doença de Paget, assinale a **incorreta**:
- (A) Acomete frequentemente mulheres acima de 50 anos
- (B) Pode acometer também os homens
- (C) É uma lesão de evolução rápida, que, na maioria das vezes, evolui com prurido
- (D) A incidência está em torno de 2% dos tumores epiteliais da mama
- (E) O comprometimento axilar é um dos fatores que determina a evolução da doença

3. É diagnóstico diferencial da doença de Paget, **exceto**:
- (A) Eczema de mamilo
- (B) Tuberculose mamária
- (C) Adenoma de papila
- (D) Dermatite de contato
- (E) Melanoma maligno

4. É diagnóstico diferencial para doença de Paget, **exceto**:
- (A) Papilomatose
- (B) Melanoma

- (C) Doença de Mondor
- (D) Doença de Bowen
- (E) Escabiose

5. O diagnóstico de doença de Paget deve ser obtido por, **exceto**:
- (A) Raspado citológico
- (B) Biópsia superficial da epiderme
- (C) Biópsia incisional
- (D) *Core* biópsia
- (E) Nenhuma delas

6. Assinale a **incorreta**:
- (A) A doença de Paget clínica pode-se apresentar associada à massa mamária
- (B) As pacientes com Paget podem apresentar carcinoma ductal *in situ* de mama concomitante
- (C) As células de Paget podem invadir a membrana basal evoluindo com massa mamária
- (D) As pacientes com doença de Paget clínica podem apresentar mamografia normal
- (E) Lesão bilateral é extremamente rara

7. Assinale a **incorreta**:
- (A) A RM pode ser solicitada em pacientes com doença de Paget clínica
- (B) Ao identificar multicentricidade na doença de Paget, o tratamento será a mastectomia com avaliação dos linfáticos da axila
- (C) É comum a bilateralidade
- (D) Nos casos de lesões clínica e radiológica de lesão focal, pode-se realizar quadrantectomia central com ressecção do complexo areolopapilar
- (E) As queixas clínicas mais comuns são ardência e prurido

Capítulo 47 | Doença de Paget da Mama

8. Em relação à doença de Paget pode-se afirmar, **exceto**:
(A) Na doença de Paget, radioterapia aumenta a eficácia da cirurgia conservadora
(B) Deve-se indicar mastectomia nos casos de recorrência
(C) Radioterapia sem cirurgia é uma das opções para tratamento da doença de Paget da mama
(D) Biópsia de linfonodo sentinela não deve ser indicada nos casos de doença de Paget
(E) Massa palpável é um dos fatores que determina a evolução da doença

9. É diagnóstico diferencial para doença de Paget, **exceto**:
(A) Mastite granulomatosa
(B) Psoríase
(C) Escabiose
(D) Papiloma intraductal
(E) Doença de Bowen

10. Assinale a **incorreta**:
(A) As pacientes com doença de Paget e massa palpável têm o mesmo prognóstico das com a mesma doença e massa palpável
(B) Os achados mamográficos variam desde mamografia normal até a presença de nódulo suspeito na região retroareolar
(C) O diagnóstico deve ser feito pelo exame anatomopatológico (biópsia de mamilo)
(D) As células de Paget expressam fortemente a proteína HER-2
(E) Nenhuma delas

11. Assinale a incorreta em relação à doença de Paget:
(A) Acomete mais frequentemente mulheres na pré-menopausa
(B) Ocorre mais frequentemente em mulheres na pré-menopausa
(C) As células de Paget são caracteristicamente receptores de estrogênio negativo
(D) Na ausência de tumor invasivo associado, o estadiamento é pTis
(E) A cirurgia conservadora pode ser indicada em determinados casos

12. Em relação ao tratamento da doença de Paget da mama:
(A) Sempre tem indicação de mastectomia radical modificada
(B) A biópsia do linfonodo pode ser indicada
(C) A centralectomia não deve ser indicada
(D) Deve ser sempre realizada a linfadenectomia axilar
(E) É sempre necessária a indicação de quimioterapia neoadjuvante

13. O estudo por ressonância magnética no diagnóstico da doença de Paget:
(A) Não tem indicação
(B) Só tem indicação em casos com nódulo palpável
(C) Pode prestar grande contribuição
(D) Está contraindicada
(E) Nenhuma delas

14. No diagnóstico diferencial da doença de Paget com melanoma, qual marcador nos fala a favor da doença de Paget?
(A) CEA negativo
(B) Citoqueratinas positivas
(C) S-100 positivo
(D) HMB-45 positivo
(E) Melan-A positivo

Respostas Comentadas

1. (D) A Doença de Paget da mama é uma entidade maligna. As células de Paget não invadem a membrana basal da derme, logo são uma forma de carcinoma *in situ*.

2. (C) A doença de Paget tem evolução lenta, diferente de outras doenças pruriginosas que evoluem de maneira rápida.

3. (B) A tuberculose mamária se apresenta, em geral, como massa firme, dolorosa e solitária. Outra forma de apresentação é a mastite, em que está associada a fístulas.

4. (C) A Doença de Mondor é a tromboflebite superficial da parede toracoabdominal. Caracteriza-se como um cordão fibroso no subcutâneo, está associada à dor local e retração da pele.

5. (D) Para o diagnóstico histopatológico da doença de Paget, deve-se obter adequada porção da epiderme para conter células de Paget e ductos lactíferos, o que não é possível com a *core* biópsia.

6. (C) As células de Paget não invadem a membrana basal da derme, logo a doença de Paget da mama é uma forma de carcinoma *in situ* que pode estar associada a carcinoma ductal infiltrante e carcinoma ductal *in situ*.

7. (C) A bilateralidade não é comum.

8. (D) A biópsia de linfonodo sentinela deve ser considerada, assim como é indicada em outras formas de câncer de mama.

9. (A) Mastite granulomatosa é caracterizada por granuloma não caseoso e abscessos confinados ao lobo mamário.

10. (A) As pacientes sem massa palpável apresentam prognóstico muito bom quando comparadas às com massa palpável.

11. (A) A doença de Paget ocorre com maior frequência na pós-menopausa, pico entre 60 e 70 anos.

12. (B) Se não houver outras contraindicações, a biópsia do linfonodo sentinela pode ser indicada, bem como o tratamento conservador.

13. (C) As alterações na região do complexo areolopapilar podem permitir o diagnóstico em fase inicial da doença de Paget e pode ser útil na escolha da conduta e na indicação do tratamento conservador.

14. (B) CEA positivo, citoqueratinas positivas e S-100 negativo falam a favor da doença de Paget, enquanto HMB-45 e Melan-A encontram-se positivos no melanoma.

Bibliografia

Boff RA, Campos de Carli A, Brenelli H *et al. Compêndio de Mastologia: abordagem multidisciplinar*. Caxias do Sul, RS: Lorigraf – 2015.

Boff RA, Santos GR. Doença de Paget da mama. In: Boff RA, Wisintainer F, Amorim G. *Manual de diagnóstico e terapêutica em mastologia*. Caxias do Sul: Mesa-Redonda, 2008. p. 191-94.

Echevarria JJ, Lopez-Ruiz JA, Martin D *et al.* Usefulness of MRI in detecting occult breast cancer associated with Paget's disease of the nipple-areola complex. *Br J Radiol* 2004;77(924):1036-39.

Kaelin CM. Doença de Paget da mama. In: Harris JR, Lippman ME, Morrow M *et al. Doenças da mama*. Rio de Janeiro: Medsi, 2002. p. 811-17.

Marshall JK, Griffith KA, Haffty BG *et al.* Conservative management of Paget disease of the breast with radiotherapy. *Cancer* 2003;97(92):2142-49.

Parte IX

Câncer de Mama em Populações Especiais

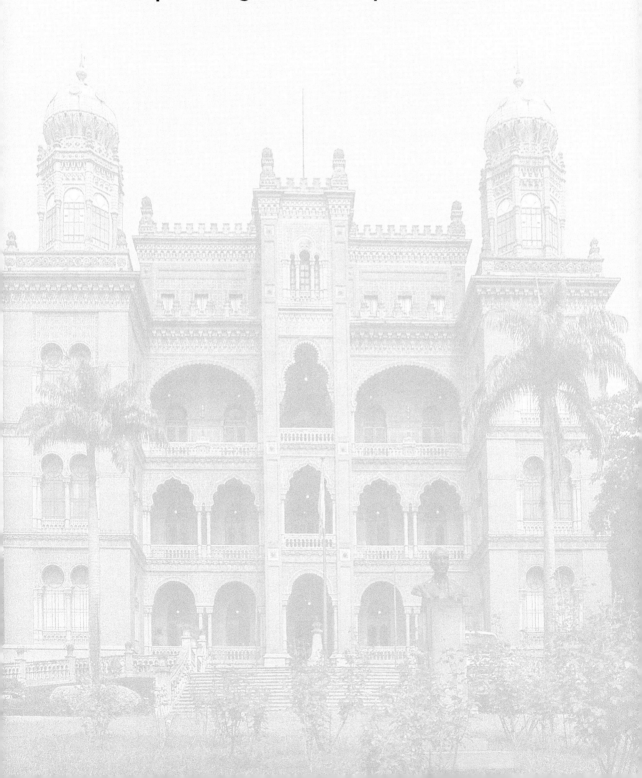

48

Patologia Mamária no Homem

Viviane Ferreira Esteves ▪ *Patrícia Pontes Frankel* ▪ *Roberto Vieira*

1. Fazem parte da avaliação inicial da ginecomastia, **exceto**:
(A) Dosagens séricas de estradiol, HCG, testosterona e LH
(B) Dosagens hormonais relacionadas com a tireoide
(C) Mamografia
(D) Avaliação das funções renal e hepática
(E) *Core* biópsia da glândula mamária

2. O tratamento cirúrgico da ginecomastia é indicado:
(A) Ginecomastia da adolescência ou puberdade
(B) Ginecomastia induzida por drogas
(C) Ginecomastia idiopática
(D) Ginecomastia dos recém-nascidos
(E) Ginecomastia relacionada com endocrinopatias

3. Com relação ao câncer de mama em homens, é **incorreto** afirmar:
(A) A faixa etária mais acometida é entre 59 a 64 anos
(B) O prognóstico do câncer de mama em homens é pior do que em mulheres com o mesmo estadiamento
(C) O tipo histológico mais comum é o carcinoma ductal infiltrante
(D) Oitenta a 90% possuem receptores para estrogênios positivos, 29% superexpressão de HER-2/neu
(E) A síndrome de Klinefelter é o mais importante fator de risco para o desenvolvimento de neoplasia maligna de mama em homens

4. Um homem de 60 anos apresenta queixa de descarga papilar sanguinolenta. É correto afirmar:
(A) Em 75% dos homens com secreção sanguinolenta, há ocorrência de neoplasia associada
(B) Frequentemente assintomático, o câncer de mama em homens pode-se apresentar como massa endurecida subareolar ou em QSE

(C) A descarga papilar em homens é patognomônica de câncer de mama e apresenta-se em 60% dos casos
(D) Alterações na papila ocorrem em 10% dos casos e são mais comuns na mulher do que nos homens
(E) Assim como nas mulheres, a descarga papilar nos homens está mais frequentemente associada a doenças benignas[4]

5. A ginecomastia se caracteriza pelo crescimento benigno da glândula mamária em indivíduos do sexo masculino. Com relação à ginecomastia, assinale a **incorreta**:
(A) Surge clinicamente como uma massa palpável e/ou um aumento visível da mama
(B) É consequência do aparecimento de ramificações secundárias dos ductos e hiperplasia estromal
(C) É uma hiperplasia pura dos componentes ductais e do estroma e não um crescimento pelo desenvolvimento de um tipo celular determinado
(D) Também pode ser denominada lipomastia
(E) Pode ser um sinal de outras patologias de base, incluindo câncer de mama

6. São causas de ginecomastia, **exceto**:
(A) Síndrome de Klinefelter
(B) Hipertireoidismo
(C) Cirrose hepática
(D) Idiopática
(E) Exposição ocupacional

Capítulo 48 | Patologia Mamária no Homem

7. Um paciente de 14 anos refere aumento da mama esquerda. Ao exame observa-se ginecomastia principalmente à esquerda. Com relação à ginecomastia na puberdade e adolescência, é correto afirmar:
(A) A maioria involui completamente entre 16 e 17 anos
(B) O uso de drogas, como maconha e tabaco, deve ser excluído
(C) Pode ser explicada pelo excesso de testosterona plasmática, contrapondo-se a baixos níveis de estradiol plasmático
(D) A conduta é cirúrgica na maioria dos casos
(E) A ginecomastia de menos incidência, ocorrendo em 10% dos adolescentes

8. Um homem de 60 anos apresenta nódulo em QSE de mama esquerda de 3,0 cm sem comprometimento areolar, descarga papilar e axila clinicamente negativa. Realizou mamografia e ultrassonografia mamária que identificaram nódulo mal delimitado heterogêneo em QSE de mama esquerda, medindo 2,0 cm. Qual é a melhor conduta?
(A) Ressonância magnética das mamas
(B) Citologia do líquido aspirado
(C) *Core* biópsia do nódulo palpável
(D) Estímulo de papila com posterior análise da descarga papilar
(E) Tomografia de tórax

9. O diagnóstico encontrado foi de carcinoma ductal infiltrante, receptor de estrogênio e progesterona positivos e HER 2 negativo. Com relação ao tratamento cirúrgico, assinale a **incorreta**:
(A) O tratamento de escolha da mama é a mastectomia simples
(B) O linfonodo sentinela em homens não deve ser recomendado
(C) Cirurgia conservadora não é frequentemente recomendada, mas pode ser considerada em tumores pequenos sem comprometimento areolar
(D) O linfonodo sentinela é factível em axilas clinicamente negativas
(E) No caso de positividade axilar, opta-se pelo esvaziamento axilar radical

10. O paciente foi submetido à mastectomia, linfonodo sentinela, com posterior esvaziamento axilar, apresentando como resultado histopatológico: carcinoma ductal infiltrante 2,2 cm G2, ausência de invasão vascular ou perineural, margens livres, porém escassas em limite profundo e 2/18 linfonodos acometidos. Com relação ao tratamento adjuvante, assinale a **incorreta**:
(A) A quimioterapia segue o mesmo princípio da terapia destinada a mulheres
(B) Nos casos de recidiva, há indicação para utilização dos inibidores da aromatase
(C) Considerando o pequeno volume da mama masculina, a radioterapia adjuvante poderá ser necessária em um maior número de pacientes
(D) No caso citado anteriormente, indica-se radioterapia pela proximidade do tumor à musculatura peitoral
(E) O tratamento hormonal indicado para o paciente descrito anteriormente é o tamoxifeno

Respostas Comentadas

1. (E) As biópsias percutâneas e cirúrgicas podem ser realizadas no caso de lesões suspeitas para excluir malignidade.[1]

2. (C) As ginecomastias causadas por endocrinopatias involuem após a estabilização dos níveis hormonais que a desencadearam. As induzidas por drogas desaparecem após a suspensão da medicação. Quando a ginecomastia possui etiologia conhecida, o importante é o tratamento da causa. Se todas as situações forem descartadas, e a ginecomastia considerada idiopática, o tratamento cirúrgico ainda será o método mais utilizado e adequado.[2]

3. (B) O prognóstico é semelhante ao de mulheres com o mesmo estadiamento, no entanto, o diagnóstico é retardado em razão da raridade da doença (1% de todos os casos de câncer de mama) e do baixo índice de suspeição.[1]

4. (A) A apresentação mais frequente é uma massa endurecida subareolar, indolor, ou massa no QSE. A descarga papilar é encontrada em 10 a 20%, e em 75% há ocorrência de neoplasia. Alterações na papila ocorrem em 60 a 80% dos casos, percentual muito superior ao da mulher, e 15 a 30% possuem alteração na aréola.[1]

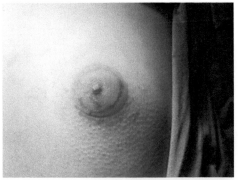

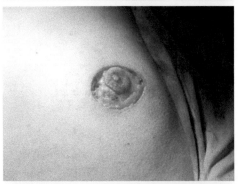

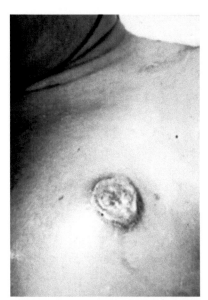

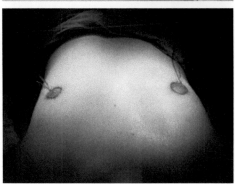

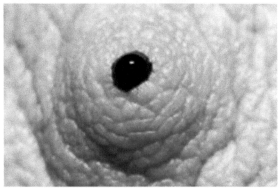

Ver *Prancha em Cores*.

Ver *Prancha em Cores*.

Capítulo 48 | Patologia Mamária no Homem

5. (**D**) A ginecomastia deve ser diferenciada do aumento de volume causado pelo acúmulo localizado de gordura que se denomina lipomastia ou falsa ginecomastia.[1]

6. (**E**) A exposição ocupacional tem relação com o câncer de mama em homens.[1]

7. (**A**) Há três períodos na vida em que a ginecomastia é considerada fisiológica: no período neonatal, na puberdade e na senilidade. A ginecomastia da puberdade e adolescência tem início entre 10 e 12 anos, prevalecendo dos 13 aos 14 anos e involuindo completamente entre 16 e 17 anos. Pode ser explicada por excesso de estradiol plasmático na puberdade, contrapondo-se com baixo nível de testosterona plasmática por curto espaço de tempo. É a ginecomastia de maior incidência, ocorrendo entre 30 e 60% dos adolescentes. Na puberdade, a conduta é expectante, visto que a maioria regride.[2]

8. (**C**) Após suspeita clínica, o procedimento é a mamografia seguida de *core* biópsia.[1,3]

9. (**B**) A cirurgia conservadora não é frequentemente recomendada em razão do pequeno tamanho da mama masculina, fazendo da mastectomia o tratamento de escolha, porém, em algumas situações especiais, esta técnica pode ser sugerida com segurança oncológica. Atualmente, a investigação axilar segue os protocolos do câncer de mama feminino, sendo a biópsia do linfonodo sentinela uma escolha no caso de axila clinicamente negativa, respeitando suas contraindicações e em casos bem selecionados.[1,3-5]

10. (**B**) Não há indicação para o uso de inibidores da aromatase.[1,3]

Referências Bibliográficas

1. Boff R, Wisintainer F. *Mastologia moderna – Abordagem multidisciplinar*. Caxias do Sul: Mesa-Redonda, 2006. Caps. 32 e 34.

2. Harris JR, Lippman ME, Morrow, M, et al. *Diseases of the breast*. Philadelphia: Lippincott Williams & Wilkins; 2014.

3. Boff R, Wisintainer F, Amorim G. *Manual de diagnóstico e terapêutica em mastologia*. Caxias do Sul: Mesa-Redonda, 2008. Cap. 38.

4. Boughey JC, Bedrosian I, Meric-Bernstam F *et al.* Comparative analysis of sentinel lymph node operation in male and female breast cancer patients. *J Am Coll Surg* 2006 Oct.;203(4):475-80.

5. Golshan M, Rusby J, Dominguez F *et al.* Breast conservation for male breast carcinoma. *Breast* 2007 June 30;16(6):653-56.

49

Câncer de Mama na Gravidez e Lactação

Patrícia Pontes Frankel ▪ *Viviane Ferreira Esteves* ▪ *Roberto Vieira*
José Carlos de Jesus Conceição ▪ *Flávia Maria de Souza Clímaco* ▪ *Júlia Dias*

1. Podemos definir câncer de mama na gravidez:
   - (A) Diagnóstico de câncer de mama durante a gravidez ou até 6 meses após o parto ou aborto
   - (B) Diagnóstico de câncer de mama durante a gravidez ou até um ano após o parto sem incluir pacientes após aborto
   - (C) Diagnóstico de câncer de mama durante a gravidez ou até um ano após o parto e um mês após aborto
   - (D) Diagnóstico de câncer de mama durante a gravidez ou até um ano após o parto ou aborto
   - (E) Diagnóstico de câncer de mama durante a gravidez somente durante o período de lactação

2. Com relação à incidência do câncer de mama na gravidez e lactação é **incorreto** afirmar:
   - (A) É o 2º câncer que ocorre com frequência nas mulheres grávidas
   - (B) Uma incidência que varia de 0,2 a 3,8% de todos os cânceres de mama diagnosticados
   - (C) Encontrado em aproximadamente 0,03% das gestações
   - (D) A idade média no diagnóstico é de 33 anos
   - (E) É o 1º câncer que ocorre com frequência no puerpério

3. Uma paciente com 30 anos, gestante com 20 semanas, apresentou nódulo em QSE endurecido, irregular, indolor, de aproximadamente 2 cm, sem linfonodos palpáveis. Sobre a propedêutica deste paciente, assinale a alternativa correta:
   - (A) Por se tratar de gestante a mamografia não deve ser realizada
   - (B) Durante a gestação, o exame clínico torna-se cada vez mais difícil, conforme a progressão da gestação. Assim o nódulo descrito deve ser considerado como modificação fisiológica
   - (C) A ultrassonografia tem maior sensibilidade que a mamografia, na avaliação das massas sólidas na gravidez e lactação
   - (D) A ressonância magnética não pode ser realizada na gestação, pois a gestante não pode ser exposta ao magneto e ao gadolínio
   - (E) A ressonância na gestação é segura, uma vez que não usa radiação e é o método de escolha para diagnóstico de massas palpáveis na gestação

4. A paciente descrita na questão anterior apresentou na ultrassonografia nódulo irregular, mal delimitado, verticalizado em QSE, medindo 1,5 cm. A proposta mais indicada é:
   - (A) Submeter a paciente à quadrantectomia e linfadenectomia
   - (B) Realizar biópsia cirúrgica
   - (C) Realizar *core* biópsia guiada por ultrassonografia
   - (D) Realizar investigação após o término da gestação
   - (E) Interromper a gestação

5. O diagnóstico da paciente anterior foi carcinoma ductal infiltrante GII, receptores de estrogênio e progesterona negativos e HER-2 positivo. Com relação ao tratamento cirúrgico é indicado:
   - (A) Quadrantectomia e linfadenectomia
   - (B) Tumorectomia e linfadenectomia
   - (C) Mastectomia e linfonodo sentinela
   - (D) Quadrantectomia e linfonodo sentinela
   - (E) Tumorectomia e linfonodo sentinela

310 Capítulo 49 | Câncer de Mama na Gravidez e Lactação

6. O resultado histopatológico da peça cirúrgica dessa paciente foi: Carcinoma ductal infiltrante GII, medindo 1,8 cm, pele e mamilo livres de neoplasia, sem infiltração vascular ou linfática. Linfonodo sentinela livre de neoplasia. O tratamento quimioterápico de escolha é:
(A) TAC
(B) FAC
(C) FEC
(D) ACT
(E) CMF

7. Para esta paciente assinale a alternativa correta para o uso de anticorpos monoclonais e hormonoterapia:
(A) A hormonoterapia deve ser realizada com tamoxifeno, pois os falso-negativos na gestação são altos
(B) O trastuzumabe pode ser considerado
(C) Está contraindicado o uso de hormonoterapia e anticorpos monoclonais na gestação
(D) Podem ser realizados o trastuzumabe e o tamoxifeno
(E) O tamoxifeno pode ser utilizado após o término da gestação

8. O prognóstico da paciente descrita nas questões anteriores é:
(A) Pior, pois a paciente é gestante
(B) Pior, pois a paciente realizou mastectomia
(C) Igual a pacientes com mesmo estadiamento
(D) Melhor, pois a paciente é gestante
(E) Não existe comparação, pois a paciente é gestante, e o prognóstico é indefinido

9. Uma paciente, grávida, com 35 semanas, apresentou diagnóstico de carcinoma ductal infiltrante GII em uma *core* biópsia de nódulo de mama. O nódulo apresentava 1,0 cm em QSI, e os linfonodos estão clinicamente negativos. Com relação ao tratamento cirúrgico, a melhor proposta é:
(A) Mastectomia com linfadenectomia
(B) Ressecção segmentar com linfonodo sentinela
(C) Mastectomia com linfonodo sentinela
(D) Centralectomia com linfadenectomia
(E) Tumorectomia e linfadenectomia

10. Assinale a alternativa incorreta sobre gestação subsequente ao câncer de mama:
(A) Mulheres com gestações subsequentes ao câncer de mama não possuem um prognóstico pior
(B) Não existem até o momento dados científicos que contraindiquem a gestação subsequente

(C) Mulheres que engravidam nos primeiros 6 meses após o câncer de mama devem ser submetidas à interrupção da gestação
(D) O melhor período para a gestação subsequente é 2-3 anos após o tratamento do câncer de mama
(E) Mulheres com gestações nos primeiros 6 meses têm pior prognóstico e menor sobrevida se comparadas a pacientes que engravidam após 2-5 anos

11. Em relação ao carcinoma de mama associado à gestação, é correto afirmar que:
(A) É aquele que ocorre durante a gravidez ou até 1 ano após parto ou aborto
(B) O câncer de mama é o segundo câncer mais frequente em mulheres grávidas, seguindo o câncer de colo uterino
(C) O estadiamento clínico é mais avançado do que nas séries gerais, havendo retardo de diagnóstico que varia de 3 a 6 meses
(D) A gravidez após 2 a 5 anos da terapêutica não piora o prognóstico
(E) Todas estão corretas

12. Em relação ao diagnóstico do câncer de mama durante a gravidez e lactação:
A) A mamografia apresenta elevada taxa de resultados falso-negativos
B) A mamografia não deve ser utilizada durante a gestação, uma vez que a exposição do feto à radiação seja elevada
C) A ultrassonografia é o método de escolha em razão dos efeitos deletérios da mamografia sobre o feto
D) A ressonância magnética é método de comprovada eficácia neste período, uma vez que não haja evidência de efeitos deletérios sobre o feto
E) A ressonância deve ser realizada apenas quando a mamografia não evidenciou o tumor, sendo de maior eficácia que a ultrassonografia para o diagnóstico
Estão corretas:
(A) A
(B) A e C
(C) B e C
(D) A, B e D
(E) A, D e E

13. Sobre o carcinoma mamário associado à gestação, é incorreto afirmar:
(A) A radioterapia está fortemente contraindicada em todo o período gestacional
(B) No rastreamento de doença sistêmica, a cintilografia óssea está contraindicada
(C) Os antracíclicos são os quimioterápicos mais comuns utilizados em gestantes, e sua segurança é maior a partir do segundo trimestre
(D) A biópsia do linfonodo sentinela está contraindicada na gestação
(E) O trastuzumabe deve ser evitado durante a gestação pelo risco de adramnia

14. Em relação ao tratamento sistêmico na gestação, assinale o verdadeiro:
(A) Não há contraindicação ao uso do metotrexato
(B) Esquemas utilizando ciclofosfamida e doxorrubicina podem causar malformações congênitas
(C) O uso de taxanos não é recomendado, uma vez que diversos estudos observaram malformações fetais
(D) Há relatos do uso de trastuzumabe sem evidência de malformações fetais
(E) O tamoxifeno pode ser utilizado em pacientes com receptor hormonal positivo, uma vez que não é teratogênico

15. Não é complicação fetal quando a quimioterapia é realizada no 2º e 3º trimestres:
(A) Crescimento intrauterino retardado
(B) Disfunção gonadal
(C) Malformações congênitas
(D) Baixo peso
(E) Neutropenia

16. Paciente com 22 semanas de gestação foi diagnóstico com carcinoma ductal infiltrante de mama direita, medindo 1,5 cm, cadeias linfonodais sem evidência de doença. Painel imuno-histoquímico revelou receptores hormonais negativos, HER-2 positivo. Qual o melhor tratamento cirúrgico para essa paciente?
A) Mastectomia radical modificada
B) Mastectomia e esvaziamento axilar
C) Mastectomia com biópsia do linfonodo sentinela
D) Quadrantectomia com esvaziamento axilar
E) Quadrantectomia com biópsia do linfonodo sentinela

17. Quando a quimioterapia é realizada no pós-parto, está indicada:
(A) Supressão da amamentação para evitar neutropenia fetal

(B) Manutenção da amamentação, uma vez que os quimioterápicos não sejam secretados no leite
(C) Supressão da amamentação apenas na mama com neoplasia
(D) Supressão da amamentação, quando se utiliza o metotrexato
(E) Manutenção da amamentação, quando se utilizam os antraciclínicos

18. A incidência do câncer de mama na gestação é de:
(A) 20 a 30%
(B) 15 a 20%
(C) 0,2 a 3,8%
(D) 10 a 15%
(E) 7 a 10%

19. É correto afirmar que o abortamento terapêutico em pacientes com câncer de mama:
(A) Deve ser sempre realizado
(B) Não altera o prognóstico
(C) Aumenta as taxas de sobrevida global
(D) Deve ser realizado quando quimioterápicos são utilizados no 1º trimestre de gestação
(E) Piora o prognóstico

20. Em relação à gestação subsequente ao tratamento de câncer de mama, assinale a opção correta:
(A) Deve ser evitada por 2 a 5 anos após o tratamento
(B) A esterilização está indicada em pacientes que tiveram câncer de mama
(C) Piora o prognóstico
(D) As pacientes não devem engravidar após tratamento de câncer de mama
(E) O abortamento terapêutico deve ser realizado

21. Em relação à quimioterapia durante a gestação, não é correto afirmar que:
(A) A quimioterapia durante o primeiro trimestre está associada a malformações fetais entre 14 a 19% dos casos
(B) O esquema ciclofosfamida, metotrexato e 5-fluorouracil pode ser administrado na gestação, já que não causa malformações fetais
(C) O risco de malformações fetais no 3º trimestre é de apenas 1,3%
(D) Há relatos de anidrâmnio com o uso de trastuzumabe
(E) A quimioterapia não deve ser administrada em menos de 2 semanas do parto, para evitar neutropenias fetal e materna

Respostas Comentadas

1. (D) Câncer de mama na gravidez e lactação é o diagnóstico de câncer de mama durante a gravidez ou até um ano após o parto ou aborto.[1]

2. (E) No puerpério, também é o segundo câncer que ocorre.

3. (C) A mamografia na gestação pode ser utilizada uma vez que a exposição da radiação para o feto seja relativamente baixa (0,00004 Gy). O nível de radiação tóxico para o feto é de mais de 0,005 Gy, e a radiação pode ser diminuída pela utilização dos materiais de proteção.

Com as motivações fisiológicas ocorridas na gravidez, como o aumento do volume e da densidade mamária e o aumento da vascularização arterial e venosa linfática, ocorre uma dificuldade no diagnóstico clínico.

Não existem estudos na literatura que indiquem a realização da ressonância na gestação e lactação. As gestantes podem ser expostas ao magneto, no entanto, a segurança e a eficácia do gadolínio ainda não foram comprovadas. Alguns estudos em animais demonstram toxicidade fetal com uso de gadolínio, e também podemos observar uma modificação da curva de captação pelas alterações fisiológicas, o que diminui a eficácia.[2,3]

4. (C) A biópsia cirúrgica pode ser realizada, mas aumenta o risco de fístula, possui maior risco de sangramento e de infecção. A PAAF pode apresentar dificuldades na interpretação da citologia, pois durante a gestação há um aumento da celularidade e do número de mitoses. Não há benefícios em aguardar o término da gestação ou interromper a gestação.[2,3]

5. (C) A maioria dos tumores é carcinoma ductal infiltrante pouco diferenciado, possui menor frequência de tumores, receptor de estrogênio e progesterona positivos, e 20 a 30% possuem amplificação do ERB2.

Durante o primeiro e segundo trimestres, a mastectomia é o tratamento de escolha para o câncer de mama, uma vez que esteja contraindicada a realização da radioterapia.

A segurança e a eficácia do linfonodo sentinela na gestação vêm sendo relatadas. A biópsia do linfonodo sentinela com tecnécio pode ser realizada com segurança na gestação sem riscos para o feto. O uso do azul patente deve ser evitado, pois se desconhecem os efeitos no feto .[4,5]

6. (B) No segundo e no terceiro trimestre, os agentes alquilantes e as antraciclinas são as drogas mais frequentemente utilizadas no tratamento do câncer de mama com um risco fetal baixo. Os autores têm concluído que o câncer de mama na gravidez pode ser tratado com FAC sem complicações. O risco de malformações fetais aumenta com o uso de antimetabólitos, como o metotrexato, que devem ser evitados em toda a gravidez. É importante lembrar que as antraciclinas aumentam o risco de desenvolver cardiomiopatias, em particular a epirrubicina que está associada à cardiotoxicidade neonatal, assim deve ser substituída pela doxorrubicina. Ainda não existem dados na literatura que suportem a segurança do uso do taxano durante a gestação.[2,3]

7. (B) A paciente apresenta receptores hormonais negativos, não sendo indicada a hormonoterapia. Em pacientes com receptores positivos, essa pode ser utilizada após o término da gestação. O tamoxifeno está associado a sangramento vaginal, abortamento espontâneo, defeitos congênitos, óbito fetal e síndrome de Goldenhar (hipoplasia facial/displasia oculoauriculovertebral e retardo mental).

O trastuzumabe apresenta uma vantagem para mulher em termos de sobrevida, no entanto, pode apresentar alterações de volume do líquido amniótico e há poucos dados na literatura que demonstrem a segurança do seu uso durante a gestação. Assim, se seu uso for indicado durante a gestação, deve ser realizada uma avaliação criteriosa do volume do líquido amniótico e controle da função renal fetal.[2,3]

8. (C) Quando as pacientes são comparadas por idade e estadiamento, não existem diferenças significativas na sobrevida entre pacientes grávidas com câncer de mama e pacientes não grávidas com câncer de mama. O que ocorre, normalmente, é um retardo do diagnóstico do câncer de mama na gestação. Assim, o estadiamento no diagnóstico é mais avançado, piorando o prognóstico .[2,3,6]

9. (B) No terceiro trimestre, principalmente após as 35 semanas, o parto pode ser antecipado, e o tratamento do câncer de mama pode ser realizado da mesma maneira que em pacientes não grávidas. O controle locorregional com radioterapia após o término da gestação poderá ser realizado sem contraindicações.[2,3]

Respostas Comentadas 313

10. (**C**) Mulheres com gestações nos primeiros 6 meses têm pior prognóstico e menor sobrevida se comparadas a pacientes que engravidam após 2-5 anos. No entanto, a interrupção da gravidez não deve ser realizada, pois o curso clínico e o tempo de sobrevida não se alteram, exceto nos casos de péssimo prognóstico quando se impõe o tratamento radical imediato.

11. (**E**) Entende-se por carcinomas de mama associados à gestação os que ocorrem durante a mesma ou até 1 ano após. Geralmente, o estadiamento é mais avançado, e as pacientes possuem pior prognóstico, uma vez que haja retardo de diagnóstico pela dificuldade de rastreamento clínico. Apesar da baixa incidência do câncer de mama na gestação (0,03%), de todos os cânceres que ocorrem nesse período, ele é segundo mais frequente após o câncer de colo. As pacientes que iniciam uma gravidez após 2 a 5 anos do tratamento tiveram maior sobrevida, quando comparadas àquelas que engravidaram após 6 meses a 2 anos. A presença de micrometástases e a chance de futura recorrência durante os primeiros anos após o tratamento são maiores. Recomenda-se esperar pelo menos 2 anos para se considerar uma nova gestação.[1]

12. (**A**) Apesar da maior taxa de resultados falso-negativos em decorrência das alterações fisiológicas que ocorrem na mama durante a gravidez e lactação (densidade, vascularização e volume maiores), a mamografia ainda é o método de eleição para o diagnóstico do câncer de mama. A associação à ultrassonografia pode ser útil e permite diferenciar lesões sólidas e císticas. A radiação emitida pela mamografia é baixa, e o exame pode ser realizado com proteção (avental de chumbo). Apesar de a ressonância magnética não apresentar efeitos deletérios sobre o feto, não há estudos que comprovem a sua utilidade no diagnóstico durante a gestação e lactação.[1]

13. (**D**) A biópsia do linfonodo sentinela pode ser realizada na gestação pela marcação por radiofármaco. Entretanto, a utilização de corantes, como isossulfan e azul patente, está contraindicada pela possibilidade de impregnação ocular fetal.[4]

14. (**D**) Os antimetabólitos (metotrexato) não devem ser usados por causa de relatos de aborto e por serem teratogênicos, ao contrário dos esquemas à base de antraciclinas (adriamicina), que podem ser utilizados. Há relatos de casos descrevendo o uso de taxanos (paclitaxel e docetaxel) sem efeitos deletérios sobre o feto, podendo ser prescritos nos 2º e 3º trimestres e nos casos que não responderem à terapia com antraciclinas. Não existem relatos de malformações fetais com o uso do trastuzumabe, porém podem ocorrer diminuição de líquido amniótico e complicações neonatais (insuficiência respiratória, infecções, enterocolite necrosante). Em razão do número limitado de dados sobre a segurança em se utilizar o trastuzumabe, o seu uso não deve ser recomendado. O tamoxifeno não deve ser usado na gestação porque pode causar aborto, genitália ambígua e síndrome de Goldenhar – hipoplasia fetal, displasia oculoauricular-vertebral e retardo mental.[2]

15. (**C**) Os quimioterápicos não devem ser utilizados no 1º trimestre de gestação por causa das malformações congênitas. Podem ser administrados somente nos dois últimos trimestres. A quimioterapia deve ser interrompida a partir da 35ª semana por causar neutropenias materna e fetal. Outras complicações da quimioterapia são crescimento intrauterino retardado, baixo peso ao nascer e disfunção gonadal.[2]

16. (**E**) Em grávidas no segundo trimestre, a cirurgia conservadora de mama poderá ser realizada, se estiver indicada a quimioterapia adjuvante, já que, assim, o retardo da radioterapia para o período puerperal não mudará o prognóstico da paciente.[4]

17. (**A**) A supressão da amamentação é preconizada durante tratamento quimioterápico, independente da droga utilizada. A finalidade desta conduta é evitar a excreção da droga no leite, causando neutropenia fetal.[7]

18. (**C**) O câncer de mama não é frequente e, segundo dados estatísticos, sua incidência varia de 0,2 a 3,8% de todos os cânceres de mama.[7]

19. (**B**) Segundo dados da literatura, a interrupção da gravidez não deve ser realizada, pois o curso clínico e a sobrevida não se alteram. A única exceção são os casos em que há risco de vida materno, não se podendo postergar o tratamento (p. ex., carcinomas localmente avançados e pacientes com metástases a distância no 1º trimestre).[1]

20. (**A**) Após o tratamento de câncer de mama, recomenda-se esperar entre 2 a 5 anos para engravidar, pois foi demonstrado que pacientes que engravidaram entre 6 e 12 meses do tratamento tiveram menor sobrevida em relação àquelas que engravidaram entre 2 e 5 anos após.[1]

21. (B) Estudos publicados relatam maior risco de malformações fetais no 1º trimestre (14 a 19%) em comparação ao 3º trimestre (1,3%). Esquemas contendo metotrexato não estão indicados na gestação, em razão da teratogenicidade da droga. O trastuzumabe pode causar diminuição de líquido amniótico, e há relatos anidrâmnio (ausência de líquido amniótico). A quimioterapia deve ser interrompida com 35 semanas de gestação para evitar que ocorra neutropenias materna e fetal na época do parto.[2]

Referências Bibliográficas

1. Boff R, Wisintainer F. *Mastologia moderna – Abordagem multidisciplinar*. Caxias do Sul: Mesa-Redonda, 2006. Cap 33.

2. Harris JR, Lippman ME, Morrow M *et al. Diseases of the breast*. Philadelphia: Lippincott Williams & Wilkins, 2014. Cap. 65.

3. Bland KI, Copeland EM. *The breast. Comprehensive management of benign and malignant disorders*. Philadelphia: Saunders, 2009. Cap. 84.

4. Boff R; Campos De Carli A, Brenelli H *et al. Compêndio de Mastologia: abordagem multidisciplinar*. Caxias do Sul, RS: Lorigraf, 2015. Cap. 40.

5. Khera SY, Kiluk JV, Hasson DM *et al.* Pregnancy-associated breast cancer patients can safely undergo lymphatic mapping. *Breast J* 2008 May-June; 14(3):250-54.

6. Molckovsky A, Madarnas Y. Breast cancer in pregnancy: a literature review. *Breast Cancer Res Treat* 2008 Apr.;108(3):333-38. Epub 2007 May 26.

7. Rezende J. *Obstetrícia*. 9. ed. Rio de Janeiro: Guanabara Koogan, 2002.

50

Câncer de Mama em Pacientes Jovens e Idosas

Carlos Ricardo Chagas ▪ *Sandra Mendes Carneiro*
Luiz Fernando Pinho do Amaral ▪ *Rafael Henrique Szymanski Machado*

1. A maior agressividade encontrada nos carcinomas mamários em pacientes jovens pode ser atribuída a:
(A) Maior fração de células na fase S do ciclo celular
(B) Maior proporção de tumores RE negativos
(C) Maior frequência de aneuploidia
(D) Maior frequência de tumores com alto grau nuclear
(E) Todas as anteriores

2. Em mulheres com menos de 40 anos de idade geralmente se encontra:
(A) Maior sobrevida livre de doença
(B) Maior risco de metástase a distância
(C) Sobrevida global semelhante às de mais idade
(D) Menor risco de recidiva local
(E) Todas as anteriores

3. Na mulher jovem, concorre para que seja feito diagnóstico em fase mais tardia do câncer de mama:
(A) Pouca conscientização das pacientes da necessidade de prevenção
(B) Maior uso da mamografia
(C) Menor eficiência da mamografia
(D) Histologia tumoral mais agressiva frequente
(E) A + C + D estão corretas

4. Em relação ao diagnóstico de câncer de mama em pacientes com mutações nos genes BRCA1 e BRCA2, pode-se afirmar:
(A) A RM apresenta vantagens por estudar alterações cinéticas – *washout* precoce
(B) A mamografia e a ressonância magnética são os exames mais indicados
(C) A mamografia nunca deve ser indicada
(D) A ultrassonografia não é útil para o diagnóstico da doença
(E) Nenhuma das anteriores

5. Em relação ao tratamento cirúrgico para as pacientes jovens com diagnóstico de carcinoma inicial da mama, pode-se afirmar:
(A) A cirurgia conservadora nunca tem indicação de cirurgia conservadora da mama
(B) A mastectomia preservadora de pele e do complexo areolopapilar nunca deve ser indicada
(C) A jovem não deve ser excluída dos benefícios da cirurgia conservadora da mama
(D) É sempre necessário informar que a recidiva local é mais frequente
(E) C + D estão corretas

6. Em relação à possibilidade maior de recidiva local quando se realizam cirurgias conservadoras, os fatores de maior risco são:
(A) Margem positiva
(B) Pacientes jovens
(C) Falta de tratamento sistêmico
(D) A + B + C estão corretas
(E) Somente A + C estão corretas

7. São considerados fatores preditivos para a obtenção de margens negativas em cirurgias conservadoras:
(A) Pacientes idosas
(B) Lesão pequena
(C) Realização de biópsia pré-cirúrgica
(D) Retirada de elipse de pele
(E) Todas as anteriores

8. São questões inerentes ao câncer de mama em mulher jovem:
(A) Predisposição genética
(B) Qualidade de vida e menopausa precoce
(C) O diagnóstico durante a gravidez
(D) A manutenção da fertilidade posterior
(E) Todas as anteriores

Capítulo 50 | Câncer de Mama em Pacientes Jovens e Idosas

9. Em relação à qualidade de vida em pacientes jovens tratadas de câncer de mama:
(A) Especificamente, a jovem tem mais dificuldades
(B) Pior tolerância à quimioterapia
(C) Dificuldades em manter sua rotina diária
(D) Costuma ser mais frequente a ocorrência de dificuldades financeiras resultantes da doença
(E) Todas as anteriores

10. Em relação à resistência da radioterapia adjuvante em cirurgias conservadoras no câncer de mama, a afirmativa mais completa:
(A) É independente da idade da paciente
(B) É mais frequente em pacientes idosas
(C) Costuma ser mais frequente em pacientes jovens
(D) São tumores RE negativos
(E) A + D estão corretas

11. Considera-se como câncer de mama na mulher idosa:
(A) A maioria dos autores considera como idosa a mulher com mais de 50 anos de idade
(B) O nódulo palpável costuma ser o sintoma mais frequente
(C) Com frequência é subtratado o que pode resultar em pior prognóstico
(D) Não deve ser indicada cirurgia conservadora
(E) A radioterapia adjuvante nunca deve ser indicada

12. Na mulher idosa, é mais comum:
(A) HER-2 negativo
(B) HER-2 positivo
(C) RE negativo
(D) Resistência à radioterapia
(E) Resistência a inibidores de aromatase

13. Na paciente idosa com câncer de mama RE+ ou RP+:
(A) Terapia endócrina com tamoxifeno ou inibidor de aromatase deve ser considerada
(B) Nunca haverá indicação de quimioterapia adjuvante
(C) Faz exceção à indicação de tamoxifeno ou inibidor de aromatase a presença de comorbidades importantes que as contraindiquem

(D) A idade raramente é um fator limitante para a indicação de quimioterapia
(E) A + C + D estão corretas

14. Em relação ao câncer de mama na mulher idosa, pode-se considerar:
(A) Ocorre redução significativa da metástase linfonodal axilar, da invasão vascular e da necrose com o avançar da idade
(B) A idade não deve ser o único fator determinante na escolha do tratamento de pacientes com câncer de mama
(C) Os objetivos do tratamento devem ser semelhantes às pacientes jovens e idosas
(D) O tratamento do câncer de mama na mulher idosa deve depender das características histológicas, da agressividade tumoral, do estado geral da paciente e de suas comorbidades
(E) Todas as afirmativas estão corretas

15. Em relação ao tratamento do câncer de mama na mulher idosa, pode-se afirmar:
(A) A biópsia do linfonodo sentinela nunca está indicada
(B) Nunca se deve realizar mastectomia com reconstrução imediata
(C) Existe uma maior frequência na obtenção de margens negativas nas cirurgias conservadoras realizadas
(D) Nenhuma delas
(E) B + D estão corretas

16. Em relação ao câncer de mama em jovens, podemos dizer que:
(A) O risco é mais elevado em mulheres com doença de Hodgkin na infância e naquelas submetidas à radioterapia em região torácica prévia
(B) A etnia mais acometida é a branca não hispânica
(C) Tumores geralmente apresentam características biológicas mais agressivas
(D) A taxa de sobrevida é inferior quando comparada a faixas etárias mais elevadas
(E) Todas as alternativas estão corretas

Respostas Comentadas

1. (**E**) Todos os fatores são encontrados com maior frequência entre as pacientes com menos de 40 anos de idade e indicam uma maior agressividade tumoral.

2. (**B**) Segundo alguns trabalhos, vem sendo demonstrada uma menor sobrevida global em jovem em todos os estádios I, II e III.

3. (**E**) Das alternativas anteriores, somente a realização de mamografia não se enquadra, como que se constata habitualmente.

4. (**A**) Em pacientes com mutação gênica, os tumores costumam ser bem delimitados aos exames por imagem, a vantagem da ressonância magnética prende-se ao seu aspecto funcional. Com frequência, entre 30-44 anos, o diagnóstico é feito pelo autoexame.

5. (**E**) Embora a idade seja um fator importante para a recidiva local, em cirurgias conservadoras, quando se consegue realizá-las, obtendo-se margens cirúrgicas adequadas e bom resultado estético, podem ser indicadas – com a respectiva conscientização e concordância da paciente.

6. (**D**) Estatisticamente, esses dados vêm sendo encontrados.

7. (**E**) Estatisticamente, esses dados vêm sendo encontrados.

8. (**E**) Esses são fatores e problemas frequentes entre as pacientes mais jovens.

9. (**E**) Esses são fatores e problemas frequentes entre as pacientes mais jovens.

10. (**E**) Estatisticamente, vem-se verificando um aumento da resistência em tumores com essas características.

11. (**C**) Devemos atualmente considerar a maior longevidade da população e oferecer a todos as melhores propostas de tratamento.

12. (**A**) Estatisticamente, vem-se verificando um aumento da resistência em tumores com essas características. Habitualmente, observam-se fatores prognósticos mais favoráveis às mulheres mais jovens, como baixo índice de proliferação celular, receptores hormonais positivos, expressão normal do p53, DNA diploide, ausência de fator epidérmico de crescimento e do HER-2.

13. (**E**) Somente comorbidades devem limitar o tratamento oferecido. Em relação à alternativa **A**: na maioria, os tumores são RE positivos em idosas.

14. (**E**) Todos esses tópicos devem nortear o tratamento na paciente idosa.

15. (**C**) A biópsia de linfonodo sentinela não está contraindicada, pois existe uma possibilidade de sucesso satisfatória com a sua realização, e a reconstrução deve ser avaliada em cada caso de acordo com a higidez e vontade da paciente.

16. (**E**) Todas as afirmativas devem ser lembradas no acompanhamento das pacientes jovens.

Bibliografia

Boff RA, Carli AC, Brenelli H, Brenelli FP, Carli LS, Sauer FZ, Reiriz AB, Coelho CP, Coelho GP. *Compêndio de Mastologia: abordagem multidisciplinar*. Caxias do Sul: Lorigraf, 2015.

Boff RA, Chagas CR, Mencke CH, Vieira RJS. *Tratado de Mastologia da SBM*. Rio de Janeiro: Revinter, 2011.

Boff RA. Carcinoma de mama em mulher idosa. In: Boff RA, Wisintainer F, Amorim G. *Manual de diagnóstico e terapêutica em mastologia*. Caxias do Sul: Mesa-Redonda, 2008. p. 203-5.

Brenelli F, Berrettini A, Bronzatti E *et al. Doenças da Mama: Guia prático baseado em evidências*. São Paulo: Revinter, 2011.

Feintman I. Tailored surgery for older women with breast câncer. In: Piccart M, Wood WC, Hung M-C *et al. Breast cancer management and molecular medicine: tailored approaches*. Nova Iorque: Springer Berlin Heidelberg, 2006.

Huston TL, Simmons R. Tailored surgery for early breast cancer: the very young woman. In: Piccart M, Wood WC, Hung M-C *et al. Breast cancer management and molecular medicine: tailored approaches*. New York: Springer Berlin Heidelberg, 2006. p. 199-213.

Kroman N, Jemen M-B, Wohlfahrt J *et al.* Factor influencing the effect of age on prognosis in breast cancer: population based study. *BMJ* 2000;320:474-78.

Punglia RS, Morrow M, Winer EP *et al.* Therapy and survival in breast cancer. *N Engl J Med* 2007;356:2399-405.

Parte X

Manejo de Problemas Associados ao Câncer de Mama

51

Linfedema de Membro Superior – Prevenção e Tratamento

Anke Bergmann ■ *Flávia Nascimento de Carvalho*
Kelly Rosane Inocencio ■ *Maria Giseli da Costa Leite Ferreira*

I. Fisiologia do Sistema Linfático

1. O processo de filtração e reabsorção depende basicamente de:
(A) Temperatura
(B) Tamanho das moléculas
(C) Superfície de contato
(D) Distância de difusão
(E) Gradiente de pressão

2. Em caso de insuficiência do sistema linfático, qual implicância clínica da alteração do processo de difusão?
(A) Suscetibilidade a infecções
(B) Aumento da concentração de proteínas no interstício
(C) Aumento da pressão hidrostática do capilar sanguíneo
(D) Redução da pressão oncótica do interstício
(E) Aumento da difusão deficiente

3. São fatores que influenciam o processo de filtração, **exceto**:
(A) Pressão coloidosmótica intersticial positiva
(B) Pressão hidrostática do capilar sanguíneo positiva
(C) Pressão hidrostática do interstício positiva
(D) Pressão coloidosmótica sanguínea negativa
(E) Permeabilidade capilar

4. Quais os fatores influenciam o processo de reabsorção?
(A) Pressão hidrostática capilar positiva, pressão coloidosmótica capilar negativa, pressão hidrostática intersticial negativa, pressão coloidosmótica intersticial positiva

(B) Pressão hidrostática capilar negativa, pressão coloidosmótica capilar positiva, pressão hidrostática intersticial positiva, pressão coloidosmótica intersticial negativa
(C) Pressão hidrostática capilar negativa, pressão coloidosmótica capilar negativa, pressão hidrostática intersticial positiva, pressão coloidosmótica intersticial positiva
(D) Pressão hidrostática capilar negativa, pressão coloidosmótica capilar negativa, pressão hidrostática intersticial negativa, pressão coloidosmótica intersticial positiva
(E) Pressão hidrostática capilar positiva, pressão coloidosmótica capilar positiva, pressão hidrostática intersticial positiva, pressão coloidosmótica intersticial negativa

5. A reabsorção ocorre, em repouso, somente em determinadas regiões do corpo. São elas:
(A) Intestino, rins, fígado, linfonodos
(B) Intestino, rins, fígado, membros inferiores
(C) Intestino, rins, fígado, membros superiores
(D) Rins, fígado, pulmões, linfonodos
(E) Intestino, fígado, linfonodos e membros

6. A permeabilidade de um capilar sanguíneo pode variar, inclusive dentro de um mesmo dia. Esta pode ser aumentada por diversos fatores, **exceto**:
(A) Infecção
(B) Trauma
(C) Ácido hialurônico
(D) pH sanguíneo ácido
(E) Fatores hormonais

Capítulo 51 | Linfedema de Membro Superior – Prevenção e Tratamento

7. Entende-se por equilíbrio de Starling:
(A) As pressões hidrostática do capilar sanguíneo e coloidosmótica do interstício são aproximadamente idênticas
(B) As pressões hidrostáticas do plasma e do interstício são aproximadamente idênticas
(C) As pressões coloidosmóticas do plasma e do interstício são aproximadamente idênticas
(D) As pressões hidrostática do capilar sanguíneo e coloidosmótica do plasma são aproximadamente idênticas
(E) As pressões coloidosmótica e hidrostática intersticial são aproximadamente idênticas

8. As principais funções do sistema linfático são:
(A) Filtração e reabsorção
(B) Difusão e osmose
(C) Imunológica e drenagem
(D) Circulação e imunológica
(E) Drenagem e nutrição

9. O linfático inicial pode ser esvaziado passivamente por alguns recursos, **exceto**:
(A) A linfangiomotricidade
(B) A contração muscular esquelética
(C) O peristaltismo
(D) A respiração
(E) A contração de fibras musculares próprias

II. Fisiopatologia do Sistema Linfático

10. Paciente submetida à cirurgia conservadora de mama esquerda, com esvaziamento axilar há 3 anos, cursa com linfedema de membro superior esquerdo após episódio de infecção subcutânea. Neste caso, quais fatores estariam alterados e qual o provável tipo de insuficiência?
(A) Capacidade de transporte reduzida, carga linfática normal e insuficiência mecânica
(B) Carga linfática elevada, capacidade de transporte elevada e insuficiência mecânica
(C) Capacidade de transporte normal, carga linfática elevada e insuficiência dinâmica
(D) Carga linfática normal, capacidade de transporte reduzida e insuficiência dinâmica
(E) Capacidade de transporte normal, carga linfática normal e insuficiência mecânica

11. São fatores formadores de edemas ricos em proteínas:
(A) Fluxo linfático reduzido e permeabilidade capilar elevada
(B) Pressão capilar venosa elevada e permeabilidade capilar normal
(C) Pressão coloidosmótica plasmática baixa e permeabilidade capilar normal

(D) Pressão osmótica plasmática elevada e permeabilidade capilar elevada
(E) Fluxo linfático reduzido e permeabilidade capilar reduzida

12. Como o sistema linfático reage à linfostase crônica?
(A) Através do aumento espontâneo da reabsorção
(B) Através do aumento da pressão coloidosmótica do plasma
(C) Através da utilização de anastomoses linfolinfáticas e linfovenosas
(D) Através da redução da filtração
(E) Através da redução da permeabilidade

13. Em relação à fisiopatologia do linfedema secundário ao tratamento do câncer de mama pode-se dizer que:
(A) Ocorre por causa do aumento do fluxo linfático
(B) Ocorre pela hipoproteinemia
(C) Ocorre pela retenção de fluido linfático
(D) Ocorre pelo aumento da viscosidade do fluido linfático
(E) Ocorre pela queda na pressão osmótica intercelular

III. Diagnóstico do Linfedema

14. O que é linfedema?
(A) É um acúmulo de líquido no tecido subcutâneo em razão de aumento da carga linfática por lesões a vasos linfáticos ou linfonodos
(B) É um aumento de volume em determinada região do corpo em decorrência do aumento da filtração para o interstício por lesões a vasos linfáticos ou linfonodos
(C) É um acúmulo anormal de água e proteínas, principalmente no tecido subcutâneo, em razão de reduzida capacidade de transporte linfático por lesões a vasos linfáticos ou linfonodos
(D) É o acúmulo de líquido rico em proteínas no interstício em razão de uma insuficiência dinâmica por lesões a vasos linfáticos ou linfonodos
(E) É o aumento do volume de um membro causado pela insuficiência venosa crônica

15. O diagnóstico do linfedema de membro superior após câncer de mama se faz por:
(A) Radiografia
(B) Ultrassonografia
(C) Linfocintilografia
(D) Anamnese e exame físico
(E) Doppler

16. Qual o exame mais indicado na investigação de linfedema de membro superior:
(A) US
(B) TC
(C) RM
(D) Linfoangiografia
(E) Linfocintilografia

17. Caracterizam alterações compatíveis com exame físico de um paciente com linfedema de membro superior após linfadenectomia axilar direita, **exceto**:
(A) Espessamento da pele dos dedos (sinal de Stemmer positivo)
(B) Discrepância da perimetria entre os membros
(C) Alterações cutâneas
(D) Limitação funcional
(E) Edema generalizado

18. Uma paciente com história de câncer de mama que evolui com alteração das medidas de circunferência em porção proximal do membro superior homolateral de rápida evolução, associado à dor, é característico de:
(A) Linfedema primário
(B) Linfedema secundário à recidiva com compressão tumoral em axila
(C) Grande concentração de vasos linfáticos locais
(D) Fleboedema
(E) Estágio secundário ao tratamento oncológico

19. Mesmo nos linfedemas mais graves, a sintomatologia é pobre. No linfedema por compressão tumoral em axila, a queixa principal geralmente é:
(A) Sensação de estiramento
(B) Dor
(C) Limitação de movimento
(D) Sensação de peso
(E) Parestesia

20. São fatores que, juntamente à linfadenectomia axilar, aumentam a probabilidade de se desenvolver linfedema de membro superior, **exceto**:
(A) Obesidade
(B) Radioterapia em cadeias de drenagem
(C) Infecção
(D) Trauma
(E) Movimento

21. Dentre as formas de se quantificar a alteração de volume do membro superior, a mais fidedigna e facilmente aplicável na prática diária é:
(A) Volumetria direta
(B) Pletismografia
(C) Perimetria
(D) Volumetria indireta
(E) Método de Kuhnke

IV. Edema × Linfedema

22. O edema que ocorre após a linfadenectomia axilar, no câncer de mama, pode ser agudo ou crônico, havendo diferenças entre eles. O edema agudo ocorre nos primeiros seis meses após a cirurgia e se justifica por:
(A) Adaptação do sistema linfático
(B) Adaptação do sistema venoso
(C) Aumento da capacidade de transporte linfático
(D) Redução da carga linfática
(E) Aumento do transporte linfático

23. Como se caracteriza a clínica do edema transitório ou agudo?
(A) Por aumento de temperatura local
(B) Por quadro álgico intenso
(C) Por papilomatose
(D) Pela presença de "pele em casca de laranja"
(E) Depressíveis à palpação e elevada turgidez do tecido

V. Tratamento Fisioterapêutico no Linfedema

24. A terapia ideal e a mais frequentemente utilizada em linfedemas é:
(A) Drenagem linfática manual
(B) Cinesioterapia
(C) Uso de braçadeiras
(D) Terapia física complexa
(E) Elevação do membro edemaciado

25. A fisioterapia complexa descongestiva envolve:
(A) Elevação do membro, terapia compressiva, cinesioterapia, drenagem linfática manual
(B) Drenagem linfática manual, cinesioterapia, elevação do membro, cuidados com a pele
(C) Cuidados com a pele, drenagem linfática manual, terapia compressiva e cinesioterapia
(D) Cuidados com a pele, drenagem linfática manual, bomba pneumática, cinesioterapia
(E) Drenagem linfática manual, bomba pneumática, bandagem compressiva, repouso do membro

26. O tratamento do linfedema realiza-se em duas fases respectivamente:
(A) Redução e manutenção
(B) Aumento e manutenção
(C) Redução e aumento
(D) Aumento e redução
(E) Redução e estabilização

27. As manobras de drenagem linfática manual devem ter algumas características, **exceto**:
(A) Não devem causar dor
(B) Obedecer à direção do fluxo linfático
(C) Tratar o segmento de proximal para distal
(D) Causar eritema na pele
(E) Compreender fase de pressão e relaxamento

28. A drenagem linfática manual tem como objetivos:
(A) Aumento da entrada de líquidos do interstício nos linfáticos iniciais; aceleração do fluxo linfático; formação de anastomoses linfáticas superficiais; remover áreas de fibrose
(B) Aumento do fluxo sanguíneo; aceleração do fluxo linfático; formação de anastomoses linfáticas superficiais; remover áreas de fibrose
(C) Aumento do fluxo sanguíneo; aceleração do fluxo linfático; formação de anastomoses linfáticas profundas; remover áreas de fibrose
(D) Redução da entrada de líquidos do interstício nos linfáticos iniciais; aceleração do fluxo linfático; formação de anastomoses linfáticas superficiais; remover áreas de fibrose
(E) Redução da entrada de líquidos do interstício nos linfáticos iniciais; aceleração do fluxo linfático; formação de anastomoses linfáticas profundas; remover áreas de fibrose

29. São contraindicações da drenagem linfática manual, **exceto**:
(A) Processos inflamatórios ou infecciosos agudos, radiofibrose, trombose venosa profunda
(B) Insuficiência cardíaca descompensada, trombose venosa profunda, radiofibrose
(C) Processos inflamatórios ou infecciosos agudos, linfedema secundário, insuficiência cardíaca descompensada
(D) Trombose venosa profunda, linfedema primário, radiofibrose
(E) Edema pós-operatório, processos inflamatórios e dor

30. O efeito da drenagem linfática manual sobre o sistema vegetativo é simpaticolítico ou vagotônico, podendo ocorrer:
(A) Aumento da frequência cardíaca e aumento da pressão sanguínea
(B) Aumento da frequência cardíaca e redução da pressão sanguínea
(C) Redução da frequência cardíaca e redução da pressão sanguínea
(D) Redução da frequência cardíaca e aumento da pressão sanguínea
(E) Redução da frequência cardíaca e redução do peristaltismo intestinal

31. Quais os efeitos do enfaixamento compressivo:
(A) Redução da pressão intersticial; redução da ultrafiltração; redução da pressão capilar sanguínea e redução dos fluxos venoso e linfático
(B) Aumento da pressão intersticial; redução da ultrafiltração; redução da pressão capilar sanguínea e aumento dos fluxos venoso e linfático
(C) Redução da pressão intersticial; redução da ultrafiltração; redução da pressão capilar sanguínea e aumento dos fluxos venoso e linfático
(D) Redução da pressão intersticial; aumento da ultrafiltração; aumento da pressão capilar sanguínea e aumento dos fluxos venoso e linfático
(E) Aumento da pressão intersticial; redução da ultrafiltração; aumento da pressão capilar sanguínea e aumento dos fluxos venoso e linfático

32. São características do enfaixamento compressivo:
(A) Uso de ataduras de alta elasticidade, elevada pressão de trabalho e baixa pressão de repouso
(B) Uso de ataduras de alta elasticidade, baixa pressão de trabalho e elevada pressão de repouso
(C) Uso de ataduras de baixa elasticidade ou inelásticas, elevada pressão de trabalho e baixa pressão de repouso
(D) Uso de ataduras de alta elasticidade, elevada pressão de trabalho e elevada pressão de repouso
(E) Uso de ataduras de baixa elasticidade, baixa pressão de trabalho e baixa pressão de repouso

33. São contraindicações para o uso do enfaixamento compressivo:
(A) Hipertensão arterial grave; presença de infecção aguda; linfedema primário
(B) Hipertensão arterial grave; linfedema secundário; presença de fixação óssea externa
(C) Hipertensão arterial grave; presença de infecção aguda; fixador ósseo externo
(D) Hipertensão arterial grave; presença de infecção aguda; edema traumático
(E) Hipertensão arterial grave; úlcera aberta; linfedema paliativo

34. Na fase de redução do linfedema, o recurso mais importante a ser utilizado é:
(A) Luvas/braçadeiras
(B) Drenagem linfática manual
(C) Aparelhos de compressão
(D) Cinesioterapia
(E) Bandagens de compressão

35. A cinesioterapia no tratamento do linfedema deve ser realizada:
- (A) Com compressão externa (bandagens ou luva/braçadeiras) e com exercícios resistidos
- (B) Sem compressão externa (bandagens ou luva/braçadeiras) e com exercícios resistidos
- (C) Com compressão externa (bandagens ou luva/braçadeiras) de forma lenta, trabalhando inicialmente os músculos proximais e, em seguida, os músculos distais
- (D) Com compressão externa (bandagens ou luva/braçadeiras), de forma lenta, trabalhando inicialmente os músculos distais e, em seguida, os músculos proximais
- (E) Sem compressão externa (bandagens ou luva/braçadeiras), de forma lenta, trabalhando inicialmente os músculos proximais e, em seguida, os músculos distais

36. A complicação mais frequente e importante nos linfedemas é:
- (A) Distúrbio reumático
- (B) Fibrose proteica
- (C) Úlcera linfogênica
- (D) Erisipela
- (E) Micose interdigital

37. Há controvérsia sobre a utilização de alguns recursos no tratamento do linfedema. São eles:
- (A) Terapia medicamentosa, repouso do membro, cirurgias
- (B) Terapia medicamentosa, cirurgias, bomba pneumática
- (C) Terapia medicamentosa, bomba pneumática, enfaixamento compressivo
- (D) Terapia medicamentosa, cirurgias, drenagem linfática manual
- (E) Terapia medicamentosa, bomba pneumática, cinesioterapia

VI. Linfedema em Cuidados paliativos

38. Linfedema maligno é:
- (A) Linfedema secundário condicionado a um câncer ou tumor, sem possibilidade de intervenção fisioterapêutica
- (B) Linfedema secundário condicionado a um câncer ou tumor, com possibilidade de intervenção fisioterapêutica
- (C) Linfedema primário condicionado a um câncer ou tumor, com possibilidade de intervenção fisioterapêutica
- (D) Linfedema primário condicionado a uma redução no desenvolvimento dos ductos linfáticos e processo irreversível dos mesmos, sem possibilidade de intervenção fisioterapêutica
- (E) NRA

39. É correto afirmar que o linfedema maligno do membro superior apresenta os seguintes sinais e sintomas, **exceto**:
- (A) Linfonodos palpáveis
- (B) Plexopatia
- (C) Aumento lento e resfriamento do edema
- (D) Sensação de peso e dores ao estiramento
- (E) Acentuação central do linfedema, afetando mais ombros e braço

40. Das opções abaixo, selecione a que melhor descreve a conduta para o tratamento fisioterapêutico de um linfedema condicionado à malignidade:
- (A) Enfaixamento compressivo, cuidados com a pele, cinesioterapia motora, uso de órteses, se necessário, drenagem linfática manual próximo ao local do tumor ou locorregional. Luva compressiva deve ser contraindicada nestes casos
- (B) Enfaixamento compressivo, desde de que não haja trombos ou carcinomatoses infiltrativas, drenagem linfática manual fora da área tumoral, cinesioterapias motoras passiva e ativa assistida, orientações para autocuidados e cuidados com a pele, luva compressiva e, se necessário, indicação para uso de órteses, com orientação
- (C) A fisioterapia não atua em pacientes com câncer avançado, especialmente com linfedema maligno por metástase
- (D) Enfaixamento compressivo simples, cuidados com a pele, cinesioterapias passiva e ativa assistidas e contraindicação absoluta de drenagem linfática manual
- (E) Drenagem linfática manual fora da área tumoral, cuidados com a pele, contraindicação absoluta ao enfaixamento compressivo e à cinesioterapia motora

41. O objetivo principal do tratamento do linfedema maligno em cuidados paliativos é:
- (A) Controlar sinais e sintomas e a independência funcional do paciente e readaptar novas condutas, conforme a mudança do estado clínico do paciente
- (B) Independência funcional, ganho de arco de movimento, controle dos sintomas e manter sempre a mesma conduta, para que o paciente se adapte e consiga realizá-la
- (C) Não é necessário estimular a independência funcional do paciente, basta controlar sinais e sintomas e readaptar novas condutas, se necessário
- (D) Controlar sinais e sintomas, mantendo-o sempre em repouso a fim de evitar piora do quadro
- (E) Redução do volume de membro superior, independência funcional e controle da obstrução tumoral

Respostas Comentadas

1. (**E**) O processo de filtração e reabsorção depende de um gradiente de pressão entre os dois lados da membrana e sempre permite o movimento de uma área elevada para uma área de baixa pressão.[1]

2. (**A**) Em caso de processos edematosos, a distância entre os capilares sanguíneos e as células aumenta. Este aumento na distância de difusão resultará em uma redução drástica no suprimento celular de oxigênio e nutrientes. Haverá acúmulo de produtos do metabolismo e de CO_2 nas células e no interstício. Esta situação resulta em suscetibilidade a infecções, lesão tecidual, dano celular e retardo na cicatrização de feridas.[1,2]

3. (**C**) A presença de proteínas no espaço perivascular tem ação hidrofílica, resultando em uma pressão coloidosmótica intersticial que leva ao movimento de moléculas de água para este compartimento. Uma pressão hidrostática intersticial positiva, portanto, levaria ao movimento contrário, com migração de moléculas de água em direção ao capilar sanguíneo.[1,2]

4. (**B**) Para determinar a rede de reabsorção no capilar venoso sanguíneo, as forças que favorecem o movimento molecular para o compartimento interno dos vasos (pressões hidrostática intersticial e coloidosmótica capilar) devem ser superiores às forças que favorecem o movimento contrário (pressões hidrostática capilar e coloidosmótica intersticial).[1]

5. (**A**) A reabsorção acontece em condições de repouso somente no intestino, fígado, rins e linfonodos e no restante do organismo somente sob esforço físico ou em condições patológicas. Isto se explica pela pressão tecidual positiva nesses locais.[2]

6. (**C**) A permeabilidade capilar pode ser aumentada por fatores, como calor, estresse, baixo pH sanguíneo, presença de hormônios, como a serotonina, histamina, quinina ou prostaglandina. Ela pode ser também aumentada pela ação da hialuronidase, que provoca uma cisão hidrolítica dos mucopolissacarídeos na parede celular. Ao contrário, o ácido hialurônico reduz a permeabilidade capilar.[2]

7. (**D**) Ernest Henry Starling (1866–1922) descobriu que, sob condições normais, as pressões capilar média e coloidosmótica do plasma são quase idênticas, daí a denominação "equilíbrio de Starling". Entretanto, a pressão capilar é maior que a pressão coloidosmótica do plasma na extremidade arterial, justificando a filtração neste local.[1,2]

8. (**C**) O sistema linfático tem função de defesa contra substâncias nocivas (função imunológica) e função de drenagem em razão da retirada de substâncias macromoleculares do interstício.[2]

9. (**E**) O linfático inicial só pode ser esvaziado passivamente pela linfangiomotricidade ou por outros recursos auxiliares, como a contração muscular, a pulsação dos vasos, a respiração e o peristaltismo, pois não possui fibras musculares próprias.[2]

10. (**A**) A insuficiência mecânica, também conhecida como insuficiência de baixo volume, caracteriza-se por redução na capacidade de transporte do sistema linfático de origem funcional ou orgânica.[1]

11. (**A**) Os edemas ricos em proteínas, ou linfedemas, caracterizam-se por permeabilidade capilar elevada, permitindo a passagem de macromoléculas para o interstício e insuficiência do fluxo linfático, causada pela lesão ou alterações da gênese deste sistema.[2]

12. (**C**) Em um estado crônico, o sistema linfático recruta vias alternativas, as anastomoses linfolinfáticas, e reforça o fluxo linfático para as anastomoses linfovenosas, visando aumentar a capacidade de transporte.[2]

13. (**C**) O fator determinante é a insuficiência da drenagem linfática, causada por obstáculo em nível dos vasos ou nódulos linfáticos.[3]

14. (C) O linfedema pode afetar qualquer região do corpo que tenha sofrido lesão em vasos linfáticos ou linfonodos, caracterizando uma redução na capacidade de transporte do sistema linfático. Geralmente, acomete o tecido subcutâneo, onde se localizam os linfáticos iniciais. Nesta patologia, há retirada insuficiente de proteínas teciduais que, então, permanecem no interstício.[4,5]

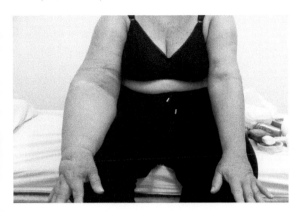

15. (D) O diagnóstico de edema de membro superior é relativamente fácil, sendo diagnosticável através de anamnese precisa e exame físico. Obter a história completa e realizar exame físico adequado na fase inicial da evolução do linfedema são muito importantes, especialmente com história de cirurgia de mama e axila. Negligenciar o quadro leva ao atraso do diagnóstico e consequente piora do prognóstico.[6] Os exames complementares são utilizados quando se objetiva verificar a eficácia de tratamentos ou para analisar patologias associadas.[7]

16. (E) O diagnóstico é clínico e baseia-se nas queixas e exame físico da paciente. Quando necessário a linfocintilografia avalia a função linfática e a visualização dos troncos linfáticos e linfonodos.[8]

17. (E) O edema generalizado está relacionado com estados de hipoproteinemia, cardiopatias, doenças renais e hepáticas. O linfedema pós-tratamento para câncer de mama caracteriza-se por ser no membro do lado submetido à cirurgia.[1]

18. (B) Se o membro envolvido apresentar-se com diferença maior em porção proximal, tendo o indivíduo diagnóstico prévio de câncer de mama, é provável que haja recidiva ou progressão da doença em axila.[1]

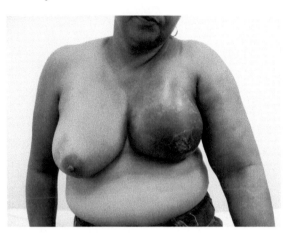

19. (B) Dores muito intensas só ocorrem praticamente nos linfedemas ditos malignos. São edemas crônicos, que apresentam fibrose linfostática importante e consequente compressão de estruturas. Além disso, é causado por doença avançada, com obstrução em região proximal do membro e compressão de estruturas nervosas periféricas.[2]

20. (E) A linfadenectomia axilar promove uma interrupção do transporte linfático. A radioterapia em cadeias de drenagem pode causar fibrose tecidual, dificultando ainda mais o transporte linfático. A prevalência de linfedema é de 14% em grupo de pacientes submetidas à cirurgia e radioterapia adjuvante.[9] Infecções recorrentes promovem fibrose da parede dos vasos linfáticos, resultando em insuficiência mecânica. Principalmente infecções, como a erisipela, podem elevar consideravelmente a demanda linfática, e as consequentes cicatrizes podem, em decorrência de modificações nos vasos linfáticos, reduzir a capacidade de transporte linfático. A obesidade está relacionada com uma compressão dos vasos linfáticos, que, juntamente com a permeabilidade capilar, leva ao linfedema. No trauma, uma lesão secundária dos tecidos leva à insuficiência mecânica do sistema linfático, exacerbando o quadro vascular. Não se deve confundir com edema pós-traumático, que regride em poucos dias. Realizar movimentos com as articulações do membro não caracteriza uma ameaça ao desenvolvimento do linfedema, desde que se evite a sobrecarga.[1,2]

Capítulo 51 | Linfedema de Membro Superior – Prevenção e Tratamento

21. (**D**) A maneira mais fácil de medição e controle dos edemas, em geral, é por meio de medida de extensão (perimetria). Entretanto, para se obter um resultado factível e mais fidedigno, deve-se, após a tomada de medidas, realizar cálculo, transformando em volume as medidas obtidas, a volumetria indireta.

$$V = \frac{h * (C^2 + Cc + c^2)}{(\pi * 12)}$$

onde: V é o volume do segmento do membro, C e c são as circunferências a cada final, e h é a distância entre as circunferências (C). O somatório desses volumes dará o volume final estimado.[10]

22. (**A**) Após a cirurgia, as mulheres evoluem, normalmente, com certo grau de edema, pois a capacidade de absorção do excesso de líquido e de células do espaço intersticial fica reduzida.[9]

23. (**E**) Os edemas que se originam de uma pressão capilar elevada e sem alteração da permeabilidade capilar para macromoléculas caracterizam-se por ser depressíveis à palpação.[2]

24. (**D**) O tratamento preconizado para o linfedema é a terapia física complexa (TFC), preconizada por Asdonk, no ano de 1973, onde o mesmo percebe que, além da DLM praticada por Vodder, era necessário o tratamento contínuo do edema com compressão, para que a melhora obtida com a DLM fosse mantida.[2]

25. (**C**) Os cuidados com a pele devem ser realizados durante toda a terapia do linfedema, a fim de prevenir processos inflamatórios ou infecciosos que podem agravar o linfedema. A pele é o principal condutor da circulação linfática periférica, portanto, deve manter-se sempre limpa, hidratada, a fim de evitar ressecamentos e irritações na mesma. Na presença de alguma lesão dermatológica, deve ser empregado tratamento adequado. O paciente deve ser orientado a utilizar sabão neutro, evitar desodorantes antitranspirantes ou em creme que contenham álcool, pois ressecam a pele.[10,11]

A drenagem linfática manual (DLM) é representada por um conjunto de manobras específicas com o objetivo de drenar o excesso de líquido acumulado no interstício pelas anastomoses linfolinfáticas, assim como remover fibroses linfostáticas.[11]

A terapia compressiva é de fundamental importância, pois mantém e incrementa a melhora da absorção e fluxo linfáticos conseguidos com a linfodrenagem prévia. Reduz a filtração e eleva a absorção na região dos capilares sanguíneos.

Deve ser realizada na fase de redução e de manutenção do linfedema.[2,11]

A cinesioterapia é realizada por exercícios e promove um aumento do fluxo linfático, assim como favorece a reabsorção, já que mediante a atividade muscular, as veias e vasos linfáticos profundos são comprimidos, de modo que tanto o escoamento venoso é acelerado, assim como a vasomotricidade é estimulada, devendo sempre ser realizada com o membro enfaixado ou com contenção elástica (luva/braçadeira). A atividade muscular também exerce uma leve influência sobre os vasos linfáticos e veias superficiais, pois, por meio do movimento, a pele é estirada, levando à leve compressão desses vasos superficiais entre a pele e a camada muscular.[10,11]

26. (**A**) A fase de redução tem como objetivo principal a redução máxima do volume do linfedema, melhorando, consequentemente, a função do membro e a estética. A duração dessa fase depende da gravidade do edema, variando de 3 semanas em casos mais simples, até meses, nos casos graves. Essa primeira fase está concluída quando se atinge a redução máxima do volume do edema. Nessa fase, são aplicados cuidados com a pele, DLM, bandagem compressiva e cinesioterapia. A fase de manutenção inicia-se a partir desse momento e tem como objetivo conservar e otimizar os resultados obtidos na primeira fase. Nessa fase, empregam-se cuidados com a pele, uso contínuo de contenção elástica (luva/braçadeira), cinesioterapia e DLM, se necessário.[2,11]

27. (**D**) O tratamento da DLM sempre se inicia nas regiões linfáticas proximais, pois precisam ser esvaziadas para que os fluidos linfáticos possam ali afluir, a partir das regiões distais. Sabe-se que as vias linfáticas da pele e do tecido subcutâneo não possuem uma direção de fluxo definida, pois os capilares não possuem válvulas. O sentido do fluxo linfático superficial depende de forças externas ao sistema linfático, como a contração muscular e massagem, onde a massagem produz aumento da absorção, do transporte e fluxos linfáticos superficiais, deslocando a linfa mais rapidamente. A massagem de linfodrenagem é uma técnica representada por um conjunto de manobras que visam drenar o excesso de líquido do interstício, devendo ser realizada em um ritmo contínuo e lento, para que a linfa seja absorvida e conduzida gradativamente, de formas progressiva e harmônica. A pressão deve ser leve, suave, indolor e sem causar eritema, de modo a preservar a integridade dos capilares. Pressões muito elevadas podem lesar alguns capilares linfáticos, acarretando piora do linfedema.[2,11]

28. (A) As manobras de drenagem linfática manual favorecem a formação de anastomoses na região capilar, causa dilatação dos capilares e pré-coletores, assim como, tornam eficazes os estímulos de estiramento e enchimento dos linfangions. A contratilidade dos linfangions torna-se mais frequente, e, consequentemente, o fluxo linfático é acelerado, ocorrendo um aumento da entrada de líquido do interstício nos linfáticos iniciais.[2]

29. (E) A DLM não deve ser realizada em processos inflamatórios ou infecciosos agudos tanto de pele (erisipela, na maioria),como nos coletores linfáticos e linfonodos, em função do risco de disseminação da bactéria ou vírus por todo o corpo, piorando o quadro. O tratamento nesse momento é antibioticoterapia, elevação do membro e resfriamento do mesmo com compressa gelada. Após a diminuição da temperatura, pode-se iniciar a DLM somente como tratamento de evacuação proximal da região inflamada, para afastar as dores causadas pelos espasmos dos vasos e normalizar ou melhorar a drenagem. Em casos de trombose venosa profunda, não deve ser realizada em razão do risco de provocar desprendimento do trombo que pode migrar para o pulmão e levar à embolia pulmonar. Neste caso, recomenda-se esperar por mais ou menos 4 semanas para aguardar uma organização do trombo que, então, estará aderido à parede do vaso. A DLM leva a um aumento do fluxo de líquidos no sistema de vasos sanguíneos, podendo levar à sobrecarga do coração em casos de insuficiência cardíaca descompensada e, consequentemente, a edema pulmonar que representa risco de vida, portanto, não deve ser indicada nesses casos.[2]

30. (C) A atividade de determinadas fibras eferentes simpáticas estimula a vasoconstrição em determinados órgãos. Os efeitos do sistema simpático sobre o coração incluem o aumento da frequência cardíaca e da contratilidade cardíaca, quando os receptores β1-adrenérgicos são ativados no músculo cardíaco. As ações dos sistemas simpático e parassimpático sobre alguns órgãos têm efeitos sinérgicos. Suas ações oponentes são balanceadas para permitir o funcionamento equilibrado dos órgãos. As fibras parassimpáticas são distribuídas por alguns nervos cranianos, onde 75% delas cursam pelo par craniano X, o nervo vago. As fibras eferentes no nervo vago inervam o coração e o músculo liso dos pulmões e do sistema digestório. A atividade vagal para o coração

pode produzir bradicardia ou redução da força da contração cardíaca. A DLM provoca uma ação inibidora do sistema nervoso simpático, por estímulo do nervo vago, assim como do parassimpático, levando ao equilíbrio neurovegetativo, provocando sono, relaxamento da musculatura estriada cardíaca e, consequentemente, uma diminuição da frequência cardíaca e redução da pressão sanguínea.[2,12]

31. (B) O enfaixamento compressivo é utilizado em uma fase do tratamento que visa à redução do volume do membro. Para tanto, deve exercer pressão no interstício, reduzindo a ultrafiltração, reduzindo a pressão capilar sanguínea na extremidade venosa e, consequentemente, aumentando os fluxos venoso e linfático pela reabsorção que ocorre.[11]

32. (C) As bandagens de compressão existem em faixas de tensões curta e longa. As faixas de tensão curta têm menor pressão em repouso, porém, maior pressão de trabalho, ou seja, com o movimento a pressão sobre o edema aumenta. As faixas de tensão longa têm, ao contrário, uma pressão de repouso e de trabalho igualmente altas, onde devem ser retiradas em fase de repouso, pois, ao contrário, podem provocar sensações de pressão e danos à pele e incomodar o paciente durante o sono. Se for necessário o uso de bandagens por muitos dias, estas devem ser, de preferência, feitas com faixas de tensão curta. A força de tensão com a qual a bandagem precisa ser aplicada deve ser igual em todas as partes do membro. De acordo com a lei de Laplace, a pressão externa é diretamente proporcional à tensão do tecido elástico e inversamente proporcional ao raio ($P = T/r$). Em razão do maior diâmetro proximal, ali se reduz a pressão.[2,11]

33. (C) A terapia compressiva, por aumentar o retorno venoso e a formação de linfa, pode levar a quadros de falência do sistema cardiovascular em um indivíduo com hipertensão arterial grave. Em uma infecção aguda qualquer conduta que possa favorecer a disseminação desse quadro está contraindicada, sendo o enfaixamento compressivo uma delas. Um fixador ósseo externo impediria a realização da técnica do enfaixamento compressivo, uma vez que o contato das ataduras com a pele seria impossível.[11]

34. (E) A bandagem ou enfaixamento compressivo consiste em recurso que promove elevada pressão de trabalho e baixa pressão de repouso no interstício, devendo ser ininterrupto enquanto durar a fase intensiva. Com isso, é possível reduzir o volume do membro em tratamento para, então, dar início a fase de manutenção.[2,13]

35. (**C**) A realização de exercícios é de fundamental importância no tratamento do linfedema. As pressões somadas das contrações musculares à contrapressão do enfaixamento ou contenção elástica (luva/braçadeira) estimulam o funcionamento linfático, aumentando tanto a absorção da linfa no interstício, como a atividade motora dos linfangions e o peristaltismo dos vasos linfáticos e veias, potencializando a circulação de retorno. Portanto, quando a atividade muscular é realizada em um membro sob compressão externa, a pressão sobre os vasos linfáticos e veias torna-se mais forte, de modo que os fluxos sanguíneo e linfático serão aumentados. Os exercícios devem ser feitos lentamente, sem causar dor, pois um programa de treinamento exagerado pode levar à exaustão da musculatura e levar ao aumento do linfedema. Os músculos proximais devem ser trabalhados inicialmente e, em seguida, os músculos distais, de modo que os vasos linfáticos centrais, como na DLM, sejam ativados primeiro, permitindo uma passagem adequada da linfa periférica.[2,11,13]

36. (**D**) A erisipela é a complicação mais frequente e importante nos linfedemas, podendo recidivar, já que o sistema imunológico não desenvolve um anticorpo específico contra o agente causador da erisipela. São causadas em sua maioria por ferimentos banais da pele, através dos quais as bactérias já existentes na pele penetram no interstício. As erisipelas mais frequentes que ocorrem em linfedemas são favorecidas por imunopatia linfostática local, ou seja, o sistema imunológico do quadrante ou membro do corpo afetado pelo edema está debilitado. A linfostase está sempre relacionada com uma imunidade local reduzida, e sua causa deve-se ao aumento do percurso entre capilares sanguíneos e as células do corpo, resultando em maior tempo de trânsito de células imunológicas no interstício, permitindo a entrada de microrganismos no interstício. Principalmente infecções, como a erisipela, podem levar acentuadamente à exigência linfática, e as consequentes cicatrizes podem, em decorrência de modificações nos vasos linfáticos, diminuir a capacidade de transporte linfático, piorando o quadro de linfedema já instalado. O tratamento adequado para a erisipela é antibiótico por 7 a 10 dias, ou mais de acordo com a necessidade. O tratamento local da erisipela ocorre com a elevação do membro afetado e com compressa de água fria, a fim de diminuir a dor e sensação de calor.[2]

37. (**B**) Existe controvérsia sobre a utilização de medicamentos (diuréticos, benzopironas), de aparelhos de compressão e realização de cirurgias no tratamento do linfedema. O uso de benzopironas (coumarina, principalmente) é defendido por alguns autores no tratamento do linfedema, pois levam a aumento do fluxo linfático, melhora a capacidade de bombeamento dos coletores linfáticos, assim como estimula a atividade proteolítica dos macrófagos, entretanto, seu uso pode levar à toxicidade hepática. Os diuréticos não devem ser usados de rotina no tratamento do linfedema, pois podem levar a desequilíbrio eletrolítico. A perda de água leva à concentração de proteínas, aumentando áreas de fibrose, dificultando a absorção linfática. Os tratamentos cirúrgicos, como exéreses com extirpação do tecido linfedematoso, restabelecimento de vias de drenagem através de métodos reconstrutores, são reservados aos casos em que não respondem ao tratamento conservador ou em determinados pacientes, a cirurgia pode ser usada como complemento do programa de terapia física complexa. As indicações cirúrgicas devem ser muito bem consideradas, pois podem levar à danificação dos vasos linfáticos, assim como podem ser fracassadas, interferindo posteriormente no tratamento. A indicação de aparelhos de compressão, como a bomba pneumática, é muito restrita, e quando indicada deve ser realizada a DLM antes e após o seu uso. A pressão utilizada não deve ser muito elevada. Entretanto, vários autores contraindicam, pois podem levar a congestionamento do membro afetado, não são válidas nos tratamentos de linfedemas II e III, causados pela presença de fibrose e cicatriz tecidual, podem danificar os vasos linfáticos superficiais e podem levar à formação de linfedema nas regiões adjacentes.[10,11,13-16]

38. (**B**) O linfedema maligno está relacionado com uma enfermidade básica que o causou. Está condicionado ao câncer ou tumor, e isto significa dizer que um tumor maligno ou metástase por meio de bloqueios nos ductos linfáticos ou linfonodos é responsável por esse quadro. A fisioterapia realiza o tratamento desses pacientes por meio de enfaixamento compressivo e uso de órteses.[2]

39. (C) O aumento do edema é rápido e há aquecimento do mesmo.[2]

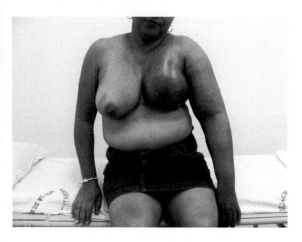

40. (B) Está correta por ser a resposta mais completa, não tendo a luva compressiva e nem o enfaixamento contraindicações para seu uso.[2,10]

41. (A) Deve ser estimulada a independência funcional do paciente controlando seus sinais e sintomas e adaptar novas condutas se necessário.[10]

Referências Bibliográficas

1. Zuther JE. *Lymphedema management, the comprehensive guide for practitioners*. Nova York: Thieme, 2005.
2. Herpertz U. *Edema e drenagem linfática, diagnóstico e terapia do edema*. 2. ed. São Paulo: Rocca, 2006.
3. Boff RA, Carli AC, Brenelli H, Brenelli FP, Carli LS, Sauer FZ, Reiriz AB, Coelho CP, Coelho GP. *Compêndio de Mastologia: abordagem multidisciplinar*. Caxias do Sul: Lorigraf, 2015, p. 676.
4. Meirelles MCCC, Mamede MV, Souza L et al. Avaliação de técnicas fisioterapêuticas no tratamento do linfedema pós-cirurgia de mama em mulheres. *Rev Bras Fisioterapia* 2006;10(4):393-99.
5. Harris SR, Hugi MR, Olivotto IA et al. Clinical practice guidelines for the care and treatment of breast cancer: 11 Lymphedema. *CMJ* 2001;164(2);191-99.
6. Bevilacqua JLB, Bergmann A, Andrade MF. Linfedema após o câncer de mama – Da epidemiologia ao tratamento. *Rev Bras Mastol* 2008 Out.-Dez.;18(4):171-78.
7. Brasil. Ministério da Saúde. Controle do câncer de mama – Documento de consenso. *Rev Bras Cancerologia* 2004;50(2):77-90.
8. Boff RA, Chagas CR, Mencke CH, Vieira RJS. *Tratado de Mastologia da SBM*. Rio de Janeiro: Revinter, 2011.
9. Bergmann A, Mattos IE, Koifman RJ. Incidência e prevalência de linfedema após tratamento cirúrgico do câncer de mama: revisão de literatura. *Rev Bras Cancerologia* 2007;53(4):461-70.
10. Bergmann A, Ribeiro MJP, Pedrosa E et al, Fisioterapia em Mastologia Oncológica: Rotinas do Hospital do Câncer III/INCA. *Rev Bras Cancerologia* 2006;52(1):97-109.
11. Camargo M, Marx A. *Reabilitação física no câncer de mama*. São Paulo: Rocca, 2000.
12. Lundy-Ekman L. *Neurociência: fundamentos para a reabilitação*. Rio de Janeiro: Guanabara Koogan, 2000.
13. International Society of Lymphology. The diagnosis and treatment of peripheral lymphedema. Consensus document of the International Society of Lymphology. *Lymphology* 2003;36:84-91.
14. Cohen SR, Payne DK, Tunkel RS. Lymphedema: strategies form anagement. *Cancer* 2001;92:980-87.
15. Tiwari A, Cheng KS, Button M et al. Differential diagnosis, investigation, and current treatment of lower limb Lymphedema. *Arch surg* 2003;138:152-61.
16. Brenelli F, Berrettini A, Bronzatti E et al. *Doenças da Mama: Guia prático baseado em evidências*. São Paulo: Revinter, 2011.

52

Fisioterapia no Câncer de Mama

Anke Bergmann ■ *Ana Carolina Padula Ribeiro*
Juliane R. Magno Silva ■ *Suzana Sales de Aguiar*

1. Em relação à lesão do nervo intercostobraquial, assinale a opção **incorreta**:
   (A) Leva à alteração da sensibilidade localizada na axila, região medial do braço e/ou parede torácica do lado afetado
   (B) Os sintomas geralmente aparecem no pós-operatório imediato e podem desaparecer após 6 a 12 meses
   (C) A dessensibilização pode ser empregada
   (D) A crioterapia é utilizada nos casos de pacientes com queixa de dor
   (E) A estimulação elétrica nervosa transcutânea (TENS) deve ser evitada nestes casos

2. A restrição articular está diretamente relacionada com o tratamento oncológico. Quanto maior a agressividade do tratamento, maior é a sua incidência. Isto ocorre principalmente por:
   (A) Posicionamento por muito tempo durante o ato operatório em abdução e rotação externa, segmentectomia, biópsia de linfonodo sentinela, aderências teciduais, musculares e cicatriciais e postura adotada durante a radioterapia
   (B) Posicionamento por muito tempo durante o ato operatório em abdução e rotação externa, mastectomia com retirada do peitoral maior, linfanedectomia axilar, aderências teciduais, musculares e cicatriciais e complicações actínicas
   (C) Posicionamento por muito tempo durante o ato operatório em adução e rotação interna, mastectomia simples, biópsia de linfonodo sentinela, aderências teciduais, musculares e cicatriciais e postura adotada durante a radioterapia
   (D) Posicionamento por muito tempo durante o ato operatório em adução e rotação externa, mastectomia com retirada do peitoral maior, linfanedectomia axilar, aderências teciduais, musculares e cicatriciais e postura adotada durante a radioterapia
   (E) Posicionamento por muito tempo durante o ato operatório em adução e rotação externa, tumorectomia, linfanedectomia axilar, aderências teciduais, musculares e cicatriciais e postura adotada durante a radioterapia

3. Em relação às complicações relacionadas com a ferida operatória e a dor, o que se deve fazer para prevenir a restrição articular?
   (A) Exercícios e atividades de baixa amplitude articular no pós-operatório imediato, técnicas de descolamento tecidual; recursos analgésicos, como terapia manual, crioterapia e eletroestimulação transcutânea (TENS)
   (B) Exercícios e atividades de baixa amplitude articular no pós-operatório imediato, técnicas de descolamento tecidual; recursos analgésicos, como terapia manual, calor e eletroestimulação transcutânea (TENS)
   (C) Exercícios e atividades com amplitude articular completa no pós-operatório imediato, técnicas de descolamento tecidual; recursos analgésicos, como terapia manual, crioterapia e eletroestimulação transcutânea (TENS)
   (D) Exercícios e atividades de baixa amplitude articular no pós-operatório imediato, técnicas de descolamento tecidual; recursos analgésicos, como terapia manual, crioterapia, calor, acupuntura no membro homolateral e eletroestimulação transcutânea (TENS)
   (E) Exercícios e atividades de grande amplitude articular no pós-operatório imediato, técnicas de descolamento tecidual; recursos analgésicos, como terapia manual, crioterapia, acupuntura e eletroestimulação transcutânea (TENS)

Capítulo 52 | Fisioterapia no Câncer de Mama

4. São fatores que vão contribuir para o desenvolvimento da restrição articular, **exceto**:
(A) Alterações prévias de ombro
(B) Tipo de tratamento oncológico realizado
(C) Questões sociais e psicológicas
(D) Dificuldade na realização dos exercícios propostos
(E) Presença de parestesia no trajeto do nervo intercostobraquial

5. Por que as complicações relacionadas com a ferida operatória e a dor oferecem maior risco para o desenvolvimento de restrição articular?
(A) Por estarem relacionadas com a presença de infecção
(B) Por facilitar o surgimento de escápula alada
(C) Por causa da imobilização prolongada do membro superior afetado
(D) Por estarem intimamente relacionadas com o estadiamento do tumor
(E) Por questões psicológicas e sociais

6. Das alternativas abaixo, qual a principal queixa da paciente com restrição articular?
(A) Presença de sinais flogísticos no membro superior
(B) Dificuldade para movimentar o membro superior ativamente
(C) Alteração de sensibilidade no membro superior
(D) Dificuldade de aderência ao tratamento
(E) Sensação de inchaço no membro superior afetado

7. Em alguns casos, a dificuldade na movimentação do membro permanece mesmo após um ano da cirurgia, podendo comprometer não somente as atividades funcionais, mas também elevando as chances de complicações associadas. Quais são elas?
(A) Escápula alada e fratura patológica
(B) Linfedema e fratura patológica
(C) Linfedema e tendinite do manguito rotador
(D) Tendinite do manguito rotador e intercostobraquialgia
(E) Escápula alada e intercostobraquialgia

8. Qual a causa e a consequência da escápula alada após a linfadenectomia axilar?
(A) Lesão do nervo torácico longo e diminuição de força do músculo serrátil posterior
(B) Lesão do nervo torácico longo e diminuição de força ou parestesia no trajeto do músculo serrátil anterior
(C) Lesão do nervo torácico longo, diminuição de força do músculo trapézio médio

(D) Lesão do nervo torácico longo e diminuição de força ou paralisia do músculo serrátil anterior
(E) Lesão do nervo torácico longo, diminuição de força ou paralisia dos músculos romboides

9. Quais são os recursos fisioterapêuticos utilizados para tratamento da escápula alada?
(A) Cinesioterapia; mobilização escapular; uso de órteses; recursos analgésicos, como a crioterapia e a TENS
(B) Cinesioterapia; mobilização escapular; uso de órteses e próteses; recursos analgésicos, como a termoterapia
(C) Cinesioterapia; mobilização escapular; uso de órteses e próteses; recursos analgésicos, como calor e a TENS
(D) Cinesioterapia; mobilização escapular; uso de órteses; recursos analgésicos, como a crioterapia, a radiação infravermelha (IV) e a TENS
(E) Cinesioterapia; mobilização escapular; uso de órteses; recursos analgésicos, como a radiação infravermelha (IV) e a TENS

10. Que outras complicações podem estar associadas à escápula alada?
(A) Limitação do movimento do ombro e dor
(B) Fratura patológica
(C) Alterações emocionais
(D) Parestesia no trajeto do nervo intercostobraquial
(E) Linfedema

11. Os estudos que avaliam a incidência da escápula alada são bastante divergentes, porém alguns deles demonstram uma regressão do quadro após algum tempo de acompanhamento. O que justificaria esse achado?
(A) Transposição tendinosa
(B) Regressão da doença neoplásica
(C) Tratamento medicamentoso
(D) Lesão nervosa caracterizada como neuropraxia
(E) Tratamento hormonal

12. Qual o objetivo da utilização de órteses para o tratamento da escápula alada?
(A) Suporte para auxiliar no movimento de flexão
(B) Suporte para auxiliar no movimento de abdução
(C) Suporte para auxiliar no movimento de rotação externa
(D) Suporte para auxiliar no movimento de rotação interna
(E) Suporte para manter o nivelamento escapular com a parede torácica

13. Em relação à conduta fisioterapêutica a ser estabelecida visando a prevenção do seroma, assinale a questão correta:
(A) Iniciar a conduta fisioterápica a partir da retirada dos pontos, com exercícios de baixa amplitude
(B) Utilização de exercícios de amplitude de movimentos moderados (90°) e de baixa intensidade
(C) Iniciar a conduta fisioterápica no pós-operatório imediato com exercícios ativos e ativo-resistidos com amplitude global
(D) Orientar a imobilização do membro superior até a retirada dos pontos cirúrgicos
(E) Iniciar a conduta fisioterapêutica a partir da retirada do dreno, com exercícios de grande amplitude.

14. Dentre as alternativas abaixo qual melhor descreve a fisiopatologia da síndrome da rede axilar:
(A) Lesão linfovenosa que pode ocorrer por estase e fibrose dos coletores linfáticos após obstrução linfática
(B) Lesão linfovenosa que pode ocorrer por retração tecidual, posicionamento da paciente durante a cirurgia, estase e fibrose dos coletores linfáticos após obstrução linfática
(C) Lesão linfovenosa provocada pela extensão da abordagem cirúrgica e pela movimentação ativa de membros superiores prolongada
(D) Lesão linfovenosa relacionada com o estágio da doença ou com o comprometimento dos linfonodos axilares
(E) Lesão linfovenosa que pode ocorrer pelo tratamento neoadjuvante, decorrente da fibrose tecidual e lesão actínica

15. Qual o quadro clínico da síndrome da rede axilar?
(A) Restrição articular do ombro ipsolateral, dor axilar irradiada para a face medial de braço e antebraço, presença de sinais flogísticos e/ou inflamatórios
(B) Restrição articular do ombro ipsolateral, dor axilar irradiada para a face medial de braço e antebraço e presença de cordões teciduais palpáveis ao movimento de flexão e abdução do ombro
(C) Restrição articular do ombro ipsolateral, dor axilar irradiada para a face medial de braço e antebraço, e presença ou não de cordões teciduais, podendo ser visíveis e palpáveis ao movimento de extensão e adução do ombro
(D) Restrição articular do ombro ipsolateral, dor axilar irradiada para face lateral de braço e antebraço e presença de cordões teciduais, podendo ser visíveis e palpáveis ao movimento de flexão e adução do ombro

(E) Restrição articular do ombro ipsolateral, dor axilar irradiada para a face lateral de braço e antebraço e presença de cordões teciduais, podendo ser visíveis e palpáveis ao movimento de flexão e rotação interna do ombro

16. Em relação às condutas preventivas e de tratamento, todas as alternativas a respeito da síndrome da rede axilar (SRA) estão corretas, **exceto**:
(A) Orientações quanto movimentos com os membros superiores desde o pós-operatório imediato, limitados a 90° até a retirada dos pontos cirúrgicos
(B) A SRA quando instalada leva a um posicionamento antálgico, com semiflexão de cotovelo e diminuição da contração muscular ativa
(C) Devem ser realizados exercícios passivos e ativos–resistidos, alongamentos de membros superiores, recursos analgésicos, como compressas frias e quentes, drenagem linfática manual e tração do cordão linfático
(D) Podem-se utilizar técnicas de liberação miofascial, como: alongamentos dos músculos peitoral maior e menor, intercostais, bíceps e tríceps, e diafragma, através da associação da respiração
(E) Uma técnica benéfica para a resolução da SRA é a tração do cordão linfático associada à conduta analgésica tópica

17. Quais são os fatores de risco para o desenvolvimento da síndrome da rede axilar (SRA)?
(A) Estadiamento da doença
(B) Número de linfonodos comprometidos
(C) Realização de tratamento neoadjuvante
(D) Número de linfonodos retirados
(E) Ocorrência de complicações cicatriciais

18. Caracteriza o quadro clínico de lesão do nervo intercostobraquial:
(A) Alteração da sensibilidade em região interna do braço, axila e região lateral do tórax
(B) Diminuição de força muscular em membro superior acometido e presença de dor na região axilar
(C) Dificuldade na movimentação ativa de membro superior e parestesia em região axilar
(D) Dor em região lateral de tórax e edema em membro superior acometido
(E) Hiperemia em região medial de braço e axila, com presença de dificuldade na elevação do membro

Capítulo 52 | Fisioterapia no Câncer de Mama

19. A melhor forma de avaliar a sensibilidade cutânea no dermátomo correspondente do nervo intercostobraquial é através de:
(A) Toque superficial
(B) Textura áspera
(C) Aplicação de calor e frio
(D) Monofilamentos de Semmes-Weinstein
(E) Texturas suaves

20. Quais os recursos fisioterápicos podem ser utilizados no tratamento da alteração do NICB?
(A) Dessensibilização e calor superficial
(B) Crioterapia e Infravermelho
(C) Dessensibilização, crioestimulação e TENS
(D) Ultrassonografia e dessensibilização
(E) Terapia manual e calor superficial

21. A lesão do NICB gera alteração de sensibilidade em que locais?
(A) Plastrão, região medial do braço e/ou parede torácica do lado afetado
(B) Axila, região lateral do braço e/ou parede torácica do lado afetado
(C) Axila, região medial do braço e/ou parede torácica do lado afetado
(D) Plastrão, região lateral do braço e/ou parede torácica do lado afetado
(E) Axila, região medial do braço e/ou antebraço

22. O que é a síndrome da mama fantasma?
(A) Sensação de ausência ou dor no órgão amputado
(B) Sensação de ausência ou prurido no órgão amputado
(C) Sensação de presença ou prurido no órgão amputado
(D) Sensação de presença ou dor no órgão amputado
(E) Sensação de presença ou dormência no órgão amputado

23. Quais são os principais sintomas da síndrome da mama fantasma após a mastectomia?
(A) Sensações de presença da mama, peso, prurido, dor em pontada, restrição articular ou cãibra
(B) Sensações de presença da mama, peso, prurido, dor em pontada, formigamento ou cãibra
(C) Sensações de ausência da mama, peso, prurido, dor em pontada, formigamento ou cãibra
(D) Sensações de presença da mama, restrição articular, prurido, dor em pontada, formigamento ou cãibra
(E) Sensações de presença da mama, peso, prurido, dor em pontada, formigamento ou restrição articular

24. Das condutas abaixo, todas podem ser adotadas para o tratamento da síndrome da mama, **exceto**:
(A) Dessensibilização
(B) TENS
(C) Descolamento cicatricial
(D) Adaptação de prótese mamária
(E) Calor

25. O melhor tratamento da trombose venosa profunda de membro superior é a prevenção. Todos os recursos utilizados abaixo estão corretos, **exceto**:
(A) Cuidados na manipulação do cateter e áreas adjacentes
(B) Mobilização precoce do membro e drenagem linfática manual
(C) Terapia compressiva e cinesioterapia
(D) Calor superficial e o uso de malha compressiva
(E) Associação de exercícios leves e o uso de malha compressiva

26. A atuação da fisioterapia na presença de trombose venosa profunda (TVP) consiste na avaliação precoce, e a instituição de condutas mecânicas após o início de anticoagulantes quando não houver mais os sintomas iniciais. Os objetivos da fisioterapia consistem em:
(A) Diminuição exclusivamente do quadro álgico
(B) Diminuição do quadro álgico e edema remanescentes
(C) Diminuição da circulação colateral venosa
(D) Diminuição do trombo venoso
(E) Diminuição da sensação de peso do membro

27. A fadiga oncológica é um sintoma que afeta a qualidade de vida dos pacientes, podendo ser definida como:
(A) Sensação objetiva de cansaço intermitente, relacionada com o tratamento do câncer, que interfere nas funções do dia a dia
(B) Sensação subjetiva de cansaço, ocasionalmente, relacionada com o câncer, que interfere nas funções do dia a dia
(C) Sensação subjetiva de cansaço persistente, relacionada com o câncer ou com seu tratamento, que interfere somente nas funções laborais
(D) Sensação subjetiva de cansaço persistente, relacionada com o câncer ou com seu tratamento, que interfere nas funções do dia a dia
(E) Sensação subjetiva de cansaço, ocasionalmente, relacionada com o câncer ou com seu tratamento, que interfere nas funções do dia a dia

28. As abordagens da fadiga oncológica devem incluir medidas não farmacológicas, como:
(A) Exercícios físicos leves, atividades aeróbicas (caminhadas), técnicas de relaxamento e o lazer
(B) Nutrição adequada e exercícios físicos vigorosos
(C) Técnicas de relaxamento e exercícios aeróbicos intensos (corridas)
(D) Modificação dos padrões de atividade, repouso e sono, utilizando atividades físicas intensas
(E) Restrição total de atividades

29. São os sintomas mais relatados por pacientes com neuropatia por quimioterapia:
(A) Parestesias, choques, queimação e pontadas exclusivamente nas mãos
(B) Parestesias, choques, queimação e pontadas na mão ipsolateral ao câncer de mama
(C) Parestesias, choques, queimação e pontadas exclusivamente nos pés
(D) Parestesias, choques, queimação e pontadas em mãos e/ou pés
(E) Somente parestesias em mãos e/ou pés

30. A abordagem fisioterapêutica em pacientes com neuropatia periférica consiste na utilização:
(A) Exclusivamente da TENS
(B) Exclusivamente da dessensibilização
(C) TENS, dessensibilização e cinesioterapia passiva
(D) TENS, calor profundo e hidroterapia
(E) TENS, termoterapia e cinesioterapia motora e dessensibilização

31. Durante a radioterapia é necessário que a paciente assuma um posicionamento em decúbito dorsal, abdução acima de 90° com rotação externa do lado ipsolateral à cirurgia. Para isso, é necessário:
(A) Somente após a retirada dos pontos, iniciar os exercícios no pós-operatório acima de 90° de flexão e abdução de membro superior ipsolateral à cirurgia
(B) Limitar os exercícios de membros superiores a 90° durante a radioterapia
(C) Iniciar, o mais precocemente, exercícios a 45-90° de flexão e abdução de membro superior ipsolateral à cirurgia no pós-operatório e mantê-los durante a radioterapia
(D) Iniciar, o mais precocemente, exercícios a 45-90° de flexão e abdução no pós-operatório e após a retirada dos pontos, exercícios acima de 90°; mantendo-os durante a radioterapia
(E) Realizar exercícios acima de 90° apenas antes do início da radioterapia

32. A radioterapia também provoca aderência pela fixação da superfície da pele ao tecido subcutâneo, as fáscias e músculos, interferindo na diminuição do arco de movimento do ombro. Uma técnica muito utilizada para melhora da aderência é:
(A) Dessensibilização
(B) Exercícios passivos de membros superiores
(C) Tração articular
(D) Descolamento cicatricial
(E) Endermoterapia

33. Um sintoma muito presente na plexopatia braquial é a dor. Consequentemente, sua eliminação ou redução pode ser alcançada por recursos fisioterápicos. Quais os recursos fisioterápicos mais indicados?
(A) Terapias manuais, crioterapia e calor superficial
(B) Exercícios miolinfocinéticos, TENS e AVD
(C) Terapia compressiva, TENS e calor superficial
(D) Crioterapia e TENS
(E) TENS, crioterapia e cinesioterapia

34. Em que casos o uso de tipoia é indicado:
(A) Pós-operatório imediato
(B) Linfedema
(C) Lesão do NICB
(D) Prevenir luxação umeral
(E) Restrição articular

35. A utilização das órteses estabilizadoras tem como objetivo:
(A) Aliviar os sintomas através da restrição dos movimentos
(B) Permitir deambulação precoce
(C) Auxiliar nas atividades de vida diária
(D) Prevenção de progressão da doença
(E) Melhorar a força muscular

36. A indicação correta da órtese para lesão óssea depende do nível da lesão que se deseja estabilizar e do tipo de fratura vertebral, devendo sempre estabilizar:
(A) Apenas o segmento vertebral acometido
(B) Um segmento vertebral acima e abaixo da região acometida
(C) Dois segmentos vertebrais acima e abaixo da região acometida
(D) Três segmentos vertebrais acima e abaixo da região acometida
(E) Não há critério para a estabilização da coluna

37. O que determina o tempo de utilização da órtese?
(A) Estadiamento clínico
(B) Nível da lesão
(C) Tratamento oncológico realizado
(D) Evolução da lesão óssea
(E) Dor

Capítulo 52 | Fisioterapia no Câncer de Mama

38. Quais as órteses mais utilizadas para tratar a síndrome de compressão medular?
(A) Cinta elástica
(B) Colete rígido e semirrígido
(C) Tipoia
(D) Modelador
(E) Enfaixamento torácico

39. Em pacientes com fratura patológica, a fisioterapia deve promover o uso de órteses para a estabilização dos segmentos acometidos, controle álgico e melhora da funcionalidade. Para isso, quais outros recursos fisioterapêuticos também podem ser utilizados?
(A) Alongamentos e ultrassom
(B) Exercícios aeróbicos e crioterapia
(C) TENS e exercícios isométricos
(D) TENS e exercícios resistidos
(E) TENS, exercícios isométricos e resistidos

40. A compressão medular é uma emergência oncológica que acontece comumente por lesão óssea, como colapso parcial ou total de corpo vertebral, fratura de pedículos e instabilidade vertebral por apagamento de estruturas ósseas. Podemos encontrar como sinais e sintomas neurológicos da síndrome de compressão medular, **exceto**:
(A) Alterações do padrão da marcha
(B) Alterações esfincterianas
(C) Paresias e/ou plegias
(D) Parestesias
(E) Restrição articular

41. São objetivos de um programa de exercícios para pacientes com síndrome de compressão medular (SCM), **exceto**:
(A) Favorecer a melhora da condição motora
(B) Prevenir complicações circulatórias e respiratórias
(C) Otimizar a marcha
(D) Otimizar a independência funcional
(E) Reduzir o condicionamento físico

42. O paciente deve receber orientações domiciliares de correção postural, prevenção de quedas, mudanças de decúbito, uso correto e importância das órteses e realização adequada de atividades do dia a dia. Exercícios isométricos para fortalecimento da musculatura estabilizadores da coluna vertebral são necessários. Os principais músculos estabilizadores da coluna vertebral são:
(A) Diafragma, músculos do assoalho pélvico, músculo transverso do abdome e glúteos
(B) Diafragma, músculo quadrado lombar, músculo transverso do abdome e multífido
(C) Reto abdominal, músculo transverso do abdome, músculos do assoalho pélvico e multífido
(D) Diafragma, músculos do assoalho pélvico, músculo transverso do abdome e multífido
(E) Reto abdominal, músculo transverso do abdome, músculo quadrado lombar e glúteos

43. Pacientes com câncer de mama metastático para o sistema respiratório podem ter basicamente dois tipos de comprometimento: a linfangite carcinomatosa e o derrame pleural neoplásico. A fisioterapia atua nas complicações que são, principalmente, a dispneia e a queda no condicionamento cardiorrespiratório e tem por objetivo:
(A) A melhora da ventilação e a prevenção de complicações respiratórias e circulatórias
(B) A melhora da ventilação e a prevenção de complicações respiratórias e linfáticas
(C) A melhora da ventilação e tratamento de complicações respiratórias e linfáticas
(D) A melhora da ventilação e a prevenção de complicações linfáticas e venosas
(E) A melhora da ventilação e o tratamento de complicações respiratórias e circulatórias

Respostas Comentadas

1. (**E**) A abordagem fisioterápica das pacientes com lesão do nervo intercostobraquial tem como objetivo orientar, prevenir, diminuir e dentro do possível reduzir o desconforto álgico pós-cirurgia. Podem ser utilizadas a dessensibilização, crioterapia e a estimulação elétrica nervosa transcutânea (TENS). A TENS tem sido usada com sucesso nos pacientes que apresentam disestesias, como formigamentos ou agulhadas.[1]

2. (**B**) Posicionamento durante o ato operatório em abdução e rotação externa que, por tempo prolongado, pode levar à fraqueza dos músculos redondo menor, infraespinoso e deltoide posterior; mastectomia com retirada da fáscia do músculo peitoral maior em razão da inibição do deslizamento entre os músculos subjacentes e consequente aderência; linfanedectomia axilar, tanto na preservação do peitoral menor, como na sua retirada; aderências teciduais, musculares e cicatriciais, decorrentes da cirurgia e/ou radioterapia e complicações actínicas.[2]

3. (**A**) Exercícios e atividades de baixa amplitude articular devem ser priorizados e mantidos até o fechamento superficial da ferida operatória. Técnicas de descolamento tecidual na região pericicatricial são indicadas a fim de prevenir e tratar aderências. Os recursos analgésicos, como terapia manual, crioterapia e eletroestimulação transcutânea (TENS), podem ser utilizados. Entretanto, o calor superficial e o profundo devem ser evitados, pois aumentam a filtração e, consequentemente, o risco de linfedema. A terapia manual não deve causar hiperemia nas áreas que drenam para a região axilar homolateral ao câncer. A acupuntura pode ser realizada no membro superior contralateral à cirurgia ou em pontos correspondentes, não devendo ser realizada no membro homolateral, pois promove a perfuração da pele e pode levar a um quadro infeccioso em um membro já afetado.[3]

4. (**E**) Quanto às alterações prévias de ombro, a sobreposição desses processos inflamatórios associados ao tratamento oncológico, seja ele cirúrgico, radioterápico ou sistêmico, agrava o quadro, au-mentando o risco de restrição e dor articular. Em relação ao tratamento oncológico, quanto maior a agressividade, maior a chance de restrição articular. Entre as complicações, as que oferecem maior risco de evoluir para restrição articular são aquelas relacionadas com a ferida operatória e com a dor.[4]

5. (**C**) A imobilização prolongada promove isquemia dos tecidos, retenção de metabólitos e edema cicatricial, acelerando o processo de fibrose, além de estar associada à ocorrência de outras complicações, como a síndrome da rede axilar e edema no membro superior acometido. Sendo assim, exercícios e atividades com baixa amplitude articular devem ser priorizados e mantidos até o fechamento superficial da ferida cirúrgica.[5]

6. (**B**) O paciente com quadro de restrição articular refere dificuldade para movimentar o membro superior ativamente e, consequentemente, fraqueza muscular em decorrência da imobilidade, dificuldade para realizar suas atividades de vida diária.[2]

7 (**C**) A limitação articular prolongada pode acelerar o processo de fibrose dos tecidos adjacentes, levando a quadros inflamatórios que podem tornar esta limitação permanente. A redução da mobilidade do membro superior causa a diminuição do grau de força muscular, comprometendo a capacidade de transporte do sistema linfático e, consequentemente, propiciando a formação do linfedema.[2,6]

8. (**D**) A lesão do nervo torácico longo gera diminuição de força ou paralisia do músculo serrátil anterior, levando à desestabilização da cintura escapular com proeminência da borda medial da escápula e rotação do ângulo inferior na linha média, caracterizando a escápula alada. Podendo estar associado à limitação na flexão do braço, com presença ou não de quadro álgico, trazendo importantes prejuízos à função do membro superior, levando a grandes dificuldades para a realização de atividades de vida diária.[7]

Capítulo 52 | Fisioterapia no Câncer de Mama

9. (**A**) A cinesioterapia é um recurso muito utilizado para a reabilitação desses pacientes, pois a contração muscular é um mecanismo de nutrição e irrigação dos tecidos, e os exercícios ativos previnem os efeitos deletérios da imobilização. A mobilização da escápula propicia a liberação da articulação escapulotorácica, facilitando a realização dos exercícios. As órteses podem ser utilizadas como suporte para manter o nivelamento escapular com a parede torácica, ajudando na diminuição da dor por evitar o estiramento do serrátil anterior, mas seu uso é controverso, pois poderia trazer maiores complicações por limitar o movimento, propiciando o surgimento de contraturas, linfedema, capsulite adesiva e outros. Os recursos analgésicos, como a crioterapia e a TENS, podem ser utilizados em pontos dolorosos e pontos-gatilhos da musculatura periescapular que se encontra sobrecarregada pela incompetência do músculo serrátil anterior.[8]

10. (**A**) A lesão do nervo torácico longo gera diminuição de força ou paralisia do músculo serrátil anterior, esse músculo exerce um importante papel na abdução e elevação do membro superior. A presença de dor é frequentemente secundária à lesão nervosa, em decorrência de espasmos da musculatura antagonista ou periescapular por sobrecarga ou mecanismos de compensação.[9]

11. (**D**) Podem ocorrer dois tipos de lesão do NTL: parcial (neuropraxia) ou total (neurotmese). Na neuropraxia, ocorre uma interrupção da condução nervosa na bainha de mielina, que pode ser parcial e transitória, acometendo principalmente as fibras motoras, que progressivamente se normalizam com o tratamento conservador, sendo possível sua remielinização entre 1 mês até 2 anos após a lesão.[10,11]

12. (**E**) Essa imobilização ajuda na diminuição da dor por evitar o estiramento do músculo serrátil anterior. Todavia o uso de suporte para a escápula alada é controverso. A utilização dessas órteses nas pacientes com linfadenectomia axilar poderia trazer maiores complicações por limitar o movimento, propiciando o aparecimento de contraturas, linfedema, capsulite adesiva e outros.[8]

13. (**B**) Na grande maioria dos estudos, não foi observada a associação entre o início precoce dos exercícios, desde que moderados, e a maior incidência de formação do seroma. A fisioterapia precoce tem como objetivo prevenir complicações, promover adequada recuperação funcional e, consequentemente, propiciar melhor qualidade de vida às mulheres submetidas à cirurgia para tratamento de câncer de mama. Sugerem-se a utilização de reeducação com amplitude de movimentos moderados e de baixa intensidade e a realização da drenagem linfática manual, através do processo de evacuação, principalmente pelas anastomoses axiloinguinais e interaxilares posteriores. Em casos de seromas abundantes, são contraindicadas a mobilização ativa intensa e em máxima amplitude e a drenagem linfática manual sobre a área de flutuação.

14. (**B**) Alguns autores propõem como fisiopatologia lesão linfovenosa que pode ocorrer por retração tecidual, posicionamento da paciente durante a cirurgia, estase e fibrose dos coletores linfáticos após obstrução linfática e hipercoagulação nos tecidos adjacentes em razão do dano tecidual provocado pela cirurgia ao liberar fatores teciduais.[12,13]

15. (**B**) O quadro clínico apresentado está associado à restrição articular do ombro ipsolateral, dor axilar irradiada para a face medial de braço e antebraço e presença de cordões teciduais, podendo ser visíveis e palpáveis ao movimento de flexão e abdução do ombro. O paciente não apresenta sinais flogísticos no membro afetado e nem sintomas sistêmicos. É autolimitada e desaparece espontaneamente entre dois e três meses após a cirurgia.[13,14]

16. (**C**) Não existe um tratamento específico para a SRA, mas o tratamento mais bem descrito inclui a drenagem linfática manual na axila e membro superior acometidos, proporcionando maior flexibilidade aos cordões fibrosos, associada a exercícios ativos e ativos-assistidos de ombro, alongamentos para a recuperação da amplitude articular, técnicas de liberação miofascial, recursos analgésicos através de compressa fria ou gelo, respeitando áreas de parestesia e tração do cordão linfático, levando ao rompimento do cordão fibroso, trazendo para o paciente alívio imediato da dor e melhora instantânea da amplitude articular. A utilização de calor é contraindicada em decorrência do aumento da ultrafiltração e maior risco de desenvolvimento de linfedema.[15]

17. (**D**) Entre os fatores de risco relatados na literatura, a extensão da abordagem cirúrgica axilar, ou seja, o número de linfonodos retirados é a principal. A SRA não apresenta relação com estágio da doença ou com o comprometimento dos linfonodos axilares.[2]

Respostas Comentadas 341

18. (A) Estudos relatam que a alteração da sensibilidade no trajeto inervado pelo NICB, independente da região que se apresenta, está relacionada com a lesão do NICB. A alteração da sensibilidade é classificada como anestesia, hipossensibilidade, hipersensibilidade e parestesia. Essa alteração da sensibilidade se faz presente principalmente na axila, região medial do braço e/ou parede torácica do lado afetado. Os sintomas aparecem no pós-operatório imediato e podem desaparecer após 6 a 12 meses.[16,17]

19. (D) A finalidade dos monofilamentos Semmes-Weinstein é avaliar e quantificar o limiar de sensibilidade à pressão na pele. Com aplicações em triagens rápidas e pesquisas quantitativas, os monofilamentos permitem detectar e monitorar a evolução de comprometimentos neurais.[18]

20. (C) Com a finalidade de dessensibilizar a região inervada pelo NICB, utilizam-se objetos de diferentes texturas, como, por exemplo, algodão, esponjas, escovas com cerdas flexíveis e/ou grossas, bola, toalhas, entre outros, podendo ser aplicado de formas lenta e progressiva. No caso de hiperestesia as estimulações devem ser progressivas, lentas, não dolorosas, utilizando estímulos suaves e texturas macias, uma vez que a recuperação sensitiva se inicie pelos receptores nociceptivos. A crioterapia é de fundamental importância para tratamento da dor, e seu efeito pode ser explicado pelo ciclo dor-tensão-dor. A aplicação da crioterapia pode ser realizada por crioestimulação, compressas de gelo, compressas com toalhas geladas, bolsas com agentes frios ou *sprays*/aerossóis refrescantes. A TENS pode ser utilizada para induzir a analgesia em pacientes que apresentem disestesias, como formigamento, agulhadas. Seu uso sobre áreas com alteração da sensibilidade e com irritação cutânea tem que ser com muito cuidado e atenção.[19-21]

21. (C) A lesão no NICB leva à alteração da sensibilidade localizada na axila, região medial do braço e/ou parede torácica do lado afetado. Os sintomas aparecem no pós-operatório imediato e podem desaparecer após 6 a 12 meses. Estudos relatam que a alteração da sensibilidade no trajeto inervado pelo NICB, independente da região que se apresenta, está relacionada com a lesão do NICB. A alteração da sensibilidade é classificada como anestesia, hipossensibilidade, hipersensibilidade e parestesia.[16,17]

22. (D) A síndrome fantasma consiste na sensação de presença ou dor no órgão amputado. É uma entidade clínica comum associada a estruturas de maior relevância no esquema corporal.[22]

23. (B) Nos casos de mastectomia, sua sintomatologia aparece logo após a cirurgia, e a paciente pode relatar sensações de presença da mama, peso, prurido, dor em pontada, formigamento ou cãibra. Está associada a alterações físicas, psicológicas e sociais, repercutindo em uma pior qualidade de vida a essa população.[22]

24. (E) Pacientes com câncer de mama ou submetidas ao tratamento do mesmo têm como orientação evitar a exposição da região ao calor excessivo sob o risco de manifestar o linfedema. Isso se deve à alteração do mecanismo de ultrafiltração pela vasodilatação obtida com o uso do calor. Para obter alívio da dor, os recursos eletroterápicos podem substituir os termoterápicos.[19-21]

25. (D) O calor é contraindicado. Os efeitos descongestivos dos exercícios leves e o uso de malha compressiva melhoram os retornos venoso e linfático, impedindo o aumento do edema. A drenagem linfática manual melhora o retorno linfático e venoso e leva à analgesia.[23,24]

26. (B) Os objetivos consistem na diminuição da dor e do edema remanescente, que são classificados como a síndrome pós-trombótica.[25]

27. (D) A fadiga oncológica é definida pela *National Comprehensive Cancer Network* (NCCN) como uma sensação subjetiva de cansaço persistente, relacionada com o câncer ou com seu tratamento, que interfere nas funções do dia a dia.[26]

28. (A) O tratamento recomendado para a quebra do ciclo da fadiga são os exercícios físicos leves, as atividades aeróbicas (caminhadas), as técnicas de relaxamento e o lazer. Todos interferem na melhora da fadiga oncológica, e seu impacto na qualidade de vida é substancial. Esta afeta tanto quanto a náusea, a dor e a depressão, sendo capaz de afastar o paciente de sua vida social e laboral, bem como reduzir sua independência na realização dos cuidados pessoais.[27,28]

29. (D) Normalmente, os sintomas são exclusivamente sensoriais e podem ter início meses ou anos após a quimioterapia. Os sintomas mais relatados são: parestesias, choques, queimação e pontadas; geralmente são simétricos e apresentam uma distribuição em forma de "luvas" e "botas". Poucos casos são associados à disfunção motora ou autonômica.[29]

30. (E) A fisioterapia pode utilizar diversos recursos para tratamento da neuropatia originada pela quimioterapia. Dentre eles podemos citar: TENS, termoterapia (calor e frio) e a cinesioterapia motora e a dessensibilização.[19-21]

Capítulo 52 | Fisioterapia no Câncer de Mama

31. (D) A fisioterapia no pós-operatório de câncer de mama contribui muito para diminuir o risco de restrição do movimento de ombro depois do esvaziamento axilar. Um bom programa de exercícios, objetivando a funcionalidade do ombro, deve começar já no primeiro dia de pós-operatório, com exercícios a 45-90° de flexão e abdução e rotações interna e externa, conforme tolerância. Após a retirada do dreno exercícios ativos, ativos assistidos são realizados, acrescentados depois da retirada de poucos exercícios acima de 90°, tornando mais fácil o início do tratamento radioterápico, com posicionamento de forma adequada no simulador.[30]

32. (D) Manobras de descolamento cicatricial em movimentos circulares ou transversais sobre a área irradiada podem ser utilizadas desde que já esteja íntegra, geralmente, a partir da segunda semana após término do tratamento radioterápico. Durante a aplicação de radioterapia estão contraindicadas manobras de descolamento. Hidratação da área irradiada, drenagem linfática manual, orientações quanto ao vestuário e atividades aeróbicas também estão indicadas.[31]

33. (E) A eletroestimulação transcutânea é considerada um dos mais importantes métodos de obtenção de analgesia, não invasiva, acessível, de simples execução, cujos efeitos colaterais são facilmente eliminados com a redução ou interrupção de sua aplicação. A estimulação elétrica repetida no mesmo local tende a diminuir a impedância tecidual, aumentando a condutividade da corrente e atenuando a dor. A crioterapia é um outro recurso analgésico que podemos utilizar, respeitando-se as contraindicações coexistentes. O frio torna mais lenta a condução nos nervos periféricos e diminui a liberação de substâncias irritantes que induzem a dor. As contraturas podem ser evitadas por alongamento, exercícios passivos ou pelas atividades diárias. Os exercícios devem enfatizar o fortalecimento e o uso funcional dos músculos individuais e dos grupos musculares o quanto possível for. Exercícios terapêuticos, visando o fortalecimento da musculatura da cintura escapular, cervical e torácica, são recomendados.[32,33]

34. (D) Em pacientes que apresentam plexopatia braquial, as órteses são usadas com frequência para estabilizar as articulações, evitando, dessa forma, espasmos e distensões e a instalação de deformidades. Também são usadas para prevenir deformidades resultantes de paresia, plegia e perda de sensibilidade. A tipoia pode ser indicada para manter o membro afetado em uma posição confortável, retardando ou evitando a subluxação do ombro e reduzindo a tração adicional sobre o plexo braquial.[32,33]

35. (A) A utilização de órteses para a estabilização de coluna vertebral é proposta para relaxamento da musculatura anterior e posterior de tronco e consequente diminuição de forças de tração em coluna. Através do aumento da pressão abdominal favorecendo a extensão do tronco e reduzindo a ação dos eretores espinhais; da restrição dos movimentos, impossibilitando posturas extremas e prevenindo o agravamento dos danos neurológicos; do aumento da rigidez passiva do tronco, favorecendo a estabilidade vertebral e da melhora da postura.[34,35]

36. (C) A indicação correta da órtese depende do nível da lesão que se deseja estabilizar e do tipo de fratura vertebral, devendo sempre estabilizar dois segmentos vertebrais acima e abaixo da região acometida. As lesões de colapso parcial e fratura de pedículos merecem atenção, pois ocasionam instabilidade vertebral, podendo piorar a compressão medular ou favorecê-las quando ainda não existir.[34,35]

37. (D) O tempo de uso de órteses depende da evolução da lesão óssea metastática e presença ou regressão da compressão medular. Durante esse tempo deve ser usada continuamente e diariamente.[34,35]

38. (B) As órteses encontradas no mercado são utilizadas tanto para ortopedia, como para oncologia, elas são classificadas em rígidas, geralmente, confeccionadas em polipropileno, feitas sob medida, e as semirrígidas (cinta putti) em material flexível e com velcron em tamanho padrão (P, M, G, baixo e alto).[34,35]

39. (C) São indicados o uso da eletroestimulação transcutânea do nervo (TENS) no tratamento da dor oncológica e exercícios isométricos para diminuição da dor e risco de novas fraturas vertebrais.[19-21]

40. (E) As alterações neurológicas compreendem paresias, parestesias, alteração do padrão de marcha, alterações esfincterianas.[35]

41. (E) Um programa de exercícios deve favorecer a melhora da condição motora, a prevenção de complicações circulatórias e respiratórias, a otimização da marcha e a independência funcional, conforme a tolerância do paciente para evitar dor e fadiga oncológica.[36]

42. (**D**) Os principais músculos estabilizadores da coluna vertebral são diafragma, músculos do assoalho pélvico, músculo transverso do abdome e multífido. A ação conjunta desses músculos permite que a pressão intra-abdominal se mantenha em nível satisfatório para um suporte vertebral eficiente.[37,38]

43. (**A**) A fisioterapia tem como objetivo melhorar a ventilação e a prevenção de complicações respiratórias (infecções) e circulatórias (secundárias à evolução da doença).

Referências Bibliográficas

1. Boff RA, Chagas CR, Mencke CH, Vieira RJS. *Tratado de Mastologia da SBM*. Rio de Janeiro: Revinter, 2011.

2. Bergmann A, Mattos IE, Koifman RJ et al. Axillary web syndrome after lumph node dissection: results of 1004 breast cancer patients. *Lymphology* 2007;40 (Suppl):198-203.

3. Beurskens CHG, Van Uden CJT, Strobbe LJA et al. The efficacy of physiotherapy upon shoulder function following axillary dissection in breast cancer, a randomized controlled study. *BMC Cancer* 2007;7:166. Disponível em: http://www.biomedcentral.com/1471-2407/7/166

4. Martino G. Prevenção e terapia das complicações. In: Veronesi U. *Mastologia oncológica*. Rio de Janeiro: Medsi, 2002. p. 535-44.

5. Prado MAS, Mamede MV, Almeida AM et al. A prática da atividade física em mulheres submetidas à cirurgia por câncer de mama: percepção de barreiras e benefícios. *Revista Latino-Americana de Enfermagem* 2004;12(3):494-502.

6. Bergmann A, Pereira TB, Ribeiro ACP et al. Prevalência de patologias de ombro no pré-operatório de câncer de mama: importância para a prevenção de complicações. *Fisioterapia Brasil* 2007;8(4):249-54.

7. Wiater JM, Flatow EL. Long thoracic nerve injury. *Clinical orthopedics and related research*. 1999 Nov.;368:17-27.

8. Cerqueira WA, Barbosa LA, Bergamn A. Proposta de conduta fisioterapêutica para o atendimento ambulatorial nas pacientes com escápula alada após linfadenectomia axilar. *Rev Bras Cancerol* 2009;55(2):115-20.

9. Paim CR et al. Postlymphadenectomy complications and quality of life among breast cancer patients in Brazil. *Cancer Nurs, Minas Gerais*, 2008 Jul.-Ago.;31(4):302-9.

10. Campbell WW. Evaluation and management of peripheral nerve injury. *Clin Neurophysiol* 2008;119(9):1951-65.

11. Pereira TB, Bergmann A, Ribeiro ACP et al. Padrão da atividade mioelétrica dos músculos da cintura escapular após linfadenectomia axilar no câncer de mama. *Rev Bras Ginecol Obstet* 2009 May;31(5):224-29.

12. Leidenius M, Lappanen E, Krogerus L et al. Motion restriction and axillary web syndrome after sentinel node biopsy and axillary clearance in breast cancer. *Am J Surg* 2003;185:127-30.

13. Moskovitz A, Anderson B, Yeung R et al. Axillary web syndrome after axillary dissection. *Am J Surg* 2001;181:434-39.

14. Rezende LF, Franco RL, Gurgel MSC. Axillary web syndrome: practical implications. *Breast J* 2005;11(6):531.

15. Kepcis JM. *Physical therapy treatment of axillary web syndrome. Rehabilitation oncology*, 2004. Disponível em: http://findarticles.com/p/articles/ mi_qa3946/is_200401/ai_n9370189/pg_3?tag=artBody;col1)

16. Jung BF et al. Neuropathic pain following breast cancer surgery: proposed classification and research update. *Pain* 2003 July;104:1-13.

17. Stubblefield MD, Custodio CM. Upper-extremity pain disorders in breast cancer. *Arch Phys Med Rehabil* 2006;87(Suppl 1):96-99.

18. Ferreira BPS, Pimentel MD, Santos LC et al. Morbidade entre a pós-biópsia de linfonodo sentinela e a dissecção axilar no câncer de mama. *Rev Assoc Med Bras* 2008;54(6):517-21.

19. Low J, Reed A. *Eletroterapia explicada: princípios e prática*. 3. ed. Barueri: Manole, 2001.

20. Pena R, Barbosa LA, Ishikawa NM. Estimulação elétrica transcutânea do nervo (TENS) na dor oncológica – Uma revisão de literatura. *Rev Bras Cancerol* 2008;54:193-99.

21. Sampaio LR, Moura CV, Resende MA. Recursos fisioterapêuticos no controle da dor oncológica: revisão da literatura. *Rev Bras Cancerologia* 2005;51(4):339-46.

22. Rothemund Y, Grüsser SM, Liebeskind U et al. Phantom phenomena in mastectomized patients and their relation to chronic and acute pre-mastectomy pain. *Pain* 2004;107:140-46.

23. Mokbel R, Karat I, Mokbel K. Adjuvant endocrine therapy for postmenopausal breast cancer in the era of aromatase inhibitors: an update. *International Seminars in Surgical Oncology* 2006;3:31. http://creativecommons.org/licenses/by/2.0.

24. Kirwan CC, Nath E, Byrne GJ et al. Prophylaxis for venous thromboembolism during treatment for cancer: questionnaire survey. *British Med J* 2003;327:597-98.

25. Brandjes PM, Büller HR, Heijboer H et al. Incidence of the post-thrombotic syndrome and the effects of compression stockings in patients with proximal venous thrombosis. *Lancet* 1997;349:759-62.

26. National Comprehensive Cancer Network. Disponível on line em: http://www.nccn.com/Living-with-Cancer/Default.aspx?id=2952. Capturado em 12 Set. 2009.

27. Berger AM, VonEssen S, Kuhn BR et al. Adherence, sleep, and fatigue outcomes after adjuvant breast cancer chemotherapy: results of a feasibility intervention study. *Oncol Nurs Forum* 2003;30(3):513-22.

28. Ishikawa NM, Derchain SFM, Thuler LCS. Fadiga em pacientes com câncer de mama em tratamento Adjuvante. *Rev Bras Cancerologia* 2005;51(4):313-18.

29. Reis RG, Oliveira ASB. Neuropatias tóxicas induzidas por drogas. *Rev Neurociências* 1999;7(3):108-14.

Capítulo 52 | Fisioterapia no Câncer de Mama

30. Bergmann A, Ribeiro MJP, Pedrosa E *et al.* Fisioterapia em mastologia oncológica: rotinas do Hospital do Câncer III/INCA. *Rev Bras Cancerologia* 2006;52(1):97-109.
31. Girro E, Girro R. *Fisioterapia dermatofuncional*. 3. ed. São Paulo: Manole, 2004.
32. Kaplan RJ. Radiation-induced brachial plexopathy. Physical Medicine and Rehabilitation, 2006. [capturado 14 set 2009] Disponível em: http://emedicine.medscape.com/article/316497-overview
33. Schierle C, Winograd JM. Radiation-induced brachial plexopathy: review. Complication without a cure. *J Reconstr Microsurg* 2004 Feb.;20(2):149-52.
34. Cholewicki J. The effects of lumbosacral orthoses on spine stability: what changes in EMG can be expected? *Journal of Orthopaedic Research* 2004;22:1150-55.
35. Vrionis FD, Miguel R. Management of spinal metastases. *Seminars in pain medicine* 2003;1(1):25-33.
36. Campbell A, Mutrie N, White F, *et al.* A pilot study of a supervised group exercise programme as a rehabilitation treatment for women with breast cancer receiving adjuvante treatment. *European Journal of Oncology Nursing* 2005;9:56-63.
37. Hodges PW, Eriksson AE, Shirley D *et al.* Intra-abdominal pressure increases stiffness of the lumbar spine. *Journal of biomechanics.* 2005;38(9):1873-80.
38. Maluf KS, Sahrmann AS, Van Dillen LR. Use a classification system to guide nonsurgical management of a patient with low back pain. *Physical Therapy* 2000;80(11):1097-111.

53

Aspectos Psicossociais do Câncer de Mama

Valéria Costa de Oliveira ▪ *Márcia Maria Alves de Carvalho Stephan*

1. Para entender os aspectos psicossociais do câncer de mama, é necessário o esclarecimento de várias propostas dos estudos psicológicos em relação a saúde física e mental. Após estudos de psicólogos da saúde, considerou-se que a Medicina Comportamental favoreceu muito a Psicologia Comportamental.

Embasada nesta afirmação, é correto afirmar que:

(A) A Medicina Comportamental não possui ferramentas adequadas para a investigação da crescente demanda do câncer de mama

(B) A Medicina Comportamental foi identificada, em 1991, com estudos psicossociais de *Newsletter* como veículo de divulgação de temas psicológicos

(C) A Medicina Comportamental pode ser tratada como área da Psicologia da saúde, aplicando o modelo das ciências do comportamento aos problemas de saúde e doença, ressaltando fatores genéticos, comportamentais e psicossociais que exercem influência na promoção da saúde

(D) A Medicina Comportamental está somente ligada aos estudos científicos de transtornos alimentares, a fobia específica, transtornos de ansiedade generalizada, transtornos de estresse pós-traumático

(E) A Medicina Comportamental não deve ser considerada como área da Psicologia da saúde, pois não consegue alcançar com seus objetos de estudos os processos psicológicos inerentes à paciente com câncer de mama

2. Quais são os efeitos psicossociais do câncer na paciente que recebe o diagnóstico de Neoplasia Maligna? Assinale a alternativa correta:

(A) Estado de impotência e a perda de controle frente à situação, às alterações nos fatores econômicos e pessoais com preocupações intensas no presente e futuro da paciente

(B) Estado de confusão mental após o diagnóstico de câncer de mama com alterações individuais e envolvendo os aspectos relacionados com o presente e futuro da paciente

(C) Episódio Maníaco (F30) com comorbidade, transtorno afetivo bipolar, episódio atual hipomaníaco (F31.0), caracterizado pelo surgimento de transtorno obsessivo-compulsivo (F42)

(D) Transtorno de personalidade esquizoide (F60.1) e transtorno de personalidade anancástica (F60.5)

(E) Transtorno de personalidade antissocial (F60.2)

3. Paciente com diagnóstico de câncer, normalmente, apresenta algumas alterações nas reações fisiológicas e psicológicas.

 I. Apresenta-se deprimida, por naturezas psicológicas, medo da morte, mudanças nos papéis sociais e familiares e incapacitações

 II. Cerca de 25% dos pacientes com câncer preenchem critérios para transtornos de depressão maior e ansiedade

 III. Depressão e ansiedade não só afetam a qualidade de vida, mas também comprometem o tratamento anticancerígeno

 IV. Maior tempo em hospitalização e influência negativa no prognóstico

Segundo, Cordioli *et al.*, 2005. Marque a alternativa correta.

(A) I e II estão corretas

(B) I e IV estão corretas

(C) II e IV estão incorretas

(D) III está correta

(E) I, II, III e IV estão corretas

Capítulo 53 | Aspectos Psicossociais do Câncer de Mama

4. No enfoque psicossocial da doença crônica: Neoplasia Maligna é indispensável à investigação nos padrões comportamentais do paciente:
(A) Envolvendo cuidados com o paciente, bem como investimento no grupo social, não analisando os aspectos psicossociais do grupo
(B) Pelo estigma da doença, esses pacientes não têm direito ao *status* de cidadão pleno
(C) A análise comportamental tem oferecido ferramentas adequadas para a solução de alguns problemas atuais e, no caso específico, aqueles relacionados com a saúde física
(D) Deficientes são dependentes e necessitam estar em grupo, não cumprindo com as obrigações sociais como os demais cidadãos
(E) Nos padrões comportamentais o modelo de aprendizagem social e autoeficácia de Bandura não pode ser aplicado na área de saúde

5. No diagnóstico de doenças crônicas, como o câncer de mama, considera-se de grande relevância o estabelecimento de um psicodiagnóstico. Assinale a alternativa correta:
(A) Determinar o provável curso dos processos mentais da paciente, bem como o seu comportamento frente a situações individual e grupal
(B) Utiliza várias técnicas projetivas, na estratégia de avaliação dos processos psicossociais do indivíduo
(C) Determinar o provável curso do caso clínico
(D) Buscar estratégias profiláticas
(E) Busca avaliar forças e fraquezas no funcionamento psíquico da paciente e seus familiares

6. De acordo com CID-10, existem alguns transtornos que podem-se desenvolver no indivíduo após o diagnóstico de doenças crônicas (câncer de mama), inclusive interferindo nas relações sociais. É correto afirmar que:
(A) Transtorno psicótico (F1x.5)
(B) Transtorno de estresse pós-traumático (TEPT) (F43.1), tendo como comorbidade transtorno de ajustamento (F43.2)
(C) Transtorno de ajustamento (F43.2)
(D) Estresse não classificado em outros locais (Z73.3)
(E) Reação depressiva prolongada (F43.21)

7. Diante do diagnóstico de câncer de mama para a paciente bem como sua família e suas relações sociais, existem fatores relevantes que transformam toda a dinâmica familiar em seus aspectos biopsicossociais. Segundo Inesta (1990), existem pressupostos de modelo psicológico de saúde. Assinale a alternativa correta.
(A) Na análise de modelo psicológico há o envolvimento de fatores biológicos, como sendo a principal condição da existência do indivíduo
(B) No modelo psicológico de saúde-doença há o envolvimento somente de fatores sociais
(C) Os fatores sociais se apresentam como as formas menos particulares do indivíduo e sua inter-relação com a história de vida
(D) A saúde como sendo integradora das dimensões biopsicossociais da doença
(E) O comportamento regula os estados biológicos com o meio ambiente. A efetividade individual para interagir com situações que afetam a saúde, e as maneiras como os indivíduos se comportam com situações difíceis que podem afetar sua condição biológica

8. Segundo Rangé, 2001, em seus estudos dos aspectos sociais, o câncer está incluído entre uma das 4 (quatro) primeiras causas de morte no Brasil. Marque a resposta correta que melhor se adapta aos estudos de forma explícita:
(A) A industrialização, a urbanização e as mudanças no estilo de vida do indivíduo
(B) Fatores ambientais, ambiente ocupacional, ambiente de consumo e ambiente cultural, envolvendo estilo e hábitos de vida
(C) Regiões mais desenvolvidas possuem um grande porcentual de câncer de mama
(D) Fatores ambientais estão entre outros, como os maiores fatores de risco das doenças crônicas
(E) Existem vários fatores para corroborar com o surgimento do câncer de mama, como: alto nível de estresse, maus hábitos alimentares, falta de exercícios regularmente

9. Existem fatores psicológicos desencadeantes e/ou perpetuantes que influenciam no paciente com câncer de mama, envolvendo os aspectos psicossociais da doença. Para Dattore, Shontz e Coyne, 1980, é correto afirmar:
(A) Estudos comprobatórios indicam que a mutilação, medo da morte, falta de aceitação do grupo ocasionam o isolamento
(B) Estudos associando fatores psicossociais e câncer têm centrado as suas questões nos aspectos mais profundos da psique, juntamente relacionados com o sonambulismo, bruxismo e as neuroses obsessivas
(C) Estudos associando fatores psicossociais e câncer têm-se centrado em dois aspectos, como depressão e dificuldade de relacionamentos interpessoais
(D) Psicólogos observam o comportamento da paciente, identificando alguns aspectos disfuncionais, bem como transtornos comportamentais, como: estresse, ansiedade antecipatória, fobia social
(E) É preciso investigar melhor os aspectos da pesquisa para obter informações adequadas para o enunciado

10. A eficácia da Psicologia na abordagem da psicoterapia cognitivo-comportamental favorece a interação pessoal e interpessoal nos aspectos psicossociais do câncer de mama. Segundo Andersen, (1992) a melhor forma de atendimento a pacientes com câncer de mama é o modelo de intervenção em crises.

Segundo Dattilo e Freeman (1994) é correto afirmar:
(A) A aplicação da psicoterapia cognitivo-comportamental para intervenções em pacientes com câncer de mama envolve os aspectos relacionados com o medo da morte, a angústia pela mutilação, a vergonha da doença e a depressão
(B) A aplicação da psicoterapia cognitiva-comportamental para intervenções em pacientes com câncer de mama envolve apoio, informações sobre a doença e tratamento, desenvolvimento de estratégias, estratégias cognitivas e relaxamento, bem como grupos de apoio e autoajuda
(C) Técnicas comportamentais para remissão dos sintomas e clareamento das ideias frente ao impacto da doença em seus aspectos distorcidos

(D) Apoio familiar envolvendo todos os aspectos do grupo
(E) Depressão maior e negação da doença

11. A mastectomia leva a alterações no esquema corporal que requerem um processo psíquico de elaboração do luto pela perda de uma parte do corpo. Essa perda é simbólica também, pois envolve aspectos culturais, além de afetar a feminilidade e a sexualidade. O mastologista tem um papel nesse processo que é:
(A) Acolher a paciente de maneira global, favorecendo a expressão de seus sentimentos como um facilitador para o enfrentamento do luto
(B) Esgotar todas as explicações que a paciente solicita a respeito da cirurgia, certificando-se de que obteve uma boa compreensão por parte dela
(C) Referir a um profissional que cuide de aspectos emocionais que certamente saberá como conduzir o caso em sua área de competência
(D) Oferecer o tratamento mais atual e comprovado no procedimento médico, ao mesmo tempo em que instrui a paciente para recorrer a uma segunda opinião, caso persistam dúvidas

12. Os quatro pilares da Bioética são: justiça, autonomia, beneficência e não maleficência. A Medicina baseada em evidência é o paradigma vigente. Como o mastologista pode conciliar estes dois domínios?
(A) Atualizando-se constantemente, mantendo contato com as propostas de consenso ao mesmo tempo em que relativiza a conduta terapêutica à luz dos conceitos da bioética
(B) Encaminhando a questão ao Comitê de Ética do CRM, todas as vezes que tiver dúvidas
(C) É impossível conciliar estes dois domínios, pois não há comunicação entre a técnica e a reflexão filosófica sobre a mesma
(D) Fundamentando sua prática na crença que a Medicina com base em evidências sempre atende ao princípio da beneficência

Capítulo 53 | Aspectos Psicossociais do Câncer de Mama

13. Dado que o câncer de mama tem ocorrido com incidência cada vez maior em mulheres nulíparas, que ainda têm o desejo de engravidar e amamentar, que fatores são considerados na escolha da terapêutica?

(A) Projetos de vida da paciente, situação socioeconômica, possibilidade de acesso ao melhor tratamento disponível, histórico familiar

(B) Projetos de vida da paciente, situação socioeconômica, desejo do parceiro, histórico familiar

(C) Possibilidade de acesso ao melhor tratamento disponível, fragilidade psicológica da paciente, projetos de vida da paciente, histórico familiar

(D) A conduta médica padrão sempre é a única a ser considerada

14. Um homem de 41 anos é diagnosticado com carcinoma mamário. Após a mastectomia com pesquisa do linfonodo sentinela negativo, o paciente foi referido a um oncologista clínico que optou por não utilizar tratamentos adjuvantes, por ora. Uma das recomendações foi a utilização de terapêutica que implicaria diminuição na função sexual. O paciente se recusou a se submeter a esta forma de tratamento. Como o mastologista pode ajudar a obter a aderência deste paciente?

(A) Apontar que a relação custo-benefício é positiva, pois os efeitos deletérios do tratamento são transitórios, e a possibilidade de recidiva é diminuída. Ao mesmo tempo, incluir em suas considerações os aspectos apontados pelo paciente como relevantes para sua qualidade de vida

(B) Apresentar pesquisas e literatura que sustentem a necessidade do tratamento naqueles moldes, bem como casuística pessoal

(C) Esta tarefa é de competência exclusiva do oncologista clínico, que certamente terá mais subsídios, não cabendo, portanto, ao mastologista

(D) Fazer uma reunião com a família do paciente, apresentando pesquisas e literatura que sustentem a necessidade da conduta, para que esta o pressione a aderir ao tratamento proposto

15. A Psiconeuroimunologia é o paradigma integrador de compreensão do ser humano. O eixo do estresse explica-a. Assinale a assertiva correta dentre as descritas abaixo.

(A) A importância do mecanismo de Luta ou Fuga é determinante na manutenção da vida

(B) A Psiconeuroimunologia comprova que é possível condicionar a funcionalidade do Sistema Imune por meio da aprendizagem associativa

(C) O Sistema Límbico age por intuição, e a avaliação é função do córtex

(D) Não sentir emoções impede a avaliação do risco e, portanto, a reação de estresse

16. De acordo com as considerações do neurocientista Antonio Damásio em suas obras: *O Erro de Descartes e O Mistério da Consciência*, pode-se dizer que o processo de PENSAR é:

(A) Cortical, e se dá por imagens mentais táteis, gustativas, auditivas e visuais

(B) Fruto de imagens mentais oriundas do córtex cerebral

(C) Fruto da linguagem originada no córtex cerebral

(D) A neurociência ainda não domina a gênese do pensamento

Respostas Comentadas

1. (C) A Medicina Comportamental pode ser tratada como área da Psicologia da saúde aplicando o modelo das ciências do comportamento aos problemas de saúde e doença, ressaltando fatores genéticos, comportamentais e psicossociais que exercem influência na promoção da saúde.[1]

2. (A) O diagnóstico de câncer de mama remete ao paciente e à sua família uma série de questionamentos. Nas questões psicossociais vivenciadas pela paciente que são difíceis de tratar, como: o estado de impotência e a perda de controle frente à situação, bem como os fatores econômicos e pessoais do presente e do futuro da paciente.

3. (E) As reações mais comuns no diagnóstico de câncer são que a paciente apresenta-se deprimida, por naturezas psicológicas, medo da morte, mudanças nos papéis sociais e familiares, ocorrendo as incapacitações. Cerca de 25% dos pacientes com câncer preenchem critérios para transtornos de depressão maior e ansiedade. A depressão e a ansiedade não só afetam a qualidade de vida, mas também comprometem o tratamento anticancerígeno e finalmente maior tempo em hospitalização e influência negativa no prognóstico.[2]

4. (C) A análise comportamental tem oferecido ferramentas adequadas para a solução de alguns problemas atuais e, no caso específico, aqueles relacionados com a saúde física (doença crônica).[1]

5. (E) O psicodiagnóstico é um processo científico, que utiliza métodos e técnicas psicológicas que podem ser individual ou grupal, envolvendo membros familiares, procurando avaliar forças e fraquezas no funcionamento psicológico, com foco na existência ou não de psicopatologia.[3]

6. (C) Transtorno de ajustamento (F43.2). Estados de angústia subjetiva e perturbação emocional, interferindo no funcionamento e desempenho social, surgem em um período de adaptação a uma mudança de vida ou em consequência de evento de vida estressante (incluindo a presença ou possibilidade de doença física séria). O estressor pode envolver somente o indivíduo ou também seu grupo ou comunidade.[4]

7. (E) Para Inesta (1990) existem três fatores fundamentais de um modelo psicológico da saúde.

São eles: o comportamento regula os estados biológicos com o meio ambiente. A efetividade individual para interagir com situações que afetam a saúde, e as maneiras como os indivíduos se comportam com situações difíceis que podem afetar sua condição biológica.[1]

8. (B) Os cânceres estão associados a fatores: ambientais, ambiente ocupacional, ambiente de consumo e ambiente cultural, envolvendo, assim, estilo e hábitos de vida.[1]

9. (C) Para Dattore, Shontz e Coyne, 1980, estudos associando fatores psicossociais do câncer têm-se centrado em dois aspectos, como depressão e dificuldade de relacionamento interpessoal.[1]

10. (B) Para Dattilio e Freeman (1994), a aplicação da terapia cognitiva-comportamental para intervenções em crises em doenças, como o câncer, envolve apoio, informações sobre a doença e tratamento, desenvolvimento de estratégias, estratégias cognitivas e relaxamento, bem como grupos de apoio e autoajuda.[1,5]

11. (A) O tratamento oferecido pelo mastologista deve incluir o cuidado com os aspectos emocionais sempre presentes nesta situação de perda de uma parte do corpo, em particular da mama.[6-8]

12. (A) Ao mesmo tempo em que se busca o consenso, decisões que levem em conta a bioética não podem ser absolutas.[9]

13. (A) Os fatores presentes na situação de uma escolha terapêutica implicam aspectos subjetivos (qualidade de vida) e objetivos (histórico familiar, resultados de exames, por exemplo).[10]

14. (A) Englobar os diversos saberes que estão presentes no tratamento do câncer, sem perder de vista a qualidade de vida.[10]

15. (A) A resposta de Luta ou Fuga é a mais primitiva e encontra-se também nos animais menos desenvolvidos que o homem. A manutenção da vida é sempre primordial a qualquer outra empreitada.[10-12]

16. (A) O processo de pensar implica uma volição, e todos os processos volitivos implicam ação cortical.[10,11,13-15]

349

Referências Bibliográficas

1. Rangé B (Ed.). *Psicoterapia comportamental e cognitiva, pesquisa, prática, aplicações e problemas*. Campinas: Livro Pleno, 2001. Caps. 17 e 19.

2. Cordioli AV *et al. Psicofármacos: consulta rápida*. 3. ed. Porto Alegre: Artes Médicas, 2005.

3. Cunha JA, Werlang BSG, Botega NJ. *Psicodiagnostico-V*. Porto Alegre: Artes Médicas, 2003.

4. Caetano D. *CID-10 – Classificação de transtornos mentais e de comportamento: descrições clínicas e diretrizes diagnósticas. OMS-Genebra*. Tradução: Caetano D. Porto Alegre: Artes Médicas, 1993.

5. Beck JS. *Terapia cognitiva: teoria e prática*. Porto Alegre: Artes Médicas, 1997.

6. Gimenes MGG. *A mulher e o câncer*. Campinas: Livro Pleno, 2000.

7. Franco MHP (Org.). *Nada sobre mim sem mim; estudos sobre vida e morte*. Campinas: Livro Pleno, 2005.

8. Parkes CM. *Luto: estudos sobre perdas na vida adulta*. São Paulo: Summus, 1998.

9. Kovács MJ. Bioética nas questões da vida e da morte. *Psicologia USP* 2003;14(12):1-29.

10. Carvalho V *et al. Temas em psico-oncologia*. São Paulo: Summus, 2008.

11. Bizzarri M. *A mente e o câncer*. São Paulo: Summus.

12. Liberato R. *Psiconeuroimunologia*. São Paulo: Summus, 2008.

13. Liberato R. *Socioneuroimunologia*. São Paulo: Summus, 2008.

14. Damásio A. *O erro de Descartes*. São Paulo: Companhia das Letras, 1996.

15. Damásio A. *O mistério da consciência*. São Paulo: Companhia das Letras, 2000.

54

Bioética e Mastologia

Maria Celeste Esteves ■ *Márcia Maria Alves de Carvalho Stephan*
Revisado por Waldyr Gomes da Costa Neto

1. Como ramo da filosofia, a Bioética ocupa-se com aspectos éticos, relativos à vida e à morte de pacientes, tenta hierarquizar valores sociais, conceitos dogmáticos, religiosos, médicos, políticos e legais na solução desses conflitos. Assim sendo, é a disciplina que:
   - (A) Examina e discute os aspectos éticos relacionados com o desenvolvimento e as aplicações da biologia e da medicina
   - (B) Critica e discute os aspectos éticos relacionados com o desenvolvimento e as aplicações da biologia e da medicina, indicando os caminhos e os modos de se respeitar o valor da pessoa humana
   - (C) Examina e discute os aspectos éticos relacionados com o desenvolvimento e as aplicações da biologia e da medicina, indicando os caminhos e os modos de se respeitar o valor da pessoa humana
   - (D) Critica e discute os aspectos éticos da biologia e da medicina, indicando os caminhos e os modos de se respeitar o valor da pessoa humana
   - (E) Nenhuma das alternativas anteriores

2. Tom Beauchamp e James Chidress, no livro *Principles of Biomedical Ethics*, que consagrou o uso dos princípios na abordagem de dilemas e problemas bioéticos, consideraram como princípios básicos:
   - (A) A beneficência, a não maleficência, a autonomia, a justiça e o respeito às pessoas
   - (B) A beneficência, a não maleficência, a autonomia e a justiça
   - (C) A beneficência, a autonomia, a justiça e o respeito às pessoas
   - (D) A beneficência, a não maleficência, a autonomia e o respeito às pessoas
   - (E) Nenhuma das alternativas anteriores

3. Como atuam os comitês de Bioética nos estabelecimentos hospitalares?
   FALSO (F) VERDADEIRO (V)

   - ( ) Os Comitês de Bioética são interdisciplinares
   - ( ) Quem decide o procedimento médico a ser aplicado, após avaliação e discussão do comitê, é o profissional de saúde
   - ( ) Os Comitês de Bioética são formados/compostos só por médicos
   - ( ) Os comitês de Bioética não têm função normativa
   - (A) V – V – F – F
   - (B) V – V – V – F
   - (C) F – V – F – V
   - (D) V – V – F – V
   - (E) F – F – V – F

Capítulo 54 | Bioética e Mastologia

4. O juiz da Vara Cível de Campo Grande determinou que uma paciente Testemunha de Jeová recebesse transfusão sanguínea, caso necessitasse de sangue durante uma cirurgia de câncer de mama. A paciente chegou a assinar um documento em que isentava os médicos de qualquer responsabilidade, caso morresse. A Santa Casa, mesmo assim, acionou a Justiça porque a paciente não aceitava transfusão em decorrência das convicções religiosas. O impasse teve início quando a equipe médica alertou a paciente acerca dos riscos de ocorrerem complicações durante a cirurgia. A equipe médica revelou, ainda, que havia "risco de grande sangramento" e, por este motivo, talvez existisse a necessidade da transfusão. No entanto, a recomendação não foi acatada pela paciente, que se apresentava irredutível. Esta decisão do magistrado está embasada, no que se refere:

(A) Ao interesse de agir do hospital decorrente da nítida necessidade de "não resguardar os direitos dos médicos integrantes da equipe técnica designada para o caso, bem como o próprio direito da entidade hospitalar que poderia responder civilmente por ato de seus prepostos, caso haja conclusão pela não prestação de um serviço que lhe competia levar a efeito" – seja por imposição legal, seja por vinculação contratual

(B) O direito primordial para qualquer indivíduo é a vida, de onde partem, então, os demais direitos, dentre eles a própria liberdade de crença

(C) Que a liberdade de crença é absoluta, uma vez que não pode encontrar limites em outros direitos fundamentais, sobretudo no próprio direito à vida

(D) Que o entendimento de que a eutanásia é juridicamente, constitucionalmente, moralmente ou religiosamente aceitável, seja qual for a justificativa

(E) Nenhuma das alternativas anteriores

5. Em depoimento, uma paciente diz ter passado por tratamento de quimioterapia: *"Durante a quimioterapia, que durou 3 meses, eu só tinha vontade de dormir e vomitava muito. Fiquei fraca e desidratada, e cheguei a pesar 34 quilos. Sentia-me muito insegura, porque via as pessoas morrendo à minha volta e tinha medo de também não conseguir me curar".* Neste caso, a paciente suportou bravamente os 3 meses. Mas, e o que dizer de uma pessoa que está em um estágio em que a quimioterapia apenas estenderá o seu tempo de vida? Seria razoável forçá-la a submeter-se ao tratamento?

(A) Sim, porque deve-se seguir o *caput* do art. 5º da Constituição Federal, na sua interpretação literal do "direito à vida"

(B) Sim, pois o referido direito deve ser interpretado à luz da "Dignidade da Pessoa Humana" (art. 1º, III, C.F.)

(C) Sim, porque "direito à vida" não significa apenas manter a pessoa viva, mas envolve o direito a "uma vida digna"

(D) Não, pois de acordo com o princípio da autonomia o paciente pode preferir viver um tempo "menor" sem o tratamento, no lugar de prolongar o tempo de vida (ou buscar uma possível cura) com os efeitos dolorosos do mesmo

(E) Nenhuma das alternativas anteriores

6. Em depoimento, uma paciente relata que fazia controle com mastologista e não tinha lesão de risco aparente. Foi submetida a uma mamoplastia, e o exame histopatológico de retalho retirado da mama mostrou *carcinoma ductal in situ*, com comprometimento de borda cirúrgica. A mastectomia foi indicada como a melhor opção, porque as duas mamas haviam sido operadas sem cuidados oncológicos, sendo também orientada quanto aos outros tipos de tratamento menos invasivos que poderia fazer. Pesquisando sobre câncer de mama decidiu, por confiança, seguir a orientação da médica, fazendo a mastectomia profilática com a retirada do complexo areolopapilar e a reconstrução imediata com retalho miocutâneo do músculo reto abdominal e prótese de silicone. Não foi encontrado tumor residual no exame histopatológico. Não precisou de tratamento adjuvante. Encontra-se tranquila porque sabe que não vai mais ter câncer de mama. Está satisfeita com o resultado estético, apesar de sentir que as mamas ficaram pequenas e a sensibilidade diferente. Não havia feito ainda o segundo tempo da cirurgia, o complexo areolopapilar. Diz não ter limitações físicas, mas o abdome a incomoda (tela).

De acordo com o relato acima, poderíamos dizer que:

(A) A corrente principialista da bioética, com base em princípios *prima facie*, não é uma ferramenta disponível para a análise moral de diferentes conflitos, pois não dá uma orientação ética ao profissional

(B) A decisão do profissional foi fundamentada no conhecimento e no raciocínio; a da paciente, na emoção e no medo. Esta relação unilateral envolve esses dois sujeitos – o profissional e o paciente – no mais importante de todos os interesses: a vida

(C) O paciente não precisa receber do médico todas as informações a respeito de sua doença

(D) Pode-se perceber que há simetria nessa relação médico-paciente

(E) Nenhuma das alternativas anteriores

7. Paciente na faixa etária de 40 anos solicita remoção cirúrgica de suas mamas, algo que vem pedindo desde a puberdade por possuir "personalidade masculina desde a sua infância". Argumenta que vive maritalmente com outra mulher, além de, em seu convívio profissional, ser tida como homem, e que, portanto, sua constituição física impõe-lhe situações vexatórias em piscinas e jogos de futebol.

(A) Sim, é possível atender ao pedido desta mulher para adequar seu fenótipo à sua condição de vida socioprofissional

(B) Não é possível atender o pedido desta mulher para adequar seu fenótipo à sua condição de vida socioprofissional

(C) Este tipo de cirurgia só poderá ser realizada caso a paciente esteja correndo riscos de adoecer

(D) Do ponto de vista psíquico, esta paciente ainda assim ficaria com uma má qualidade de vida

(E) Nenhuma das alternativas anteriores

8. Paciente de 65 anos, portadora de doença de Alzheimer, teve diagnóstico de câncer de mama e precisa se submeter a uma cirurgia por se tratar de carcinoma *ductal in situ*.

(A) A paciente deve participar da tomada de decisão relativa à cirurgia por se tratar de pessoa civilmente capaz

(B) A paciente deve participar da tomada de decisão relativa à cirurgia por se tratar de pessoa civilmente capaz ante o implemento da idade legal exigida

(C) A paciente depende da decisão e consentimento de seus representantes legais

(D) A paciente está apta a consentir esta cirurgia

(E) Nenhuma das alternativas anteriores

9. O Código de Ética Médica, Resolução CFM nº 1931/09, de 24/09/2009 é composto por:

(A) 25 princípios fundamentais, 10 normas diceológicas, 118 normas deontológicas e 4 disposições gerais

(B) 14 capítulos no total, com 158 artigos e um preâmbulo

(C) 16 capítulos no total, com 158 artigos e um preâmbulo

(D) 20 princípios fundamentais, 15 normas diceológicas, 128 normas deontológicas e 6 disposições gerais

(E) Nenhuma das alternativas anteriores

Capítulo 54 | Bioética e Mastologia

10. Paciente portadora de câncer de mama, em estágio avançado, nega-se a seguir as orientações médicas e destrata o profissional médico que lhe fez o diagnóstico com atitudes rudes e palavras de baixo calão.

(A) O profissional de saúde tem a obrigação de continuar o tratamento, assim como o acompanhamento da paciente, visto que é uma paciente de alto risco

(B) O médico não está amparado pelo Código de Ética Médica, portanto não pode se recusar em atender a paciente

(C) O próprio Código de Ética Médica é expresso e afirma que o médico deve exercer a profissão com ampla autonomia, não sendo obrigado a prestar serviços profissionais a quem ele não deseje, salvo na ausência de outro médico, em casos de urgência, ou quando sua negativa possa trazer danos irreversíveis ao paciente

(D) O médico, no momento em que se nega a atender um paciente, mesmo sabendo que existe outro médico para prestar tal serviço, comete negligência

(E) Nenhuma das alternativas anteriores

11. Dado que informações completas sobre a patologia, o tratamento e os possíveis efeitos colaterais devem ser transmitidas ao paciente. Como você lida com os familiares que chegam ao seu consultório com enorme quantidade de material impresso obtido na Internet e desejam discutir a sua escolha terapêutica?

(A) Acolhe a preocupação do paciente e de seu grupo familiar, justifica a opção que tomou, sustentando-a com bibliografia e casuística pessoal, informa que muito material disponível na Internet ainda está em fase de pesquisa, ou não tem comprovação científica, e incentiva a família a pedir uma segunda opinião comprobatória

(B) Acolhe a preocupação do paciente e da família, pede para analisar o material que trouxeram, marca outra consulta onde discute os textos, reafirmando com pesquisas e casuística pessoal a sua escolha terapêutica

(C) Acolhe a preocupação do paciente e da família, relata que nem todos os procedimentos relatados em artigos estão disponíveis no Brasil e pede que peçam uma segunda opinião antes de decidirem continuar o tratamento

(D) Acolhe a preocupação do paciente e sua família. Reafirma a sua qualificação profissional para decidir qual o tratamento mais adequado e se prontifica a dar toda e qualquer informação sobre o mesmo

(E) Nenhuma das alternativas anteriores

12. Os 4 pilares da Bioética são: justiça, autonomia, beneficência e não maleficência. A Medicina com base em evidência é o paradigma vigente. Como o mastologista pode conciliar estes dois domínios no exemplo que se segue? Uma paciente chega para a primeira consulta trazendo vários exames, inclusive uma mamografia do ano anterior, com imagem sugestiva de nódulo maligno, que não foi investigada.

(A) Adota conduta investigativa a partir de novos exames, compara aos anteriores, propõe a terapêutica adequada, esclarecendo seu ponto de vista sobre a imagem mais antiga e os possíveis danos pelo tempo decorrido sem tratamento

(B) Esclarece à paciente imediatamente que um erro médico pode ter sido cometido, apoiando-se no pilar justiça e apresenta corroboração científica para a sua atitude

(C) Entra em contato com o profissional anterior, pedindo esclarecimentos sobre sua conduta, apoiando-se na regra da autonomia e lealdade ao colega

(D) Esclarece seu ponto de vista, comenta a conduta anterior invocando os quatro pilares da Bioética e deixa à paciente a decisão de continuidade do tratamento

(E) Nenhuma das alternativas anteriores

13. Uma paciente de 35 anos, sem evidência de doença mamária, procura um mastologista para se submeter a uma mastectomia bilateral preventiva. Sua mãe, tia e avó paternas faleceram de câncer de mama. Ela se recusa a submeter-se a um teste genético. Quais fatores devem ser considerados na escolha da terapêutica?

(A) Projetos de vida da paciente, situação socioeconômica, possibilidade de acesso ao melhor tratamento disponível, histórico familiar, informação adequada e estado emocional

(B) Projetos de vida da paciente, situação socioeconômica, fonte de informação que a levara a procurar este procedimento, histórico familiar

(C) Possibilidade de acesso ao melhor tratamento disponível, fragilidade psicológica da paciente, projetos de vida da paciente, histórico familiar

(D) A conduta médica padrão sempre é a única a ser considerada e, neste caso, a cirurgia pode ser questionável

(E) Nenhuma das alternativas anteriores

14. Mulher solteira, nulípara, de 32 anos, diagnosticada com Câncer de Mama, recusa-se a submeter-se à cirurgia preconizada por seu médico.

Propõe-se quimioterapia neoadjuvante para diminuição do tumor. Após o tratamento, mesmo com o nódulo diminuído, a conduta protocolar é a mastectomia.

A paciente reage ao trauma que a mutilação acarretaria em face do seu estado civil e questiona a possibilidade da realização de intervenção mais conservadora. Qual seria a conduta mais adequada?

(A) Apontar que a relação custo-benefício é positiva, pois os efeitos deletérios do tratamento e a mutilação podem ser amenizados com uma cirurgia reconstrutora, e o objetivo é a diminuição da possibilidade de recidiva. Ao mesmo tempo, incluir em suas considerações os aspectos apontados pelo paciente como relevantes para sua qualidade de vida

(B) Apresentar pesquisas e literatura que sustentem a necessidade do tratamento radical, como também casuística pessoal

(C) Esta tarefa extrapola a competência de apenas um profissional. O mastologista deve encaminhar a paciente para um atendimento psicológico especializado, antes de prosseguir com a cirurgia

(D) Fazer uma reunião com a família da paciente, apresentando pesquisas e literatura que sustentem a necessidade da conduta radical, para que esta a pressione a aderir ao tratamento proposto

(E) Nenhuma das alternativas anteriores

15. Muito se tem falado sobre o estresse do profissional de saúde. Criou-se um termo já vernacular que denomina este estado como síndrome de *burn-out*. Elenque em ordem decrescente de importância alguns dos fatores que ocasionam este desgaste máximo do médico.

(A) Sensação de falta de sentido no desempenho da função. Carga de trabalho excessiva. Pouco reconhecimento no trabalho. Remuneração inadequada

(B) Remuneração inadequada. Pouco reconhecimento no trabalho. Carga de trabalho excessiva. Sensação de falta de sentido no desempenho da função

(C) Pouco reconhecimento no trabalho. Remuneração inadequada. Sensação de falta de sentido no desempenho da função. Carga de trabalho excessiva

(D) Carga de trabalho excessiva. Sensação de falta de sentido no desempenho da função. Remuneração inadequada. Pouco reconhecimento no trabalho

(E) Nenhuma das alternativas anteriores

16. A Psiconeuroimunologia é o paradigma atual de compreensão do Homem. Das opções abaixo assinale a assertiva mais correta:

(A) O PENSAMENTO é cortical e se dá por imagens mentais táteis, gustativas, auditivas e visuais

(B) O mecanismo de LUTA ou FUGA que está na filogênese das espécies auxilia a compreensão da psiconeuroimunologia

(C) EUSTRESS quer dizer o estresse bom e DISTRESS o estresse ruim

(D) Os fatores carcinogênicos podem ser diretos, indiretos e promotores, e o ESTRESSE é considerado um fator indireto

(E) Nenhuma das alternativas anteriores

Respostas Comentadas

1. (C) O termo Bioética apareceu pela primeira vez, no início dos anos 1970, aplicado por *Van Rensselaer Potter,* nas obras *Bioethics: the science of survival e Bioethics: bridge to the future.*

A Bioética tem uma tríplice função, reconhecida acadêmica e socialmente: 1. descritiva, consistente em descrever e analisar os conflitos em pauta; 2. normativa com relação a tais conflitos, no duplo sentido de proscrever os comportamentos que podem ser considerados reprováveis e de prescrever aqueles considerados corretos e 3. protetora, no sentido, bastante intuitivo, de amparar, na medida do possível, todos os envolvidos em alguma disputa de interesses e valores, priorizando, quando isso for necessário, os mais "fracos" (Schramm F. Bioética para quê? *Revista Camiliana da Saúde.* ano 1, vol. 1, n. 2 – jul/dez de 2002 – ISSN 1677-9029, p. 14-21).

Como forma especial da ética, a Bioética é, antes de tudo, um ramo da filosofia, podendo ser definida de diversos modos, de acordo com as tradições, os autores, os contextos e, talvez, os próprios objetos em exame. Portanto, pode-se afirmar ser a bioética o mais novo ramo da filosofia moral, por ter surgido da necessidade de se estabelecerem princípios racionais que explicassem e fundamentassem o comportamento do homem em face de novos conhecimentos e tecnologias. E somente poderia ter ganho corpo científico no quadro de uma específica cultura e civilização, pois a bioética extravasou da análise médico-paciente e atingiu todo o contexto que envolve os problemas da vida, da saúde, da morte e das tecnologias a elas relativas.

2. (B) Os princípios da Bioética decorreram da criação, pelo Congresso dos Estados Unidos, de uma Comissão Nacional encarregada de identificar os princípios éticos básicos que deveriam guiar a investigação em seres humanos pelas ciências do comportamento e pela Biomedicina. Iniciados os trabalhos, em 1974, 4 anos após, a referida Comissão publicou o chamado Informe Belmont, contendo três princípios: a) o da autonomia ou do respeito às pessoas por suas opiniões e escolhas, segundo valores e crenças pessoais; b) o da beneficência, que se traduz na obrigação de não causar dano e de extremar os benefícios e minimizar os riscos; c) o da justiça ou imparcialidade na distribuição dos riscos e dos benefícios, não podendo uma pessoa ser tratada de maneira distinta de outra, salvo haja entre ambas alguma diferença relevante.

A esses três princípios Tom L. Beauchamp e James F. Childress acrescentaram outro, em obra publicada, em 1979, o da "não maleficência", segundo o qual não se deve causar mal a outro e diferencia, assim, do princípio da beneficência que envolve ações de tipo positivo: prevenir ou eliminar o dano e promover o bem, mas se trata de um bem de uso contínuo, de modo que não há uma separação significativa entre um e outro princípio.

A formulação de tais princípios se dá de modo amplo, para que possam reger desde a experimentação com seres humanos até as práticas clínica e assistencial. Sua observância deve ser obrigatória, sempre e quando não entrem, em conflito entre si, caso em que se hierarquizam, conforme a situação concreta, o que significa dizer que não há regras prévias que deem prioridade a um princípio sobre outro, havendo a necessidade de se chegar a um consenso entre todos os envolvidos, o que constitui o objetivo fundamental dos comitês institucionais de ética.

3. (D) Os Comitês de Ética foram criados a partir de uma solicitação judicial, nos Estados Unidos, que para tomar uma difícil decisão com relação à interrupção de medidas que mantinham viva uma paciente em coma (Karen Quinham, 1976). Com o passar do tempo este tipo de Comitê foi progressivamente sendo mais utilizado pelos hospitais à medida que o avanço tecnológico da medicina e uma mudança da atitude dos pacientes, que se tornaram mais conscientes de seus direitos, trouxeram para os médicos problemas que transcendiam seus conhecimentos científicos e técnicos.

Desde o início ficou claro que questões por vezes extraordinariamente complexas do ponto de vista moral não poderiam ser discutidas somente por médicos. Esta é a razão pela qual os Comitês de Bioética são constituídos por um grupo multidisciplinar: médicos de diferentes especialidades, enfermeiro, assistente social, advogado (não ligado à instituição para evitar eventual conflito de interesses), psicólogo, eticista, representantes do hospital, comunidade (leigo) e de religiões e de ambos os sexos.

4. (B) Medicina e religião, volta e meia, se veem diante deste conflito. O dilema imposto foi resolvido ao se entender que "[...] o direito à vida (CR/88, art. 5º) é o direito individual primordial, de cuja existência dependem os demais direitos fundamentais, dentre eles a liberdade de crença (CR/88, art. 5º, inciso VI), pois aquele se apresenta como o bem jurídico de maior relevância na ordem vigente, sendo, assim, inviolável e irrenunciável, não podendo ser transgredido por terceira pessoa e, menos ainda, por seu próprio titular. Assim, entende-se que a liberdade de crença não é absoluta, uma vez que pode encontrar limites em outros direitos fundamentais, sobretudo, no próprio direito à vida.

Esta decisão deixou claro que a intervenção judicial somente se fez necessária, porque havia risco de morte à paciente, pois, do contrário, prevaleceria a primeira parte do artigo 46 do Código de Ética Médica (Resolução CFM nº 1.246/88), que veda ao médico "efetuar qualquer procedimento médico sem o esclarecimento e o consentimento prévios do paciente ou de seu responsável legal".

5. (D) Autonomia é a capacidade de uma pessoa para decidir fazer ou buscar aquilo que ela julga ser o melhor para si mesma. Para que ela possa exercer esta autodeterminação são necessárias duas condições fundamentais:

(A) Capacidade para agir intencionalmente, o que pressupõe compreensão, razão e deliberação para decidir coerentemente entre as alternativas que lhe são apresentadas

(B) Liberdade, no sentido de estar livre de qualquer influência controladora para esta tomada de posição

Já o respeito à autonomia significa ter consciência deste direito da pessoa de possuir um projeto de vida próprio, de ter seus pontos de vista e opiniões, de fazer escolhas autônomas, de agir segundo seus valores e convicções. Respeitar a autonomia é, em última análise, preservar os direitos fundamentais do homem, aceitando o pluralismo ético-social que existe na atualidade.

Este princípio está eticamente fundamentado na dignidade da pessoa humana. Beauchamp e Childress buscam subsídio em Immanuel Kant e em John Stuart Mill para justificar o respeito à autodeterminação. I. Kant, em sua ética deontológica, explicita que a dignidade das pessoas provém da condição de serem moralmente autônomas e que, por isso, merecem respeito. Diz, ainda, que é um dever moral tratar as pessoas como um fim em si mesmas e nunca apenas como um meio. Apesar de pertencer a uma corrente filosófica diferente do deontologismo kantiano, J. S. Mill, um dos expoentes do utilitarismo anglo-saxão do séc. XIX, posiciona-se de maneira semelhante quando escreve que deve ser permitido aos cidadãos se desenvolverem de acordo com suas convicções pessoais, desde que não interfiram com a mesma expressão de liberdade dos outros.

Na prática assistencial, é no respeito ao princípio de autonomia que se baseia a aliança terapêutica entre o profissional de saúde e seu paciente e o consentimento para a realização de diagnósticos, procedimentos e tratamentos. Este princípio obriga o profissional de saúde a dar ao paciente a mais completa informação possível, com o intuito de promover uma compreensão adequada do problema, condição essencial para que o paciente possa tomar uma decisão. Respeitar a autonomia significa, ainda, ajudar o paciente a superar seus sentimentos de dependência, equipando-o para hierarquizar seus valores e preferências legítimas para que possa discutir as opções diagnósticas e terapêuticas.

Esta é, de maneira muito resumida, a essência do consentimento informado, resultado desta interação profissional/paciente. O consentimento informado é uma decisão voluntária, verbal ou escrita, protagonizada por uma pessoa autônoma e capaz, tomada após um processo informativo, para a aceitação de um tratamento específico ou experimentação, consciente de seus riscos, benefícios e possíveis consequências. Não deve ser entendido, portanto, como um documento firmado por ambas as partes – que contempla muito mais o aspecto legalista do problema – mas sim como um processo de relacionamento onde o papel do profissional de saúde é o de indicar as opções, seus benefícios, seus riscos e custos, discuti-las com o paciente e ajudá-lo a escolher aquela que lhe é mais benéfica.

Porém, existem algumas circunstâncias especiais que limitam a obtenção do consentimento informado:

(A) A incapacidade: tanto a das crianças e adolescentes como aquela causada, em adultos, por diminuição do sensório ou da consciência, e nas patologias neurológicas e psiquiátricas graves

(B) As situações de urgência, quando se necessita agir e não se pode obtê-lo

(C) A obrigação legal de declaração das doenças de notificação compulsória

(D) Um risco grave para a saúde de outras pessoas, cuja identidade é conhecida, obriga o médico a informá-las mesmo que o paciente não autorize

(E) Quando o paciente recusa-se a ser informado e participar das decisões

Capítulo 54 | Bioética e Mastologia

6. (B) A relação unilateral que envolveu estes dois sujeitos – o profissional e o paciente – teve a vida como o motivo mais importante. A paciente deixou de exercer o princípio da autonomia. Por vezes, faz-se necessária uma mudança de paradigma nestas relações médico-paciente, pois a paciente precisa receber do médico todas as informações a respeito de sua doença, juntamente com as diferentes e possíveis opções de tratamento, para poder tomar sua decisão de modo autônomo, com base também no saber, e não ter que ser convencido apenas porque o médico diz que aquilo é o melhor para ele.

7. (A) Analisando a legislação, temos a Resolução 196/96, do Conselho Nacional de Saúde, e, mais recentemente, a Resolução CFM 1.652/2002, que contemplam positivamente o pedido da paciente. O Art. 2º desta resolução, por exemplo, permite, ainda a título experimental, a realização de cirurgia do tipo neofaloplastia e/ou procedimentos complementares sobre gônadas e caracteres sexuais secundários como tratamento dos casos de transexualismo.

Na verdade, é que, obedecendo a todos os critérios técnicos e éticos exigidos para a realização de procedimentos do gênero, a atenção ao pedido permitiria à paciente conviver na sociedade segundo seu desejo, e comportamento de características masculinas vivenciadas desde a infância. Do ponto de vista psíquico, traria uma qualidade de vida que hoje não desfruta.

Resposta inspirada no Parecer 2.263/99 do Cremesp e na Resolução CFM 1.652/02.

8. (C) De acordo com as normas estabelecidas pelo Convênio de Astúrias de Bioética, em razão de uma realidade fática, esta paciente é afastada da presunção jurídica da maioridade civil – conforme Código Civil Brasileiro, pois aqueles que por enfermidade ou deficiência mental não tenham o necessário discernimento para a prática dos atos da vida civil e, ainda, os que mesmo por causa transitória não possam exprimir sua vontade, NÃO estarão aptos a consentir, assim como os que por razão psíquica ou patológica tenham o discernimento reduzido, dependendo, assim, do sentimento de seus representantes legais, muito embora lhes deva ser respeitada a autonomia, conforme o grau de compreensão que possuam (Rev. Bioética – vol. 15, nº 2 – 2007).

9. (A) O Código de Ética médica contém normas que devem ser seguidas pelo médico no exercício da sua profissão bem como no exercício de quaisquer atividades que utilize o conhecimento advindo da medicina.

10. (C) As formas de negligência médica, mais graves, que se encontram no CEM, são a omissão de tratamento e o abandono do paciente. No entanto, essa discussão vai mais além, porque pode o médico, até certo ponto, escolher seus pacientes, pois ele não é obrigado a atender qualquer pessoa, indiscriminadamente, e isto está formalizado no Código de Ética Médica, no art. 7º, que afirma: "o médico deve exercer a profissão com ampla autonomia, não sendo obrigado a prestar serviços profissionais a quem ele não deseje, salvo na ausência de outro médico, em casos de urgência, ou quando sua negativa possa trazer danos irreversíveis ao paciente".

11. (A) O conhecimento do mastologista é soberano. Embora o paciente deva ser esclarecido sobre todas as suas dúvidas, e outro médico possa apresentar uma segunda opinião, a decisão médica final sempre é da alçada do profissional competente.[1-3]

12. (A) Ao mesmo tempo em que se busca o consenso, decisões que levem em conta a Bioética não podem ser absolutas. A decisão quanto à conduta médica é sempre responsabilidade do mastologista.[4]

13. (A) Os fatores presentes na situação de uma escolha terapêutica implicam aspectos subjetivos (qualidade de vida) e objetivos (histórico familiar e resultados de exames, por exemplo).[5-7]

14. (A) Englobar os diversos saberes que estão presentes no tratamento do câncer, sem perder de vista a qualidade de vida.[5,8-10]

15. (A) Todas as assertivas anteriores estão corretas, porém a literatura comenta que a sensação de falta de sentido no desempenho da tarefa é a maior causadora de *burn-out*. Todos os outros fatores são extrínsecos. O profissional precisa acreditar que desempenha uma tarefa útil, valorosa, ética e consoante com sua capacitação.[11]

16. (A) O pensamento é volitivo e, portanto, implica ação cortical.[8,12-15]

Referências Bibliográficas

1. Buckman R. *What You Really Need to Know about Cancer*. Baltimore: The Johns Hopkins University Press, 1997.
2. Jadad AR *et al.* Rating health information on the Internet: navigating to knowledge or to Babel? *Jama* 1998 Feb. 25;279(8):611-614.
3. Howe L. *Patients on the Internet: a new force in the healthcare community building*. Medicine on the net website, 1997. Disponível em: http://www.mednet-i.com Acesso em: 14/04/2006.
4. Kovács MJ. Bioética nas questões da vida e da morte. *Psicologia USP* 2003;14(12):1-29.
5. Gimenes MGG. *A mulher e o câncer*. Campinas: Livro Pleno, 2000.
6. Franco MHP (Org.). *Estudos avançados sobre o luto*. Campinas: Livro Pleno, 2002.
7. Franco MHP (Org.). *Nada sobre mim sem mim; estudos sobre vida e morte*. Campinas: Livro Pleno, 2005.
8. Carvalho V (Orgs. vários autores). *Temas em psico-oncologia*. São Paulo: Summus, 2008.
9. Holland JC. *Psycho-oncology*. New York: Oxford University Press, 1998.
10. Gidens A. *A transformação da intimidade, sexualidade, amor e erotismo nas sociedades modernas*. São Paulo: UESP, 1992.
11. *Burnout: signs, symptoms and prevention in Helpguide*. Disponível em: http://www.helpguide.org/mental/burnout_signs_symptoms.htm Acesso em: 14/04/2006.
12. Liberato R. *Socioneuroimunologia*. São Paulo: Summus, 2008.
13. Bizzarri M. *A mente e o câncer*. São Paulo: Summus,
14. Damásio A. *O erro de Descartes*. São Paulo: Companhia das Letras, 1996.
15. Damásio A. *O mistério da consciência*. São Paulo: Companhia das Letras, 2000.

55

Medicinas Legal e Social Aplicadas

Maria Celeste Esteves

1. Como se caracteriza a Responsabilidade Civil Médica?
   (A) É a responsabilidade civil chamada de responsabilidade subjetiva, e que se dá mediante a comprovação de culpa (postura negligente, imprudente ou imperita)
   (B) É a responsabilidade civil chamada de responsabilidade objetiva, e que se dá mediante a comprovação de culpa (postura negligente, imprudente ou imperita)
   (C) É a responsabilidade civil chamada de responsabilidade objetiva, e que se dá mediante a comprovação de dolo (postura negligente, imprudente ou imperita)
   (D) É a responsabilidade civil chamada de responsabilidade subjetiva, e que se dá mediante a comprovação de dolo (postura negligente, imprudente ou imperita)
   (E) Nenhuma das alternativas anteriores

2. Como proceder diante do abandono pelo paciente do tratamento de câncer de mama que está em tratamento e/ou sob responsabilidade médica?
   (A) Não é importante que nada seja providenciado e, no caso da rede pública, é aconselhável que o médico anote tudo o que pode ocorrer, inclusive sobre um eventual abandono e também comunique o superior hierárquico
   (B) É importante que lhe seja enviada correspondência informando-o em relação aos riscos da interrupção ou do abandono do tratamento e no caso da rede pública, o médico anota simplesmente a rotina
   (C) É importante que lhe seja enviada correspondência informando-o em relação aos riscos da interrupção ou do abandono do tratamento. No caso da rede pública, é aconselhável que o médico anote tudo o que pode ocorrer, inclusive sobre um eventual abando-

no e também comunique o superior hierárquico, ou o chefe da unidade de saúde
   (D) Não é importante, e nada deve ser providenciado
   (E) Nenhuma das alternativas anteriores

3. Uma paciente em estado terminal, com câncer de mama, procura outro médico para uma nova consulta/avaliação. Como deve agir seu médico ao lhe ser solicitado o prontuário?
   (A) Se a solicitação vier diretamente do novo médico, a entrega não deverá se dar prontamente, pois o prontuário pertence ao paciente
   (B) Se a solicitação for do novo médico, o médico que acompanha a paciente não deverá entregar o prontuário, pois o prontuário lhe pertence
   (C) Se a solicitação for do paciente, a entrega não deverá se dar, pois o prontuário pertence ao médico que o acompanha
   (D) Se a solicitação for do paciente, a entrega deve se dar o mais prontamente possível, pois o prontuário pertence ao paciente
   (E) Nenhuma das alternativas anteriores

4. Quanto ao prontuário realizado em computador, tem valor jurídico?
   (A) Sim, pois nunca existem dúvidas quanto à veracidade do conteúdo dos prontuários
   (B) Não, pois o documento elaborado em computador pode despertar desconfiança quanto à possibilidade de ser manipulado
   (C) Sim, pois qualquer documento devidamente identificado tem valor e veracidade
   (D) Não, pois o documento elaborado em computador pode despertar desconfiança quanto à possibilidade de ser manipulado
   (E) Nenhuma das alternativas anteriores

Capítulo 55 | Medicinas Legal e Social Aplicadas

5. Pode-se considerar erro do médico a realização de determinado procedimento cirúrgico em consultório, como coleta/punção por agulha grossa?
(A) Não, por se tratar de procedimento rotineiro
(B) Sim, pois só é possível realizar este procedimento em sala de cirurgia
(C) Não, porque é permitido pelo Conselho Regional de Medicina
(D) Sim, todos os médicos mastologistas realizam este procedimento
(E) Nenhuma das alternativas anteriores

6. Existe possibilidade de um médico responder processualmente da mesma forma que as entidades de saúde, ou seja, independentemente da existência de culpa?
(A) Sim, em razão das novas regras do Código Civil Brasileiro
(B) Não, em razão das novas regras do Código Civil Brasileiro
(C) Sim, pois o médico como *"pessoa física"* responde juridicamente de igual forma que um hospital ou uma clínica
(D) Não, porque o Código Civil não prevê esta caracterização
(E) Nenhuma das alternativas anteriores

7. De acordo com o Código de Proteção e Defesa do Consumidor – Lei nº 8.078, de 11 de setembro de 1990, na linguagem deste código, no que diz respeito à proteção do consumidor e à natureza da atividade médica:
(A) O paciente é o consumidor para quem se presta um serviço
(B) O médico é o fornecedor, mas que não desenvolve atividades de prestação de serviços
(C) O ato médico é uma atividade mediante remuneração a pessoas físicas ou jurídicas sem vínculo empregatício e sem responsabilidade
(D) A saúde não é uma função pública, de caráter social
(E) Nenhuma das alternativas anteriores

8. Assinale a alternativa **incorreta**:
(A) São diretrizes do SUS a descentralização e a participação da comunidade

(B) São de relevância pública as ações e serviços de saúde, cabendo às pessoas jurídicas de direito privado a sua regulamentação
(C) As ações e os serviços de saúde serão executados diretamente pelo Poder Público ou através de terceiros e, também, por pessoa física ou jurídica de direito privado
(D) A saúde é direito de todos e dever do Estado garantido mediante políticas sociais e econômicas que visem à redução do risco de doença
(E) Saúde é um dever do Estado também

9. Além das responsabilidades propostas para a Atenção Básica, em relação à estratégia de Saúde da Família, compete às Secretarias Municipais de Saúde:
(A) Realizar e manter atualizado o cadastro dos ACS, dos enfermeiros da equipe PACS e dos profissionais das equipes de Saúde da Família e de Saúde Bucal, bem como da população residente na área de abrangência das equipes de Saúde da Família, de Saúde Bucal e ACS, nos Sistemas Nacionais de Informação em Saúde definidos para esse fim
(B) Articular com as instituições formadoras de recursos humanos do Estado estratégias de expansão e qualificação de cursos de pós-graduação, residências médicas e multiprofissionais em Saúde da Família e educação permanente, de acordo com demandas e necessidades identificadas nos municípios e pactuadas nas CIBs
(C) Garantir fontes de recursos federais para compor o financiamento da Atenção Básica organizada por meio da estratégia de Saúde da Família
(D) Articular com o Ministério da Educação estratégias de expansão e de qualificação de cursos de pós-graduação, residências médicas e multiprofissionais em Saúde da Família e em educação permanente
(E) Nenhuma das alternativas anteriores

10. O art. 4º da Lei nº 8.142/90, de 28/12/1990 estabelece que para receberem os recursos, de que trata o art. 3º desta Lei, os Municípios, os Estados e o Distrito Federal deverão contar com:

(A) Fundo de Saúde; Conselho de Saúde, com composição paritária de acordo com o Decreto nº 99.438, de 7 de agosto de 1990; plano de saúde; relatórios de gestão que permitam o controle de que trata o § 4º do art. 33 da Lei nº 8.080, de 19 de setembro de 1990; contrapartida de recursos para a saúde no respectivo orçamento; Comissão de elaboração do Plano de Carreira, Cargos e Salários – PCCS, previsto o prazo de 2 (dois) anos para sua implantação

(B) Fundo de Saúde; relatórios de gestão que permitam o controle de que trata o § 4º do art. 33 da Lei nº 8.080, de 19 de setembro de 1990; contrapartida de recursos para a saúde no respectivo orçamento; Comissão de elaboração do Plano de Carreira, Cargos e Salários – PCCS, previsto o prazo de 2 (dois) anos para sua implantação

(C) Conselho de Saúde, com composição paritária de acordo com o Decreto nº 99.438, de 7 de agosto de 1990; plano de saúde; relatórios de gestão que permitam o controle de que trata o § 4º do art. 33 da Lei nº 8.080, de 19 de setembro de 1990; contrapartida de recursos para a saúde no respectivo orçamento; Comissão de elaboração do Plano de Carreira, Cargos e Salários – PCCS, previsto o prazo de 2 (dois) anos para sua implantação

(D) Conselho de Saúde, com composição paritária de acordo com o Decreto nº 99.438, de 7 de agosto de 1990; plano de saúde; relatórios de gestão que permitam o controle de que trata o § 4º do art. 33 da Lei nº 8.080, de 19 de setembro de 1990; contrapartida de recursos para a saúde no respectivo orçamento; Comissão de elaboração do Plano de Carreira, Cargos e Salários – PCCS, previsto o prazo de 10 (dez) anos para sua implantação

(E) Nenhuma das alternativas anteriores

Respostas Comentadas

1. (**A**) O Código Civil vigente preservou o conceito geral da *responsabilidade subjetiva* no trato da responsabilidade civil do médico, sendo necessário demonstrar tenha o profissional atuado com culpa, praticando um ato ilícito, suscetível para gerar o direito à indenização no denominado "erro médico" (arts. 927 *caput* e 951).

Na responsabilidade civil médica, não é suficiente a existência de um dano e a sua relação de causalidade com o ato médico. É fundamental que seja feita prova cabal de que o dano alegado foi causado em função de ato negligente, imprudente ou por imperícia do médico.

2. (**C**) A experiência mostra que, algumas vezes, o paciente que simplesmente não retorna ao tratamento busca ação judicial alegando desídia do médico ou do hospital. É importante que no caso de o paciente abandonar o tratamento, sempre que possível, lhe seja enviada correspondência informando-o em relação aos riscos da interrupção ou do abandono do tratamento. No caso da rede pública, por sua vez, é aconselhável que o médico anote tudo o que pode ocorrer, inclusive sobre um eventual abandono e também comunique seu superior hierárquico, ou o chefe da unidade de saúde.

3. (**D**) Se a solicitação for do paciente, a entrega deve-se dar o mais prontamente possível, pois o prontuário pertence ao paciente. O próprio Código de Ética Médica preceitua, no art. 70, que é vedado ao médico negar ao paciente o acesso a seu prontuário médico. Ademais, já é pacífica a questão nos Conselhos Regionais de Medicina, sendo certo que se entende por prontuário todos os documentos relativos ao tratamento do paciente, desde a primeira consulta até sua alta. Não estará, também, obrigado o médico a fornecer o prontuário, mesmo em razão de ordem judicial, pois conforme já dito, trata-se de documento pertencente ao paciente. É evidente que em casos tais – sob pena de responder por crime de desobediência – deverá ser explicado ao juiz que não é possível entregá-lo, em razão da preservação do sigilo profissional. Importante destacar que o

Código de Processo Civil, ao regular o procedimento da testemunha em juízo, afirma que "a testemunha não é obrigada a depor de fatos a cujo respeito, por estado ou profissão, deva guardar sigilo". No entanto, se a ordem judicial for decorrente de ação interposta pelo paciente pleiteando o seu prontuário, a situação é outra. Nesse caso, o médico deverá entregar o prontuário, haja vista ser o paciente o requerente.

4. (**B**) A informática vem mudando a vida de todas as pessoas, especialmente no campo profissional, em qualquer área. Documento elaborado em computador pode despertar a desconfiança no que se refere à possibilidade de ser manipulado. No Brasil, já avançam os estudos para programas de segurança (com sistema de senha, por exemplo) capazes de, em uma perícia judicial, se mostrarem eficazes quanto à inviolabilidade. Enquanto isto não ocorre, o melhor para efeitos de processo judicial é que se mantenha o procedimento escrito, pois qualquer dúvida que seja levantada em relação à adulteração, a prova em sentido contrário, através de exame grafotécnico, fica mais fácil.

O prontuário médico é resultado do acompanhamento diligente e, por conseguinte, cronológico de tudo que acontece com o paciente ao longo do seu tratamento. Deve, portanto, ser elaborado passo a passo, de forma detalhada e de acordo com os critérios técnicos. Assim, se em um processo judicial houver dúvida quanto a isso, quer pela parte, quer pelo próprio juiz, por meio de perícia poderá ser apurada a legitimidade do documento.

Contudo, a perícia é ainda a mais importante das provas. Em processos de responsabilidade civil médica é imprescindível, pois é ela que determinará se o médico agiu corretamente ou com negligência, imprudência ou imperícia. Todavia, sempre que o médico puder provar em juízo que cumpriu com o seu dever de informação e orientação e que realizou o procedimento com a aquiescência do paciente, muito melhor, pois dependendo do caso concreto, será uma prova tão robusta, quanto o laudo pericial.

Respostas Comentadas 365

5. (C) Alguns médicos praticam certos procedimentos cirúrgicos em seus consultórios. Este fato, por si, não caracteriza erro, isto é, procedimento negligente, imprudente ou imperito. Entretanto, é importante que se diga que é fundamental que o consultório esteja devidamente legalizado, aparelhado e estruturado de acordo com o que é exigido pelas normas gerais da Ciência Médica para realizar certo procedimento, por mais simples que este seja. De qualquer forma, vale esclarecer que, em caso de alegação de má prática, não é visto com bons olhos no processo o fato de o procedimento ter sido realizado em um consultório, em vez de em uma clínica ou hospital.

6. (A) Atualmente, com as novas regras do Código Civil que possibilitaram a constituição de pessoas jurídicas individuais, essa possibilidade passou a existir. Já quanto aos médicos que optaram por continuar atendendo como pessoas físicas, não se aplicam as mesmas regras aplicáveis às pessoas jurídicas. Porém, é importante saber da existência da figura da chamada culpa presumida, que é bastante utilizada pelo Judiciário nos processos de responsabilidade civil médica. Consiste no fato de se considerar, em certos casos, principalmente nas especialidades sobre as quais se imputa obrigação de resultado como é o caso da cirurgia plástica, radiologia, anestesiologia – em que o ônus da prova passa da pessoa do autor da ação para a pessoa do médico. Em última análise, há o entendimento de que nas especialidades onde se considere haver obrigação de resultado, presume-se a culpa do profissional médico cabendo a este, afastá-la.

Sociedade Simples: art. 982, caput/CC – pessoas jurídicas individuais

O caput do art. 966/CC define o empresário como: "...quem exerce profissionalmente atividade econômica organizada para a produção ou a circulação de bens ou de serviços" e seu pará-

grafo único excetua desta categoria quem exerce profissão intelectual, de natureza científica, literária ou artística. A sociedade simples é, portanto, a reunião de pessoas que prestam serviço no exercício de tais profissões. Assim como a Sociedade Empresária, a Sociedade Simples também desenvolve atividade econômica e objetiva a partilha dos resultados financeiros entre os sócios, mas não tem caráter comercial; tem caráter civil, de prestação de serviços. Por ex.: sociedade de contadores, médicos ou engenheiros; escolas etc.. A sociedade simples possui *contrato social* e deve ser registrada no *Cartório de Registro Civil de Pessoas Jurídicas* (arts. 1.150; 998 e 1.000/CC).

7. (A) Na linguagem do Código de Defesa do Consumidor, o paciente é o consumidor para quem se presta um serviço; o médico, o fornecedor que desenvolve atividades de prestação de serviços; e o ato médico, uma atividade mediante remuneração a pessoas físicas ou jurídicas sem vínculo empregatício.

O médico mantém com seus pacientes uma relação de consumo, pela qual não está obrigado a um resultado, pois entre eles existe um contrato de meios e não de fins. O compromisso do médico é utilizar de todos os meios e esgotar as diligências ordinariamente exercidas. Isto é, usar de prudência e diligenciar normalmente a prestação do serviço. Só haverá inadimplência se a atividade for exercida de forma irregular, atípica ou imprudente, e se na prestação do serviço venha a ocorrer um acidente de consumo. Assim sendo, o médico terá sua responsabilidade civil – C.C. artigo 1.545 – apurada dentro dos limites da má prática, e na qualidade de profissional liberal, consoante o que dispõe o art. 14, parágrafo 4º, do CPDC, será apurada mediante verificação da culpa. Isto é, será avaliada de acordo com o maior ou menor grau de previsibilidade de dano.

Capítulo 55 | Medicinas Legal e Social Aplicadas

8. (B) Na VII Conferência Nacional de Saúde, realizada, em 1986, em plena transição democrática, foi aprovada a proposta que mudaria radicalmente a forma como vinha sendo tratada a questão da saúde no país. A proposta previa a criação do SUS e a municipalização da saúde, ideias que acabaram sendo inscritas na Constituição de 88, com sua posterior regulamentação por meio das Leis 8.080 e 8.142, de 1990. **"A saúde é um direito de todos e dever do Estado"**, diz o texto constitucional – art. 196 – garantido mediante políticas sociais e econômicas, que visem a redução do risco de doença e de outros agravos e ao acesso universal e igualitário às ações e serviços para sua promoção, proteção e recuperação. O Sistema Único de Saúde – o SUS – adotou um modelo consubstanciado em três diretrizes básicas: a descentralização, o atendimento integral e a participação da comunidade. O novo modelo, segundo se estatuiu nos diplomas legais, deve levar em conta que a questão da saúde não pode ser vista isoladamente, mas associada às políticas públicas de saneamento, moradia, alimentação, transporte, emprego e lazer.

Neste lastro, o Inamps, criado em 1974, e que desde então passara a ser o principal órgão público de assistência médica, foi transferido do âmbito do Ministério da Previdência Social para o do Ministério da Saúde, sendo posteriormente extinto, em 1993. Com o SUS em processo de construção, a responsabilidade pela assistência à saúde da população passaria aos municípios, com recursos técnicos e financeiros a serem fornecidos pela União e pelos estados, conforme o inciso VII do artigo 30 da Constituição Federal.

Para favorecer sua implantação, o Conselho Nacional de Saúde, por proposta do Conasems (Conselho Nacional de Secretários Municipais de Saúde), oficializou, por portaria, em julho de 1991, a Comissão Intergestores Tripartite (CIT), que já vinha funcionando desde o ano anterior em caráter oficioso. Em 1993, os três parceiros que constituem o SUS – municípios, estados e União – deram um passo significativo para pôr de pé o novo sistema, com a aprovação da Norma Operacional Básica (NOB) 01/93. Além de normas para a descentralização e a municipalização, a NOB 01/93 propunha uma mudança no modelo assistencial, oficializava a CIT, como instância de negociação e pactuação, e criava as Comissões Bipartites nas unidades federativas, com representantes dos gestores municipais e do gestor estadual. Tais instâncias se transformaram em fóruns de discussão suprapartidários, com a preocupação primordial de operacionalizar políticas, estudar estratégias, discutir tetos financeiros e definir com clareza os papéis e as responsabilidades dos diferentes atores.

Diante dessa trajetória de criação do SUS, desde a reforma sanitária até o atual Pacto pela Vida, em Defesa do SUS e de Gestão (Portaria nº 399, de 22 de fevereiro de 2006, anexo 2) – de corresponsabilidade das esferas dos governos federal, estadual e municipal – é fundamental identificar e tornar pública toda a malha social e institucional que interage e atua para superação dos desafios do setor de saúde.

Ao promover uma abordagem histórica e cultural das políticas de saúde e a mobilização da sociedade para apropriação do SUS como uma conquista brasileira, a iniciativa se reveste de forte significado político para maior efetividade dos direitos sociais em nosso país. Registre-se, ainda, que a proposta se insere nas ações de cooperação em prol da identificação, preservação, valorização e divulgação do Patrimônio Cultural da Saúde, previstas no Termo de Cooperação firmado em 25 de maio de 2005, entre o Ministério da Saúde e o Ministério da Cultura.

9. (A) A perspectiva de gestão do SUS, descentralizada e municipalizada, possibilita a construção de um sistema de saúde a partir das realidades locais e regionais, apreendendo, assim, os contextos social, político e administrativo de cada lugar. E, com isso, cristalizam-se e consolidam-se compromissos das instâncias públicas gestoras rumo à garantia do direito pleno à saúde (Silva, 2001; Mendes, 2003; Ugá *et al.*, 2003). Trata-se de um modelo que ousa "externar a ligação essencial: o direito à saúde tem como fundamento o direito à vida, e à vida em sua plenitude e abundância; ao bem-estar, o estar bem, as felicidades individual e coletiva" (Carvalho, 2007, p. 29).

Impulsionado com o estabelecimento do Piso de Atenção Básica (PAB), o processo de descentralização do SUS modifica "a face da gestão das ações e serviços no âmbito do setor saúde no Brasil" (Brasil, 2003a, p. 221). Transformando a lógica de financiamento, o Ministério da Saúde (MS) buscava plasmar mudanças estruturais e organizacionais para tornar mais eficiente a gestão do SUS. O processo de descentralização, com responsabilidades para cada um dos níveis do Executivo, implica a estruturação de papéis e ações com outras esferas do Estado, como o Legislativo e o Judiciário. O estabelecimento de modelos de gestão representa, também, novos compromissos, assumidos paulatinamente pelos estados e municípios. Também representa a organização de formas inovadoras de gestão, estruturando redes de ações e serviços. Ainda, significa aparatos normativos e institucionais.

10. (A) Ver – Lei nº 8.142/90, de 28/12/1990.